高等医药院校系列教材

供检验、药学、管理、营销、信息、心理学、生物技术等
非临床专业本科生使用

现代基础医学概论

第 2 版

主　编　张燕燕

副主编　陈　晓　牟青杰　熊　凡　田　昕　张艳超

编　者　（按姓氏笔画排序）

田　昕　北京中医药大学	艾志福　江西中医药大学
朱　敏　成都中医药大学	牟青杰　潍坊医学院
孙嘉斌　潍坊医学院	肖　凌　湖北中医药大学
汪　蕾　湖北中医药大学	沈　昕　湖北中医药大学
张艳超　河北北方学院	张燕燕　湖北中医药大学
陈　晓　湖北中医药大学	徐义勇　江西中医药大学
喻松仁　江西中医药大学	熊　凡　湖北中医药大学

科　学　出　版　社

北　京

内 容 简 介

本书是第 2 版,为高等医学院校系列教材之一。全书共分 39 章,由人体解剖生理学、微生物学、免疫学、生物化学与分子生物学、病理学五篇组成。其中人体解剖生理学为第一至第十一章,将人体形态结构与生理功能结合起来。微生物学为第十二至第十七章,主要叙述微生物学和病毒学基本理论知识。免疫学为第十八至第二十四章,着重介绍与临床医学相关的免疫基本概论及知识。生物化学与分子生物学为第二十五和第二十六章,第二十五章物质代谢主要介绍糖、脂肪、核酸、蛋白质代谢及生物氧化的过程;第二十六章分子生物学重点介绍分子生物学在疾病诊断中的应用,基因工程药物与疫苗、基因治疗、新药研究等方面的应用前景及相应工作程序和工作流程。病理学为第二十七至第三十九章,由病理解剖学与病理生理学两部分组成,突出基本理论和基本知识,为便于学生理解,适当增加了一些图片。本次改版特别增加了微生物学、病毒学、物质代谢、生物氧化、基因工程疫苗、基因治疗等最新医学进展,既重点加强医学基础理论又突出扩展学生的知识面。每章之后列有思考题,注重提高学生理论知识、分析处理问题的综合能力,体现了非临床专业医学教材的内容特点。

本书适用于全国高等医药院校检验、药学、管理、营销、信息、心理学、生物技术等非临床专业本科生,也可作为成人教育教材,或供其他医务人员参考使用。

图书在版编目(CIP)数据

现代基础医学概论 / 张燕燕主编 . —2 版 . —北京:科学出版社,2013.10
ISBN 978-7-03-039024-0

Ⅰ. 现… Ⅱ. 张… Ⅲ. 基础医学-高等学校-教材 Ⅳ. R3

中国版本图书馆 CIP 数据核字(2013)第 257767 号

责任编辑:郭海燕 刘　亚 / 责任校对:郭瑞芝
责任印制:李　彤 / 封面设计:范璧合

科 学 出 版 社 出版
北京东黄城根北街 16 号
邮政编码: 100717
http://www.sciencep.com

北京凌奇印刷有限责任公司 印刷
科学出版社发行　各地新华书店经销
*

2005 年 8 月第　一　版　开本:787×1092　1/16
2013 年 10 月第　二　版　印张:27 1/4
2022 年 8 月第十七次印刷　字数:636 000
定价:49.80 元
(如有印装质量问题,我社负责调换)

前　言

　　《现代基础医学概论》是临床医学的基础学科,在现代医学中居重要地位,其内容丰富、领域宽广,涉及诸多学科。根据高等医药院校专业建设规划中关于加强医学相关的理科、工科、管理学科及人文学科专业建设和发展的基本原则,我们对《现代基础医学概论》进行修订改版。

　　本书编写的指导思想是以人才培养为导向,以能力为本位,紧密围绕医药院校非临床专业人才培养为目标,根据整体性、综合性原则对《现代基础医学概论》进行有机重组。在编写过程中,各编者参考医学本科相关教材和其他专著,渗入编者的部分理论和实践知识,基本涵盖了现代医学的主要知识点,引入模块化学习理论机制,将基础理论与临床学科的知识整合,增强了各学科交叉的自然过渡、相关知识的融会贯通;避免知识的重复及时间的浪费;坚持内容的思想性和科学性,力求体现知识的规范性、整体性,教材的精品意识和整体优化;展现本课程医学教育特色和时代特色,反映医学科学新成果。

　　本书设五篇,共39章。第一篇为人体解剖生理学基础章节,其他篇涉及微生物学、免疫学、生物化学与分子生物学、病理学等基本理论知识和应用。

　　与上版教材相比,压缩了一些相对少见的内容,增加了大量最新医学进展和医学成果,如免疫、分子生物学在疾病诊断中的应用及进展、基因工程药物与疫苗、基因治疗、新药研究等方面的应用前景及相应工作程序和工作流程等。为突出现代基础医学概论的特点,体现非临床专业医学教材特色,综合重组现代基础医学各学科知识,使其更精练、知识面更广。并于每章节后设置思考题,使读者易于理解,注重提高学生理论联系实际、分析处理问题的综合能力。初稿完成后,经集体审稿、修改,最后由主编统一整理、定稿。

　　在本教材编写过程中,编者主要参考了国内高等医学院校有关教材及专著,并得到湖北中医药大学、成都中医药大学、北京中医药大学、潍坊医学院、河北北方学院、江西中医药大学的大力支持,均在此表示诚挚谢意!

　　全体编者均以高度认真负责的态度参与编写工作,但由于时间仓促,编者水平有限,难免在内容上有疏漏之处,恳请广大师生和同仁惠予指正,使本教材日臻完善。

编　者

2013 年 11 月

目　录

前言

第一篇　人体解剖生理学

第一章　人体的基本结构 ……………… （1）
　第一节　细胞的结构 ………………… （2）
　第二节　细胞的基本功能 …………… （4）
　第三节　基本组织的结构 …………… （11）
第二章　运动系统 …………………… （16）
　第一节　骨与骨连接 ………………… （16）
　第二节　肌肉 ………………………… （20）
第三章　神经系统 …………………… （23）
　第一节　概述 ………………………… （23）
　第二节　神经系统解剖 ……………… （23）
　第三节　神经系统基本功能 ………… （26）
第四章　感觉器官 …………………… （32）
　第一节　概述 ………………………… （32）
　第二节　视觉 ………………………… （33）
　第三节　听觉 ………………………… （37）
　第四节　其他感官 …………………… （41）
第五章　血液 ………………………… （42）
　第一节　体液和内环境 ……………… （42）
　第二节　血液的组成和功能 ………… （43）
　第三节　血细胞的形态、发生和生理
　　　　　功能 ………………………… （45）
　第四节　血液凝固和纤维蛋白溶解…… （48）
　第五节　血型和输血 ………………… （50）
第六章　循环系统 …………………… （54）

第一节　心脏的结构 ………………… （54）
　第二节　心脏的泵血功能 …………… （57）
　第三节　心肌的生理 ………………… （59）
　第四节　血管生理 …………………… （61）
　第五节　心血管活动的调节 ………… （64）
第七章　呼吸系统 …………………… （67）
　第一节　呼吸系统的解剖结构 ……… （67）
　第二节　呼吸生理 …………………… （70）
第八章　消化系统 …………………… （76）
　第一节　消化系统的解剖结构 ……… （76）
　第二节　消化生理 …………………… （81）
第九章　泌尿系统 …………………… （85）
　第一节　泌尿系统的解剖结构 ……… （85）
　第二节　泌尿生理 …………………… （92）
第十章　生殖系统 …………………… （101）
　第一节　男性生殖系统 ……………… （101）
　第二节　女性生殖系统 ……………… （105）
第十一章　内分泌系统 ……………… （113）
　第一节　激素概况 …………………… （113）
　第二节　下丘脑的内分泌功能 ……… （117）
　第三节　垂体 ………………………… （118）
　第四节　甲状腺 ……………………… （119）
　第五节　胰岛 ………………………… （121）
　第六节　肾上腺 ……………………… （123）

第二篇　微生物学

第十二章　细菌的基本性状 ………… （128）
　第一节　细菌的基本形态与结构 …… （128）
　第二节　细菌的生理 ………………… （132）
　第三节　细菌的遗传与变异 ………… （135）
　第四节　细菌的分类及命名原则 …… （137）
　第五节　细菌的致病性 ……………… （137）
　第六节　细菌性感染 ………………… （139）

第七节　机体抗细菌免疫 …………… （140）
　第八节　细菌感染的诊断与防治 …… （140）
第十三章　细菌的分布与消毒灭菌 … （142）
　第一节　细菌的分布 ………………… （142）
　第二节　消毒与灭菌 ………………… （143）
第十四章　常见致病性细菌 ………… （146）
　第一节　球菌 ………………………… （146）

第二节 肠道杆菌 …………………… (150)
第三节 弧菌和弯曲菌 ……………… (155)
第四节 厌氧性细菌 ………………… (157)
第五节 分枝杆菌 …………………… (161)
第六节 动物疫原性菌 ……………… (164)
第七节 其他病原性细菌 …………… (167)
第八节 其他原核细胞型微生物 …… (171)

第十五章 真菌 ………………………… (179)
第一节 真菌概述 …………………… (179)
第二节 主要致病性真菌 …………… (182)

第十六章 病毒 ………………………… (185)
第一节 病毒的形态结构及化学组成 … (185)
第二节 病毒增殖与分类 …………… (186)
第三节 病毒的感染与免疫 ………… (188)

第十七章 常见致病病毒 ……………… (195)
第一节 呼吸道病毒 ………………… (195)
第二节 肠道病毒 …………………… (202)
第三节 肝炎病毒 …………………… (206)
第四节 人类免疫缺陷病毒 ………… (212)
第五节 其他病毒 …………………… (214)

第三篇 免 疫 学

第十八章 免疫学概论及抗原 ………… (219)
第一节 免疫学的起源及基本概念 … (219)
第二节 免疫系统 …………………… (220)
第三节 抗原的概念与特性 ………… (222)
第四节 抗原的分类 ………………… (224)

第十九章 免疫球蛋白 ………………… (227)
第一节 免疫球蛋白的结构 ………… (227)
第二节 免疫球蛋白的功能 ………… (229)
第三节 免疫球蛋白基因及抗体的
多样性 …………………… (231)
第四节 人工制备抗体 ……………… (232)

第二十章 补体系统 …………………… (234)
第一节 补体系统的组成 …………… (234)
第二节 补体的激活与调节 ………… (234)
第三节 补体的生物学功能 ………… (237)

第二十一章 主要组织相容性复合体 … (239)
第一节 MHC 结构、分布与功能 …… (239)
第二节 HLA 分子的生物学意义 …… (243)

第二十二章 免疫应答 ………………… (244)
第一节 免疫应答的类型及基本过程
………………………………… (244)
第二节 B 细胞介导的体液免疫应答
………………………………… (245)
第三节 T 淋巴细胞介导的细胞免疫
应答 ……………………… (249)

第二十三章 免疫病理 ………………… (253)
第一节 超敏反应 …………………… (253)
第二节 自身免疫与自身免疫病 …… (254)
第三节 免疫缺陷病 ………………… (255)
第四节 肿瘤免疫 …………………… (257)
第五节 移植免疫 …………………… (258)

第二十四章 免疫学应用 ……………… (261)
第一节 免疫学预防 ………………… (261)
第二节 免疫学诊断 ………………… (264)
第三节 免疫学治疗 ………………… (267)

第四篇 生物化学与分子生物学

第二十五章 物质代谢 ………………… (270)
第一节 糖代谢 ……………………… (270)
第二节 脂代谢 ……………………… (274)
第三节 核酸代谢 …………………… (285)
第四节 蛋白质代谢 ………………… (289)
第五节 生物氧化 …………………… (294)

第二十六章 分子生物学 ……………… (300)
第一节 概述 ………………………… (300)
第二节 分子生物学理论和技术在
发病机制中的应用 ………… (301)
第三节 分子生物学在疾病诊断中的
应用 ……………………… (303)
第四节 基因工程药物与疫苗 ……… (306)
第五节 基因治疗 …………………… (309)
第六节 分子生物学与现代医药学 … (313)

第五篇　病　理　学

第二十七章　疾病概论 …………………… (316)
　　第一节　健康与疾病的概念 ………… (316)
　　第二节　病因概论 …………………… (317)
　　第三节　疾病过程中的一般规律 …… (319)
　　第四节　疾病的转归 ………………… (320)
第二十八章　细胞和组织的适应、损伤
　　　　　　与修复 ……………………… (322)
　　第一节　细胞和组织的适应 ………… (322)
　　第二节　细胞和组织损伤 …………… (323)
　　第三节　损伤的修复 ………………… (328)
第二十九章　局部血液循环障碍 ……… (330)
　　第一节　充血和淤血 ………………… (330)
　　第二节　出血 ………………………… (331)
　　第三节　血栓形成 …………………… (332)
　　第四节　栓塞 ………………………… (335)
　　第五节　梗死 ………………………… (336)
第三十章　炎症 …………………………… (338)
　　第一节　炎症的概念和原因 ………… (338)
　　第二节　炎症的基本病理变化 ……… (338)
　　第三节　炎症的局部临床表现和全身
　　　　　　反应 ………………………… (342)
　　第四节　炎症的类型及病变特点 …… (343)
　　第五节　炎症的结局 ………………… (346)
第三十一章　水、电解质代谢紊乱 ……… (348)
　　第一节　水、钠代谢紊乱 …………… (348)
　　第二节　钾代谢紊乱 ………………… (352)
　　第三节　水肿 ………………………… (354)
第三十二章　酸碱平衡紊乱 …………… (357)
　　第一节　酸碱平衡的调节 …………… (357)
　　第二节　反映体内酸碱平衡状况的
　　　　　　常用指标及其意义 ………… (358)
　　第三节　单纯性酸碱平衡紊乱 ……… (360)
　　第四节　混合性酸碱平衡紊乱 ……… (363)
第三十三章　缺氧 ………………………… (365)
　　第一节　常用的血氧指标 …………… (365)
　　第二节　缺氧的类型、原因和发病机制

　　　　　　……………………………… (366)
　　第三节　缺氧对机体的影响 ………… (370)
第三十四章　休克 ………………………… (374)
　　第一节　休克的原因和分类 ………… (374)
　　第二节　休克的发展过程及发生机制
　　　　　　……………………………… (375)
　　第三节　休克时机体的病理变化 …… (377)
　　第四节　休克的防治原则 …………… (379)
第三十五章　心功能不全 ……………… (381)
　　第一节　心力衰竭的病因、诱因与分类
　　　　　　……………………………… (381)
　　第二节　心力衰竭的发生机制 ……… (383)
　　第三节　心力衰竭发病过程中机体的
　　　　　　代偿功能及其意义 ………… (386)
　　第四节　心力衰竭时机体功能代谢的
　　　　　　变化 ………………………… (387)
　　第五节　心力衰竭的防治原则 ……… (388)
第三十六章　呼吸衰竭 ………………… (391)
　　第一节　呼吸衰竭的病因和发病机制 … (391)
　　第二节　呼吸衰竭时机体功能和代谢
　　　　　　的变化 ……………………… (394)
　　第三节　呼吸衰竭的防治原则 ……… (396)
第三十七章　肾衰竭 …………………… (398)
　　第一节　急性肾衰竭 ………………… (398)
　　第二节　慢性肾衰竭 ………………… (400)
　　第三节　尿毒症 ……………………… (404)
第三十八章　细胞增殖分化异常与疾病
　　　　　　……………………………… (407)
　　第一节　细胞增殖的调控异常与疾病 … (407)
　　第二节　细胞分化的调控异常与疾病 … (409)
　　第三节　细胞凋亡与疾病 …………… (411)
第三十九章　凝血与抗凝血平衡紊乱 … (415)
　　第一节　概述 ………………………… (415)
　　第二节　凝血与抗凝血功能紊乱 …… (417)
　　第三节　弥散性血管内凝血 ………… (420)
　　第四节　缺血-再灌注损伤 ………… (422)

主要参考文献 ……………………………………………………………………………………………… (429)

第一篇　人体解剖生理学

人体解剖生理学由人体解剖学和人体生理学两部分组成。前者是研究人体各部正常形态、结构的科学;后者是研究人体生命活动的规律或生理功能的科学。二者既有不同的研究对象,又有密切联系,结构是功能的基础,而某种生理功能则是某特定结构的运动形式。

人体解剖学又分为大体解剖学和组织学。大体解剖学是借助手术器械切割尸体的方法,用肉眼观察机体各部分形态和结构的科学。组织学则借助各种显微镜研究组织细胞的微细及超微结构。

人体生理学的研究对象是人体的各种生命现象或生理功能。如呼吸、循环、消化、肌肉运动等生理功能的特点、发生机制,条件及机体内外环境中各种因素变化对这些功能的影响等。生理学的研究可从细胞和分子生物学水平、器官和系统生理学水平及整体生理学水平来进行。生理学又是一门实验学科,现有的生理学知识大量来自动物实验的结果。生理学实验通常是在人工控制条件下,通过急性实验和慢性实验等方法观察某一生理过程,分析其产生的机制及各种因素的影响等。

人体解剖生理学是现代医学的基础理论之一,与医学其他基础学科及临床学科关系密切,彼此互相促进。学习人体解剖生理学应以辩证唯物主义观点为指导,以进化发展的观点,形态与功能相互制约的观点,局部与整体统一的观点及理论与实践相结合等观点去探讨、研究,以期达到全面正确地认识人体。

第一章　人体的基本结构

为了正确地描述人体结构的形态,解剖学上常采用一些公认的统一标准和描述用语说明人体各部结构的位置关系,特地规定了一个标准姿势:身体直立,面向前,两眼向正前方平视,两足并立,足尖向前,上肢下垂于躯干两侧,手掌向前。研究的对象处于横位时,仍要按标准姿势描述。

位置关系有上和下、前和后或腹侧和背侧、内侧和外侧、内和外、深和浅等。

人体的解剖面常以三个互相垂直的面予以描述:

1. 矢状面　将人体分成左右两部的纵切面称为矢状面。其正中的称为正中矢状面。

2. 冠(额)状面　将身体分为前后两部的切面。

3. 水平或横切面　将身体分为上下两部的断面。

人体的结构包括细胞、组织、器官和系统。

细胞:是人体结构的最小单位。细胞是由细胞膜、细胞质和细胞核组成。它能完成一切生命活动,包括代谢、呼吸、消化、排泄、生殖等生理过程。

组织:细胞繁殖、发育、分化、形成不同的组织。组织是由细胞及细胞间质组合而成。人体组织可分为上皮、结缔、神经和肌肉四大基本组织。

器官:由不同的组织组合而成,如心、肺、肝、肾等都是器官。

系统:由一系列器官组成,共同完成某一种生理功能,如运动系统、神经系统、循环系统、呼吸系统、消化系统、泌尿系统、内分泌系统、生殖系统。除此之外,人体还有皮肤和感觉器官。皮肤是人体最大的器官之一。皮肤内有汗腺、皮脂腺和毛发等。感觉器官包括感受器及其辅助器官,如视觉器官和听觉器官等。

凡有生命的生物机体,都具有下列三个基本生理过程:新陈代谢、兴奋性和生殖。这是生命的基本特征。

第一节　细胞的结构

细胞大小不一,卵细胞较大,直径约$120\mu m$,而小淋巴细胞直径只有$6\mu m$左右。细胞形态各异,与其功能以及所处的环境相适应,如血细胞在流动的血液中呈圆形,能收缩的肌细胞呈梭形或长圆柱形,接受刺激并传导冲动的神经细胞有长的突起等(图1-1)。在光镜下细胞的基本结构由细胞膜、细胞质和细胞核三部分组成(图1-2)。植物细胞还有细胞壁。

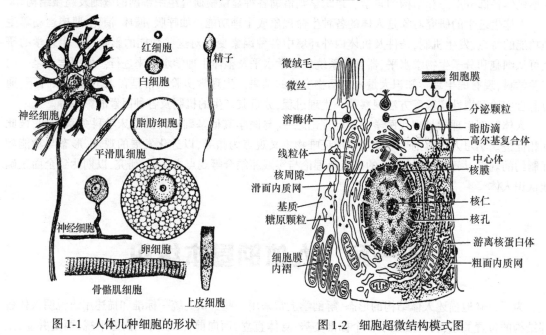

图 1-1　人体几种细胞的形状　　　　　图 1-2　细胞超微结构模式图

一、细　胞　膜

细胞膜极薄,在光镜下难以分辨,在电镜下细胞膜可分为内、中、外三层结构。这样三层结构的膜亦见于细胞内的各种膜性结构,如内质网膜、高尔基复合体膜、线粒体膜、核膜等。因此,这种三层结构的膜被认为是细胞中普遍存在的一种基本结构,称为单位膜或生物膜。几乎所有细胞活动,如物质运输、能量转换、信息传递、细胞识别和细胞免疫,甚至细胞癌变都与细胞膜有关。

各种膜性结构主要由脂质、蛋白质和糖类等物质组成,一般以蛋白质和脂质为主,糖类只占少量。目前为大多数人所接受的是液态镶嵌模型学说来解释这些物质分子在膜中排列的形式:以液态的脂质双分子层为基本结构,镶嵌着不同生理功能的球形蛋白质。

1. 膜脂质　膜的脂质分子中,几乎全部是磷脂和胆固醇,二者都是长杆状的双嗜性分子。即一端是亲水性极性基团,另一端是疏水性非极性基团。由于疏水性基团受到具有极性的水分子的排斥,于是形成脂质分子的亲水性基团朝向膜内、外两边的水溶液,而它们的疏水性基团则朝向膜内部,从而构成脂质双分子层。

2. 膜蛋白　镶嵌在膜内的蛋白质分子,有些贯穿整个脂质双分子层,分子的两端露在膜内、外两侧;有些只限于脂质双分子层中的一层,靠近膜的内侧面或外侧面。根据细胞膜蛋白质的不同功能,大致可将其归为:与细胞膜的物质转运功能有关的蛋白质,如载体、通道和离子泵等;与"辨认"和接受细胞环境中特异的化学刺激有关的蛋白质,如受体;另外属于酶类,如腺苷酸环化酶;与细胞的免疫功能有关的如红细胞表面的血型抗原物质等。

3. 膜糖　与膜内的脂质或蛋白质结合,形成糖脂和糖蛋白,其糖链部分几乎都伸出细胞外表面。这些糖链在化学结构上的特异性,因而可作为不同细胞的"标记",如镶嵌在红细胞膜上的糖蛋白和糖脂,由于其糖链的化学结构不同,就使红细胞膜上的抗原物质具有不同的类型,血液也相应地被分为不同的血型。

二、细　胞　质

细胞质位于细胞膜和细胞核之间,包括细胞质基质和包埋在基质中的各种细胞器。

1. 细胞质基质　如果把细胞膜和核膜之间大小不等的结构全部除去,剩下的胶态物质就是细胞质基质,简称基质或胞质。其中含有若干种可溶性的酶,如糖酵解的酶系。

2. 核蛋白体　又称核糖体,是细胞内蛋白质合成的主要构造。有些核蛋白体附着在内质网外,称为附着核蛋白体,主要合成输送到细胞外的分泌蛋白,如酶原、抗体、激素等。有些多聚核蛋白体散在于细胞质中,称为游离核蛋白体,主要合成结构蛋白。

3. 内质网　是分布在细胞质中的膜性管道系统。其表面附着有许多核蛋白体的称为粗面内质网,没有核蛋白体附着的称为滑面内质网。粗面内质网常见于蛋白质合成旺盛的细胞中,其表面附着的核蛋白体合成的输出性蛋白质,首先进入粗面内质网囊腔中,然后被输送到其他结构。滑面内质网的功能比较复杂。例如,肝细胞内的滑面内质网可能与糖原的合成和储存有关;皮脂腺的滑面内质网有合成脂类物质的功能。

4. 高尔基体　是由数层重叠的扁平囊泡、若干小泡及大泡三部分组成的膜性结构。从内质网转运来的蛋白质在扁平囊泡内进行加工,如给蛋白质加上某种糖,完成糖蛋白的合成,以后扁平囊泡局部渐渐膨大,将加工好的糖蛋白包起来形成大泡、分泌颗粒。可见高尔基体的功能是与细胞内一些物质的积聚、加工和分泌颗粒的形成密切相关。

5. 线粒体　线粒体中存在着催化物质代谢和能量转换的各种酶和辅酶,因而供能物质在线粒体内能得到彻底氧化分解,生成更多的高能磷酸化合物 ATP 以备细胞其他生命活动需要。细胞生命活动中所需能量约有95% 来自线粒体,故有细胞内"动力工厂"之称。

6. 溶酶体　是一种囊状小体,里面包含约 50 种水解酶,在酸性条件下,对蛋白质、肽、糖、中性脂质、糖脂、糖蛋白、核酸等多种物质起水解作用。

除上述细胞质基质和细胞器外,尚有微丝、微管、中心粒等细胞器。这些细胞器是由蛋白质构成的丝状和管状结构。它们与其他细胞器的位移、分泌颗粒的运输、微绒毛的收缩以及细胞的运动等功能有密切关系。

三、细　胞　核

细胞核是细胞代谢和遗传的控制中心。

1. 核膜　是位于细胞核表面的薄膜,由两层单位膜组成。核膜的特殊作用就是把核物质集中在靠近细胞中央的一个区域内,以利于实现其功能。核膜上还有许多散在的孔,称为核孔,核孔是核与细胞质进行物质交换的孔道。

2. 核仁 绝大多数真核细胞的核内有一个或一个以上的核仁,它通常只出现于间期细胞核中,有丝分裂期则消失。核仁的化学成分主要有蛋白质和核酸(主要是核糖核酸),与某种 RNA 的合成以及核糖体的形成有关。

3. 染色质和染色体 间期细胞核中,能被碱性染料着色的物质即染色质。染色质的基本化学成分是脱氧核糖核酸(DNA)和组蛋白。在细胞有丝分裂时,染色质反复螺旋、折叠,最后组装成中期染色体。因此,染色质和染色体实际上是同一物质在间期和分裂期的不同形态表现。

DNA 分子的功能主要有两方面:一是储藏、复制和传递遗传信息;二是控制细胞内蛋白质的合成。合成的蛋白质中,有些直接参加细胞结构的组成;有的是酶,催化细胞内的各种生物化学反应,产生各种产物,执行各种功能,从而使机体表现出形态和功能的各种特征。即储存的各种遗传信息通过控制蛋白质的合成而表达为各种遗传性状。

四、细胞的增殖

细胞各组成部分在不断发展变化的基础上还要不断增殖,产生新细胞,以代替衰老、死亡和创伤所损失的细胞,这是机体新陈代谢的表现,也是机体不断生长发育、赖以生存和延续种族的基础。一个细胞分裂成为两个新细胞的过程,称为细胞增殖。细胞从一次分裂结束开始生长,到下一次分裂结束所经历的过程简称细胞周期。细胞周期可分为两个时期,即间期和分裂期。

(一) 间期

细胞分裂以后进入间期,就进行着结构和生物合成上复杂的变化。其间又分为:

1. DNA 合成前期(G_1 期) 此期细胞内合成各种核糖核酸(RNA)及核蛋白体。进入 G_1 期的细胞,可有三种情况:①不再继续增殖,永远停留在 G_1 期直至死亡;②暂时不增殖,如肝、肾细胞,若细胞大量死亡需要补充时,它们又进入增殖周期的轨道,这些细胞又可称为 G_0 期细胞;③继续进行增殖,如骨髓造血细胞、胃肠道黏膜细胞等。

2. DNA 合成期(S 期) 从 G_1 末期到 S 期初期,细胞利用 G_1 期准备的物质条件完成 DNA 复制,并合成一定数量的组蛋白,供 DNA 形成染色体初级结构,为细胞进行分裂作了准备。

3. DNA 合成后期(G_2 期) 这一时期的主要特点是为细胞分裂准备物质条件。

(二) 分裂期

分裂期又称有丝分裂期,简称 M 期。这一时期是确保细胞核内染色体能精确、均等的分配给两个子细胞核,使分裂后的细胞保持遗传上的一致性。

整个细胞周期是一个动态过程,每个分期互相联系,不可分割。如细胞周期的某个阶段受到环境因素的干扰时,细胞增殖则发生障碍。肿瘤细胞的增殖周期也可分为 G_1 期、S 期、G_2 期和 M 期四个时期。目前,人们试图在肿瘤细胞增殖周期不同阶段,采取不同的治疗措施。例如,利用放射线破坏癌细胞 DNA 的结构与合成,从而抑制癌细胞的增殖过程,达到治疗效果。

第二节 细胞的基本功能

一、细胞的跨膜物质转运功能

细胞的新陈代谢和它们的许多功能都与细胞膜的物质转运有关,细胞膜转运物质的形式多种多

样,常见的可归纳为以下几种:

(一) 单 纯 扩 散

单纯扩散是指脂溶性小分子物质从高浓度一侧向低浓度一侧跨细胞膜运动或转运的过程。细胞膜的基本组成是脂质双分子层,只有脂溶性物质才能以单纯扩散的形式通过细胞膜,如 O_2、CO_2、NH_3 等。

(二) 易 化 扩 散

有些非脂溶性或脂溶性很小的物质,在膜蛋白帮助下,顺浓度差的跨膜转运称为易化扩散。一般认为,易化扩散可分为两种类型。

1. 载体　一种是以"载体"为中介进行的易化扩散。细胞膜的载体蛋白在高浓度一侧与被转运物质结合,引起载体蛋白的构象发生变化,把物质转运到低浓度的一侧,然后与物质分离。一些小分子亲水性物质,如葡萄糖、氨基酸等就是依靠载体运输进入细胞内的(图1-3)。此类运输具有以下特点:①特异性,即载体的结合位点只能选择性地与具有特定化学结构的物质结合;②饱和现象,即膜两侧物质的浓度差增加到一定程度后,扩散通量就不会再随浓度差的增加而增大,这是因为载体和载体上的结合位点都有一定的数量,因此所能结合的物质数量也就受到限制;③竞争性抑制,如果一种载体可以同时运载 A 和 B 两种物质,由于载体数量是一定的,因此 A 物质扩散量增多时,B 物质的扩散量就会减少,这是因为 A 物质更多地占据了有限的载体。

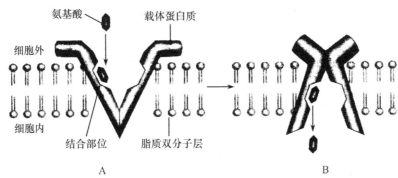

图 1-3　载体转运示意图

A. 载体蛋白质与被转运物结合;B. 载体蛋白质与被转运物分离

2. 通道　易化扩散的另一种类型是以"通道"为中介。转运是在镶嵌于膜上的通道蛋白的帮助下完成的。通道蛋白像贯通细胞膜并带有闸门装置的管道。开放时,物质顺浓度差或顺电位差经过通道转运;关闭时,即使细胞膜两侧存在浓度差或电位差,物质也不能通过。各种离子主要是通过这种方式进出细胞的。现已确定,细胞膜上有多种通道,如钠通道、钾通道、钙通道等,它们可分别让 Na^+、K^+、Ca^{2+} 等离子通过。

通道的开放(激活)或关闭(失活)是通过"闸门"来调控的,故通道又称门控通道。根据引起闸门开关的机制不同,分为不同的门控通道。例如,由化学物质引起闸门开关的称为化学门控通道;由膜两侧电位差变化引起闸门开关的称为电压门控通道;由机械刺激引起闸门开关的称为机械门控通道。

单纯扩散和易化扩散转运物质时,动力来自膜两侧存在的浓度差(或电位差)所含的势能,不需要细胞代谢提供能量,故将它们称为被动转运。

(三) 主 动 转 运

主动转运是和被动转运相对而言的。物质逆浓度差、逆电位差,在生物泵的帮助下需要细胞通过自身能耗、代谢供能的转运方式称为主动转运。生物泵实际上就是细胞膜上的一种具有酶活性的特殊蛋白质,它能分解 ATP 使之释放能量,把物质从低浓度一侧"泵"到高浓度一侧。生物泵种类很多,常以它们转运的物质而命名。例如,转运 Na^+ 和 K^+ 的钠-钾泵(简称钠泵),转运 Ca^{2+} 的钙泵。当细胞内 Na^+ 浓度升高或细胞外 K^+ 浓度升高时,钠泵即被激活,使 ATP 分解为 ADP,释放的能量用于 Na^+ 和 K^+ 的主动转运。钠泵的活动具有重要的生理意义:①造成细胞内高 K^+,这是许多代谢反应进行的必要条件;②将 Na^+ 逐出细胞外,调节细胞内外水电解质平衡以保持细胞正常体积;③形成细胞外高 Na^+、细胞内高 K^+ 的不均衡分布,是细胞生物电产生的物质基础。

(四) 入胞和出胞

大分子或团块状物质、珠滴进出细胞则称为入胞(endocytosis)和出胞。如果进入细胞的物质是固态,称为吞噬,如细菌、病毒、异物等;如果进入细胞的物质是液态,则称为吞饮。大分子物质被排出细胞的过程称为出胞(exocytosis),主要见于细胞的分泌活动。

二、细胞的信号转导功能

人体是由为数极大的细胞组成的有机整体。它既要实现自身复杂的功能,又要适应环境的各种变化,细胞之间必须有完善的信息联系,即具有信号转导(signal transduction)功能。能在细胞间传递信息的物质称为信号分子,约有几百种,如神经递质、激素、细胞因子等。信号分子通常要与细胞的受体结合后才能发挥作用,根据受体存在的部位不同分为膜受体和细胞内受体。细胞内受体又有胞质受体和核受体。现将目前了解较多的几种简介如下。

1. 离子通道耦联受体介导的信号转导 有些细胞膜上的化学门控离子通道本身就具有受体的作用,它们有能与信号分子结合的位点,当与信号分子结合后,进而引起通道的开放(或关闭),实现化学信号的跨膜转导。

2. G-蛋白耦联受体介导的信号转导 G-蛋白耦联受体也是存在于细胞膜上的一种蛋白质,它与信号分子结合后可激活细胞膜上的 G-蛋白(鸟苷酸调节蛋白),激活的 G-蛋白进而激活 G-蛋白效应器酶(如腺苷酸环化酶),G-蛋白效应器酶再催化某些物质(如 ATP)产生第二信使(如 cAMP),第二信使通过蛋白激酶或离子通道发挥信号转导的作用。

3. 酶耦联受体介导的信号转导 酶耦联受体是指细胞膜上的一些蛋白质分子,既有与信号分子结合的位点,起受体的作用,又具有酶的催化作用,通过它们的这种双重作用完成信号转导。体内大部分生长因子和一部分肽类激素就是通过这种方式进行信号转导的。

4. 细胞内受体介导的信号转导 某些脂溶性信号分子,如类固醇激素和甲状腺激素,它们可穿过细胞膜进入细胞内,与胞质受体结合,再穿过细胞核的核膜进入细胞核内,与核受体结合,通过调节基因的表达而完成信号转导。

以上细胞间信号的转导方式并不是绝对的,一种信号分子也可能通过不同的方式(受体)发挥作用,如类固醇激素主要通过细胞内受体完成信号转导,但现在发现它们也可通过膜受体发挥作用。细胞间的信号转导为生理功能的调节、疾病的发生及治疗提供了许多的理论依据。但是体内的信号分子种类繁多,细胞多种多样,它们之间的信号转导也极其复杂,至今仍有许多问题还不清楚,有待进一步研究。

三、细胞的生物电现象

一切活细胞无论处于静息状态还是活动状态都存在电现象,这种电现象称为生物电。生物电是一切活细胞都具有的基本生命现象,人类对于生物电现象的注意可以追溯到很久以前。在埃及残存的史前文字中,就有电鱼击人的记载。目前,生物电已被广泛应用于医学的实验研究和临床。例如,临床上常用的心电图、肌电图、脑电图就是用特殊仪器将心肌细胞、骨骼肌细胞、大脑皮质神经细胞产生的电位变化,进行检测和处理后记录的图形,它们对相关疾病的诊断有重要的意义。由于生物电发生在细胞膜的两侧,故称为跨膜电位,简称膜电位,它有如下表现。

（一）静息电位

1. 静息电位的概念　静息电位(resting potential, RP)是指细胞处于静息状态时,细胞膜两侧存在的电位差。细胞在安静状态下所保持的膜外带正电、膜内带负电的状态称为极化状态。如规定细胞外电位为零,则细胞内为负。大多数细胞的静息电位都在$-100 \sim -50$mV。

2. 静息电位产生的机制　细胞静息时为什么会在膜内外存在一定的电位差呢?要点有两个:①细胞内外各种离子的浓度分布不均,即存在浓度差;②在不同状态下,细胞膜对各种离子的通透性不同。哺乳动物骨骼肌内的K^+浓度是细胞外的39倍,细胞外Na^+浓度是细胞内的12倍,细胞外Cl^-的浓度是细胞内的31倍。细胞内的负离子主要是大分子的有机负离子(A^-)。细胞处于静息状态时,细胞膜对K^+的通透性较大,对Na^+的通透性很小,而对A^-几乎没有通透性。因此,K^+带有正电荷顺浓度差外流,膜内的A^-不能通过细胞膜而留在细胞内,这样就形成了细胞膜外侧带正电荷,电位升高,细胞膜内侧则带负电荷,电位降低的状态。但K^+顺浓度差外流而形成的外正内负的电场力会阻止带正电荷的K^+继续外流,当浓度差形成的促使K^+外流的力量与电场力形成的阻止K^+外流的力量达到平衡时,K^+的净移动就会等于零。此时,细胞膜两侧就形成了一个相对稳定的电位差,这就是静息电位。

（二）动作电位

1. 动作电位的概念　动作电位(action potential, AP)是指细胞受刺激时在静息电位基础上产生的可传布的电位变化。动作电位是膜电位的一个连续变化过程,它一旦在细胞膜某一部位产生,就会迅速向四周传播。动作电位是细胞处于兴奋状态的标志。由图1-4可见,当细胞受刺激兴奋时,膜内电位很快升高,由-70mV升高到$+30$mV,极化状态逐渐减弱以致消失,即由膜外带正电、膜内带负电变为膜内带正电、膜外带负电,极化状态逆转为去极化,此时膜内电位共升高100mV。膜内电位迅速升高的过程形成动作电位的上升支。动作电位的上升达到顶点($+30$mV)后立即快速下降,膜内电位由正又回到负,直到接近静息电位水平,构成动作电位的下降支。膜内电位迅速下降的过程称为复极化,为极化状态的恢复。动作电位的上升支和下降支形成尖峰样波形,故称为锋电位。锋电位后膜内电位缓慢下降,回到静息电位的过程称为负后电位。这时膜电位并没有停留在静息电位水平,而是继续缓慢下降,然后又逐渐回升到静息电位水平,负后电位后膜内电位低于静息电位的过程称为正后电位。

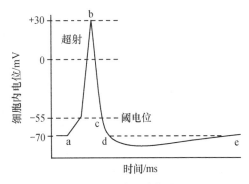

图1-4　动作电位模式图
ab:锋电位上升支;bc:锋电位下降支;cd:负后电位;
de:正后电位

动作电位具有以下特点:①"全或无"现象,动作电位一旦产生就达到它的最大值,其变化幅度不会因刺激的加强而增大;②不衰减性传导,动作电位一旦在细胞膜的某一部位产生,就立即向整个细胞膜呈不衰减性传布;③脉冲式,动作电位不能重合在一起。

2. 动作电位的产生机制　当细胞受到刺激产生兴奋时,受刺激部位细胞膜上少量的钠通道开放,对 Na^+ 的通透性开始增大,少量 Na^+ 顺浓度差流入细胞,使静息电位减小。当静息电位减小到一定数值(阈电位)时,会引起膜上大量电压门控钠通道开放,对 Na^+ 的通透性在短时间内进一步突然增大,此时在 Na^+ 浓度差和电位差(外正内负)的作用下,使细胞外的 Na^+ 快速、大量内流,使细胞内正电荷迅速增加,电位急剧上升,形成膜的去极化,就是锋电位陡峭的上升支。当膜内侧正电位增大到足以制止 Na^+ 内流时,膜电位达到一个新的平衡点。随后大量钠通道迅速失活而关闭,导致 Na^+ 内流停止,钾通道则被激活而开放,并产生 K^+ 的快速外流,细胞内电位迅速下降,又恢复到负电位状态,形成锋电位的下降支,也就是复极化。这时细胞的膜电位基本恢复,但离子分布状态并未恢复,去极化进入细胞的 Na^+ 和复极化流出细胞的 K^+ 并未各回原位,这就需要通过钠泵的活动,将流入细胞内的 Na^+ 泵出,流出细胞的 K^+ 泵入,恢复细胞膜两侧 Na^+、K^+ 原先的不均衡分布状态。钠泵的活动对细胞内的电位影响很小,但可能是后电位产生的原因之一。

(三) 局部反应

不是任何刺激作用于细胞都可以引起动作电位。能引起细胞兴奋或产生动作电位的刺激强度称为阈强度。在某些情况下,若刺激引起细胞的兴奋性低于正常水平的强度,称为阈下刺激,只能产生较小的去极化,其幅度不足以使膜电位达到阈电位水平,而且只局限于受刺激的部位。这种产生于膜的局部、较小的去极化反应称为局部反应(local response),产生的电位称为局部电位。局部反应的特点是:①电位幅度小且呈衰减性传导;②不是"全或无"式的,局部反应可随阈下刺激的增强而增大;③有总和效应,一次阈下刺激只能引起一个局部反应,不能引发动作电位,但如果多个阈下刺激引起的多个局部反应在时间上(多个刺激在同一部位连续给予)或空间上(多个刺激同时在相邻的部位给予)叠加起来,就可能使膜的去极化达到阈电位,从而引发动作电位。因此,动作电位可以由一次阈刺激或阈上刺激引起,也可以由多个阈下刺激产生的局部电位的总和而引发。

(四) 兴奋的传播

1. 兴奋在同一细胞上的传导 动作电位一旦在细胞膜的某一点产生,就会沿着细胞膜向周围进行不衰减地传播,直到传遍整个细胞为止。动作电位在同一细胞上的传播称为传导(conduction)。在神经纤维上传导的动作电位又称为神经冲动。

动作电位传导的原理可用局部电流学说来解释。细胞膜受刺激,在兴奋点产生动作电位,出现内正外负的去极化状态,但与它相邻的未兴奋点仍为外正内负的极化状态,这样兴奋点与未兴奋点之间就有了电位差,产生由正电位到负电位的局部电流流动,其结果造成与兴奋点相邻的未兴奋点的膜内电位上升,膜外电位下降产生去极化,去极化达到阈电位,即触发相邻未兴奋点暴发动作电位,使它转变为新的兴奋点。这样兴奋点与相邻未兴奋点之间产生的局部电流不断地向周围移动,使动作电位迅速地向四周传播,直到整个细胞膜都发生动作电位为止。

2. 兴奋在细胞之间的传递 不同细胞之间,由于膜的不连续性,兴奋不能以局部电流的方式传布过去,而是通过细胞间的连接结构突触来传递。现以神经-肌接头处的兴奋传递为例予以说明。

(1) 神经-肌接头的结构:运动神经接近骨骼肌细胞时失去髓鞘,末梢部位膨大,其中含有许多囊泡,一个囊泡内约含有 1 万个乙酰胆碱(ACh)分子。神经-肌接头由接头前膜、接头后膜和接头间隙三部分组成。接头前膜是运动神经末梢嵌入肌细胞膜的部位;接头后膜,又称终板膜,是与接头前膜相对应的肌细胞膜,并有规则地向细胞内凹陷,形成许多皱褶,以扩大它与接头前膜的接触面积。在接头后膜上有与 ACh 特异结合的 N 型 ACh 受体,它是化学门控通道的一部分。接头前膜与接头后膜之间有一个充满细胞外液的间隙,即接头间隙。

（2）神经-肌接头兴奋的传递过程：当神经冲动沿神经纤维传到轴突末梢,引起接头前膜电压门控式钙通道开放,Ca^{2+}从细胞外液顺电-化学梯度进入轴突末梢,触发轴浆中的囊泡向接头前膜方向移动,囊泡膜与接头前膜融合进而破裂,以出胞的方式使储存在囊泡中的 ACh 分子"倾囊"释放进入接头间隙。据估算,一次动作电位能使 200～300 个囊泡内的 ACh 全部释放。ACh 通过接头间隙到达终板膜时,立即与终板膜上的 N 型 ACh 受体结合,使通道开放,允许 Na^+、K^+ 等通过,但以 Na^+ 内流为主,因而引起终板膜静息电位减小,即产生终板膜的去极化称为终板电位。终板电位属于局部反应,不表现"全或无",具有总和效应,很容易引起邻近肌膜去极化达到阈电位,使肌膜上的电压门控性 Na^+ 通道大量开放,而暴发动作电位。动作电位通过局部电流传遍整个肌膜,也就是引起了肌细胞的兴奋。

四、肌细胞的收缩功能

肌细胞兴奋后,发生的张力增加和长度缩短,称为肌细胞的收缩。通过肌细胞的收缩,才能完成躯体和内脏的机械运动。现以骨骼肌为例,说明肌细胞的收缩机制。

（一）骨骼肌细胞的收缩机制

骨骼肌细胞的收缩机制现在公认的是肌丝滑行学说。它的要点是:肌细胞收缩时的肌原纤维缩短,并不是由于肌丝本身的缩短或卷曲,而是细肌丝向粗肌丝中间滑行的结果。细肌丝为什么会在粗肌丝之间滑行?这与组成肌丝的蛋白质分子结构有关(图 1-5)。

1. 肌丝的分子结构(图 1-6)

（1）粗肌丝:由许多肌凝蛋白分子组成。一个肌凝蛋白分子分为杆和头两部分。在粗肌丝内肌凝蛋白分子的杆部朝向肌节中心段呈束状排列,而它的头部则规律地分布在粗肌丝表面,形成横桥。横桥在细肌丝滑行

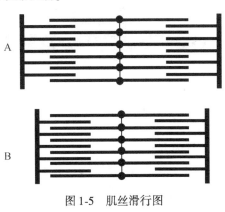

图 1-5　肌丝滑行图
A.收缩前;B.收缩后

过程中的主要作用是与细肌丝上的位点结合,引起横桥向肌节中心方向摆动,这种结合是可逆性的,继而出现分离,再与细肌丝上新的位点结合,产生同方向连续的摆动,拉动细肌丝同向滑行;横桥具有 ATP 酶的作用,可分解 ATP,释放能量,供横桥摆动时利用。

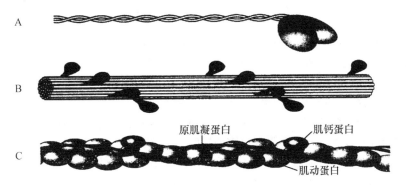

原肌凝蛋白　　肌钙蛋白

肌动蛋白

图 1-6　肌丝分子结构示意图
A.肌凝蛋白;B.粗肌丝;C.细肌丝

（2）细肌丝：由三种蛋白质分子组成，分别为肌动蛋白、原肌凝蛋白和肌钙蛋白。在肌动蛋白上有与横桥结合的位点。原肌凝蛋白分子缠绕在肌动蛋白上，遮盖与横桥结合的位点，阻止它们结合。肌钙蛋白结合在原肌凝蛋白上，它的作用是与 Ca^{2+} 结合，引发肌肉收缩。

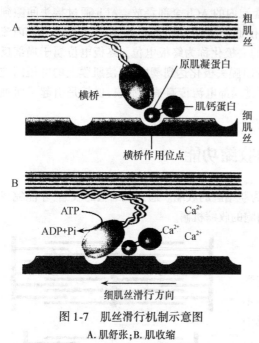

图 1-7　肌丝滑行机制示意图
A.肌舒张；B.肌收缩

2. 收缩过程　肌肉处于静息状态时原肌凝蛋白遮盖肌动蛋白上与横桥结合的位点，横桥无法与位点相结合。当兴奋时，肌浆网终池内的 Ca^{2+} 进入肌质，Ca^{2+} 与肌钙蛋白结合，原肌凝蛋白分子构象发生改变，将肌动蛋白上与横桥结合的位点暴露出来，引发横桥与肌动蛋白结合。横桥的 ATP 酶作用使 ATP 分解释放能量，供横桥连续做同方向的摆动，拉动细肌丝向肌节中心方向滑行，结果是肌节缩短，肌细胞收缩。当肌质中的 Ca^{2+} 被转运回终池，肌质内 Ca^{2+} 降低时，Ca^{2+} 即与肌钙蛋白分离，原肌凝蛋白构象恢复、复位，重新遮盖肌动蛋白与横桥结合的位点，使横桥与肌动蛋白分离，横桥停止摆动，细肌丝恢复到收缩前的位置，结果是肌节变长，肌细胞舒张（图 1-7）。

（二）骨骼肌的收缩形式

骨骼肌收缩时产生两种变化：一种是长度的缩短；另一种是张力的增加。在不同情况下，肌肉收缩有不同的表现形式。

1. 等长收缩与等张收缩　收缩时只有张力的增加而无长度的缩短称为等长收缩，等长收缩的作用主要是维持人体的姿势。例如，人体站立时，为了对抗重力和维持一定姿势而发生的有关肌肉的收缩主要就是等长收缩。而只有长度的缩短而无肌张力的变化称为等张收缩。

人体骨骼肌的收缩大多数情况下是混合式的，既有张力的增加又有长度的缩短，而且总是张力增加在前，长度缩短在后。当肌肉开始收缩时，一般只有肌张力的增加，当肌张力等于或超过负荷时，肌肉才会出现缩短。

2. 单收缩与强直收缩

（1）单收缩：肌肉受到一次刺激，暴发一次动作电位，引起一次收缩，称为单收缩。单收缩可分为三个时期：①潜伏期，是指从给予刺激到肌肉开始收缩的时间。②缩短期，是指从肌肉开始收缩到收缩达到顶点的时间。③舒张期，是指从肌肉收缩顶点回到收缩基线的时间。

（2）强直收缩：在连续刺激下，肌肉处于持续的收缩状态，产生单收缩的复合称为强直收缩。强直收缩又分为以下两种情况。

1）不完全强直收缩：如果刺激频率较低，后一刺激落在前一收缩的舒张期内，就会形成在第一次收缩的舒张期还没有完结时发生第二次收缩，表现为舒张不完全，这种情况记录的收缩曲线成锯齿状，称为不完全强直收缩。不完全强直收缩的幅度大于单收缩。

2）完全强直收缩：如果刺激频率较高，后一刺激落在前一收缩的缩短期内，就会出现收缩的叠加现象，即只见有缩短期而没有舒张期，从而出现完全强直收缩。这时记录出一条平滑的收缩曲线，而且其幅度大于单收缩和不完全强直收缩。在人体内骨骼肌的收缩都是完全强直收缩。

第三节　基本组织的结构

由于细胞的不断增殖及分化而获得各自不同的形态、结构与功能。结构和功能相同、相似或相关的一些细胞及其周围的细胞间质一起构成组织。人体有四大基本组织,分别是上皮组织、结缔组织、肌组织和神经组织。

一、上皮组织

(一) 上皮组织的一般特点

上皮组织由密集的上皮细胞和少量的细胞间质组成。上皮组织的细胞形状较规则,排列整齐,并具有极性。它的一极朝向身体表面或有腔器官的腔面,相对的另一极借一层极薄的基膜与深层的结缔组织相连。上皮组织内无血管,所需营养由深层结缔组织中的血管供给。

不同部位的不同上皮,其功能各有差异。如分布在身体表面的上皮以保护功能为主;体内各管腔面的上皮,除具有保护功能外,尚有分泌、吸收等功能。有的上皮组织,从表面生长到深部结缔组织中去,分化成为具有分泌功能的腺上皮。

(二) 各类上皮组织的结构及其功能

根据上皮细胞不同的形态、结构和功能,将上皮组织分为被覆上皮和腺上皮。

1. 被覆上皮　根据细胞的排列层数和形状,可将被覆上皮分为单层的扁平上皮、立方上皮、柱状上皮,假复层纤毛柱状上皮与复层的扁平上皮、变移上皮六种(图1-8)。

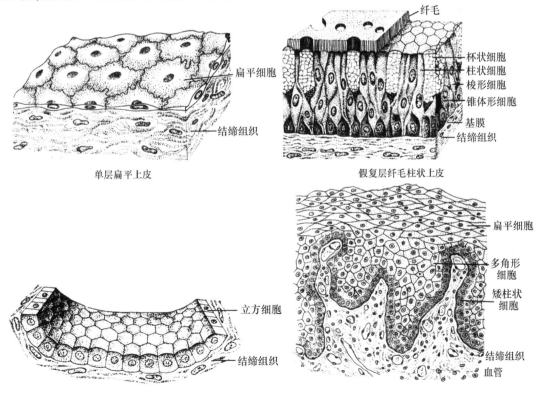

单层扁平上皮　　　　　　　假复层纤毛柱状上皮

单层立方上皮　　　　　　　复层的扁平上皮

图1-8　人体几种主要的被覆上皮

（1）单层扁平上皮：仅由一层扁平细胞组成，覆盖于心脏、血管和淋巴管腔面的上皮，称内皮，表面光滑有利于血液和淋巴的流动。覆盖于胸膜腔、腹膜腔和心包腔面的上皮，称间皮，能分泌少量浆液，保持表面湿润光滑，便于内脏活动。

（2）假复层纤毛柱状上皮：上皮的游离面有许多可节律性地朝一个方向摆动的纤毛，借助这种摆动，一些分泌物或附着在表面的灰尘、细菌等得以清除。它们主要分布于呼吸道的腔面。

（3）复层扁平上皮：由十余层或数十层细胞组成，分布于皮肤表面、口腔、食管、阴道等器官的腔面，具有耐摩擦和防止异物侵入等保护作用，受损伤后，上皮有很强的修复能力。

2. 腺上皮　是专门行使分泌功能的上皮。以腺上皮为主要成分组成的器官称为腺。如果腺有导管与表面的上皮联系，腺的分泌物经导管排到身体表面或器官的管腔内，这种腺称为外分泌腺，如汗腺、胃腺、胰腺等。如果在发生过程中，上皮细胞索逐渐与表面的上皮脱离，不形成导管，腺细胞呈索状、团状或滤泡状排列，其间有丰富的血管和淋巴管。腺的分泌物进入细胞周围的血管或淋巴管而运送到全身。这种腺称为内分泌腺，如甲状腺、肾上腺等。

二、结缔组织

（一）结缔组织的一般特点

结缔组织由大量的细胞间质和散在其中的细胞组成。细胞种类较多，数量较少；细胞间质包括基质、纤维和组织液。结缔组织分布广泛，形态多样，如纤维性的固有结缔组织（如肌腱、韧带、筋膜）、流体状的血液、固体状的软骨和骨等。一般所讲的结缔组织是指固有结缔组织，主要起支持、连接、营养、保护等多种功能。

（二）固有结缔组织

1. 疏松结缔组织　广泛存在于各器官、组织、细胞之间。其结构特点是基质多，纤维少，结构疏松，呈蜂窝状，故又称蜂窝组织。

（1）细胞：疏松结缔组织中的细胞种类较多，散在分布。主要有以下几种细胞：

成纤维细胞：是疏松结缔组织的主要细胞成分。在电镜下，可见细胞质内有丰富的粗面内质网、游离核蛋白体和发达的高尔基体，表明成纤维细胞具有合成和分泌蛋白质的结构特点。成纤维细胞具有生成胶原纤维、弹性纤维、网状纤维和基质的功能。这种功能在机体生成、发育时期和创伤修复过程中表现得尤其明显。功能不活跃的成纤维细胞称为纤维细胞。

巨噬细胞：数量多，分布广，细胞形状随功能状态不同而变化，功能活跃者常伸出伪足而呈不规则形。胞质丰富，含有大量初级溶酶体、次级溶酶体、吞噬体和较发达的高尔基体等。巨噬细胞的主要功能是吞噬和清除异物与衰老伤亡的细胞，分泌多种生物活性物质。

浆细胞：胞质内含有大量平行排列的粗面内质网，并有发达的高尔基体。浆细胞的功能是合成和分泌抗体（免疫球蛋白），参与机体的体液免疫。

肥大细胞：常分布于毛细血管、小血管和小淋巴管周围。胞质内充满粗大的嗜碱性颗粒。颗粒中含有组胺、慢反应物质、嗜酸细胞趋化因子和肝素等多种生物活性物质。组胺和慢反应物质能使毛细血管和微静脉扩张，通透性增强，使细支气管平滑肌收缩，甚至痉挛；嗜酸粒细胞趋化因子能吸引嗜酸粒细胞聚集到过敏反应部位；肝素有抗凝血作用。

（2）细胞间质：主要由三种纤维和基质组成，它们在结缔组织中有机地组合在一起，起支持作用。

胶原纤维是结缔组织中的主要纤维成分，化学成分是胶原蛋白，其韧性大，抗拉力强，但弹性差。

弹性纤维主要由弹性蛋白构成,弹性大,韧性小,它和胶原纤维交织成网,使疏松结缔组织既有弹性又有韧性。网状纤维十分纤细,疏松结缔组织中的网状纤维少。

基质是无定形的胶状物质,充满于纤维、细胞之间,化学成分是黏蛋白、水、无机盐等。它们有机地结合,使分子之间有微小间隙,从而形成所谓的分子筛。小于分子间隙的物质,如电解质、气体分子、代谢产物、白蛋白等容易通过。大于分子间隙的颗粒物质,如细菌等则不易通过。因而,这种基质分子筛起着限制细菌蔓延的屏障作用。溶血性链球菌、癌细胞等能分泌透明质酸酶,破坏基质分子筛的屏障作用,以致感染和肿瘤扩散。

2. 致密结缔组织 与疏松结缔组织相比较,特点是细胞成分少,基质少,而以纤维为主,且排列紧密,故支持、连接和保护作用较强,如皮肤的真皮、肌腱、韧带。

3. 脂肪组织 由大量脂肪细胞聚集而成,主要分布于皮肤下,腹腔网膜及黄骨髓等处。脂肪组织具有储存脂肪、支持、保护、参与能量代谢、维持体温等作用。

4. 网状组织 由网状细胞、网状纤维和基质组成。主要分布于造血器官,构成一个适宜血细胞生存和发育的微环境。

三、肌 组 织

肌组织由有收缩能力的肌细胞组成。肌细胞的收缩活动构成了人体各种形式的运动,如四肢运动、胃肠蠕动、心脏搏动等。肌细胞细长呈纤维状,所以又称肌纤维。肌纤维的细胞膜称肌膜,细胞质称肌质。根据肌细胞的结构和功能特点,可将肌组织分为骨骼肌、心肌和平滑肌三种。

(一) 骨骼肌

骨骼肌的基本组成成分是骨骼肌纤维。骨骼肌借肌腱附着在骨骼上。一般来说,它是随意肌,接受躯体神经支配,产生收缩和舒张,完成各种躯体运动。

骨骼肌纤维为细长圆柱形,有多个椭圆形细胞核位于周边靠近肌膜处,肌质中含有丰富的肌原纤维和肌管系统,在肌原纤维之间还有大量的线粒体、糖原颗粒等。

肌原纤维很细,其长轴与肌纤维的长轴一致,一条肌纤维中含数百到数千条肌原纤维。每条肌原纤维又是由粗肌丝和细肌丝有规律排列而成一段段的肌节构成。因此,肌节是骨骼肌纤维结构和功能的基本单位。

肌管系统是与肌纤维的收缩功能密切相关的另一重要结构。它是由凹入肌细胞内的肌膜和肌质网组成。这种结构有利于细胞内外信息的传递。

(二) 心肌

心肌分布于心脏,属于不随意肌。在无外来刺激的情况下,心肌能自动地产生节律性收缩和舒张。在完整机体内,它受植物神经(自主神经)调节。

心肌纤维呈短柱状,每一心肌纤维一般只有一个胞核,位于细胞中央。肌节的结构与骨骼肌纤维的基本相同,但心肌纤维有分支,互相连接,连接处称闰盘,闰盘对心肌细胞间连接的牢固性以及兴奋在心肌细胞间的迅速传导均起重要作用。心肌肌质丰富,线粒体特别多,这与它能持久地进行节律性收缩的特点相适应。

(三) 平滑肌

平滑肌纤维呈梭形,细胞核位于中央。平滑肌大致可分为两类:一类是内脏平滑肌(胃肠道、输尿管、子宫的平滑肌等),此类平滑肌能自动节律性兴奋和收缩,在功能上接近心肌;另一类是平滑肌(睫状肌、虹膜和竖毛肌等),无自动节律性,细胞直接由神经支配其活动,在功能上接近骨骼肌。

四、神经组织

神经组织是由神经元(即神经细胞)和神经胶质细胞组成。神经元具有接受刺激、传导神经冲动的作用,神经胶质细胞则对神经元起着支持、联系、营养、保护等作用。

(一) 神经元

1. 神经元的结构　神经元包括胞体和突起两部分,突起又分为树突和轴突两种。

(1)胞体:大小不同,形态多样。胞质内除含有一般细胞所具有的细胞器外,还有丰富的尼氏体、神经原纤维以及发达的高尔基体。尼氏体是粗面内质网和核蛋白体,这表明神经细胞具有合成蛋白质的旺盛功能。神经原纤维交错排列成网,并伸入树突和轴突内,它们构成神经元的细胞骨架。

(2)突起:分为树突和轴突。

1)树突:形状如树的分支,每个神经元有一个至多个,可与许多神经元发生联系。树突能接受刺激,将兴奋传入细胞体。

2)轴突:一个神经元只有一个轴突。轴突通常较树突细而长,末端分支较多,形成轴突末梢。一个神经元通过轴突及其分支可和若干个其他细胞相联系。轴突能将神经冲动从胞体传送到末梢,引起末梢释放化学物质,进而影响与它联系的各种细胞的生理活动。

2. 神经元的种类　根据其不同的形态和功能,可将神经元分为不同的类型。

根据胞突数目的不同,可将神经元分为三类:①假单极神经元,由胞体发出一个突起,但在一定距离后又分为两支,一支为树突,另一支为轴突;②双极神经元,胞体发出两个突起,一个为树突,另一个为轴突;③多极神经元,胞体发出一个轴突和多个树突,中枢神经系统内的神经元多属此类。

根据神经元的功能不同,又可将神经元分为三种:①感觉神经元,多为假单极神经元,主要位于脑、脊髓神经节内,与感受器相连,能接受刺激,将神经冲动传向中枢;②运动神经元,多为多极神经元,主要位于脑、脊髓和植物神经节内,将神经冲动传给效应器(肌肉、腺体);③中间神经元,介于前二者之间传递信息,多为多极神经元。

(二) 神经胶质细胞

神经胶质细胞是神经系统的重要组成部分,广泛分布于中枢神经系统和周围神经系统内。

1. 中枢神经系统内的神经胶质细胞　星形胶质细胞是胶质细胞中体积最大的一种,具有许多长的胞突,有的附着在脑的毛细血管壁上,有的则伸展充填在神经元胞体和突起之间,起着支持和分隔神经元,转运代谢物质,使神经元与毛细血管之间发生物质交换。少突胶质细胞分布在神经元胞体附近和神经纤维周围,它是中枢神经系统的髓鞘形成细胞。小胶质细胞是胶质细胞中最小的一种,中枢神经系统损伤时,小胶质细胞可转变为巨噬细胞、吞噬细胞碎片及退化变性的髓鞘。

2. 周围神经系统内的神经胶质细胞　施万细胞(又称神经膜细胞)是周围神经系统的髓鞘形成细胞,它们排列成串,一个接一个地包裹着周围神经纤维的轴突。施万细胞及其外表面的一层基膜,在周围神经再生中起重要作用。

(三) 神经纤维

神经纤维由神经元胞体发出的轴突或长树突(二者统称轴索)及包在外面的胶质细胞组成。根据包裹轴索的胶质细胞是否形成髓鞘,可将神经纤维分为有髓(鞘)神经纤维和无髓(鞘)神经纤维两种。神经纤维集中在一起形成神经。

（四）突触

突触是神经元与神经元之间,或神经元与非神经细胞之间的一种特化的细胞连接,是传递信息的重要结构。

（五）神经末梢

神经末梢是指周围神经纤维的终末部分。按其功能可分为感觉神经末梢和运动神经末梢两大类。

新进展：

一个国际科研团队从分布在澳大利亚塔斯马尼亚岛 14 处的袋獾群落中采集了 25 个袋獾面部肿瘤样本,进行基因分析,结果惊奇地发现,袋獾面部肿瘤起源于施万细胞,在大约 20 年前,袋獾施万细胞内的某种基因变异导致了这一癌变。科学家还发现,袋獾面部肿瘤有别于普通癌症,它能通过互相撕咬或其他身体接触而传播。患病袋獾撕咬或接触其他袋獾后,其体内的癌细胞可以“移植”到对方体内,并在后者体内形成同样的肿瘤。于 2009 年 12 月 31 日公布研究报告称,在野生袋獾种群中肆虐了 10 多年的致命癌症——袋獾面部肿瘤起源于施万细胞,这一发现将有助于开发针对这一恶性肿瘤的疫苗和疗法。该研究发布在 2010 年 1 月 1 日出版的美国新一期《科学》杂志。

思考题：

1. 细胞膜的结构主要包括哪些?
2. 何为细胞增殖?
3. 试述上皮组织的特点。

（牟青杰　孙嘉斌）

第二章 运动系统

运动系统由骨、骨连结以及骨骼肌组成。骨通过骨连结互相连结在一起,骨骼肌附着于骨,收缩时牵动骨骼,产生各种运动。运动系统在神经系统调节下进行活动,具有支持、保护和运动功能(图2-1)。

第一节 骨与骨连接

一、骨的形态

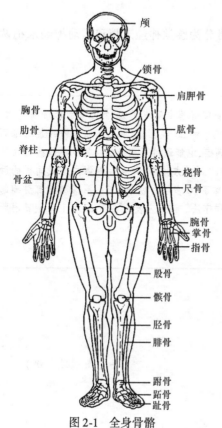

图2-1 全身骨骼

成人骨有206块,重量约占体重的1/5。按部位可分为颅骨、躯干骨和四肢骨等。骨的形态不一,按形态大致可分为长骨、短骨、扁骨及不规则骨四种:

1. 长骨 多位于四肢,如肱骨、股骨等。呈中空管状,可分为一体两端,中部细长称骨干,两端膨大称骺。骺表面有光滑的关节面,新鲜骨的关节面覆以一薄层关节软骨。

2. 短骨 近似立方形。多位于连结牢固而又有一定灵活性的部位,如腕骨、跗骨等。

3. 扁骨 呈板状。主要构成容纳器官的腔壁,起保护作用,如颅顶诸骨、胸骨等。

4. 不规则骨 形状不规则,如椎骨、下颌骨等。

二、骨的构造

骨包括骨质、骨膜和骨髓,此外还有血管和神经(图2-2)。

1. 骨质 是骨的主要成分,可分为密质骨和松质骨两种。密质骨分布在长骨的骨干及其他三种骨的表层,致密而坚硬,抗压和抗扭曲力强。松质骨分布在骨骺及其他类骨的内部。长骨的密质骨在骨体形成较厚的骨管壁,管腔称骨髓腔。

2. 骨膜 是一层致密结缔组织膜,覆盖在除关节面以外所有的骨表面。骨膜分浅、深两层,其深层有一些细胞分化为成骨细胞和破骨细胞,它们分别具有产生新骨和破坏骨质的功能。骨膜含有丰富的血管、淋巴管和神经,对骨的营养、生长、改建、修复和感觉有重要作用。

3. 骨髓 位于长骨的骨髓腔及松质骨的网眼内。骨髓是人体主要的造血器官。胎儿及婴幼儿的骨髓都是红骨髓,具有造血功能。大约从5岁开始,随着年龄的增长,长骨骨体部的红

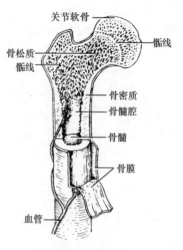

图2-2 骨的构造

骨髓内出现脂肪组织,当红骨髓被脂肪组织所代替即变成黄骨髓,黄骨髓已停止造血。在贫血、失血等情况下,它可部分或全部转变为红骨髓,从而恢复造血功能。松质骨的网眼内终生都是红骨髓。

4. 血管和神经　骨表面有肉眼明显可见的小孔,分布于骨质的血管由此出入。分布于骨的神经主要是血管的运动神经和骨膜的感觉神经。

三、骨的化学成分和物理特性

骨是体内最坚硬的组织,能承受很大的压力和张力,并富有弹性。骨的这种物理特性不仅取决于骨的形态和内部结构,还与骨的化学成分有密切关系。骨由有机物和无机物构成。有机物主要是骨胶原纤维,使骨具有弹性和韧性;无机物主要是钙盐,如磷酸钙等,使骨具有硬度和脆性。

骨的理化性质随着人的成长而不断变化。幼儿骨质所含的有机物和无机物比例各占一半,弹性较大,可塑性强,所以不易发生骨折而易弯曲变形。青壮年骨质中无机物相对增多,使骨具有很大硬度又有一定弹性。老年人无机物占更大比例,故脆性较大容易发生骨折。妊娠和哺乳期妇女,由于胎儿发育和泌乳的需要,如食物调配不当时,易发生软骨病。为了预防软骨病,应注意食物的调配。

四、骨的生长和发育

骨起源于胚胎时期的间充质。在胚胎期,有两种成骨方式,一种是由胚性结缔组织膜演变成骨组织,称膜化骨,如颅面骨等扁骨的成骨方式;另一种是先形成软骨,在软骨的基础上形成骨组织,称软骨化骨,如四肢的长骨;骨干和骨骺的交界处有一层软骨板称骺软骨。骺软骨不断生长、骨化,使骨不断增长,到成人骺软骨才完全骨化、消失,遗留一条骺线。在骨干周围的骨膜,也不断生成骨,使骨增粗。

骨的基本形态是由遗传因子决定的,但骨在生长发育的过程中,体内、外环境均对其形态结构产生一定的影响。神经系统调节骨的营养过程,功能加强时促进骨质增生,骨坚韧粗壮;反之,骨质变得疏松。激素对骨的生长发育有很大的影响,如成年以前,垂体生长激素分泌亢进可促使骨快速过度生长形成巨人症,分泌不足则导致骨发育停滞成为侏儒症。老年人常因激素水平下降,影响钙、磷的吸收和沉积,骨质出现多孔性,骨组织总量减少,出现骨质疏松症。维生素D促进肠道对钙、磷的吸收,缺乏时体内钙、磷减少,影响骨的钙化,在婴幼儿期易造成佝偻病。加强锻炼可使骨正常发育。肿瘤等对骨的长期不正常压迫,可引起骨的变形。

五、骨连结的结构与功能

骨与骨之间的连结装置称为骨连结,有直接连接和间接连接两种。

(一) 直接连接

骨与骨之间借致密结缔组织、软骨或骨组织直接相连。活动度很小或完全不能活动。如颅顶诸骨的纤维连结、椎体之间的软骨连结和髂骨、耻骨、坐骨三者的骨性融合等。

(二) 间接连接

骨与骨之间借结缔组织构成的关节囊相连,相对的骨面之间有间隙,活动性较大。间接连接也

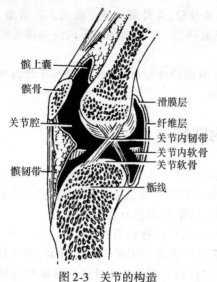

图 2-3　关节的构造

髌上囊
髌骨
关节腔
关节内韧带
髌韧带

滑膜层
纤维层
关节内韧带
关节内软骨
关节软骨
髌线

称关节(joint)。任何关节都必须具备关节面、关节囊和关节腔三部分(图 2-3)。

1. 关节面　是参与组成关节诸骨的邻接面,大多形成关节头或关节窝,其表面都覆有一层光滑的关节软骨,具有减少摩擦和缓冲外力冲击的作用。

2. 关节囊　是由结缔组织所构成的膜性囊,附着于关节面的周缘,分内、外两层。外层为纤维层,厚而坚韧,其周缘与骨膜相延续;内层为滑膜层,贴于纤维层内面,其周缘附着在关节软骨的边缘。滑膜层薄而柔软,具有丰富的毛细血管网,能产生滑液,有润滑关节和营养关节软骨的作用。部分滑膜可突入关节腔形成滑膜皱襞,从而扩大了滑膜面积,有利于滑液的分泌与吸收。

3. 关节腔　是关节囊与关节软骨所围成密闭的潜在性腔隙。其内含少量滑液,具有润滑作用,腔内呈负压,有利于关节的稳定。

除上述主要结构外,某些关节还有一种或多种辅助结构,以增加关节的灵活性或稳固性,如韧带、关节盘和关节唇等。

(三) 关节的运动形式

关节在肌肉的牵引下,可做多种形式运动,有下面几种运动形式:

1. 屈和伸　运动时两骨腹侧面互相靠拢,夹角变小称为屈;相反,角度增大称为伸,如指关节的屈、伸动作。

2. 内收和外展　运动时骨向躯干正中线靠拢为内收,离开正中线为外展如肩关节能使上肢外展或内收。

3. 旋转　围绕垂直轴或本身的纵轴转动称为旋转,如头可以左右旋转。

4. 环转　运动时骨的近端在原地转动,而远端可做圆周动作,如桡腕关节。

(四) 颅骨及其连接

1. 颅的组成及分部　颅位于脊柱的上方,由 23 块颅骨组成,分为脑颅和面颅两部分。脑颅位于颅的后上方,由 8 块脑颅骨围成颅腔,容纳并保护脑。脑颅由前向后依次为:额骨 1 块、顶骨 1 对、枕骨 1 块,两侧有颞骨 1 对,颅底前份有筛骨和蝶骨各 1 块。面颅位于颅的前下方,面颅骨共 15 块,计有成对的鼻骨、泪骨、上颌骨、腭骨、颧骨和下鼻甲及不成对的犁骨、下颌骨和舌骨。

2. 颅的整体观

(1) 颅的前面观:眶为容纳眼球和眼副器的圆锥形腔隙。尖朝向后内,底朝前外称眶口。有上、下、内、外四壁。尖端有视神经管通颅腔。鼻腔位于面颅中央。上鼻腔中央矢状位,有一垂直的骨板称骨鼻中隔,把鼻腔分为左、右两半。鼻腔外侧壁有三片向下卷曲的骨片分别称上鼻甲、中鼻甲、下鼻甲。各鼻甲下方的间隙称上鼻道、中鼻道、下鼻道。下鼻道内有鼻泪管的开口。

(2) 颅的侧面观:可见额骨、顶骨、枕骨、颞骨、蝶骨、泪骨、鼻骨、颧骨、上颌骨及下颌骨。颅侧面的重要结构是位于中部的一横行的骨桥,称颧弓。颧弓上方的浅凹称颞窝。在颞窝内额骨、顶骨、蝶骨、颞骨四骨的交汇处称翼点。此处骨质薄弱,其深面有重要血管通过,一旦骨折极易损伤血管,造成硬脑膜外血肿而危及生命。

(3) 颅底内面观:颅底内面凹凸不平,由前向后逐渐降低,形成三个窝,依次为颅前窝、颅中窝和颅后窝。分别由额骨、筛骨、蝶骨、枕骨和颞骨构成。颅底下邻眶、鼻腔和耳,且孔裂较多,为血管和神经的通路。

新生儿颅相对较大,颅顶诸骨之间空隙较宽,其间被结缔组织膜所封闭,称为囟。最大的囟位于额骨与顶骨之间呈菱形称前囟,约在1岁半闭合。

3. 颅骨的连结　颅骨之间多数以缝或软骨相连结,只有舌骨及下颌骨例外。舌骨借韧带连于茎突;下颌骨则借颞下颌关节与颞骨相连。颞下颌关节由下颌骨的髁突与下颌窝构成。关节囊较松弛,关节腔内有关节盘将关节腔分成上、下两部分,关节窝较低。可做张口、闭口以及下颌骨向前后、左右移动。

(五)躯干骨及其连接

躯干骨包括椎骨、胸骨和肋骨。

1. 椎骨及其连接(图2-4)

(1)椎骨的形态:大多数椎骨的前部都有一个扁圆柱形的椎体,后方连接一个半环形的椎弓。自椎弓向上、下各伸出一对上关节突和下关节突;向两侧伸出一对横突;向正后方伸出一个棘突。在颈椎的横突上有横突孔。椎体与椎弓之间围成椎孔,全部椎骨的椎孔,上下相连即成椎管,容纳脊髓。椎弓与椎体的邻接部较细,称椎弓根。椎弓根上、下各有一个切迹。两个相邻椎骨的上、下切迹共同围成椎间孔,是脊神经和血管的通路。

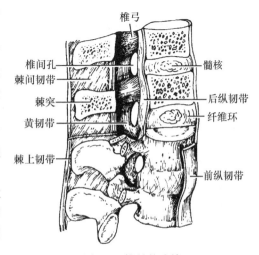

图2-4　椎骨的连接

(2)椎骨的连接:椎体与椎体之间通过椎间盘形成纤维软骨连结。椎间盘周围是呈同心圆排列的纤维环,中央是富有弹性的胶状物质称髓核。椎间盘坚韧而有弹性,既能牢固连结两个相邻的椎体,又能有少量活动。位于椎体前面有前纵韧带;位于椎体后面有后纵韧带;连结于棘突尖端的有棘上韧带,它们都纵贯脊柱的全长。椎弓之间由黄韧带相连。腰椎穿刺术时,针尖穿过此韧带即进入椎管。

(3)脊柱的组成及功能:脊柱由颈椎7块、胸椎12块、腰椎5块、骶骨和尾骨各1块,借韧带、椎间盘和关节连结而成。除有支持体重和运动功能外,还具有保护脊髓,缓冲震荡的作用。

2. 胸骨、肋骨及其连结

(1)胸骨:位于胸廓正前方,分为胸骨柄、胸骨体和剑突三部分。胸骨柄与体相接处,向前凸出称胸骨角。其两侧与第2肋软骨相连,是计数肋的重要标志。

(2)肋骨:共12对,上7对肋骨前端借肋软骨直接与胸骨相连,稳固性较大,称真肋。下5对肋骨不直接与胸骨相连,弹性较大,称假肋。其中第8~10对肋软骨前端依次附着于上位肋软骨,构成肋弓。第11、12对肋骨连同肋软骨,前端游离于腹壁肌层中,活动性较大,称浮肋。

(3)胸廓:是由脊柱胸段、肋骨、肋软骨、胸骨及其连结装置共同构成的框架结构。具有支持和保护胸腹腔器官和参与呼吸运动等功能。

(六)四肢骨及其连接

四肢骨包括上肢骨和下肢骨。上肢骨包括上肢带骨(肩胛骨和锁骨)和自由上肢骨(肱骨、桡骨、尺骨、腕骨、掌骨和指骨)。下肢骨包括下肢带骨(髋骨)和自由下肢骨(股骨、胫骨、腓骨、跗骨、跗骨和趾骨)。

1. 上肢骨的连结

(1) 肩关节:由肩胛骨和肱骨头构成,关节囊薄而松弛。由于肱骨头大而呈半球形,关节盂小而浅,加之关节囊松弛,所以肩关节为全身运动最灵活的关节。可做屈、伸、收、展、旋内、旋外及环转等运动。

(2) 肘关节:由肱骨下端与尺骨、桡骨上端构成,是由一个关节囊包裹肱尺、肱桡和桡尺近侧三个关节所形成的复合关节。可做屈、伸运动。

(3) 桡腕关节:由桡骨的腕关节面和尺骨头下方的关节盘共同构成的关节窝与近侧列三块腕骨共同组成关节头构成。关节囊较薄,可做屈、伸、收、展和环转等运动。

2. 下肢骨的连结

(1) 骨盆:由左右髋骨、骶骨和尾骨连结而成。具有保护盆腔器官和传递重力的作用。

(2) 髋关节:由髋骨和股骨构成,髋关节运动的方式与肩关节相同。但因关节头的大部分被较深的关节窝所包,且受韧带的限制,故运动幅度比肩关节小。

(3) 膝关节:是全身最大、结构最复杂的关节。由股骨下端及胫骨上端及髌骨的关节面共同组成。膝关节主要能做屈、伸运动。

(4) 足关节:包括踝关节、跗骨间关节、跗跖关节、跖趾关节和趾间关节。

(七) 骨及骨连接的功能

1. 支持功能 骨骼构成骨架,维持身体姿势。

2. 运动功能 骨骼、骨骼肌、肌腱、韧带和关节一起产生并传递力量使身体运动。

3. 保护功能 骨骼能保护内部器官,如颅骨保护脑,肋骨保护胸腔。

4. 造血功能 骨髓在长骨的骨髓腔和海绵骨的空隙,透过造血作用制造血球。

5. 储存功能 骨骼储存身体重要的矿物质,如钙和磷。

大部分的骨骼可以执行上述的所有功能,但是有些骨骼只负责其中几项。

第二节 肌 肉

一、肌肉的一般形态与功能

肌肉是组成人体的一种组织,分布在各组织器官及骨骼表面。每一块肌肉与支配肌肉的神经、营养肌肉的血管、分隔包裹肌肉、连接肌肉与骨骼的结缔组织一起,共同构成一个器官。人体总共有700多块肌肉。运动系统的肌肉是指骨骼肌,全身共有600多块,其形态各异。骨骼肌的肌细胞形状细长,呈纤维状,故肌细胞通常称为肌纤维。

1. 肌肉的形态结构 肌肉按形态可分为长肌、短肌、阔肌(扁肌)和轮匝肌四类。每块肌肉按组织结构可分为肌腹和肌腱两部分。肌腹(肌质)位于肌肉的中央,由肌细胞(肌纤维)构成,是肌的主要部分,有收缩功能;肌腱位于两端,是附着部分,由致密结缔组织构成,呈银白色,非常坚韧但无收缩力。每块肌肉通常都跨越关节附着在骨面上,或一端附着在骨面上,另一端附着在皮肤。一般将肌肉较固定的一端称为起点,较活动的一端称为止点。

2. 肌肉的辅助结构 主要有筋膜、滑液囊和腱鞘,是肌肉周围的结缔组织所形成的结构,有保护肌肉和辅助肌肉运动的作用。

二、人体肌肉的分部

人体肌肉分为躯干肌、头颈肌和四肢肌(图 2-5),分布如表 2-1。

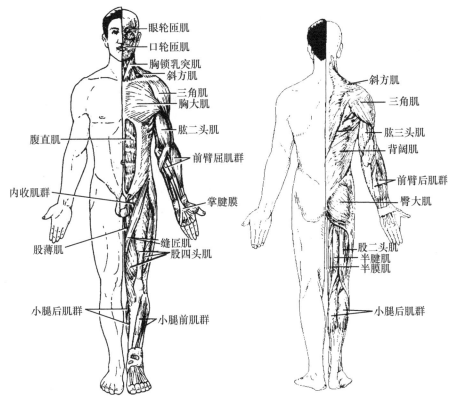

图 2-5 全身肌肉分布

表 2-1 全身主要肌肉简表

分部	分群	主要肌肉	主要作用
头肌	表情肌	眼轮匝肌、口轮匝肌	牵动面部皮肤显出各种表情
	咀嚼肌	咬肌、颞肌、翼内肌、翼外肌	牵动下颌骨产生咀嚼
颈肌	颈浅肌	乳突骨	一侧收缩,头向同侧倾斜,脸转向对侧;两侧收缩,头后仰
	颈深肌	舌骨上肌群、舌骨下肌群	上提、下降喉和舌骨,协助吞咽
躯干肌	胸肌	胸大肌	内收、内旋及屈上
		肋间内肌、肋间外肌	提肋、降肋、助呼吸
		膈肌	膈穹隆下降、助吸气
	腹肌	腹直肌、腹外斜肌、腹内斜肌 腹横肌	增加腹压、脊柱前屈、旋转躯干
	背肌	浅层:斜方肌、背阔肌	上臂伸、收及内旋,向内拉肩胛骨伸脊柱
		深层:竖脊肌	
上肢肌	肩肌	三角肌	上臂外展、前屈或后伸
	臂肌	前群:肱二头肌	屈前臂、前臂后伸
		后群:肱三头肌	伸前臂
	前臂肌	前群:肱桡肌、旋前圆肌	屈腕、屈指
		后群:指伸肌、旋后肌	伸腕、伸指

续表

分部	分群	主要肌肉	主要作用
	手肌	外侧:大鱼际肌	拇指屈、内收、外展对掌动作
		中间:掌中肌	手指内收、外展
		内侧:小鱼际肌	小指展屈
下肢肌	髋肌	前群:髂腰肌	屈髋关节
		后群:臀大肌	伸髋关节
	大腿肌	前群:股四头肌、缝匠肌	伸小腿
		内侧:长、大短收肌、股薄肌	内收大腿
		后群:股二头肌、半腰肌、半膜肌	伸髋关节、屈膝关节
	小腿肌	前群:	踝关节背屈、足内翻、伸趾
		外群:	踝关节跖屈、足外翻
		后群:	踝关节跖屈、屈趾
	足肌	足背肌、足底肌	使足趾运动,并参与维持足弓

思考题:↘

1. 什么是随意肌?
2. 如何认识心肌?

(牟青杰　孙嘉斌)

第三章 神 经 系 统

第一节 概　　述

神经系统(nervous system)是人体各系统中起主导作用的系统,由中枢神经和周围神经两部分组成。中枢神经包括脑和脊髓,它们分别位于颅腔和椎管内。周围神经包括与脑和脊髓相连的脑神经、脊神经和自主神经。它们各自都含有感觉和运动两种成分。由脑发出的神经称为脑神经,由脊髓发出神经的称为脊神经。自主神经是指分布于内脏平滑肌、心肌和腺体的神经,又称为内脏神经;而支配体表、骨、关节和骨骼肌的神经则称为躯体神经。神经系统的基本结构单位是神经元,神经系统活动的基本方式是反射。神经系统的主要功能是调节人体内各器官的生理活动,以适应体内、外环境的变化。

在中枢神经,神经元胞体集中处色泽灰暗,称灰质;被覆于大脑、小脑表面的灰质又称为皮质。功能相同的神经元胞体集中形成的团块称神经核。神经纤维集中处色泽亮白,称为白质,位于大脑、小脑的白质又称为髓质。功能相同的神经纤维集合成束称为纤维束。在周围神经,神经元胞体集中处形成神经节,神经纤维集中则形成神经。

神经系统常用术语如下:

1. **灰质**　中枢神经系统内,神经元胞体和树突聚集而成。
2. **白质**　中枢神经系统内,神经纤维聚集而成。
3. **神经核**　中枢神经系统内,神经元胞体聚集而成的团块。
4. **神经节**　周围神经系统内,神经元胞体聚集而成的团块。
5. **纤维束**　中枢神经系统内,神经纤维聚集成束。
6. **神经**　周围神经系统内,神经纤维聚集而成的条索状结构。
7. **网状结构**　中枢神经系统内,灰质和白质混合而成。

第二节　神经系统解剖

一、脊髓和脊神经

(一) 脊髓

1. 脊髓的位置和外形　脊髓位于椎管内,呈前后略扁圆柱形。上端平枕骨大孔与脑相接,下端呈圆锥状。成人圆锥的末端达第1腰椎下缘(新生儿达第3腰椎平面)。脊髓两侧的前、后方各有一排由神经纤维组成的神经根,在前方的称前根,在后方的称后根。后根上有一膨大的脊神经节。前根与后根在椎间孔处合成脊神经。与每一对脊神经相连的一段脊髓,称为一个脊髓节。因此,脊髓有相应的31个脊髓节,即颈段8节、胸段12节、腰段5节、骶段5节、尾段1节。

2. 脊髓的内部结构　在脊髓的横切面上,可见到中央有一蝴蝶形的灰质,灰质的周围称为白质。

(1) 灰质:蝶形的灰质纵贯脊髓全长,中间有中央管。灰质前端膨大,称前角;后端窄细,称后角;在胸1到腰2节段,前后角之间还有向外突出的侧角。前角内有运动神经元,其轴突组成前根,支配骨骼肌;后角内主要为联络神经元,接受由后根传入的躯体和内脏的感觉冲动;侧角内为交感神经节前神经元的胞体,其轴突加入前根,支配平滑肌、心肌和腺体。另外,骶髓第 2～4 节段,相当于侧角的部位为副交感神经节前神经元的胞体所在处。

(2)白质:位于灰质的周围,主要由上行神经纤维束和下行神经纤维束所组成。上行的传导束主要有传导深部感觉的薄束、楔束和传导浅表感觉至丘脑的脊髓丘脑束。下行纤维束有皮质脊髓束、红核脊髓束、前庭脊髓束以及网状脊髓束等。

3. 脊髓的功能

(1)传导功能:人体各部感觉信息经脊髓向上传至脑,脑对躯干和四肢活动的控制和调节也都要经下行传导束下达到脊髓。

(2)反射功能:脊髓的灰质是反射活动的低级中枢,能完成如腱反射、屈肌反射等较简单的反射。脊髓还具有排便、排尿反射功能。

(二)脊神经

脊神经连于脊髓,共31 对:颈神经8 对,胸神经12 对,腰神经5 对,骶神经5 对,尾神经1 对。每对脊神经都是由与脊髓相连的前根和后根在椎间孔处合并而成。脊神经出椎间孔后,分为前、后两支。后支细小,分布到颈部和背部的皮肤和肌肉。除第 2～11 对胸神经外,其余脊神经前支在颈、腰、骶等处互相交织成神经丛,再由此发出分支,分布到颈部、部分腹壁、会阴和四肢的皮肤和肌肉。神经丛有颈丛、臂丛、腰丛和骶丛。

1. 颈丛　由第 1～4 颈神经的前支组成,其分支分布于枕部、耳郭、颈前及肩部皮肤和部分颈肌。最重要的是膈神经,其运动支支配膈肌,感觉支分布于胸膜等处。

2. 臂丛　由第 5～8 颈神经的前支和第 1 胸神经前支的大部分组成。臂丛的主要分支有尺神经、桡神经和正中神经,支配上肢的肌肉和皮肤。

3. 胸神经前支　胸神经前支共12 对,第 1～11 对各自走行于相邻两肋骨之间,故名肋间神经。第 12 对行于肋下称肋下神经。肋间神经除支配肋间肌及胸壁皮肤外还支配腹壁肌和腹壁皮肤。

4. 腰丛　由第 1～4 腰神经前支组成。其主要分支是股神经,支配大腿前群肌及大腿前面、小腿内侧面以及足内侧缘的皮肤。

5. 骶丛　由第 4 腰神经前支的一部分、第 5 腰神经前支与全部骶神经及尾神经的前支组成。主要分支有坐骨神经,为全身最粗大的神经,支配大腿后群肌,在腘窝上方分为胫神经和腓总神经。胫神经支配小腿后群肌和足底肌以及小腿后面与足底的皮肤;腓总神经分布至小腿前群肌和外侧群肌以及小腿外侧面和足背的皮肤。

二、脑和脑神经

(一)脑

脑位于颅腔内,由脑干、间脑、小脑及端脑组成。

1. 脑干　枕骨大孔处与脊髓相连,上端与间脑相接,它的背侧与小脑相连。脑干自下而上又可分为延髓、脑桥和中脑三部。

(1)延髓:前正中裂两旁,有一对纵行隆起,称为锥体。锥体外侧有橄榄,内有下橄榄核。锥体和橄榄之间有舌下神经自此出脑。在延髓的侧面、橄榄的背侧,从上到下有舌咽神经、迷走神经和副神经。延髓的背面上部,由于中央管开放为第四脑室,它与脑桥背面共同形成宽大的第四脑室底,第四脑室向下通脊髓中央管,向上通中脑水管。

（2）脑桥：其腹侧面是宽阔的隆起称为基底部，脑桥基底部向外逐渐变窄，称为小脑中脚。背面与小脑相连。小脑中脚与基底部之间有三叉神经根。脑桥与延髓交界处，由内向外有展神经、面神经和前庭蜗神经（位听神经）根。

（3）中脑：其腹侧有一对纵行隆起，称为大脑脚，内有粗大的纵行纤维通过。动眼神经由大脑脚内侧发出。中脑背面有两对丘形隆起，称为四叠体，上方一对称为上丘，下方一对称为下丘。滑车神经在四叠体下方发出。中脑内的管腔为中脑水管，与上方的第三脑室和下方的第四脑室连通。

脑干的内部结构：脑干由灰质、白质和网状结构组成。灰质是一些分散存在的神经核团。脑神经核按其功能可分为躯体感觉核、内脏感觉核、内脏运动核及躯体运动核。脑干的白质中有重要的上行传导束和下行传导束。上行传导束（如脊髓丘脑束、内侧丘系）将传入（感觉）神经冲动自脊髓向上传至脑干、小脑和大脑皮质；下行传导束（如皮质脊髓束）将神经冲动由大脑向下传至效应器。脑干的网状结构是很多纵横交错的神经纤维和散在的神经核团，和中枢神经系统各部有广泛的联系。

2. 间脑　位于中脑上方，两大脑半球之间，大部分被大脑半球所覆盖。两侧间脑之间为一狭小的腔隙，称为第三脑室，第三脑室下通中脑水管，其前上方两侧借室间孔与左右大脑半球内的侧脑室相通。间脑主要分为丘脑与下丘脑。

丘脑：位于间脑的背部，是一对卵圆形的灰质块，被"Y"形的白质纤维分为前核群、内侧核群和外侧核群。在丘脑的后下方有一小突起，称为内侧膝状体，为听觉的皮质下中枢。其外侧另有一突起，称为外侧膝状体，为视觉的皮质下中枢。

下丘脑：位于丘脑的前下方，包括视交叉、灰结节、乳头体、漏斗和神经垂体。

3. 小脑　位于延髓与脑桥的背侧。两侧膨隆的部分称为小脑半球；中间较窄的部分称为小脑蚓部。小脑外表为灰质，称为小脑皮质。皮质的深部是白质，在白质内还藏有神经核。

4. 大脑　主要包括左、右大脑半球，是中枢神经系统的最高级部分。

外形和分叶：左、右大脑半球由胼胝体相连。半球内的腔隙称为侧脑室，它们借室间孔与第三脑室相通。半球表面凹凸不平，布满深浅不同的沟和裂，沟裂之间的隆起部分称为脑回。背外侧面的主要沟裂有：①中央沟，从背外侧面上缘近中点斜向前下方；②外侧沟，起自半球底面，转至外侧面由前下方斜向后上方；③顶枕沟，在半球的内侧面从后上方斜向前下方；④距状沟，由后部向前连结顶枕沟，向后达枕极附近。这些沟裂将大脑半球分为五个叶，即中央沟以前、外侧沟以上的额叶；外侧沟以下的颞叶；顶枕沟后方的枕叶、外侧沟上方、中央沟与顶枕沟之间的顶叶以及深藏在外侧沟内的岛叶。

大脑半球的内部结构：覆盖在大脑半球表面的一层灰质称为大脑皮质，是神经元胞体集中的地方。皮质的深面为白质，白质内还有为基底核，包括纹状体、屏状核和杏仁体。纹状体由尾状核和豆状核组成。白质是大脑内回与回之间、叶与叶之间和两半球之间以及皮质与皮质下各级脑区之间的上下联系的神经纤维，其中内囊是位于丘脑、尾状核与豆状核之间的上行纤维和下行纤维，此处有锥体束、丘脑皮质束等纤维通过，如此处血管出血或血栓形成，可引起偏瘫、偏侧感觉缺失等症状。

（二）脑神经

脑神经共有 12 对，与脑相连，主要分布于头面部，其中第 X 对迷走神经还分布到胸腔、腹腔脏器。在 12 对脑神经中，第 Ⅰ、Ⅱ、Ⅷ对脑神经是感觉神经；第 Ⅲ、Ⅳ、Ⅵ、Ⅺ、Ⅻ对脑神经是运动神经；第 Ⅴ、Ⅶ、Ⅸ、Ⅹ对脑神经是混合神经；第 Ⅲ、Ⅶ、Ⅸ、Ⅹ对脑神经含有内脏运动纤维（副交感神经纤维）（表 3-1）。

表 3-1 脑神经总表

名称	连接部位	分布及功能
嗅神经（Ⅰ）	端脑	鼻腔上部黏膜,嗅觉
视神经（Ⅱ）	间脑	视网膜,视觉
动眼神经（Ⅲ）	中脑	上直肌、下直肌、内直肌及下斜肌的运动,缩瞳、睫状肌调节
滑车神经（Ⅳ）	中脑	上斜肌运动
三叉神经（Ⅴ）	脑桥	咀嚼肌运动;脸部皮肤上颌黏膜牙龈浅感觉,舌前2/3一般感觉
展神经（Ⅵ）	脑桥	外直肌的运动
面神经（Ⅶ）	脑桥	表情肌运动;舌前2/3味觉;泪腺、颌下腺、舌下腺的分泌
位听神经（Ⅷ）	脑桥及延髓	内耳听觉及平衡觉
舌咽神经（Ⅸ）	延髓	咽肌运动;舌后1/3味觉和一般感觉;颈动脉窦及颈动脉体感觉
迷走神经（Ⅹ）	延髓	心脏活动;支气管、横结肠以上消化道平滑肌运动及消化腺分泌
副神经（Ⅺ）	延髓	胸锁乳突肌、斜方肌活动
舌下神经（Ⅻ）	延髓	舌肌的活动

三、脑和脊髓的被膜、脑室、脑脊液

1. 脑和脊髓的被膜 共有三层,由外向内依次为硬膜、蛛网膜和软膜。包在脊髓外的三层膜分别称为硬脊膜、蛛网膜和软脊膜;而包在脑外的三层膜分别称为硬脑膜、蛛网膜和软脑膜。它们具有保护和支持脑、脊髓的作用。硬膜厚而坚韧,可保护脑、脊髓并防止细菌入侵。有些部位的硬脑膜分成两层,形成含有静脉血的管道,称为硬脑膜窦,收集脑的静脉血。蛛网膜是一层很薄的结缔组织薄膜。蛛网膜在颅顶部形成颗粒状突起并伸入硬脑膜窦内,称为蛛网膜粒。软膜很薄,具有丰富的血管,紧贴脑脊髓的表面。在脑室的某些部位,软脑膜和血管、脑室管膜上皮共同突向脑室形成脉络丛,产生脑脊液。硬脊膜与椎管之间的腔隙称为硬膜外隙;在蛛网膜与软膜之间的腔隙称为蛛网膜下隙。

2. 脑室 是脑内的腔隙,其中充满脑脊液。脑室包括:侧脑室、第三脑室、中脑水管和第四脑室。各脑室互相通连。侧脑室左、右各一,分别位于左、右大脑半球内,并延伸到半球的各个叶内,分为四部分:①中央部,位于顶叶内;②前角,最大,伸向额叶;③后角,伸入枕叶内;④下角,最长,伸至颞叶内。两个侧脑室各自经左、右室间孔与第三脑室相通。第三脑室是位于两侧背侧丘脑及下丘脑之间的一个矢状裂隙。前上方经左、右室间孔与相应侧侧脑室相通,向后下经中脑水管与第四脑室相通。第四脑室有三个孔(正中孔与两旁的外侧孔)与蛛网膜下隙相通。

3. 脑脊液 是无色透明的液体,由脑室中的脉络丛分泌产生,充满于蛛网膜下隙,脑室和脊髓中央管内,有营养脑和脊髓及缓冲保护的作用。脑脊液生成后,在脑室和蛛网膜下隙内沿一定的途径循环,简示如下:左、右侧脑室→室间孔→第三脑室→中脑水管→第四脑室→正中孔和外侧孔→蛛网膜下隙→蛛网膜粒→硬脑膜窦。

第三节 神经系统基本功能

神经系统有大量神经元,其轴突和长的树突外面包裹神经胶质细胞形成神经纤维。神经纤维对其所支配的组织能发挥两个方面的作用:一方面是借助于兴奋冲动传导抵达末梢时突触前膜释放特殊的神经递质,而后作用于突触后膜,从而改变所支配组织的功能活动;另一方面神经还能通过末梢经常释放某些物质,持续地调整被支配组织的内在代谢活动,影响其持久性的结构、生化和生理的变化。神经系统的功能复杂且庞大,仅就几种基本功能简单介绍。

一、神经系统的运动功能

(一) 脊髓的躯体运动功能

脊髓可完成最基本的躯体运动反射,包括屈肌反射、对侧伸肌反射及牵张反射。

当皮肤受到伤害性刺激时,该侧肢体出现屈曲运动,关节的屈肌收缩而伸肌弛缓,称为屈肌反射。屈肌反射具有保护性意义,使肢体避开伤害性刺激。刺激强度更大,则可在同侧肢体发生屈肌反射的基础上,出现对侧肢体伸直的反射,称为对侧伸肌反射。对侧肢体伸直,以利于支持体重,维持姿势。

当有神经支配的骨骼肌受到外力牵拉而伸长时,能反射性地引起受牵拉的同一块肌肉发生收缩,称为牵张反射。可分为腱反射和肌紧张两种类型。

1. 腱反射 是指快速牵拉肌腱时发生的牵张反射。例如,叩击膝关节以下的股四头肌肌腱,使该肌受到牵拉,则股四头肌发生一次快速收缩,称为膝反射。

2. 肌紧张 缓慢而持续牵拉肌腱所引起的牵张反射称为肌紧张。肌紧张的意义在于维持身体的姿势,而不表现明显的动作。

(二) 低位脑干对肌紧张的调节

脑干网状结构某些部位具有抑制肌紧张及运动的作用,这些部位称为抑制区;而另一些部位则具有加强肌紧张及运动的作用,称为易化区。

抑制肌紧张的中枢部位除脑干网状结构抑制区外,还有大脑皮质运动区、纹状体、小脑前叶蚓部等,而这些部位的抑制功能主要是通过脑干网状结构抑制区来实现的;易化肌紧张的中枢部位除脑干网状结构易化区外,还有前庭核、小脑前叶两侧部等,而这些部位的易化功能是通过脑干网状结构易化区来实现的。去大脑僵直的现象是由于切断了大脑皮质和纹状体等部位与网状结构的功能联系,造成抑制区和易化区之间活动的失衡,易化区明显占优势的结果,抗重力肌的肌紧张明显加强。临床上如见到患者去大脑僵直现象,往往表明病变已严重侵犯脑干,是预后不良的信号。

(三) 小脑的躯体运动功能

小脑的绒球小结叶与身体平衡功能有关,动物切除绒球小结叶后则平衡失调;小脑前叶具有易化肌紧张的作用;小脑后叶对皮质发动的随意运动协调有重要作用,损伤后出现小脑性共济失调。

(四) 基底神经节的躯体运动功能

临床上基底神经节损害的主要表现可分为两大类:一类是具有运动过多而肌紧张不全的综合征(如舞蹈病);另一类是具有运动过少而肌紧张过强的综合征(如帕金森病)。

(五) 大脑皮质对躯体运动的调节

大脑皮质是中枢神经系统控制和调节躯体运动的最高级中枢,它是通过锥体系统和锥体外系统来实现的。机体随意运动的发生必须有神经系统对骨骼肌保持完整的支配,而且必须受大脑皮质的控制。大脑皮质控制躯体运动的区域称为皮质运动区,位于中央前回。运动区对骨骼肌的支配有如下特点:交叉定位、精细功能定位和区域范围控制。锥体系是指由大脑皮质发出并经延髓锥体而后行达脊髓的锥体束(皮质脊髓束)和由大脑皮质发出抵达脑神经运动核的皮质脑干束。其主要作用是控制肌肉收缩,完成精细动作,同时可以使动作具有协调性。锥体外系皮质起源广泛而复杂,但在临床上,范围较窄,仅指皮层下某些核团对脊髓运动神经元的调节系统。其对脊髓神经元的调节是双侧性的,主要作用是与调节肌紧张、肌群的协调性有关。

二、神经系统的感觉功能

各种体内外的刺激作用于感受器,经感受器换能作用,转换成神经冲动沿特异性投射系统和非特异性投射系统传向大脑皮质,产生感觉。

(一) 丘脑的感觉分析功能

丘脑是感觉传导的换元接替站,除嗅觉外,各种感觉的传导通路均在丘脑内更换神经元,而后投射到大脑皮质。丘脑向大脑皮质的投射分为两大系统,即特异投射系统与非特异投射系统。

1. 特异投射系统 各种感觉传至丘脑,在丘脑的感觉接替核换元后,投射到大脑皮质的特定区域,称为特异投射系统。其特点为:有专一传入途径、感觉与皮层有点对点的投射关系。功能是引起特定感觉,同时激发大脑皮质发出传出冲动。

2. 非特异投射系统 各种特异投射系统途中经过脑干时,与脑干网状结构的神经元发生突触联系,经过多次换元,到达丘脑,换元后弥漫投射到大脑皮质的广泛区域,称为非特异性投射系统。这种投射系统经多次换元,失去了感觉传导投射的专一性,不能产生特定感觉。主要功能是维持和改变大脑皮质的兴奋性,使大脑皮质保持觉醒状态。

(二) 大脑皮质的感觉分析定位

人类大脑皮质是中枢神经系统感觉功能的最高级部位。当特异投射系统的各种感觉冲动上传到大脑皮质的特定区域,通过大脑皮质精细的分析与综合后,便产生特定的意识感觉。皮质不同区域在功能上具有不同的作用,这就是大脑皮质的功能定位。不同性质的感觉在大脑有不同的代表区。

由脊髓上传到大脑皮质的感觉传导路径可分为两类,一是浅感觉传导路径,传导痛觉、温度觉和轻触觉,其传入由后根的外侧部(细纤维部分)进入脊髓,然后在后角更换神经元,再发出纤维在中央管前进行交叉对侧,分别经脊髓丘脑侧束(痛觉、温度觉)和脊髓丘脑前束(轻触觉)上行抵达丘脑。另一种是深感觉传导路径,传导肌肉本体感觉和深部压觉,其传入纤维由后根的内侧部(粗纤维部分)进入脊髓后,其上行分支在同侧后索上行,抵达延髓下部薄束核和楔束核后更换神经元,再发出纤维进行交叉到对侧,经内侧丘系至丘脑。深感觉通路皮肤触觉中的辨别觉,其传导路径却和深感觉传导路径一致。因此,浅感觉传导路径是先交叉再上行,而深感觉传导路径是先上行再交叉。

(三) 内脏感觉与痛觉

1. 内脏感觉 其特点为:①内脏感觉神经纤维的数目比一般体表感觉神经纤维的数目少。②内脏感受器的适宜刺激是体内的自然刺激(如肺的牵张、血压的升降、血液的酸度等)。③内脏感受器的传入冲动一般不产生意识感觉,当传入冲动强烈时也可引起意识感觉,但引起的意识感觉是比较模糊的、弥散而不易精确定位的。

2. 痛觉 机体受到伤害性刺激时,往往产生痛觉,并发生一定的防卫反应,这对于机体有保护意义。

(1) 皮肤痛觉:伤害性刺激作用于皮肤时,可先后出现快痛与慢痛两种性质不同的痛觉。快痛是一种尖锐而定位清楚的"刺痛",产生和消退迅速。慢痛是一种定位不明确而又难忍受的"烧灼痛",刺激撤除后还会持续几秒钟。

（2）内脏痛与牵涉痛：内脏痛与皮肤痛相比较有以下特征：①疼痛缓慢、持续、定位不精确。②对牵拉、痉挛、缺血、炎症等刺激敏感,而对切割、烧灼不敏感。

某些内脏疾病往往可引起身体体表的一定部位发生疼痛或痛觉过敏,这种现象称为牵涉痛。例如,心绞痛患者常感到左肩、左臂内侧、左侧颈部疼痛和心前区疼痛;胆囊炎症时常感到右肩部疼痛。了解牵涉痛的发生规律对于临床诊断有一定意义。

三、神经系统对内脏的调节

调节内脏功能的自主神经系统,分为交感神经系统和副交感神经系统两部分。内脏器官一般都接受交感神经和副交感神经双重支配,但少数器官只接受交感神经支配。例如,皮肤和肌肉内的血管、一般的汗腺、竖毛肌和肾上腺髓质就只接受交感神经支配。在具有双重神经支配的器官中,交感神经和副交感神经对其作用往往具有拮抗的性质。例如,对于心脏,迷走神经具有抑制作用,而交感神经具有兴奋作用;对于小肠平滑肌,迷走神经具有增强其运动的作用,而交感神经具有抑制作用。这种拮抗性使神经系统能从正反两个方面调节内脏的活动。

从中枢活动情况来看,交感中枢与副交感中枢的活动常表现相互对立,即一个中枢活动增强时,另一个中枢活动就减退,这样在外周作用方面就表现为协调一致。但是,在某些情况下,也可出现交感神经系统和副交感神经系统活动都增强或都减退,然而两者间必有一方占优势。

自主神经对外周效应器的支配,一般具有持久的紧张性作用。例如,切断支配心脏的迷走神经,则心率增加,说明心迷走神经本来有紧张性冲动传出,对心脏具有持久的抑制作用;切断心交感神经,则心率减慢,说明心交感神经的活动也具有紧张性。但心迷走神经的紧张性活动比较强,而心交感神经的紧张性活动比较弱。

交感神经系统的活动一般比较广泛,常以整个系统来参加反应。例如,当交感神经系统发生反射性兴奋时,除心血管功能亢进外,还伴有瞳孔散大、支气管扩张、胃肠道活动抑制等反应。交感神经系统作为一个完整的系统进行活动时,其主要作用在于促使机体能适应环境的急骤变化。在剧烈肌肉运动、窒息、失血或冷冻等情况下,机体出现心率加快、皮肤与腹腔内脏血管收缩、血液储存库排出血液以增加循环血量、红细胞计数增加、支气管扩张、肝糖原分解加速而血糖浓度上升、肾上腺分泌增加等现象,这些现象大多是由于交感神经系统活动亢进所造成的。所以,交感神经系统在环境急骤变化的条件下,可以动员机体许多器官的潜在力量,以适应环境的急变,这种反应称为应激反应。

副交感神经系统的活动不如交感神经系统的活动那样广泛,而是比较局限的,其整个系统的活动主要在于保护机体、休整恢复、促进消化、积蓄能量以及加强排泄和生殖功能等方面。例如,心脏活动的抑制、瞳孔收缩避免强光的损害、消化道功能增强、促进营养物质吸收和能量补给等,这些都是副交感神经系统保护机体和积蓄能量的例子。

四、脑的高级功能

1. 语言功能　大脑皮质的语言中枢是人类特有的功能区,是理解他人说的话或读写文字并以说或写的形式表达自己意愿的中枢。它包括位于缘上回的听觉性语言中枢;位于角回的视觉性语言中枢;位于额下回后部的运动性语言中枢和位于额中回后部的书写中枢。大脑皮质的功能具有一侧优势的现象,也同大脑半球的分工有关。用右手劳动为主的成年人,其左侧大脑皮质在语言活动功能上占优势,称为优势半球。

2. 条件反射 反射活动是中枢神经系统的基本活动形式。反射可分为非条件反射与条件反射。非条件反射是机体先天固有的反射。例如,异物刺激角膜引起眼睑闭合的角膜反射、婴儿的吸吮反射、膝反射等。这些反射的通路生来就有,反射弧固定。条件反射是机体后天获得的。它是在个体的生活过程中,在非条件反射的基础上建立起来的反射活动。条件反射扩展了机体对外界复杂环境的适应范围,使机体能够识别还在远方的刺激物的性质,预先做出不同的反应。因此,条件反射使机体具有更大的预见性、灵活性和适应性。经典条件反射的建立要求在时间上把某一无关刺激与非条件刺激结合多次,一般条件刺激要先于非条件刺激而出现。条件反射的建立还与动物机体的状态有密切关系,如处于饱食状态的运动则很难建立食物性条件反射,动物处于困倦状态也很难建立条件反射。一般来说,任何一个能为机体所感觉的动因均可作为条件刺激,而且在所有的非条件刺激的基础上都可建立条件反射,如食物性条件反射、防御性条件反射等。经典条件反射建立之后,如果反复应用条件刺激而不给予非条件刺激强化,条件反射就会逐渐减弱,最后完全不出现。这称为条件反射的消退。

3. 学习与记忆 是脑的重要功能之一。学习是指人和动物依赖于经验来改变自身行为以适应环境的神经活动过程,而记忆则是学得的信息储存和"读出"的神经活动过程。

记忆分成四个连续的阶段,即感觉性记忆、第一级记忆、第二级记忆和第三级记忆。前两个阶段相当于短时记忆,后两个阶段相当于长时记忆。感觉性记忆是指信息通过感觉器官进入大脑感觉区内储存的阶段,储存的时间不超过 1s。若经过处理,把那些不连续的、先后进入的信息整合成新的连续的印象,则由感觉性记忆转入第一级记忆。信号在第一级记忆中储存的时间也只有儿秒钟。如果进一步反复学习运用,信息便在第一级记忆中循环,延长第一级记忆的时间,这样便可转入第二级记忆,记忆持续时间可达几分钟到几年。有些记忆的痕迹,如自己的名字和每天都在进行的操作手艺等,通过长年累月的运用,是不容易遗忘的,这类记忆属于第三级记忆。从神经生理的角度来看,感觉性记忆和第一级记忆主要是神经元生理活动的功能表现。神经元活动具有一定的后作用,在刺激作用过去以后,活动仍存留一定时间,这是记忆最简单的形式,感觉性记忆的机制可能属于这一类,在神经系统中,神经元之间形成许多环路联系,环路的连续活动也是记忆的一种形式,第一级记忆的机制可能属于这一类。从神经生化的角度来看,较长时性的记忆必然与脑内的物质代谢有关,尤其是与脑内蛋白质的合成有关。人类的第二级记忆可能与这一类机制关系较大。在逆行性遗忘症中,可能就是由于脑内蛋白质合成代谢受到了破坏,以致使前一段时间的记忆丧失。中枢递质与学习记忆活动也有关。从神经解剖的角度来看,持久性记忆可能与新突触联系的建立有关。动物实验中观察到,生活在复杂环境中的大鼠,其大脑皮质的厚度大,而生活在简单环境中的大鼠,其大脑皮质的厚度小;说明学习记忆活动多的大鼠,其大脑皮质发达,突触的联系多。人类的第三级记忆的机制可能属于这一类。

4. 大脑皮质的电活动 大脑皮质神经元具有生物电活动,因此大脑皮质经常具有持续的节律性电位变化,称为自发脑电活动。如果在头皮上安置引导电极,通过脑电图仪可记录到皮质自发脑电活动的图形,称为脑电图(electroencephalogram,EEG)。脑电图的基本波形按其频率不同可划分为四种基本类型。

α 波:正常人在清醒、安静、闭目时出现,α 波是大脑皮质处于清醒、安静状态时电活动的主要表现。

β 波:当睁眼视物、进行思考活动时,β 波即可出现,β 波是大脑皮质处在紧张活动状态时电活动的主要表现。

θ 波:在成人困倦时可以出现,在幼儿时期,脑电波频率比成人慢,一般常见到 θ 波,到 10 岁后才出现明显的 α 波。

δ波;正常成人在清醒状态下几乎没有δ波,但在睡眠期间可出现δ波。在婴儿时期,脑电频率比幼儿更慢,常可见到δ波。

一般认为,高幅度的慢波(θ或δ波)可能是大脑皮质处于抑制状态时电活动的主要表现。

脑具有保持清醒状态的中枢,这就是位于中脑的上行"网状激活系统"(简称RAS)。在脑干的中央部位,有许多大小各异、形状不同的神经细胞,神经细胞核团和走向不同的神经纤维交错构成"脑干网状结构系统",简称"网状结构"。其下行纤维控制脊髓的某些活动,而上行纤维影响大脑皮质的兴奋和抑制,后者由上行"网状激活系统"和上行"网状抑制系统"来完成。来自网状结构的神经冲动,弥散性地投射到大脑皮质的广泛区域,没有特定部位,也不产生特定的主观感觉,被称为"非特异性传入系统"。

在睡眠过程中,脑电图发生各种不同变化,这些变化随着睡眠的深度而不同。根据脑电图的不同特征,又将睡眠分为两种状态:非眼球快速运动睡眠(又称正相睡眠、慢波睡眠、同步睡眠、安静睡眠或NREM睡眠)和眼球快速运动睡眠(又称异相睡眠、快波睡眠、去同步化睡眠、活跃睡眠或REM睡眠,还称雷姆期现象),二者以是否有眼球阵发性快速运动及不同的脑电波特征相区别。

睡眠分期是为了研究方便而根据脑电波和生理表现人为划定的,实际上各个睡眠阶段很难划出明确的界线,往往是逐渐变化,重叠交错,各有所侧重的。人的睡眠,一夜中有4～6个睡眠周期出现,互相连接,周而复始。非眼球快速运动睡眠阶段,全身肌肉松弛,没有眼球运动,内脏副交感神经活动占优势。心率、呼吸均减慢,血压降低,胃肠蠕动增加,基础代谢率低,脑部温度较醒觉时稍降低,大脑总的血流量较醒觉时减少。非眼球快速运动睡眠以其脑电图特征分为四期:第一期,脑电波以θ波为主,不出现纺锤波或K综合波,由完全清醒至睡眠之间的过渡阶段,对外界刺激的反应减弱,精神活动进入飘浮境界,思维和现实脱节;第二期,脑电波为纺锤波与K综合波,δ波少于20%,实际上人已经进入了真正的睡眠,而属于浅睡;第三期,脑电波δ波占20%～50%,为中等深度睡眠;第四期,脑电波δ波占50%以上,属于深睡,不易被唤醒。眼球快速运动睡眠阶段,出现混合频率的去同步化的低波幅脑电波。眼球快速运动,面部及四肢肌肉有很多次发作性的小抽动,有时或出现口唇的吸吮动作,喉部发出短促声音,手足徐动,内脏活动高度不稳定,呼吸不规则,心率经常变动,胃酸分泌增加,有时阴茎勃起,脑各个部分的血流量都比醒觉时明显增加;而以间脑和脑干最为明显,大脑则以海马及前联合一带增加较多,脑耗氧量也比醒觉时明显增加。

思考题:

1. 帕金森病的发病机制是什么?牵涉痛的脑神经通路有哪些?

2. 常见的经典反射和反射弧有哪些?

3. 椎间盘突出时压迫神经可出现哪些症状,分别压迫的神经是哪些?

(牟青杰 孙嘉斌)

第四章 感觉器官

第一节 概述

感觉(sensation)是客观物质世界在人主观上的反映。机体内、外环境中的各种刺激首先作用于感受器或感觉器官,通过感受器的换能作用,将各种刺激转换为相应的神经冲动,后者经一定的神经传导通路传到大脑皮质的特定部位,经过中枢神经系统的整合,最后产生相应的感觉。

一、感受器、感觉器官的定义和分类

感受器(receptor)是指分布于体表或组织内部的一些感受机体内、外环境变化的结构和装置。感受器的结构、功能多种多样,分类方法也有多种。根据分布部位不同可分为外感受器和内感受器。外感受器分布于身体的表面,感受外界环境的变化,其可进一步分为距离感受器(如视觉、听觉)和接触感受器(如触觉、味觉);内感受器分布于身体内部,感受机体内部环境的变化,其可进一步分为本体感受器、内脏感受器和平衡感受器。根据所接受的刺激性质不同可分为机械感受器、化学感受器、电磁感受器等。

最简单的感受器为感觉神经末梢,如与痛觉有关的游离神经末梢;还有一些感受器为高度分化的感觉细胞,如视网膜中的视杆细胞、视锥细胞及耳蜗中的毛细胞等,这些感觉细胞连同它们的附属结构,如眼的屈光系统、耳的集音与传音装置等,构成了复杂的感觉器官(sense organ)。通常将分布于人类和高等动物头部的视觉、听觉、嗅觉和味觉等感觉器官,称为特殊感觉器官。

二、感受器的一般生理特性

(一) 感受器的适宜刺激

一种感受器通常只对一种特定形式的刺激最敏感。这种形式的刺激就称为该感受器的适宜刺激。如视网膜感光细胞的适宜刺激为一定波长的光波;耳蜗毛细胞的适宜刺激为一定波长的声波。适宜刺激必须达到一定的刺激强度才能引起感觉。引起某种感觉所需的最小刺激强度称为痛觉阈。感受器并不只对适宜刺激有反应,对一些非适宜刺激也可有反应,只是所需的刺激强度通常要比适宜刺激大得多。

(二) 感受器的换能作用

各种感受器在功能上的一个共同特点,就是可将作用于它们的各种形式的刺激能量转换为相应传入神经纤维上的动作电位,这种能量转换过程称为感受器的换能作用。在感受器的换能过程中,一般不是直接把刺激能量转换为动作电位,而是先在感受器细胞或感觉神经末梢引起一种过渡性的电位变化,在感受器细胞产生的膜电位变化称为感受器电位,而在感觉神经末梢产生的膜电位变化则称为启动电位,再以电紧张的形式扩布至相应的感觉神经末梢上产生动作电位,实现感受器的换能作用。

（三）感受器的编码作用

感受器把刺激转换为传入神经纤维上的动作电位的同时,把刺激所包含的环境变化信息也转换到了动作电位的序列中,这个过程称为感受器的编码(coding)作用。关于编码的详细机制目前尚不清楚,研究表明,不同性质感觉的引起,不仅决定于刺激的性质和被刺激感受器的种类,还取决于传入冲动所到达的大脑皮质的特定部位。

（四）感受器的适应现象

当某一强度的刺激持续作用于同一感受器时,其传入神经纤维上动作电位的频率会随着刺激作用时间的延长而逐渐下降,这一现象称为感受器的适应。适应的程度因感受器的类型不同而有很大的差异,根据感受器的适应开始出现时间和适应程度的不同,可将它们分为快适应感受器和慢适应感受器两类。快适应感受器以皮肤接触感受器为代表,其适应较快,仅在刺激作用后的短时间内有传入神经冲动发放,以后刺激虽然仍在作用,但其传入神经冲动的频率却迅速降低或消失;慢适应感受器以颈动脉窦、主动脉弓压力感受器和肌梭为代表,其适应较慢,一般在刺激开始后不久出现传入神经冲动频率轻微降低,以后一直维持在这一水平。

第二节 视 觉

视觉(vision)是由眼、视神经和视觉中枢的共同活动完成的。我们感知的外界物体的大小、形状、颜色和远近等都是通过视觉系统来实现的。研究表明,人脑从外界获取的信息中,约95%来自视觉系统,视觉的外周感觉器官是眼。

一、眼的解剖结构

眼包括眼球及眼副器。

（一）眼球

眼球(eyeball)位于眼眶内,形似球形,前部稍凸,后部略扁,后部借视神经连于间脑,由眼球壁及其内容物组成(图4-1)。

1. 眼球壁 可分为三层,从外向内依次为纤维膜、血管膜和视网膜。

（1）纤维膜:由致密的纤维结缔组织构成,分为角膜和巩膜两部分。

1）角膜:位于纤维膜的前1/6,无色透明,具有屈光作用。角膜内无血管,但含有丰富的感觉神经末梢,对异物十分敏感。

2）巩膜:位于纤维膜层后5/6,为白色坚韧不透明的厚膜,巩膜与角膜交界处的内部有一环形的巩膜静脉窦,巩膜具有保护和支持作用。

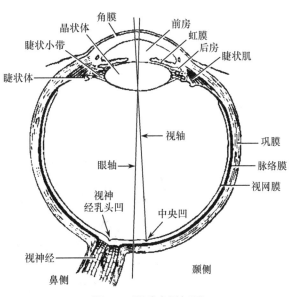

图4-1 眼球水平切面

（2）血管膜:含有丰富的血管和色素细胞,由前向后分为虹膜、睫状体和脉络膜(图4-2)。

1）虹膜:位于血管膜的最前部,呈圆盘状,中央有圆形的瞳孔,为光线进入眼球的通道。虹膜内有两种不同的平滑肌,一种环绕在瞳孔周围,称为瞳孔括约肌,受副交感神经支配,收缩时使瞳孔缩小;另一种呈放射状排列,称为瞳孔散大肌,受交感神经支配,收缩时使瞳孔开大。

2）睫状体:位于虹膜之后,睫状体内的平滑肌称为睫状肌,受副交感神经支配,睫状肌的收缩与舒张能调节晶状体的曲度。

3）脉络膜:位于血管膜的后2/3,在睫状体后部,具有营养眼球和吸收眼内光线的作用。

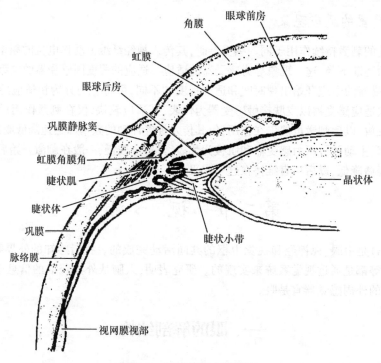

图 4-2　眼球前部水平切面

（3）视网膜:是眼球壁的最内层,其后部称为眼底。在眼底中央稍内侧,视神经起始处有一直径为1.5mm左右的白色圆形隆起,称为视神经盘(视神经乳头),此处无感光细胞,为生理性盲点。在视神经盘的颞侧约3.5mm处,有一直径为2mm左右的黄色区域,称为黄斑,其中央有一凹陷,称为中央凹,是感光最敏锐的部位。视网膜的血液供给来自视网膜中央动脉,中央动脉从盲点中心进入眼球分成众多分支(图4-3)。

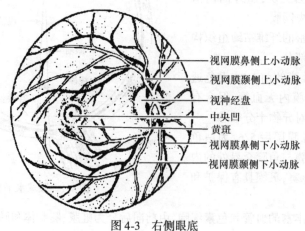

图 4-3　右侧眼底

视网膜的组织结构可分为两层,外层为色素层,内层为神经层。视网膜主要由三层细胞组成。最外层为感光细胞层,包括视锥细胞和视杆细胞;中层为双极细胞层;最内层为神经节细胞层,神经节细胞的轴突向视神经盘处集中并穿过脉络膜和巩膜,构成视神经(图4-4)。

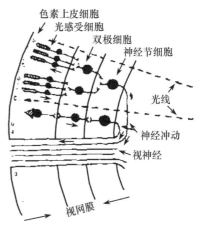

图4-4 视网膜主要细胞层次

2. 眼球内容物 包括晶状体、玻璃体和房水,均为无色透明、无血管的结构,具有折光作用,它们与角膜共同组成眼的屈光系统。

(1) 晶状体(lens):位于虹膜的后方和玻璃体的前方,为富有弹性的双凸镜状透明体,无血管和神经,其营养来自周围的房水。晶状体为眼球调节折光的主要部分,其曲度随所视物体的远近而改变。视近物时,睫状肌收缩,睫状体向前内方移行,睫状小带松弛,晶状体由于其自身弹性变凸,折光率增强,使物像聚焦于视网膜上;视远物时,睫状肌松弛,睫状体远离中轴,睫状小带紧张,晶状体变扁平,折光率降低,使物像聚焦于视网膜上。各种原因引起的晶状体混浊称为白内障。

(2) 玻璃体(vitreous body):为无色透明的胶状物质,填充于晶状体和视网膜之间,具有折光和维持眼球形状等功能。

(3) 房水(aqueous humor):为一种充满于眼房内的无色透明的液体,由睫状体上皮细胞分泌,自眼球后房经瞳孔进入眼球前房,再经虹膜角膜角进入巩膜静脉窦而入眼静脉。

房水除有屈光作用外,还有营养角膜、晶状体、玻璃体和维持正常眼内压等作用。房水对晶状体、玻璃体及角膜有营养和运走代谢产物的作用。如房水回流受阻,房水量积留过多,使眼内压升高,导致视力减退,甚至失明,临床上称为青光眼。

(二) 眼副器

眼副器包括眼睑、结膜、泪器和眼球外肌等,具有保护、运动和支持眼球的作用。

1. 眼睑 具有保护眼球、防止眼球外伤和免遭强光刺激等作用。眼睑可分为上睑和下睑,上睑和下睑之间的间隙称为睑裂。睑裂的外侧端比较锐利称为外眦;内侧端比较钝圆称为内眦。眼睑的游离缘生有睫毛。

2. 结膜 为连接眼球和眼睑的透明膜,表面光滑柔软并有一定的弹性。根据结膜所在部位的不同,可将其分三部:贴于眼睑内面的睑结膜、覆盖在巩膜前部表面的球结膜和分布在睑结膜和球结膜移行处的结膜穹隆,其中结膜穹隆又可分为结膜上穹和结膜下穹。

3. 泪器 由泪腺和泪道组成,其中泪道又包括泪小管、泪囊和鼻泪管。

(1) 泪腺:位于眼眶上外侧的泪窝内,其分泌的泪液具有湿润和清洁角膜、冲洗异物和杀菌等作用。

(2) 泪小管:分上、下泪小管,起自泪点,汇入泪囊。

(3) 泪囊:位于眼眶内侧壁的前部,为膜性囊。其上部为盲端,下部移行于鼻泪管。

(4) 鼻泪管:为起于泪囊,向下开口于下鼻道的膜性通道。

4. 眼球外肌 包括运动眼球的肌和提上睑的肌。

(1) 运动眼球的肌:共有六条,包括四条直肌和两条斜肌,其中四条直肌为上直肌、下直肌、内直肌和外直肌,两条斜肌为上斜肌和下斜肌。它们分别能使眼球瞳孔向上内、下内、内侧、外侧、上外和下外等六个不同的方向运动。

(2) 提上睑的肌:仅一条,称为上睑提肌,具有提上睑、开大眼裂的作用。

二、视觉生理

来自外界物体的光线经过眼的折光系统,成像在视网膜上。视网膜上含有对光刺激高度敏感的感光细胞,其能将光刺激所包含的视觉信息转变成电信号,再以动作电位的形式沿视神经传入至大脑视觉中枢而产生视觉。

(一) 眼的折光系统及其调节

1. 眼的折光系统的光学特征 眼的折光系统是由角膜、房水、晶状体和玻璃体四个折光率和曲率半径都不相同的折光体组成。进入眼内的光线,依次经过角膜、房水、晶状体和玻璃体四种折光率不同的介质和四个曲率半径不同的球形界面,即角膜的前、后表面和晶状体的前、后表面,最后在视网膜上形成物像。进入眼内的光线的折射主要发生在角膜的前表面。按几何光学原理进行的计算表明,正常人眼在安静状态(不需要进行任何调节的状态)时,它的折光系统后主焦点的位置正好是视网膜所在的位置。对人眼和一般光线系统而言,来自6m以外物体的光线都可以认为是平行的,都可以在视网膜上形成清晰的图像。

2. 简化眼 为能简便分析眼的成像原理和计算物体在视网膜上成像的大小,有人根据眼的实际光学特性,设计了与正常眼折光效率相同,但更为简单的等效光学系统或模型,称为简化眼。简化眼虽然只是一个假想的人工模型,但其光学参数和其他特征与正常眼等值,因此其可用来研究折光系统的成像特性。

3. 眼的调节 根据光学原理,当眼在看6m以外的物体时,从物体上发出的进入眼内的所有光线都可以认为是平行光线,对正常眼来说,无需做任何调节即可在视网膜上形成清晰的图像。当眼在看6m以内的物体时,从物体上发出的进入眼内的所有光线都不再是平行光线,不能在视网膜上形成清晰的图像,而只能产生一个模糊的视觉物像。

(1) 晶状体的调节:晶状体为一个富有弹性的双凸透镜形的透明体,其由晶状体囊和晶状体纤维构成。晶状体囊附在悬韧带上,晶状体纤维附在睫状体上。当看远物时,睫状肌松弛,悬韧带保持一定的紧张度,使晶状体被牵连而呈扁平;当看近物时,可反射性地引起睫状肌收缩,导致连于晶状体囊的悬韧带松弛,晶状体由于自身而向前和向后凸出,以向前凸出最为明显。晶状体的调节增强了眼的折光能力,使物像前移而在视网膜上形成清晰的图像。

晶状体的调节能力可用近点的远近来表示。近点指的是人眼能看清物体的最近距离。近点距离越近,表明晶状体的弹性越好,也说明眼的调节能力越强。随着人年龄的增长,晶状体自身的弹性逐渐减弱,导致眼的调节能力下降,这种现象称为老视,也就是通常所说的老花。

(2) 瞳孔的调节:虹膜中间的圆孔称为瞳孔。正常人瞳孔的直径可变动于1.5~8.0mm,其大小可调节进入眼内的光量。视近物时,可反射性地引起双侧瞳孔缩小,称为瞳孔调节反射(pupillary accommodation reflex)或瞳孔近反射(near reflex of the pupil),瞳孔缩小可减少进入眼内的光量并减少折光系统的球面像差和色像差,使视网膜成像更加清晰。

一般情况下,双侧瞳孔的直径是相等的,其大小主要由环境中光线的亮度决定,当环境中光线增强时瞳孔缩小,光线减弱时瞳孔扩大,这种随环境光线的强弱而出现瞳孔大小改变的现象,称为瞳孔对光反射(light reflex)。瞳孔对光反射是眼的一种重要的适应功能,其作用在于它可使进入眼内的光线强度限制在一范围内,使视网膜不致因光线过强而受到损害,也不会因为光线过弱而影响视觉。

(3) 眼球会聚:当双眼注视一个由远向近移动的物体时,会出现双眼眼球内收及视轴向鼻侧聚拢的现象,称为眼球会聚。眼球会聚是由于双眼内直肌反射性地收缩所致,称为辐辏反射。其生理意义在于双眼看近物时,物像仍可落在双眼视网膜的对称点上,避免复视。

4. 眼的折光功能异常　　正常人眼无需做任何调节就可使平行光线聚焦在视网膜上,因而可以看清远处的物体;经过眼的调节,只要物体离眼的距离不小于近点,就能在视网膜上形成清晰的物像,称为正视眼。如果眼的折光能力异常,或眼球的形态异常,使平行光线不能聚焦在视网膜上形成清晰的物像,称为非正视眼,又称屈光不正,其包括近视、远视和散光。

（1）近视(myopia):其发生是由于眼球前后径过长(轴性近视)或折光系统的折光力过强(屈光性近视),使远处物体发出的平行光线聚焦成像在视网膜的前方,因而在视网膜上形成模糊的图像;近视眼看近物时,由于近物入眼的是辐散光线,故眼不需调节或只需进行较小程度的调节,就能使光线聚焦在视网膜上而形成清晰的图像。

（2）远视(hyperopia):其发生是由于眼球前后径过短(轴性远视)或折光系统的折光能力过弱(屈光性远视),来自远物的平行光线聚焦在视网膜之后,因而在视网膜上不能形成清晰的图像;视近物时,因近物入眼的是辐散光线,故聚焦在视网膜之后,不能在视网膜上形成清晰的图像。

（3）散光(astigmatism):正常人眼角膜表面呈正球面。散光指的是角膜或晶状体表面不同方位的曲率半径不相等,即其表面不呈正球面,各个方向入眼的光线不能同时聚焦于视网膜上而形成焦点,导致视物不清或物像变形。

（二）视网膜的感光功能

来自外界物体的光线,通过眼的折光系统在视网膜上形成的物像是一种物理范畴的像,其与外界物体通过照相机中的透镜组在底片上成像没有原则上的区别。但视觉系统最终在主观意识上形成的"像"属于意识或心理范畴的主观映象,其是由来自视网膜的神经信息最终在视觉中枢内形成。视网膜作为眼的感光部分,它基本功能是感受光刺激,并将其转换为神经纤维上的电活动,最终产生视觉。

（三）几种视觉现象

1. 暗适应　　当人从光亮环境突然进入暗处时,最初任何物体都看不清楚,经过一定时间后,才能逐渐看清暗处的物体,这种现象称为暗适应(dark adaptation)。

2. 明适应　　当人从黑暗环境突然进入明亮处时,起初感到一片耀眼的光亮,不能视物,稍待片刻后才能恢复视觉,这种现象称为明适应(light adaptation)。

3. 视力　　又称视敏度,指眼对物体细小结构的辨别能力。

4. 视野(visual field)　　指单眼固定注视前方一点不动时,该眼所能看到的范围。

第三节　听　　觉

听觉(audition)是由耳、听神经和听觉中枢的共同活动来完成。耳是听觉的外周感觉器官。声源振动引起空气产生的疏密波,通过耳的传递和换能作用将声波的机械能转变为听神经纤维上的神经冲动,再传递到大脑皮质的听觉中枢,产生听觉。

一、耳的解剖结构

耳由外耳、中耳和内耳所组成(图4-5)。

（一）外耳

外耳(external ear)包括耳郭、外耳道和鼓膜三部分。

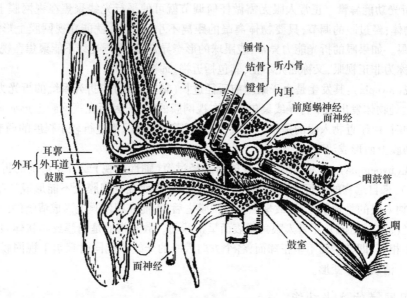

图 4-5 耳的解剖结构

1. 耳郭 位于头的两侧,大部分以弹性软骨为支架,表面覆以皮肤。耳郭的下部为血管丰富的耳垂,是临床常用的采血部位。

2. 外耳道 是从外耳门至鼓膜间的弯曲通道,成人长约 2.5cm。外耳道皮肤内含有毛囊、皮脂腺、耵聍腺和丰富的感觉神经末梢,故其炎症或疖肿时疼痛剧烈。

3. 鼓膜 为位于外耳道底与中耳的鼓室之间的椭圆形半透明薄膜,其能随声波振动而振动,并将声波刺激传导到中耳。

(二) 中耳

中耳(middle ear)包括鼓室、咽鼓管、乳突窦和乳突小房等。

1. 鼓室 为颞骨岩部内不规则的含气小腔,有前、后、上、下、内、外侧六个壁。鼓室内含有三块听小骨,由外向内依次为锤骨、砧骨和镫骨,它们以关节连成听骨链。当声波振动鼓膜时,三块听小骨组成的杠杆系统将声波放大并传入内耳。

2. 咽鼓管 为一条连通鼓室与鼻咽部的长 3.5~4.0cm 的管道。其可分为两部分,即前内下 2/3 的软骨部和后外上 1/3 的骨部。咽鼓管咽口和软骨部平时处于闭合状态,当吞咽或张口时开放,空气由此进入鼓室,以保持鼓膜内外压力的平衡,有利于鼓膜的振动。

(三) 内耳

内耳(internal ear)位于鼓室与内耳道底之间,是由一系列复杂的管道所组成,亦称迷路,包括骨迷路和膜迷路(图 4-6)。骨迷路为骨性管道,膜迷路是套在骨迷路内的膜性管道。膜迷路内含有内淋巴。膜迷路与骨迷路之间的间隙内含有外淋巴,内、外淋巴互不交通。

1. 骨迷路 由前庭、骨半规管和耳蜗三部分组成,它们彼此相通,形态各异。

(1) 前庭:为位于骨迷路中部近似椭圆形的腔隙,其前方通耳蜗,后方与三个半规管相通,外侧壁上有前庭窗和窝窗。

(2) 骨半规管:位于骨迷路的后方、前庭的后外侧部,为三个相互垂直的半环形小管。根据其位置不同可分为前骨半规管、后骨半规管和外骨半规管。骨半规管都有骨脚开口于前庭,其中脚上膨

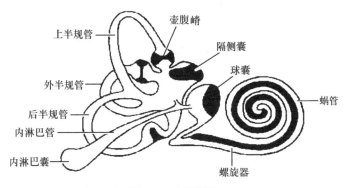

图 4-6　内耳结构

大部称为骨壶腹,另一不膨大部称为单骨脚。

(3)耳蜗:位于前庭的前内方,形如蜗牛壳(图4-7)。蜗底朝向内耳道底,蜗顶朝向前外方。蜗轴位于蜗顶与蜗底之间,内有蜗神经和血管穿行。蜗螺旋管为中空的骨密质围成的管道,上方为前庭阶,中间为蜗管,下方为鼓阶。

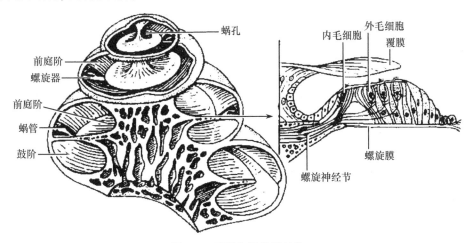

图 4-7　耳蜗和螺旋器结构

2. 膜迷路　包括椭圆囊、球囊、膜半规管和蜗管四部分,各部分之间相互连通。

(1)椭圆囊和球囊:均位于前庭内,椭圆囊在后上方,球囊在前下方。两囊之间借一小管相通,其壁内有椭圆囊斑和球囊斑,它们均为位觉感受器,能感受位置和直线变速运动引起的刺激。

(2)膜半规管:形状与骨半规管相似,套于同名骨半规管内。膜半规管在骨壶腹内的膨大部称为膜壶腹,其壁上隆起的上皮称为壶腹脊,为位觉感受器,能感受头部变速旋转运动时的刺激。

(3)蜗管:位于蜗螺旋管内,其顶端为盲端,下端借小管与球囊相连。蜗管在横切面上呈三角形,有三个壁,其下壁为蜗管鼓壁(又称基底膜),上有螺旋器(Corti 器),为听觉感受器。

二、听 觉 生 理

听觉(hearing)的外周感受器官是耳,其是由外耳、中耳和内耳的耳蜗组成。声源振动引起空气产生的疏密波(声波),通过外耳和中耳组成的传音系统传递到内耳,再经内耳的换能作用将声波的机械能转换为听神经纤维上的神经冲动,然后传递到大脑皮质的听觉中枢,产生听觉。听觉对动物适应环境和人类认识自然具有相当重要的意义。

人耳的适宜刺激是空气振动的疏密波,但振动频率须在一定的范围内,并且达到一定的强度才能产生听觉。通常人耳能感受的振动频率的范围是 20～20 000Hz,强度范围是 0.02～10Pa(0.0002～1000dyn/mm²)。对于每一种频率的声波来说,都有一个刚能引起听觉的最小度,称为听阈(hearing threshold)。当声音的强度在听阈以上继续增加的同时,听觉的感受也在相应地增强,但当强度增加到一定限度时,它引起的将不单单是听觉,同时可能因鼓膜过度振动而引起疼痛感觉,这个限度称为最大可听阈。

(一) 外耳和中耳的功能

1. 外耳的功能 外耳由耳郭和外耳道组成。耳郭的形状有利于接受外界的声波,起采音作用,还可帮助判断声源的方向。外耳道是声波的传导通路,其一端开口于耳郭,另外一端终止于鼓膜。人外耳道长约 2.5cm,其最佳共振频率为 3500Hz 左右。

2. 中耳的功能 中耳由鼓膜、听骨链、鼓室和咽鼓管等结构组成。其主要功能是将声波振动能量高效能地传递到内耳淋巴,其中鼓膜和听骨链在声音传递过程中起着重要作用。

(1) 鼓膜:呈椭圆形,面积为 50～90mm²,厚度约 0.1mm,形状如一个浅漏斗,其顶点朝向中耳,内侧与锤骨柄相连。鼓膜为一压力感受装置,具有较好的频率响应性和较小的失真度。

(2) 听骨链:由锤骨、砧骨和镫骨依次连接而成。锤骨柄附于鼓膜,镫骨的脚板与卵圆窗膜相接,砧骨居中,使三块听小骨形成一个固定角度的杠杆。杠杆的支点在听骨链的重心上,因此在能量传递过程中惰性最小,效率最高。

3. 声波传入内耳的途径 声波传入内耳的途径有气传导和骨传导,在正常情况下以气传导为主。

(1) 气传导:声波通过外耳道引起鼓膜振动,再经听骨链和卵圆窗膜进入耳蜗,这一声音传导途径称为气传导(air conduction)。其是声波传导的主要途径。

(2) 骨传导:声波还可直接引起颅骨振动,进而引起位于颞骨骨质中耳蜗内淋巴的振动,这种传导途径被称为骨传导(bone conduction)。其敏感性与气传导相比低得多,因此在引起正常听觉中的作用甚微。

(二) 内耳(耳蜗)的功能

内耳又称迷路,由耳蜗和前庭器官构成。耳蜗为声音的感受器官,其主要作用为把传递到耳蜗的机械振动转换为听神经纤维的神经冲动,在这一转变过程中,耳蜗基膜的振动引起排列在它上面的螺旋器的振动,螺旋器振动导致毛细胞同盖膜之间的相对位置发生改变,毛细胞因纤毛的弯曲而兴奋(去极化),其分泌的递质作用于听神经末梢,引起听神经纤维的动作电位,这样耳蜗就把声波的机械振动转换成了听神经纤维上的动作电位,传向听觉中枢。

(三) 前庭器官

前庭器官包括内耳中的三个半规管、椭圆囊和球囊三部分。前庭器官与平衡感觉有关,其感受细胞称为毛细胞。

1. 半规管的功能 半规管能感受头部旋转加速运动的刺激。半规管壶腹嵴上有毛细胞。当人头部做旋转加速运动时,壶腹嵴毛细胞的兴奋性发生改变,这种信息通过前庭神经传入中枢,引起旋转感觉。

2. 椭圆囊和球囊的功能 椭圆囊和球囊能感受头部位置和其直线加速运动的刺激。椭圆囊和球囊内部各有一块囊斑,为其感受装置。囊斑内有大量毛细胞,其顶端有一扁平的胶状物质,内含碳酸钙砂砾(耳石)。当头部位置改变时,耳石对毛细胞的压力发生变化,从而改变毛细胞的兴奋性,再通过突触传递影响前庭神经的传入冲动,使人感知到头部的位置和运动状态。

第四节 其他感官

感觉器官除视觉和听觉外,还包括嗅觉和味觉。

一、嗅 觉

嗅觉感受器即嗅细胞,其位于上鼻道及鼻中隔后上部的嗅上皮中,是唯一起源于中枢神经系统并能直接接受环境中化学物质刺激的神经元,其远侧有纤毛,其中枢突集成约20条嗅丝,穿过筛骨直接进入嗅球。嗅觉感受器的适宜刺激为空气中有气味的化学物质。

嗅觉和其他感觉系统相似,各种气味在中枢引起特有的主观嗅觉感受。嗅觉的两个特点为:阈值较低,只要空气中含有极微量的某一种气味的物质,即可引起相应的嗅觉;存在明显的适应现象,当某种气味突然出现时可引起明显的嗅觉,但如果这种气味持续存在则感觉很快减弱或消失。

二、味 觉

味觉的感受器是味蕾,其主要分布在舌、腭、会厌等处,其中以舌菌状乳头和轮廓乳头上最多。每个味蕾都含有味细胞,味细胞顶端的纤毛为味觉感受的关键部位。味觉刺激主要有酸、苦、咸、甜四种,众多的味道均由这四种味觉组合而成。一般情况下不同物质的味道与他们的分子结构形式相关;而同一种物质由于其浓度不同所产生的味觉也会不一样。人体舌面的不同部位对不同味道刺激的敏感程度不一样,一般来讲舌尖部对甜味比较敏感,舌的两侧对酸味比较敏感,而舌的两侧的前部对咸味比较敏感,软腭和舌根则对苦味比较敏感。

研究表明,酸、苦、咸、甜这四种基本味觉的换能或跨膜信号的转换机制并不完全一样。另外,味觉也存在适应现象,当某种物质长时间刺激时,此种味觉的敏感度快速降低,而此时对其他物质的味觉并不影响。

思考题:

1. 简述感受器的分类及其生理特性。
2. 简述眼球的解剖结构。
3. 简述非正视眼所含内容及其发生机制。
4. 简述耳的解剖结构及听觉的形成机制。

(徐义勇)

第五章 血 液

血液(blood)是一种流动性结缔组织,循环于心血管系统内,具有运送营养物、代谢产物、热量及激素的运输功能;对入侵机体的细菌、病毒、寄生虫,以及其他有害物质发生免疫反应;通过生理止血、凝血和纤溶系统保持血液循环通畅,在维持内环境稳态中起重要作用。血液还是各种药物的载体,在研究药物在体内的过程及医疗诊断中,有重要价值。

第一节 体液和内环境

一、体 液

人体内含有大量液体,包括水和其中溶解的物质,总称体液(body fluid)。约占成人体重的60%。体液的 2/3 在细胞内,是细胞内各种生物化学反应得以进行的场所,称为细胞内液(intracellular fluid)。其余 1/3 的体液,为血管内的血浆、淋巴管内的淋巴液和细胞间隙与组织间隙的组织液,总称细胞外液(extracellular fluid)。细胞外液的 4/5 在血管外构成组织液、淋巴液、脑脊液等,1/5 在血管内成为血浆。细胞膜将细胞内液与细胞外液分开。

二、内环境及其相对稳定

机体的绝大部分细胞并不直接与外界环境接触,而是生活在细胞外液中,与细胞外液不断进行物质交换而维持其生命活动。这种细胞具体生活的液体环境——细胞外液,称为内环境,以区别于整个机体赖以生存的自然环境(外环境)。外环境变化很大,内环境则由于多种调节机制的作用而变化很小。内环境的相对稳定可使机体的组织器官少受乃至不受外界环境的干扰,保持其正常生理功能。人们把这种机体内环境相对恒定的功能状态,叫做内环境稳态。

内环境各项理化因素的相对恒定性,是人体生存的必要条件。因为机体新陈代谢过程是由细胞内许多复杂的酶促反应组成的,它要求的理化条件比较严格,如温度、pH 和其他离子浓度都必须保持在一定范围内,酶促反应才能完成。然而在机体生命过程中,内环境理化性质是不断地在改变的,而体液中的各种化学成分过多或过少,会在不同程度上妨碍机体的生命活动。例如血糖太低时,大脑细胞兴奋性降低,会出现昏迷现象;血浆蛋白过低可引起组织水肿。体温的高低也直接关系到细胞内的化学反应速度和它的功能状态;血液 pH 低于 7.0 时,中枢神经系统处于抑制状态,可导致死亡。由此可见,内环境的稳定性遭到破坏,会导致严重的后果。机体通过神经、体液和自身调节,使内环境的化学成分和理化特性始终保持在一定生理范围内,以免组织细胞受到伤害。内环境相对稳定,是一种动态平衡。

三、血液在维持内环境相对稳定中的作用

血液是机体细胞外液中最活跃的部分,它在心血管系统中循环流动,与其他细胞外液都保持相通。组织细胞可将其在代谢过程中产生的热量、水分、CO_2 和其他代谢产物,不断地排到周围的组织液中,但组织液的流动范围非常局限,必须靠血液及时运输,才避免这些物质过量堆积给组织细胞造

成的损害,进而保持机体活动的正常进行。据测定,人体每日产热量约为12kJ,这些热量之所以能均匀地分布到身体各部并保持住体温,与血液在体内的流动和血浆的热容量有密切的关系。体内细胞产生的酸性物质也进入血液,被血液中的缓冲体系所缓冲,同时它可通过血液运送到肺、肾和皮肤而排出体外,使血液 pH 保持相对恒定。

第二节　血液的组成和功能

一、血液的组成

正常血液为红色黏稠液体,比重为 1.050 ~ 1.060;血液由液体成分血浆和有形成分血细胞两部分组成。有形成分包括红细胞、白细胞和血小板(图5-1)。血浆中溶解有多种化学物质。按容积计算,血浆占55%,血细胞(主要是红细胞)约占45%。

从正常人体内抽出血液,放入有抗凝剂的试管中,混匀后,经离心沉降,管内血液分为两层:上层淡黄色透明液体是血浆,下层是血细胞。血细胞层中最上面一薄层为白细胞和血小板,其下呈红色,为红细胞。血细胞在血液中所占的容积百分比称血细胞比容(hematocrit)。健康成人的血细胞比容为40% ~ 50%(女性为37% ~ 48%)。其大小反映血液中红细胞的相对浓度。贫血患者血细胞比容降低。如果把从血管内抽出的血液放入不加抗凝剂的试管中,几分钟后就会凝固成血块。血凝块收缩,析出淡黄色澄明液体,称为血清(blood serum)。

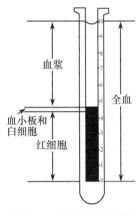

图 5-1　血液成分的比例

二、血浆的化学成分及其生理功能

血浆(blood plasma)含有大量水分和一定量溶质,这些成分是血浆理化特性和生理功能的物质基础。

(一)血浆蛋白

血浆蛋白可分为白蛋白、球蛋白和纤维蛋白原等,其主要功能如下:

1. 形成血浆胶体渗透压　白蛋白分子质量最小,含量最多,对于维持正常血浆胶体渗透压起主要作用。当肝脏合成白蛋白减少或经由尿中大量排出体外,使血浆白蛋白含量下降,胶体渗透压下降,导致全身水肿。

2. 参与免疫功能　球蛋白包括 α_1、α_2、α_3、β 和 γ 等几种成分,其中 γ(丙种)球蛋白含有多种抗体,能与抗原(如细菌、病毒或异种蛋白)相结合,从而杀灭致病因素。补体也是一种血浆中的蛋白质,它可与免疫球蛋白结合,共同作用于病原体或异物,破坏其细胞膜的结构,从而具有溶菌或溶细胞的作用。

3. 运输作用　血浆蛋白可与多种物质结合形成复合物,如一些激素、维生素、Ca^{2+} 和 Fe^{2+} 可与球蛋白结合,许多药物和脂肪酸则与白蛋白结合,在血液中运输。此外,血液中还有许多酶类,如蛋白酶、脂肪酶和转氨酶等,都可通过血浆运输而到达各种组织细胞。

4. 营养功能　正常成人体内有3L左右血浆,约含200g蛋白质,起着营养贮备的作用。

5. 缓冲作用　血浆白蛋白和它的钠盐组成缓冲对,与其他无机盐缓冲对一道,起着缓冲可能发生的酸碱度变化,以保持血液 pH 的稳定。

6. 参与凝血和抗凝血作用　血浆中纤维蛋白原和凝血酶等因子是引起血液凝固的成分。生理性抗凝物质与促进纤维溶解的物质都是血浆蛋白。

（二）非蛋白氮

血中蛋白质以外的含氮物质,总称非蛋白氮。主要是尿素,此外还有尿酸、肌酐、氨基酸、多肽、氨和胆红素等。其中氨基酸和多肽是营养物质,可参加各种组织蛋白质的合成。其余的物质多为机体代谢产物(废物),大部分经血液带到肾排出体外。

（三）不含氮有机物

血浆中所含的糖类主要是葡萄糖,简称血糖。正常人血糖含量比较稳定,在 $4.4 \sim 6.7$ mmol/L($80 \sim 120$ mg/dl)。血糖过高称高血糖,过低称低血糖,都会导致机体功能障碍。

血浆中所含脂肪类物质统称血脂,包括磷脂、三酰甘油(又称甘油三酯)和胆固醇等。这些物质是构成细胞成分和合成激素等物质的原料。

（四）无机盐

血浆中的无机物,绝大部分以离子状态存在。阳离子中以 Na^+ 浓度最高,还有 K^+、Ca^{2+} 和 Mg^{2+} 等,阴离子中以 Cl^- 最多,HCO_3^- 次之,还有 HPO_4^{2-} 和 SO_4^{2-} 等。NaCl 对维持血浆晶体渗透压和保持机体血量起着重要作用。血浆 Ca^{2+} 参与很多重要生理功能如维持神经肌肉的兴奋性,在肌肉兴奋-收缩耦联中起着重要作用。血浆中还有铜、铁、锰、锌、钴、碘等微量元素,是构成某些酶类、维生素或激素的必要原料,或与某些生理功能有关。

三、血液的理化特征

（一）红细胞的悬浮稳定性

悬浮稳定性(suspension stability)是指红细胞稳定地悬浮于血浆中的特性。将血液从体内取出与抗凝剂混匀,垂直静置于血沉管中,由于重力作用,红细胞将缓慢下沉,单位时间红细胞沉降的距离——红细胞沉降率(简称血沉)可作为红细胞悬浮稳定性大小的指标。正常男性的血沉 $0 \sim 15$ mm/h,女性 $0 \sim 20$ mm/h。妇女在月经期、妊娠期、分娩时血沉可加速。患某些疾病时,如肺结核、风湿病、肿瘤、贫血等血沉加速。

（二）血液黏滞性

液体在流动时,由于其内部分子或颗粒之间的摩擦力,表现出黏滞性(viscosity)。血液的黏滞性是血细胞及血浆蛋白分子间摩擦的结果。全血的黏滞性主要取决于红细胞数量,血浆的黏滞性取决于血浆蛋白和脂类的浓度,这些物质浓度越高黏滞性越大。血液黏滞性过高可使外周循环阻力增加,血压升高,还可影响血液流动的速度,从而影响器官的血液供应。

（三）血浆渗透压与红细胞渗透脆性

渗透压(osmotic pressure)的大小取决于溶液中溶质颗粒数目的多少。正常人的血浆在标准状态下渗透压约为 313mOsm/L,相当于 7 个大气压或 708.9kPa。血浆渗透压由两部分溶质组成:①小分子的晶体物质(主要是 NaCl,其次为 $NaHCO_3$ 和葡萄糖等)形成的渗透压称晶体渗透压,约为 705.6kPa。血浆和组织液的晶体渗透压基本相等。由于血细胞内外所含离子浓度不同,而细胞膜对离子通透又具有选择性,因此血浆晶体渗透压对维持细胞内外水平衡及血细胞的正常形态和功能十分重要。②血浆中大分子物质(主要是白蛋白,其次是球蛋白)形成的渗透压称为胶体渗透压,其数值较小,约为3.3kPa。但是胶体物质一般不能透过毛细血管壁,所以直接影响血液与组织液间的水分交换,对保持血浆和组织液间的液体量平衡方面起着重要作用。

以人体血浆的正常渗透压为标准,与此渗透压相等的溶液称为等渗溶液,如0.9% NaCl溶液或5%葡萄糖溶液等为人体或哺乳动物的等渗溶液。故通常将0.9% NaCl溶液称为生理盐水。渗透压高于血浆渗透压的溶液称为高渗溶液;低于血浆渗透压的溶液称为低渗溶液。正常状态下红细胞内的渗透压与血浆渗透压大致相等,这对保持红细胞的形态甚为重要。将机体红细胞置于等渗溶液(0.9% NaCl溶液)中,它能保持正常的大小和形态。但如把红细胞置于高渗溶液中,红细胞将因失水而皱缩。相反,若将红细胞置于低渗溶液中,水分进入细胞,红细胞膨胀变成球形,可致膨胀而破裂,血红蛋白释放入溶液中,称为溶血。红细胞渗透脆性试验即根据此原理设计,把正常人红细胞置入不同浓度的NaCl溶液中(从0.85%、0.8%、……、0.3% NaCl溶液),在0.45% NaCl溶液中,有部分红细胞开始破裂,当红细胞在0.35%或更低的NaCl溶液中,则全部红细胞都破裂。说明红细胞对低渗盐溶液有一定的抵抗能力,临床以0.45% NaCl到0.3% NaCl溶液为正常人体红细胞的脆性(也称抵抗力)范围。如果红细胞放在高于0.45% NaCl溶液中即出现破裂,表明红细胞的脆性大,抵抗力小;相反,放在低于0.45% NaCl溶液中时才出现破裂,表明脆性小,抵抗力大。

(四)血浆的pH

正常人血浆的pH为7.35~7.45。在新陈代谢过程中,虽然经常有各种酸性或碱性物质进入血液,但是血液的pH却波动很小,保持相对稳定,这是由于机体多方面调节的结果。血浆中有很多对缓冲物质,它们起着重要的缓冲pH的作用。其中有$NaHCO_3/H_2CO_3$(两者正常比值保持在20/1)、Na_2HPO_4/NaH_2PO_4和蛋白质钠盐/蛋白质等缓冲对。

第三节 血细胞的形态、发生和生理功能

一、红细胞、白细胞、血小板

(一)红细胞形态、数量与生理功能

红细胞(erythrocyte,red blood cell,RBC)呈双凹圆碟形,平均直径约8μm,边缘较厚。其表面积和体积之比大于球形,有利于红细胞的气体交换和变形。在通过直径比它小的毛细血管时,可以改变形状,通过后仍恢复原形。正常成熟的红细胞没有细胞核和细胞器,胞质内充满着丰富的血红蛋白。

红细胞是血液中数量最多的血细胞,我国成年男性为$(4.0 \sim 5.5) \times 10^{12}/L$,女性为$(3.8 \sim 4.6) \times 10^{12}/L$。红细胞数目可随外界条件和年龄的不同而有所改变,高原居民和新生儿可达$6.0 \times 10^{12}/L$以上,而经常从事体育锻炼的人红细胞数量也较多。红细胞中含有丰富的血红蛋白,是红细胞的功能物质。正常成年男性血红蛋白浓度为120~160g/L,女性为110~150g/L。若血液中血红蛋白浓度、红细胞数量低于正常则称为贫血。

红细胞的功能主要是运输O_2和CO_2,此外还在酸碱平衡中起一定的缓冲作用。这两项功能都是通过红细胞中的血红蛋白来实现的。血红蛋白与CO的亲和力比与氧的亲和力大210倍,当CO浓度增高时,血红蛋白多与CO结合,而丧失运输O_2的能力,患者缺氧,可危及生命,即为CO(或煤气)中毒。

（二）白细胞形态、分类计数与生理功能

白细胞（leukocyte，white blood cell，WBC）呈球形，有细胞核，体积比红细胞大。正常人白细胞计数在（4~10）×10^9/L范围内。血涂片中白细胞，经复合染料染色后，可根据其形态差异和细胞质内有无特殊颗粒分为五种细胞（表5-1）。

表 5-1　正常人白细胞分类计数及形态特征

名称	百分比	形态特征
中性粒细胞	50%~70%	细胞核为杆状或分叶状，细胞质充满细小、粉红色的中性颗粒
嗜酸粒细胞	3%~5%	细胞核多分两叶，胞质充满粗大、均匀、橘红色的嗜酸性颗粒
嗜碱粒细胞	0.5%~1%	细胞核不规则，胞质充满大小不等，染成深蓝色的嗜碱性颗粒
淋巴细胞	25%~30%	核较大，呈圆形或椭圆形，胞质很少，染成天蓝色
单核细胞	7%	核呈肾形或马蹄形，胞质染成灰蓝色含细小的紫红色颗粒

白细胞是机体防御系统的一个重要组成部分。它通过吞噬、产生抗体等方式来抵御和消灭入侵的病原微生物。

吞噬作用：是最基本的防卫机制之一。中性粒细胞和单核细胞的吞噬能力很强，嗜酸粒细胞虽然游走性很强，但吞噬力较弱。白细胞可以通过毛细血管的内皮间隙，从血管内渗出，在组织间隙中游走。它们可吞噬侵入的细菌、病毒、寄生虫等病原体和一些坏死的组织碎片。白细胞能向异物入侵处聚集，并将其吞噬，称为白细胞的趋化性。由于细菌体或死亡的细胞所产生的化学刺激，诱发白细胞向该处移动。中性粒细胞内的颗粒为溶酶体，内含多种水解酶，能消化其所摄取的病原体或其他异物。一般一个白细胞处理5~25个细菌后，本身也就死亡。死亡的白细胞称脓细胞。单核细胞在血液内仅生活数天，即进入肝、脾、肺和淋巴等组织转变为巨噬细胞，其吞噬对象主要为进入细胞内的致病物，如细菌、疟原虫和真菌等。巨噬细胞还能分泌活性因子，激活淋巴细胞的特异免疫功能。此外，它还具有识别和杀伤肿瘤细胞，清除衰老与损伤细胞的作用。

特异性免疫：淋巴细胞也称免疫细胞，在机体特异性免疫应答过程中起核心作用。即针对某一种特异性抗原，产生与之相对应的特异性抗体或进行局部性细胞反应，以杀灭或清除特异性抗原的过程，称为特异性免疫。T细胞在血液中占淋巴细胞总数的70%~80%，执行细胞免疫和免疫调节功能。T细胞接受抗原刺激后，分化成为具有免疫活性的致敏淋巴细胞，随血液或淋巴液抵达抗原所在地，该细胞与抗原直接接触，分泌免疫活性物质而发挥作用，该种免疫方式称为细胞免疫。B细胞在血液中约占淋巴细胞的15%。当受到抗原刺激时，成为具有免疫活性的浆细胞，产生并分泌多种抗体（即免疫球蛋白），抗体能中和、沉淀、凝集或溶解抗原，以消除对其机体的有害作用。通常将这种免疫方式，称为体液免疫。

嗜碱粒细胞的功能：嗜碱粒细胞的颗粒内含有组胺、肝素和过敏性慢反应物质等。肝素有抗凝血作用，组胺可改变毛细血管的通透性。过敏性慢反应物质是一种脂类分子，能引起平滑肌收缩。机体发生荨麻疹、哮喘等过敏反应时与这些物质有关。嗜碱粒细胞在结缔组织和黏膜上皮内时，称肥大细胞，其结构和功能与嗜碱粒细胞相似。

嗜酸粒细胞的功能：能限制嗜碱粒细胞和肥大细胞在过敏反应中的作用，还可参与机体对寄生虫的免疫。

（三）血小板形态、数量与生理功能

血小板（thrombocyte，platelet）是从骨髓成熟巨核细胞胞质脱落下来的小块胞质，体积很小，直径

为 $2 \sim 4\mu m$，厚 $1\mu m$，正常时呈圆盘状，但有时可伸出伪足。血小板无细胞核，但有线粒体、微管和微丝等细胞器。健康成人血小板数为 $(100 \sim 300) \times 10^9/L$，血小板过多易发生血栓，血小板减少易发生出血。

血小板的生理功能表现为促进止血和加速凝血。当血管损伤而内皮细胞下结构暴露时，胶原纤维与血液中的血小板接触，两者黏附在一起。尔后，此处更多的血小板聚集成团，形成松软的止血栓。血小板的聚集与其本身释放的 ADP 和前列腺素等活性物质有关。此外，在创伤出血时，血小板还释放出肾上腺素和 5-羟色胺，引起局部血管平滑肌收缩，使血管口径缩小，有利于止血；血小板因子Ⅲ与其他组织凝血因素一起加速血液凝固过程，促使血凝块的形成，堵塞出血伤口。

血小板的生理功能还表现为营养和支持作用。血小板有维护毛细血管壁完整性的功能。血小板与毛细血管内皮细胞相互粘连与融合，从而填补和修复内皮细胞损伤而产生的裂隙，使红细胞不能逸出血管外。当体内血小板数目锐减时，上述功能难以完成，红细胞容易逸出，可发生自发性出血现象，出现紫癜。

二、血细胞的生成与破坏

在机体的生命过程中，每天都有一部分衰老的血细胞被破坏，同时又有一部分新生的血细胞进入血液循环。血细胞的生成与破坏这两个过程保持着动态平衡。因此正常人血液中血细胞的数量保持相对稳定。人体所有的血细胞都是在造血器官内产生并发育成熟的。成人的造血器官主要是红骨髓，此外还有脾和淋巴结等器官。红骨髓是各种细胞的共同祖先——多能造血干细胞所在地。在发育过程中它进一步分化成为淋巴系干细胞和髓系干细胞，两者再分化出各系祖细胞，各系原始细胞、幼稚细胞和成熟细胞。

红细胞的生成与破坏：红系细胞经原始细胞、早幼红细胞、中幼红细胞、晚幼红细胞阶段逐渐分化成熟，脱去细胞核变成网织红细胞，进而发育为成熟红细胞，进入血液循环。当机体红细胞数目减少或缺氧时，肾脏促红细胞生成素释放增多，促进骨髓红细胞的生成和释放，增加循环血中红细胞数目，提高血液的运氧能力。此外，雄激素也可刺激骨髓红细胞的生成，故成年男性的红细胞数目高于女性。一般红细胞因衰老而被破坏，但也可因物理、化学或其他病理原因而被破坏。红细胞破坏后，血管中的中性粒细胞和单核细胞可将其吞噬，也可当血液流经肝和脾时，被其中的单核-吞噬细胞系统的巨噬细胞清除。红细胞被吞噬后，血红蛋白分解成珠蛋白和血红素，二者均被摄取回收再利用。

粒细胞的生成与破坏：白细胞的组成主要为中性粒细胞和淋巴细胞，尤其以中性粒细胞为主，白细胞的增减通常就是中性粒细胞的增减，此处论述中性粒细胞的生成与破坏。粒系细胞也是经造血干细胞、祖细胞、原始细胞、早幼粒细胞、中幼粒细胞、晚幼粒细胞、杆状核粒细胞、分叶核粒细胞阶段分化成熟，在此过程中，根据其功能和形态特点，人为地划分为干细胞池、生长成熟池和功能池三个阶段。前两个阶段是在骨髓中增殖分化，粒细胞成熟后从骨髓释放至外周血就进入功能池。进入外周血的粒细胞约半数随血液循环运行，其余则附着于小静脉和毛细血管壁上，这两部分细胞经常随机交换，形成动态平衡。粒细胞在功能池贮留时间仅 $10 \sim 12h$，半衰期仅 $6 \sim 7h$。粒细胞在毛细血管丰富的脏器，如肺、肝、脾、消化道等以随机方式逸出血管壁进入组织。组织中粒细胞约为血管内的 20 倍。进入组织的粒细胞不再返回血循环，在组织中的生存期为 $1 \sim 3$ 天，在局部逐渐衰亡或经呼吸道、消化道黏膜表面随分泌物排出。

血小板的生成与破坏：生成血小板的巨核细胞也是从骨髓中的造血干细胞分化发展而来的。此过程受巨核系集落刺激因子和促血小板生成素两种调节因子调节。血小板进入血液后，只在开始 2 天具有生理功能，但平均寿命可有 $7 \sim 14$ 天。在生理止血活动中，血小板聚集后本身将解体并释放出全部活性物质，它也可能融入血管内皮细胞。衰老的血小板是在脾、肝和肺组织中被吞噬的。

第四节 血液凝固和纤维蛋白溶解

血液在心血管处于液体状态是保持血液不断循环流动的必要条件之一。当血管壁受到损伤血液流出血管时，或血液从机体抽到体外时，血液很快凝固成块。血液由流体状态变为不能流动的胶冻状凝块的过程称为血液凝固（blood coagulation）。血块堵住受伤血管壁起到止血作用。因此凝血也是机体的一种保护性生理过程。小血管损伤后血液将从血管流出，数分钟后即可自行停止，称为生理止血。其具体过程为小血管受伤后立即收缩，若破损不大即可使血管封闭。紧接着血管内膜损伤和组织暴露可以激活血小板和血浆中凝血因子，使激活的血小板黏附于内膜下组织，聚集成松软的止血栓以填塞伤口。在局部迅速出现血凝块，由于凝血系统的活动构成牢固的止血栓，有效地制止出血。

一、凝血因子

血浆与组织中直接参与凝血的物质，统称为凝血因子（blood coagulation factor），按其发现时间的先后次序，以罗马数字命名，作为国际上通用的名称。从因子Ⅰ到ⅩⅢ（表5-2）。其中因子Ⅵ是因子Ⅴ的激活物，不是一个独立的凝血因子，已被取消。故目前凝血因子实际只有12个，其中，除因子Ⅳ为 Ca^{2+} 外，其余都是蛋白质，主要由肝脏产生。其中因子Ⅱ、Ⅶ、Ⅸ、Ⅹ在合成过程中还依赖维生素K的参与，又称依K因子。因子Ⅲ由组织细胞产生，通常存在于血管外，其余因子均存在于血浆中。有些凝血因子（Ⅱ、Ⅸ、Ⅹ、Ⅺ、Ⅻ），在血浆中并无活性，须经过水解作用，在其肽链的一定部位切下一个片段，以暴露或形成活性中心，才呈现活性，这个过程谓之激活。激活的凝血因子，常在该因子代号的右下角加"a"字，以示区别。

表 5-2　凝血因子

因子	中文同义名	因子	中文同义名
Ⅰ	纤维蛋白原	Ⅷ	抗血友病球蛋白
Ⅱ	凝血酶原	Ⅸ	血浆凝血活素成分
Ⅲ	组织因子	Ⅹ	Stuart-Prower 因子
Ⅳ	Ca^{2+}	Ⅺ	血浆凝血活素前体
Ⅴ	血浆加速球蛋白	Ⅻ	接触因子
Ⅶ	稳定因子	ⅩⅢ	纤维蛋白稳定因子

二、血液凝固过程

（一）凝血过程

血液凝固的过程是一个复杂的连锁反应，大致分为三个主要步骤（图5-2）。

1. 凝血酶原激活物的形成　凝血酶原激活物不是一种单纯物质，而是一组复合物形成过程，根据其形成始动途径和参与因子的不同，可将凝血分为内源性凝血和外源性凝血两条途径。现认为两条凝血途径并不是各自独立，而是相互密切联系，在整个凝血过程中可能发挥不同的作用。

内源性途径：血浆中凝血因子Ⅻ与受损血管壁内的胶原接触后，就被激活成Ⅻa，它再催化因子Ⅺ成为Ⅺa，Ⅺa继而催化因Ⅸ成为Ⅸa，因子Ⅸa、因子Ⅷ和血小板磷脂等共同催化因子Ⅹ成Ⅹa。上述过程参与凝血的因子均存在于血管内的血浆中,故取名为内源性凝血途径。

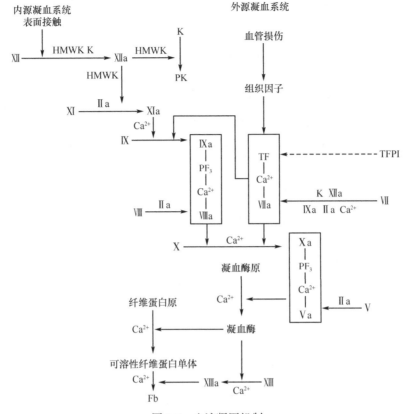

图5-2 血液凝固机制

HMWK:高相对分子质量激肽原;K:激肽释放酶;PK:激肽释放酶原;TFPI:组织因子途径抑制物;
Fb:纤维蛋白;TF:组织因子(——→ 活化 ---→抑制)

外源性途径:当组织受外伤时,释放出因子Ⅲ,它必须与因子Ⅶ和Ca^{2+}形成复合物。此复合物可催化因子 X 成 Xa。因其依靠血管外组织释放的因子Ⅲ启动,故名外源性激活途径。

以下的步骤,内源性途径与外源性途径相同,即 Xa 与因子 V 在血小板磷脂和Ca^{2+}参与下,形成凝血酶原激活物。

2. 凝血酶原转变为凝血酶 在凝血酶原激活物的作用下,激活凝血酶原(Ⅱ),使其转变为凝血酶(Ⅱa)。

3. 生成血浆纤维蛋白完成凝血 凝血酶和Ca^{2+}促使血浆纤维蛋白原转变为纤维蛋白单体。在Ca^{2+}和因子ⅩⅢa的催化下,形成纤维蛋白多聚体,呈不溶解状态。它们相互连接,以蛋白质细丝纵横交织成网,将各种血细胞网罗其中,形成血块,完成血凝过程。血块紧缩后所析出的液体即血清。

(二) 体内抗凝血作用

由于正常血管内皮是完整而滑润的,没有组织因子的释放,也不存在凝血起始因子Ⅻ接触激活与血小板粘附、聚集和释放的条件。另一方面体内存在着很多抗凝血物质,所以血管内一般不发生凝血。

1. 抗凝血酶 血液中的抗凝血酶以抗凝血酶Ⅲ(AT-Ⅲ)最重要,它能与凝血酶以1:1形成等分子复合物。由于它的精氨酸残基部位与凝血酶的丝氨酸残基(活性部位)相结合,从而使凝血酶丧失活性。

2. 肝素 是一种酸性黏多糖,主要由肥大细胞产生,几乎存在于所有组织中,尤以血浆、肺和肝中含量最多。肝素与 AT-Ⅲ 结合后,可使后者与凝血酶的亲和力增强约 100 倍,并使两者结合得更快,更稳定,从而使凝血酶失去活性。

三、纤维蛋白溶解系统

血液凝固过程中形成的纤维蛋白,被分解液化的过程,称为纤维蛋白溶解(简称纤溶)(fibrinolysis)。纤溶是体内重要的抗凝血过程。它和血凝过程一样,也是机体的一种保护性生理反应。对体内血液保持液体状态与管道畅通起着重要的作用。纤溶系统包括纤维蛋白溶解酶原(纤溶酶原)、纤维蛋白溶解酶(纤溶酶)、纤溶酶原激活物与纤溶抑制物四种成分。

(一)纤维蛋白溶解的基本过程

纤溶的基本过程分为两个阶段:纤溶酶原的激活与纤维蛋白的降解。

1. 纤溶酶原的激活 纤溶酶原在肝、骨髓、嗜酸粒细胞和肾中合成,然后进入血液中,很容易被它的作用底物——纤维蛋白所吸附。正常情况下,血浆中纤溶酶原无活性,在纤溶酶原激活物的作用下,转变成具有催化活性的纤溶酶。

纤溶酶原激活物存在于血液、各种组织和组织液中,也可由微生物产生。主要有两类:

组织纤溶酶原激活物(tPA):存在于很多种组织细胞中,以子宫、甲状腺和淋巴结等组织中含量最高,肺和卵巢次之。正常时,tPA 存在于细胞内,当组织受损时释放入血促使纤溶酶原变为纤溶酶。如实施甲状腺手术后,常易发生渗血现象;又如妇女的月经血也不凝固,都与这些组织内含有丰富的 tPA 有关。

尿激酶样纤溶酶原激活物:尿液中含有纤溶酶原激活物,称尿激酶。它是肾及泌尿道上皮细胞释放的。

某些细菌也含有激活纤溶酶原的物质。如链球菌中含有链激酶和葡萄球菌中含有葡激酶,故机体感染这些细菌后,也可激活纤溶酶原成为纤溶酶。

2. 纤维蛋白的降解 纤溶酶可以水解纤维蛋白(原)肽链上各个赖氨酸-精氨酸相连接的部位,从而逐步将整个纤维蛋白分子分割成很多可溶性的小肽,这些小肽统称为纤维蛋白降解产物。此降解产物一般不再凝固。

(二)纤维蛋白和血液凝固之间的动态平衡

正常情况时,体内形成少量纤维蛋白后,由于纤溶系统的作用,纤维蛋白随即溶解,使血液保持流动通畅。如果血管受损,首先产生血凝块或血栓以达到止血,然后由于纤溶系统的作用,血凝块或血栓可以溶解、液化,使血管再通畅,这样两方面保持着动态平衡。如平衡遭破坏,则出现病理现象。如纤溶过弱,就可能出现血栓形成和纤维蛋白沉积过多现象,广泛小血管形成微血栓。如果纤溶过强或血液凝固过程有障碍,会影响止血功能,使机体呈现出血和渗血现象。

第五节 血型和输血

血型(blood group)是指血细胞膜上特异性抗原的类型。最早发现的是红细胞的血型,以后相继发现白细胞、血小板,甚至一般组织细胞也有"血型",受独立的遗传基因控制。存在若干个相互关联的抗原抗体组成的血型体系,称为血型系统。血型血清学的研究也已发展成为"免疫血液学"这一门新的独立学科,它在临床医学、人类学、遗传学、法医学、考古学等方面的应用日趋广泛,尤其在输血、器官移植、骨髓移植等临床实践中发挥着重要的作用。

一、红细胞血型系统

红细胞血型是发现最早的人类血型,继 1900 年发现 ABO 血型之后,至少又发现 20 多个红细胞血型系统,每个血型系统中可含有 1 个或若干不同的抗原。总共至少有 400 多种血型抗原。由于很多血型在人体内没有相应的天然抗体,多数血型抗原的抗原性较弱,不易刺激人体产生抗体,故在输血及器官移植等方面的临床意义不大。而其中最重要的是 ABO 血型系统,其次为 Rh 血型系统。

(一) ABO 血型系统

1. 血型凝集原　凝集原是存在于红细胞表面的一种糖蛋白,它在凝集反应中起着抗原的作用。ABO 血型是根据红细胞所含的凝集原而划分的。有 A 和 B 两种凝集原。根据它们的组合,可以有四种类型:①红细胞表面含有 A 凝集原的称为 A 型;②红细胞表面含有 B 凝集原的称为 B 型;③含有 A 和 B 两种凝集原的称为 AB 型;④既无 A,也无 B 凝集原的称为 O 型。

2. 血型凝集素　能与红细胞膜上的凝集原起反应的特异抗体称为凝集素。人血浆中含有两类凝集素:抗 A 和抗 B。它们属于天然抗体,婴儿出生后半年,血液中将出现抗体。天然抗体多系 IgM,不能通过胎盘。在同一个体血清中,不含有它本身红细胞抗原相对抗的抗体。A 型血中只有抗 B 抗体;B 型血中只有抗 A 抗体;AB 型血中无抗 A 抗体和抗 B 抗体;O 型血中既有抗 A 抗体,又有抗 B 抗体。

(二) Rh 血型系统

Rh 血型的抗原最早是在恒河猴(Rhesus monkey)的红细胞中发现的,称 Rh 抗原。已经发现 Rh 抗原有 C、c、D、E、e 几种,其中 D 的抗原性最强。凡红细胞有 D 抗原者称 Rh 阳性,不含 D 抗原者为 Rh 阴性。我国汉族人 Rh 阳性率达 99%,但有些少数民族 Rh 阳性率较低。

正常 Rh 阴性者血浆中本来不含天然抗 Rh 抗体,只有接受 Rh 抗原刺激后才能产生相应抗体。这种人第一次接受 Rh 阳性血液输血时,不会发生凝集反应,但在其血液中将产生抗 Rh 抗体。当他第二次接受 Rh 阳性的血液时,输入血液中的红细胞与该抗体结合,在补体作用下,红细胞破裂,发生溶血反应,造成严重后果。另外 Rh 阴性的母亲,如怀孕胎儿为 Rh 阳性血型,胎儿的红细胞可因胎盘绒毛脱落等原因而进入母体循环,使母亲产生 Rh 抗体,由于 Rh 抗体属于 IgG 类抗体,可通过胎盘,因此当她再次妊娠时,Rh 抗体可通过胎盘进入胎儿,如胎儿仍为 Rh 阳性血型,则发生红细胞与该抗体结合,发生溶血反应而死亡,成为死胎。这在 Rh 阴性人群较多地区应引起高度重视。

二、白细胞与血小板血型系统

(一) 白细胞抗原系统

白细胞抗原可分为白细胞本身特有的以及与其他血液成分共有的两大类,后者包括 HLA 抗原及某些红细胞血型抗原。

HLA 是 1954 年 Dausset 首先在人类白细胞上发现的,称为人类白细胞抗原(human leukocyte antigen,HLA)。HLA 系统是人类最主要的组织相容性复合物,又称组织相容性抗原。它是一种膜抗原,不仅是白细胞所特有,除存在于淋巴细胞、单核细胞、粒细胞外,还存在于血小板、原纤维细胞,以及胎盘、肾、脾、肺、肝、心、精子、皮肤等组织细胞上。1987 年在第 10 届国际组织相容讨论会上确定了 HLA 的命名标准,是以控制 HLA 遗传的基因座的名称命名。HLA 系统的遗传受控于第 6 号染色体短臂上紧密连锁的基因座。在 HLA 遗传区域包含三类紧密相连的基因座。HLA 是共显性遗传,每个基因座上的等位基因紧密按顺序连锁,构成一个单体型(单倍型),来自父母各一方的一个单体型组成一个人的基因型,故 HLA 系统是一个复杂的多态性遗传系统。目前已发现 HLA 系统有 140 多种特异性抗原,通过不同的组合,人类可有上亿种不同组合的白细胞抗原型。在应用于亲子鉴定时,要有相同的表现型的机会极少。因此,做亲子关系的否定性判定上,HLA 测定可达到 90% 以上的可靠性。HLA 配型在器官移植时与提高移植物存活率上有非常密切的关系。供体和受体的 HLA-A、HLA-B、HLA-D、HLA-DR 完全相同者的存活率明显高于不同者,特别是 HLA-DR 的配合对提高移植物的存活率尤为主重要。

(二) 血小板抗原及抗体

血小板具有与其他血液成分共有的抗原,如与白细胞共有的抗原 HLA,与红细胞共有的抗原 ABO、Mn、P、Ii 等。血小板特有的抗原主要有 HPA-1(亦称 Zw 系统)、HPA-2(Ko 系统)系统,此外,还有 HPA-3、HPA-4、HPA-5 系统,这些抗原系统均是由遗传决定的。血小板抗体包括同种抗体和自身抗体。血小板同种抗体是由输血、输血小板或妊娠等同种免疫反应产生。当再输入血小板后,可使输入的血小板迅速破坏,或降低输入的血小板存活时间,造成输血后血小板减少症。或在输血后 1 周左右发生紫癜,称输血后紫癜。HPA-1 系统的抗体多为 IgG,可通过胎盘引起新生儿血小板减少性紫癜。多数原发性血小板减少性紫癜患者血清中可存在血小板自身抗体,这种抗体可通过胎盘使新生儿发生一过性免疫性血小板减少症。

三、输 血

(一) 血量

人体内血液的总量称为血量(blood volume),包括血浆和血细胞。正常成人的血量相当于体重的 7%~8%。一个体重 60kg 的人,有 4200~4800ml 血液。在安静状态下,人体绝大部分血液是在心血管中迅速流动,这部分血量称为循环血量,还有一小部分血液滞留于肝、脾、肺和小静脉等处,流动较慢,称为储存血量。当人体在激烈运动、情绪激动或大量失血时,储存血量被动员出来,以增加循环血量,从而适应机体活动的需要。一般男性的血量较女性稍高,女性在妊娠期血量增加。幼儿的血量以每千克体重计较成人高。身体强壮者的血量较瘦弱者高。血量的相对稳定,是维持正常血压、保证全身组织得到充分血液供应的必要条件。一般情况下,人体一次失血不超过血量的 10%,对生命活动没有明显影响。此时可调运储存血量及时补充;水分和无机盐由组织渗入血管,在 1~2h 内完成血浆量的恢复;血浆蛋白由肝脏加速合成可在 1 天左右恢复;红细胞和血红蛋白恢复较慢,但也能在 1 个月内完成。如果一次急性失血超过血量的 20%,人体的生命活动将会受到显著影响。如失血超过血量的 30%,则危及生命,需及时输血进行抢救。

(二) 输血的原则

输血是治疗某些疾病,保障一些手术顺利进行和抢救伤员生命的重要手段。为了保证输血的安全性,避免发生事故,必须遵守输血的原则。

通常在输血时,首先必须保证供血者与受血者的 ABO 血型相合,因为这一系统的不相容输血常引起严重反应。对于在生育年龄的女性和需要反复输血的患者,还必须使供血者与受血者的 Rh 血型相合,以避免受血者在被致敏后产生抗 Rh 抗体。

　　即使在 ABO 血型相同的患者间进行输血,在输血前必须进行交叉配血试验,即不仅把供血者的红细胞与受血者的血清进行配合试验(主侧试验);而且要把受血者的红细胞与供血者的血清做配合试验(次侧试验)。如果两侧试验都没有凝集反应,即为配血相合,可以进行输血。如果主侧有凝集反应,则为配血不合,不能输血。如果主侧不凝集,而次侧有凝集反应,只能在应急情况下,少量、慢输,并密切观察,如发生输血反应立即停止输注。

　　以往曾把 O 型血称为"万能供血者"这并不完全正确。虽然输血时主要考虑供血者的红细胞不被受血者的血浆所凝集,由于 O 型红细胞不含 A、B 凝集原,不会被其他血型的受血者血浆所凝集,可以输给其他血型的受血者。但也应注意到,O 型血的血浆中存在着抗 A、抗 B 凝集素,当这些抗体进入到其他血型的受血者体内后,也可能作用于受血者红细胞而发生意外。因此,仅在无法得到同型血的紧急情况下,才考虑将 O 型血输给其他血型的患者。此时若输入量不大,输入的抗 A、抗 B 凝集素可被受血者血浆所稀释,浓度下降,尚不至于发生危险。但仍应注意少量、缓输,并密切观察有无输血反应。

　　随着医学和科技的进步,输血疗法已从原来的单纯输全血发展为成分输血。成分输血是把血液中的各种有效成分,如红细胞、粒细胞、血小板、血浆分别制备成高纯度或高浓度的制品,输入治疗该成分缺乏的疾病。例如:①恢复血容量,可用血浆、血浆代用品等;②补充携氧能力,用红细胞;③补充胶体渗透压,用白蛋白;④治疗粒细胞缺乏症所引起的严重感染,用浓缩粒细胞;⑤预防和治疗血小板数目减少或功能紊乱所引起的出血,用富含血小板血浆或浓缩血小板;⑥预防和治疗凝血因子缺乏所引起的出血,选用Ⅷ因子、Ⅴ因子、纤维蛋白原等。成分输血提倡一血多用,一人献血,多人收益,使一份血发挥最大的治疗价值。这样既减少不良反应,又能节约血源。

思考题:↘

1. 血液有哪些功能? 血液中各有形成分的生理特性和功能是什么?
2. 简述血液凝固的基本过程。
3. 简述输血的原则、Rh 血型的特点及临床意义。

(张艳超)

第六章　循环系统

循环系统是由心脏和血管组成的封闭管道系统。心脏是推动血液流动的动力器官,血管是血液流动的管道。

第一节　心脏的结构

一、心脏的外形结构及比邻

心脏位于胸腔内,膈肌的上方,两肺之间,大约2/3居正中线的左侧,1/3居右侧。呈圆锥形,分心尖部与心底部。心尖圆钝,向左前下方,由左心室构成,平对左侧第5肋间隙,锁骨中线内侧1~2cm处。由于心尖邻近胸壁,因此在胸前壁左侧第5肋间隙常可看到或摸到心尖的搏动。心底朝右后上方,大部分由左心房、小部分由右心房构成,与食管等后纵隔的器官相邻。左、右各有两条肺静脉注入左心房,上、下腔静脉分别开口于右心房的上部和下部。心的表面有三条浅沟,近心底处,有一环形的冠状沟,冠状沟将心房与心室分开。从冠状沟发出两条纵行的浅沟,一条自心脏的前面(胸肋面)向下至心尖右侧,称前室间沟,另一条自心的膈面向下至心尖右侧称后室间沟。前、后室间沟是左、右心室在心表面的分界(图6-1)。

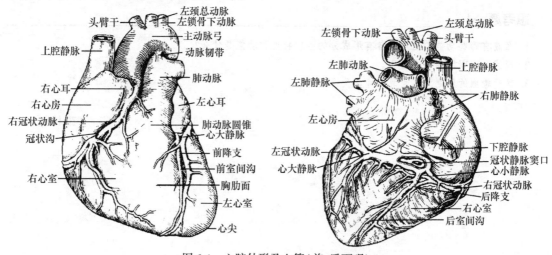

图6-1　心脏外形及血管(前、后面观)

心的前面大部分被肺和胸膜遮盖,只有一小部分借心包与胸骨体和肋软骨直接相邻。心的两侧与肺和胸膜腔相邻。心的后方有食管、迷走神经和胸主动脉。心的下方为膈。心的上方连着心的大血管。在右心室与肺动脉之间,左心室与主动脉之间各有三个半月形的瓣膜,分别称为肺动脉瓣和主动脉瓣,血液自心室流向动脉时半月瓣开放;血液由动脉回流时,半月瓣相互靠紧使动脉和心室之间的口关闭,防止血液倒流回心室。

二、心腔及壁的结构

心是一个肌性器官,有较强的收缩能力。心壁由心内膜、心肌层和心外膜三层组成。

心内膜是心壁最内的一层结构,表面为内皮。心内膜表面极为光滑,有利于血液流动。心内膜下层含有少量血管、结缔组织和心脏传导系境的末梢浦肯野纤维。心内膜在房室口和动脉口处突入心腔折叠成房室瓣和半月瓣。心肌层是心壁最厚的一层,主要由多层排列的心肌纤维所组成,心室肌比心房肌厚,两者是不连续的。心外膜为心最外面的一层,即心包的脏层,由间皮及其下方的结缔组织和脂肪细胞所组成。冠状血管行于心外膜内。心由中隔分为互不相通的左右两半,每半各分为心房和心室。心共有四个腔,即右心房与右心室、左心房与左心室。每侧心房和心室借房室口相通。右心房与上、下腔静脉相连,左心房与肺静脉相连,右心室与肺动脉相连,左心室与主动脉相连。在心房与心室交界处的房室口有房室瓣。右房室瓣共有三个瓣膜称三尖瓣。左房室瓣有两个瓣膜,称二尖瓣。房室瓣通过腱索附着于心室内壁的乳头肌上。在右心室与肺动脉之间,左心室与主动脉之间各有三个半月形的瓣膜,分别称为肺动脉瓣和主动脉瓣,血液自心室流向动脉时半月瓣开放;血液由动脉回流时,半月瓣相互靠紧使动脉和心室之间的口关闭,防止血液倒流回心室(图6-2)。

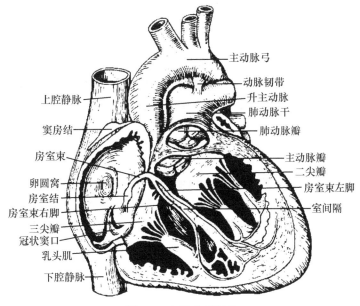

图6-2 心脏内部结构

1. 右心房 位于心的右上部,壁薄腔大。右心房可分为前、后两部,前部为固有心房,后部为腔静脉窦。其前部呈锥形突出,遮于主动脉根部右侧,称右心耳。在右心房的后内侧壁,房间隔的下部有一浅窝称卵圆窝,为胎儿时期的卵圆孔在出生后闭锁形成的遗迹。

2. 右心室 位于右心房的前下方,是心腔最靠前方的部分,靠近胸骨和左侧第4、5肋软骨的后面,心内注射多在第4肋间隙旁胸骨左缘注入该室。右心室腔按功能可分为流入道和流出道,两部以室上嵴为界。流入道的入口为右房室口,流出道的出口称肺动脉口。室上嵴是介于两口之间的弓形肌性隆起。其作用是在心室收缩时帮助缩窄右房室口,室上嵴肥大可引起漏斗部狭窄。右房室口位于右心室的后上方,呈卵圆形,周径11cm左右,约可容自身的三个手指尖。口周缘为结缔组织构成的纤维环,环上附有三个近似三角形的帆状瓣膜,叫做右房室瓣或称三尖瓣,按部位分为前瓣、后瓣和隔侧瓣。瓣膜的尖端指向室腔,瓣的边缘与室面通过数条结缔组织细索——腱索连于乳头肌。由于乳头肌的收缩,腱索牵紧瓣膜,使之不能翻入右心房,从而防止血流的逆流。肺动脉口的周缘附有三个袋状半月形的瓣膜叫做肺动脉瓣,分别叫前半月瓣、左半月瓣和右半月瓣。瓣膜顺血流方向开向肺动脉,心室舒张时,瓣膜关闭,以防止血流倒流回右心室。

3. 左心房 构成心底的大部分,位于主动脉和肺动脉起始部的后方,其向左前方突出的部分称左心耳。左心房有四个静脉入口,左、右各二,开口于左心房的后壁。左心房的出口为左房室口,位于左心房的前下部。

4. 左心室 位于右心室的左后下方,其壁厚为右心室的2~3倍。左心室腔也分为流入道和流出道。流入道的内口称左房室口,左房室口较右房室口小,位于左心室的右后上方。口周缘纤维环上附有两个近似三角形的瓣膜叫做左房室瓣或称二尖瓣。前(尖)瓣较大,位于前内侧,介于主动脉口和左房室口之间,借此将左心室腔分为流入道和流出道两部分。后(尖)瓣较小,位于后外侧。前、后瓣底部的内、外侧端连合分别称前外侧连合和后外侧连后。二尖瓣的边缘和心室面也有腱索连于乳头肌。左室乳头肌较右室者大,分前、后两组(个)。前乳头肌起于左心室前壁中部,后乳头肌起于后壁的内侧部。每个乳头肌发出的腱索均连于两个瓣膜的相对缘上。左心室流出道壁光滑无肉柱,称主动脉前庭,它的出口为主动脉口,位于左房室口的前侧,其周缘的纤维环上附有三个半月形袋状的瓣膜,称主动脉瓣,分别叫做左半月瓣、右半月瓣和后半月瓣。瓣膜与动脉壁之间的内腔膨大称主动脉窦。在主动脉右窦和左窦处分别有右冠状动脉和左冠状动脉的开口。心室收缩时,血液推动左房室瓣,关闭左房室口,同时冲开主动脉瓣,血液射入主动脉。心室舒张时,主动脉瓣关闭,阻止血液倒流回左心室,同时二尖瓣开放,左心房血液流入左心室。

左右两侧的心房、心室收缩与舒张同步,两侧房室瓣和两动脉瓣的启闭也是同步的。房室瓣的生理意义在于防止血液从心室逆流入心房,从而保证了血液的定向流动。

三、特殊传递束

心有节律地跳动,是由于心本身有一种特殊的心肌纤维,它没有收缩能力,而具有自动节律性兴奋的能力。发生兴奋和传导兴奋的组织,起着控制心脏节律性活动,并协调房、室肌细胞按一定时间顺序发生兴奋和收缩的作用。心的传导系统包括窦房结、房室交界、房室结、房室束和浦肯野末梢纤维网。

窦房结:位于右心房和上腔静脉连接处,主要有P细胞和过渡细胞组成。P细胞是自律细胞,位于窦房结中心部分,是心脏的起搏点;过渡细胞位于周边部分,不具有自律性,其作用是将P细胞自动产生的兴奋向外传播到心房肌。

心房传导束,含浦肯野细胞,又分结间束(解剖上尚未获证明)和房间束。三条结间束将窦房结产生的兴奋传导到房室交界。房间束将兴奋由右心房传至左心房。

房室交界:又称为房室结区,是心房与心室之间的特殊传导组织,是心房兴奋传入心室的通道。由起搏细胞和移行细胞组成。其意义是使房、室不同时收缩,保证心脏射血机能的实现。房室交界主要包括以下三个功能区域:①房结区,位于心房和结区之间,具有传导性和自律性。②结区,相当于光学显微镜所见的房室结,具有传导性,无自律性。③结希区,位于结区和希氏束之间,具有传导性和自律性。

房室束(又称希氏束)及其分支:房室束走行于室间隔内,在室间隔膜部开始分为左右两支,右束支较细,沿途分支少,分布于右心室,左束支呈带状,分支多,分布于左心室,房室束主要含浦肯野细胞。

浦肯野纤维网:是左右束支的最后分支,由于分支很多,形成网状,密布于左右心室的心内膜下,并垂直向心外膜侧伸延,再与普通心室肌细胞相连接。房室束及末梢浦肯野纤维网的作用,是将心房传来的兴奋迅速传播到整个心室。

第二节　心脏的泵血功能

一、心动周期

心房或心室每收缩和舒张一次,称为一个心动周期(图6-3)。它包括收缩期和舒张期,即心房收缩、心房舒张、心室收缩和心室舒张四个过程。心室的收缩是推动血流的主要力量,习惯上以心室舒缩的起止作为心动周期的标志,把心室的收缩期称为收缩期。心室的舒张期称为舒张期。成年人心率每分钟为75次时,心动周期历时大约为0.8s。在一个心动周期中,心房首先收缩,持续0.1s,随后舒张0.7s。在心房收缩结束后不久,心室开始收缩。收缩持续时间0.3s,随后舒张0.5s。当心率加快时,收缩期和舒张期均缩短,但舒张期缩短更显著。在一个心动周期中,心房、心室共同舒张的时间约为0.4s,这一时间称为全心舒张期,有利于血液流回心室及心脏的持久活动。

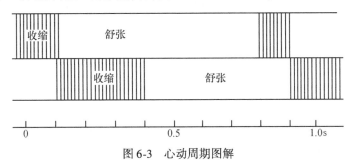

图6-3　心动周期图解

二、心脏的射(泵)血过程

血液在心脏中按一定方向流动,经心房流向心室,由心室射入动脉。心脏的循环分为体循环和肺循环。

体循环(又称大循环)路径:心室收缩时,动脉血自左心室流入主动脉然后经各级动脉分支到达全身毛细血管,在此进行物质交换和气体交换,血液变成静脉血。后经上、下腔静脉和冠状窦流回至右心房。

肺循环(又称小循环)路径:经体循环返回心的静脉血从右心房流入右心室。右室收缩时,血液流入肺动脉,流入肺泡壁的毛细血管网,血液在此进行气体交换,静脉血变成动脉血。然后经肺静脉回左心房。在左心房,经二尖瓣射血到左心室,再开始体循环,周而复始。

在心脏的泵血过程中,以心房的收缩作为一个心动周期的开始。心室舒缩活动所引起的心室内压的变化是促进血液流动的主动力,而瓣膜的开放和关闭则决定着血液的流动方向。现以左心为例说明心脏的泵血过程。

1. 心房收缩期　心房开始收缩之前,心正处于全心舒张期,心房、心室内压力均比较低。由于静脉血不断流入心房,心房压还略高于心室压,房室瓣处于开的状态,血液由心房流入心室,使心室充盈。此时心室压远比主动脉压低,故半月瓣是关闭的。当心房收缩时,再将其中的血液挤入心室,使心室充盈量进一步增加。心房收缩持续时间约为0.1s,随后进入舒张期。

2. 心室收缩期　包括等容收缩相和射血相,后者又分为快速射血相和缓慢射血相。

(1)等容收缩相:心房进入舒张期后不久,心室开始收缩,心室内压逐渐升高。当心室内压超过心房内压时,房室瓣关闭,此时心室内压力仍低于主动脉压,半月瓣仍处于关闭状态,心室成为一个封闭腔。这时心室肌强烈收缩使心室内压急剧升高,而心室容积不变,称等容收缩相。此期心肌纤维虽无缩短,但肌张力及室内压急速增加。此过程持续约0.05s,时程长短与心肌收缩能力及后负荷(主动脉和肺动脉的压力)有关。

(2)射血相:当心室肌收缩使心室内压超过主动脉压时,则血液推开半月瓣而射入动脉,进入射血相。在射血相开始初期,由于心室肌仍在强烈收缩,心室内压上升达峰值,故射入动脉的血量多,流速快,这段时间称为快速射血相(0.10s)。此后,随着心室内血液减少,心室肌收缩力量随之减弱,射血速度逐步减慢,这段时间称为缓慢射血相(0.15s)。

3. 心室舒张期 包括等容舒张相和心室充盈相,后者又分为快速充盈相、缓慢充盈相和心房收缩充盈。

(1)等容舒张相:心室收缩后开始舒张,心室内压下降,主动脉内血液向心室方向反流,推动半月瓣,使之关闭。这时心室内压仍高于心房内压,房室瓣依然处于关闭状态,心室又成封闭腔。此时,由于心室肌舒张,室内压急剧下降,但容积并不改变,称为等容舒张期,持续0.06~0.08s。

(2)心室充盈相:当心室内压继续下降到低于心房内压时,心房中血液推开房室瓣,快速流入心室,心室容积迅速增加,称为快速充盈相(0.11s)。随后,血液以较慢的速度继续流入心室,心室容积进一步增加,称为缓慢充盈相(0.22s)。此后,进入下一个心动周期。

三、衡量泵血的指标

1. 心排血量 每搏输出量为一次心跳、一侧心室射出的血量,又称搏出量。成人安静状态每搏输出量约为70ml。每分钟一侧心室射出的血量,称为每分输出量,简称心排血量,等于每搏输出量与心率的乘积。

每一平方米体表面积计算的每分排血量,称为心指数(cardiac index),是进行不同个体之间心脏功能比较的指标。

2. 射血分数 心室舒张末期充盈量最大,此时的心室容积称为舒张末期容积。心室射血期末,容积最小,此时的心室容积称为收缩末期容积。心室舒张末期容积与收缩末期容积之差,即为搏出量。正常成年人,在心室舒张末期容积约145ml,收缩末期容积约75ml,搏出量约70 ml。可见,心脏每次搏动,心室内的血液并没有全部射出。射血分数就是指搏出量占心室舒张末期容积的百分数。健康成年人射血分数为55%~60%。

当心室异常扩大时,其搏出量可能与正常人没有明显差别,但它并不与已经增大了的舒张末期容积相适应,射血分数明显下降,心室功能减退。健康成人体位变化时,如从站立位变为卧位,回心血量增加,舒张末期容量可增加。机体也能通过改变舒张末期和收缩末期容量来改变每搏输出量,甚至可增加1倍。若单纯依据搏出量来评定心脏功能,则可能做出错误判断。

四、心脏泵血功能的调节

调节心排血量使之适应机体需要,具有重要意义,决定心排血量的因素为每搏输出量和心率。人体处于安静状态时,每分心排血量为4~6L,剧烈运动时,可增加4~7倍。

1. 每搏输出量的调节 在心率恒定的情况下,心室的射血量既取决于心肌纤维缩短的程度和速度,也取决于心室肌产生张力的程度和速度。也就是说,心肌收缩强,速度越快,射出的血量就愈多;反之则减少。

(1)异长调节:是指搏出量决定于收缩前心肌纤维的初长度,在一定范围内,心脏初长度愈长,收缩张力也愈强,搏出量也愈多。心室肌的初长度取决于心室收缩前进入心室的血液量或由于这些血量在心室内所形成的压力,也就是心室收缩前容积或压力。通常将心室收缩前的室内压(舒张末期压)称为前负荷,而初长度由前负荷决定;将大动脉压称为后负荷。

异长调节的主要作用是对搏出量进行精细调节。例如,当体位改变或动脉血压突然增高,导致射血量减少等少数情况下所出现的充盈量的微小变化,都可通过异长调节机制来改变搏出量使之与充盈量达到新的平衡。

(2) 等长调节:机体在进行体力活动或体育锻炼时,搏出量有明显增加,而此时心室舒张末期容积不一定增大。此时搏出量的增加不是由于增长心肌初长度所引起的,而是由于心肌收缩能力增加所致,这种取决于心肌本身收缩活动的强度和速度的改变而引起的搏出量的改变,称为等长调节。

(3) 后负荷对搏出量的影响:心室肌的后负荷主要是指大动脉血压。在心率、心肌初长度和收缩能力不变的情况下,如果动脉压增高,则射血相心室肌纤维缩短的程度和速度均减少,搏出量因而减少。在正常情况下,如果动脉压增高所引起的搏出量减少,造成心内余血增加,又可继发性地引起异长调节,而增加心肌收缩张力,使搏出量恢复到正常水平。

2. 心率对心排血量的影响　在一定范围内,心率增加可使心排血量增多。但如果心率每分钟超过170~180次,则反而引起心排血量减少,这是由于心室舒张期缩短,回心血量减少所致。反之,当心率过慢(每分钟少于40次),心排血量也减少。这是由于心室舒张期过长,心室充盈已接近限度,再延长心室舒张时间也不能相应增加搏出量,故心排血量减少。

第三节　心肌的生理

在循环系统中,心脏起着泵血的功能,推动血液循环。心脏的这种功能是由心肌进行节律性的收缩与舒张及瓣膜的活动而实现的。心肌的收缩活动又决定于心肌具有兴奋性、传导性等生理特性。

一、心肌的兴奋性

根据组织学特点、电生理特性和功能上的区别,可将心肌细胞分为两大类。一类是普通细胞,它们包括心房肌和心室肌,具有收缩功能,称为工作细胞。工作细胞属于非自律性细胞,它无自律性,但它具有兴奋性和传导性。另一类是一些特殊分化了的心肌细胞,组成心脏的特殊传导系统,主要包括 P 细胞和浦肯野细胞,它们含肌原纤维很少或完全缺乏,故已无收缩功能,除具有兴奋性、传导性外,还具有自动产生节律性兴奋的能力,故称为自律细胞。

1. 静息电位　心肌细胞和骨骼肌一样,在静息状态下膜内电位为负,膜外为正,呈极化状态,这种静息状态下膜内外的电位差称为静息电位。非自律细胞的静息电位稳定,膜内电位低于膜外电位90mV 左右。自律细胞如窦房结细胞和浦肯野细胞的静息电位不稳定,称为舒张期电位。心肌细胞静息电位产生的原理基本上与神经、骨骼肌细胞相似。

2. 动作电位　心肌细胞的动作电位升支与降支不对称。复极过程比较复杂,持续时间长。不同部分心肌细胞动作电位形态波幅都有所不同。按照心肌细胞电活动的特点,可以分为快反应细胞和慢反应细胞。快反应细胞包括:心室肌、心房肌和浦肯野细胞,前两者属非自律细胞,后者属自律细胞。快反应细胞动作电位的特点是去极化速度快、振幅大、复极过程缓慢,并可分为几个期。慢反应细胞包括窦房结、房室结。慢反应细胞的主要特点是去极化速度慢、振幅小、复极缓慢且无明显的时相区分,传导速度慢。

(1) 有效不应期:心肌细胞发生一次兴奋时,其动作电位从 0~3 期,膜电位复极达到-55mV 这一期间内,不论用多强的刺激,肌膜都不会发生兴奋,此期称为绝对不应期。膜电位由-55mV 恢复到−60mV这一期间内,如果给予足够强度的刺激,肌膜可产生局部反应,但不能兴奋。因此心肌细胞的动作电位由0期开始到3期复极达到−60mV这一段时期称为有效不应期。

(2)相对不应期:从有效不应期完毕,膜电位从−60mV复极至−80mV这一段时间内,给予阈刺激,心肌仍不能引起兴奋反应,但用阈上刺激时,则可引起兴奋,这段时间为相对不应期。

(3)超常期:在相对不应期后,心肌细胞继续复极化,膜内电位由−80mV复极到−90mV这一段时期内,用阈下刺激,心肌即能引起兴奋,表明此期兴奋性高于正常,故称为超常期。超常期后复极完毕膜电位恢复正常静息电位水平,兴奋性也恢复正常。

3. 期前收缩和代偿间歇　正常情况下,心室按窦房结传来的冲动进行节律性活动。如果在有效不应期后下一次窦房结兴奋传来之前受到窦房结以外的额外刺激,可提前产生一次兴奋和收缩,称期前兴奋和期前收缩。期前兴奋也有它的有效不应期,紧接着期前兴奋之后传来的一次窦性兴奋,落在了期前兴奋的有效不应期内,未能引起心室兴奋和收缩,必须等下一次窦房结兴奋传来,才引起心室兴奋和收缩。这样,在期前收缩后,有一个较长的心室舒张期,称为代偿间歇。

二、心肌的自动节律性

细胞在没有外来刺激的条件下,能自动地产生节律性兴奋的特性称为自动节律性,简称自律性。窦房结的自律性最高,约100次/秒,浦肯野细胞最低约为25次/秒。窦房结是心脏的正常起搏点,由窦房结控制的心跳节律,称窦性心律(sinus rhythm)。由于窦房结的控制,其他自律组织的自律性不能表现出来,称为潜在起搏点,在异常情况下由潜在起搏点控制的心脏活动,称异位节律。

三、心肌的传导性

窦房结发生的兴奋可直接通过心房肌传到整个左、右心房,引起心房兴奋,同时窦房结的兴奋通过心房肌迅速传到房室交界区,然后通过房室束经左、右束支传到浦肯野纤维网,引起整个心室肌兴奋。

各种心肌细胞的传导性高低不同,故心肌各部的传导速度不同,如浦肯野纤维的传导速度可达4m/s,心房肌、心室肌的传导速度较慢(心房肌约为0.4m/s,心室肌约为1m/s),房室交界的传导速度很慢,仅为0.02m/s。房室交界是正常时兴奋由心房进入心室的唯一通道,由于房室交界的传导速度最慢,故兴奋通过房室交界时延搁一段时间(为0.1～0.45s),称房室延搁,它可保证心房收缩完毕后心室才开始收缩,有利于心房、心室各自完成它们的功能。

四、心肌的收缩性

心肌在肌膜动作电位的触发下,发生收缩反应的特性称之为收缩性。心肌收缩的原理基本上同骨骼肌,与骨骼肌收缩的不同点是心肌中的肌浆网终池很不发达,容积较小,其中钙的储存量比骨骼肌中的少,因此细胞外液中钙的浓度对心肌收缩力影响较大。因而心肌细胞不产生强直收缩。心脏收缩具有“全或无”的特点,即心脏的收缩一旦发生,它的收缩强度就是近于相等的,而与刺激的强度无关。正常情况下,心脏内的特殊传导系统可加速兴奋的传导,窦房结发生的兴奋几乎同时到达左右心房各部,故心房收缩是同步的。心房收缩后,由房室束传至左右心室肌的兴奋也几乎同时到达左右心室各部,因此左右心室的收缩也是同步的。

心肌纤维同步收缩对心脏完成泵血功能是非常重要的,如果心肌纤维不能产生同步收缩而各自收缩与舒张则形成纤维性颤动(纤颤)。

第四节　血管生理

一、血管的种类、结构与分布

从生理功能上将血管主要分为以下几类:

1. 弹性贮器血管　指主动脉、肺动脉主干及其发出的最大分支。这些血管管壁坚厚而富含弹性纤维,有明显的可扩张性和弹性,可将血液从心脏运送到身体各个部位。

2. 分配血管　从弹性贮器血管至小动脉、微小脉之间的血管。可将血液输送至各器官组织。

3. 阻力血管　小动脉和微动脉。口径小,管壁平滑肌丰富,其口径的改变对外周阻力影响很大。

4. 交换血管　真毛细血管。通透性大,为血管内外液体进行物质交换的场所。

5. 容量血管　静脉。口径较粗,管壁较薄,故容量大且可扩性大,有血液储存库的作用。静脉瓣可以有效防止血液倒流。

二、动脉血压与动脉脉搏

(一) 动脉血压的生理意义

动脉血压一般也常简称血压,它在循环中能促使血液克服阻力,向前流动。如动脉血压过低(低血压),则不能维持血液有效循环,某些器官得不到足够血液供应就要影响其正常功能。血压过高(高血压)则增加心脏和血管的负荷,严重时可引起心室扩大,心排血量减少,使循环功能发生障碍。血压过高还可导致血管破裂,严重时影响生命。因此动脉血压应维持在相对稳定的水平。

心动周期中,心室收缩时,动脉血压升高,其最高值称为心缩压或收缩压;心室舒张时血压下降,其最低值称为心舒压或舒张压。收缩压与舒张压之差称为脉压。通常临床多以肱动脉血压代表动脉血压。正常人的血压随性别和年龄而异,一般男性高于女性、老年高于幼年。其正常值:收缩压为 13.3～16.0kPa(100～120mmHg),舒张压为 8.0～10.6kPa(60～80mmHg),脉压为 4.0～5.3kPa(30～40mmHg)。

(二) 动脉血压的形成和影响因素

1. 动脉血压的形成　是多种因素相互作用的结果。首先在心血管的封闭管道中必须有足够的血液充盈,这是形成血压的前提。在具有足够充盈压的基础下,血压的形成尚需具备三个因素:心脏射血、外周阻力和大动脉弹性。现将血压的形成过程简述如下:

心脏在循环系统中起着泵血的作用,心室肌收缩,将血液射入主动脉。由于外周阻力的存在,心室肌收缩时所释放的能量,一部分成为推动血液前进的动力,而转为血液的动能;另一部分形成对血管壁的侧压,并使血管壁扩张,而转为势能。如果仅有心室肌收缩,射出血液,而血管系统中无一定阻力,则心室收缩的能量全部转为动能,射出的血液全部流至外周血管,因而不能使动脉压升高。由此可见,动脉血压的形成是心室射血和外周阻力两者相互作用的结果。

正常情况下,心室每次收缩时向主动脉射入 60～80ml 血液。由于外周阻力(主要在小动脉和微动脉处),只有搏出量 1/3 的血液能从主动脉流向外周,其余 2/3 被储存在主动脉和大动脉内,将主动脉和大动脉进一步扩张,主动脉压随之升高,成为收缩压。当心室舒张时,射血停止,但此时大动脉的弹性纤维回缩,把血管内储存的那部分血流继续向前推动,血压随着血量的逐渐减少而逐渐下降,到下次心脏收缩以前达到最低,即为舒张压。故大动脉的弹性一方面具有缓冲心室射血时对血管壁突然增大的压力,使收缩压不致太高,另一方面,在心脏舒张期能继续推动血液前进,使心室间断的射血变为动脉内的持续血流,同时形成舒张压。

2. 动脉血压的影响因素

（1）心排血量:如心排血量增多,则血压升高;反之,心排血量减少,则血压下降。心排血量取决于心率和搏出量,搏出量增大,若心率和外周阻力不变,收缩压明显升高,而舒张压升高较小,脉压增大;如心率加快,而其他因素不变,则舒张压明显升高,脉压减小。

（2）外周阻力:主要指小动脉和微动脉处所形成的阻力。如果心排血量不变而外周阻力增加,舒张压升高较收缩压的升高明显,脉压变小。反之,当外周阻力减小时,舒张压的降低比收缩压明显,故脉压加大。可见,在一般情况下,舒张压的高低,主要反映外周阻力的大小。

（3）大动脉弹性:老年人动脉壁中的弹性纤维发生变性,弹性减弱。因此老年人动脉血压与青年人相比较,收缩压较高,舒张压较低,脉压增大。

（4）循环血量:失血时,循环血量减少血压下降。

（三）动脉脉搏

在每一个心动周期中心室的收缩和舒张,引起动脉扩张和回缩,这种发生在主动脉根部的搏动波可沿着动脉壁依次向全身各动脉传播,这种有节律的动脉搏动,称为脉搏。在手术时暴露动脉可以直接看到这种搏动。用手指也可以摸到身体浅表部位的脉搏。脉搏的强弱与心排血量、动脉的可扩张性和外周阻力有密切关系。因此,脉搏是反映心血管功能的一项重要指标。

三、静脉血压和静脉回心血量

静脉的功能除作为血液回流心脏的通道外,还具有调节血液循环血流量的功能。

中心静脉压是指胸腔内大静脉和右心房内的压力。而各器官静脉血压称为外周静脉压。正常人中心静脉压为 $0.4 \sim 1.2 kPa(4 \sim 12 \ cm \ H_2O)$,它可以反映整个机体静脉血回流情况。中心静脉压的高低取决于心脏射血能力和静脉回心血量。

促进静脉回流的根本因素是静脉起点(小静脉)与止点(腔静脉)之间的压力差。因此,凡能升高小静脉压力或降低腔静脉压力的因素都能促进静脉回流,反之则不利于静脉回流。影响静脉回流的因素有心肌收缩力、体位、骨骼肌的挤压作用和呼吸运动等。

心肌收缩力愈强,心室排空越完全,舒张时心室内压力愈低,吸引心房及大静脉内血液回心室愈快。相反,收缩力减弱,不能及时地把回心血液排出去,血液大量淤积于心房和大静脉中,致使中心静脉压升高,静脉回流受阻。

四、微 循 环

微循环是指微动脉和微静脉之间的血液循环。微循环的基本功能是实现血液和组织之间的物质交换。

（一）微循环的组成与通路

微循环有微动脉、后微动脉、毛细血管前括约肌、真毛细血管、通血毛细血管(或称直捷通路)、动静脉吻合支和微静脉等部分所组成,在微动脉和微静脉之间有三条通路。

1. 直捷通路 通路经常处于开放状态,血流速度较快。它的主要生理意义在于能使血液迅速通过微循环进入静脉,它在物质交换上意义不大。在骨骼肌中这类通路较多。

2. 动-静脉短路　这类通路在皮肤等处分布较多,有调节体温作用。

3. 迂回通路　是血液和组织液进行物质交换的场所,故又称营养通路。

(二) 微循环的调节

真毛细血管的开放与关闭受后微动脉与毛细血管前括约肌所控制。后微动脉和毛细血管前括约肌收缩时,其后的真毛细血管关闭;舒张时,其后的真毛细血管开放。后微动脉和毛细血管前括约肌的舒缩活动主要受局部代谢活动的调节。代谢产物如乳酸、二氧化碳、组胺及低氧等促使后微动脉和毛细血管前括约肌舒张;而肾上腺素、去甲肾上腺素和血管紧张素使之收缩。当真毛细血管关闭一段时间后,局部组织中的代谢产物聚积增多,氧分压降低,使该处的后微动脉和毛细血管前括约肌舒张而导致真毛细血管开放,血流通畅以运走局部组织中积聚的代谢产物。随后,后微动脉和毛细血管前括约肌又收缩,使真毛细血管又关闭。在安静时,肌肉中的真毛细血管大约只有 20% 开放。在一般情况下,后微动脉和毛细血管前括约肌的这种收缩和舒张的交替每分钟 5～10 次。

五、组织液的生成与回流

(一) 组织液生成

组织液是由血浆通过毛细血管壁过滤而形成并再经重吸收回流入血液,组织液生成的动力为有效滤过压,可用下列公式表示

有效滤过压=(毛细血管压+组织液胶体渗透压)-(组织液静水压+血浆胶体渗透压)

正常情况下,毛细血管动脉端的有效滤过压力为正值 1.33kPa,毛细血管静脉端的有效滤过压为 -1.07kPa,故血浆成分由毛细血管动脉端滤出而生成组织液,约 90% 在毛细血管静脉端回流入血液,约 10% 组织液流入毛细淋巴管形成淋巴液,经淋巴循环而入体循环。

(二) 影响组织液生成的因素

毛细血管血压增高或通透性增加都可引起组织液生成增多形成水肿。例如机体某部位发生炎症时,其局部小动脉扩张,由动脉进入毛细血管的血量加大,使毛细血管血压升高,同时毛细血管通透性增大,局部组织液生成增多。淋巴回流障碍,如丝虫病患者,局部淋巴管由于病变而阻塞,组织液积聚,出现局部水肿。血浆胶体渗透压降低,如某些肾疾患,因大量蛋白质由尿中排出,血浆胶体渗透压降低,而导致组织液生成增多,出现全身水肿。毛细血管通透性增高时则可滤出血浆蛋白。在烧伤、过敏反应时,由于局部组胺等物质大量释放,血管壁通透性增高,致使部分血浆蛋白滤出血管,使组织液胶体渗透压升高,有效滤过压升高,组织液生成增多,回流减少,引起水肿。

六、淋巴液的生成与回流

淋巴系统是组织液回流入血的一条重要的旁路。毛细淋巴管的盲端起始于组织间隙,相互吻合成网,并逐渐汇合成大的淋巴管,淋巴管收集全身的淋巴液,最后由右淋巴导管和胸导管导入静脉。淋巴系统也是从胃肠道吸收营养物质的主要途径之一,对脂肪的吸收起着重要的作用,由肠道吸收的脂肪的 80%～90% 都经由这一途径被输送入血。同时淋巴回流可调节体液平衡,具有防御和免疫功能。

（一）淋巴液的生成和回流

淋巴液来源于组织液,通过毛细淋巴管稍膨大的盲端吸收,组织液与毛细淋巴管内淋巴液之间的压力差是促其形成的动力。压力差升高则淋巴液产生的速度加快。组织液一旦进入淋巴管就成为淋巴液,因而其成分与该处的组织液非常相近。毛细淋巴管彼此吻合成网,逐渐汇合成较大的集合淋巴管,集合淋巴管壁平滑肌的收缩活动和淋巴管腔内的瓣膜共同构成"淋巴管泵",可促进淋巴回流。

正常成年人在安静状态下每小时大约有 120ml 的淋巴液进入血液循环。来自右侧头颈部、右臂和右胸部约 20ml 的淋巴液经由右淋巴导管导入静脉,其余 100ml 的淋巴液都通过胸导管导入静脉。人体每天生成 2～4L 的淋巴液,大致相当于全身的血浆总量。

（二）影响淋巴液生成和回流的因素

组织液和毛细淋巴管内淋巴液之间的压力差是促进组织液进入淋巴管的动力。因此,凡是能增加组织液压力的因素都能增加淋巴液的生成。如毛细血管血压升高、血浆胶体渗透压降低、组织液胶体渗透压以及毛细血管通透性增高等。"淋巴管泵"可促进淋巴回流。此外,外周骨骼肌的节律性收缩、相邻动脉的搏动以及外部物体对组织的压迫等,都可以促进淋巴回流。而淋巴管和淋巴结急慢性炎症、肉芽肿形成、丝虫虫体等均可引起淋巴系统阻塞,引起淋巴窦和淋巴管扩张。

"象皮肿"是晚期丝虫病时皮肤的突出病变,多见于下肢、阴囊等处。由于丝虫虫体阻塞淋巴管,淋巴液回流受阻,阻塞部位的下端发生淋巴水肿,组织间隙内有多量淋巴液贮积。由于淋巴液含蛋白质,可刺激纤维组织增生,而增生的纤维组织又可加重淋巴液的滞留。这样反复作用的结果,造成皮下组织增生,皮肤粗糙增厚,与幼象的皮肤相似,故称"象皮肿"。

第五节　心血管活动的调节

一、神经调节

（一）心脏和血管的神经支配及调节中枢（图 6-4）

1. 心迷走中枢与心迷走神经　延髓的心迷走中枢具有一定的紧张性,经常发放一定低频冲动通过心迷走神经对心脏起抑制作用。心迷走的节后纤维支配心脏的窦房结、心房肌、房室交界、房室束及其分支。节后纤维末梢释放乙酰胆碱与心肌细胞膜上的 M 受体结合,使心率减慢、心肌收缩力减弱,以至心排血量减少,血压下降。

2. 心交感中枢与心交感神经　延髓的心交感中枢也具有一定的紧张性,经常发放一定的低频冲动,通过心交感神经对心脏起兴奋作用。其节后纤维支配心脏各部,末梢释放去甲肾上腺素,与心肌细胞膜上的 β_1 受体结合,使心率加快、房室传导速度加快、心肌收缩力增强。因此,心排血量增多,血压升高。

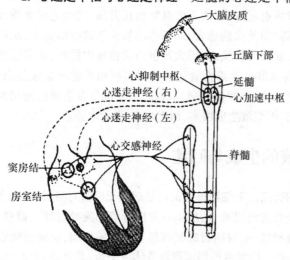

图 6-4　心脏的神经支配

3. 交感缩血管中枢和血管的神经支配　　延髓交感缩血管中枢有一定的紧张性,经常发放低频冲动,通过交感缩血管纤维,支配全身的绝大多数血管。当交感缩血管中枢紧张性活动增强,发放冲动增多,使阻力血管收缩,外周阻力增加;容量血管收缩,增加静脉回流量,从而使血压升高。反之,使血压降低。个别血管(如脑、外生殖器、骨骼肌)有交感舒血管纤维支配,使血管舒张,但对总外周阻力影响不大。

(二) 心血管反射

神经系统对心血管活动的调节是通过各种心血管反射来实现的。各种心血管反射的生理意义都在于维持机体内环境的相对稳定以及机体适应环境的变化。

1. 颈动脉窦和主动脉弓压力感受性反射(降压反射)　　当动脉血压升高时,动脉管壁被牵张的程度升高,颈动脉窦、主动脉弓压力感受器发放的传入冲动也就增加,经窦神经(舌咽神经)和迷走神经进入延髓,使心交感中枢和交感缩血管中枢活动减弱,心迷走中枢活动增强,通过传出神经至心脏和血管,使心排血量减少,血管舒张,血压下降。

降压反射的生理意义在于使动脉血压保持相对稳定,不至于发生过分的波动。

2. 颈动脉体和主动脉体化学感受性反射　　当血液中某些化学物质成分改变,如缺氧、CO_2分压过高、pH降低时,颈动脉体和主动脉体化学感受器受到刺激,冲动由传入神经传入延髓,使延髓内呼吸神经元和心血管活动神经元活动发生改变,一方面引起呼吸加深加快,另一方面交感缩血管中枢紧张性升高,使血管收缩,血压升高。

二、体液调节

体液调节是指血液和组织液中的一些化学物质对心血管的调节作用。

(一) 肾上腺素和去甲肾上腺素

肾上腺素和去甲肾上腺素主要来自肾上腺髓质。肾上腺素既能与α受体结合,又能与β受体结合。而去甲肾上腺素主要与α受体结合,虽也可与心肌的$β_1$受体结合,但和血管平滑肌$β_2$受体结合能力较差。肾上腺素与心肌$β_1$受体结合可引起正性变时和正性变力效应,使心排血量增加。又由于不同器官的血管平滑肌α和β受体的分布和密度不同,故肾上腺素对不同部位的血管作用不同。静脉注射肾上腺素能使心排血量增加,但对动脉血压的作用不显著。在临床上肾上腺素多用作强心急救药。去甲肾上腺素主要与血管平滑肌上α受体相结合,可使全身各器官的血管收缩,外周阻力增大,动脉血压上升,故临床上多用作升压药。

(二) 血管紧张素

血浆中的血管紧张素原,在肾脏分泌的肾素作用下转变为血管紧张素 I ,又在转换酶的作用下转变为血管紧张素 II ,其中血管紧张素 II 有强烈的缩血管作用。使小动脉收缩,外周阻力增大,同时回心血量增多,心排血量增加,导致动脉血压升高。

(三) 血管升压素

血管升压素(抗利尿激素)是下丘脑视上核和室旁核一部分神经元合成的,运输到神经垂体后释放出来,常有少量进入血液循环。它可促进肾集合管对水的重吸收,而增加血量。大剂量时使血管平滑肌收缩,从而增加外周阻力,血压升高。

三、自身调节

实验证明,除了前面说的神经调节和体液调节之外,在一定的血压变动范围内,器官、组织的血流仍能通过局部的调节,又称自身调节,心脏的泵血功能也有自身调节机制。一般认为有两类:

1. 代谢性自身调节 组织细胞代谢需要氧,并产生各种代谢产物。局部组织中的氧和代谢产物对该组织局部的血流量起代谢性自身调节作用。当组织代谢活动增强时,局部组织中氧分压降低,代谢产物积聚增加。组织中氧分压降低以及多种代谢产物,如 CO_2、H^+、腺苷、ATP、K^+等,都能使局部的微动脉和毛细血管前括约肌舒张。因此,当组织的代谢活动加强(如肌肉运动)时,局部的血流量增多,故能向组织提供更多的氧,并带走代谢产物。这种代谢性局部舒血管效应有时相当明显,如果同时发生交感缩血管神经活动加强,该局部组织的血管仍舒张。

2. 肌源性自身调节 许多血管平滑肌本身经常保持一定的紧张性收缩,称为肌源性活动。血管平滑肌还有一个特性,即当被牵张时其肌源性活动加强。因此,当供应某一器官的血管的灌注压突然升高时,由于血管跨壁压增大,血管平滑肌受到牵张刺激,于是肌源性活动增强。这种现象在毛细血管前阻力血管段特别明显。其结果是器官的血流阻力增大,器官的血流量不致因灌注压升高而增多,即器官血流量能因此保持相对稳定。当器官血管的灌注压突然降低时,则发生相反的变化,即阻力血管舒张,血流量仍保持相对稳定。这种肌源性的自身调节现象,在肾血管表现特别明显,在脑、心、肝、肠系膜和骨骼肌的血管也能看到,但皮肤血管一般没有这种表现。在实验中用罂粟碱、水合氯醛或氰化钠等药物抑制平滑肌的活动后,肌源性自身调节现象也随之消失。

思考题:

1. 心脏的腔室是如何实现通连的?
2. 心音产生的机制是什么?
3. 心电图的发生机制是什么?

(牟青杰　孙嘉斌)

第七章 呼吸系统

第一节 呼吸系统的解剖结构

呼吸系统由呼吸道和肺两部分组成。呼吸道是气体进出肺的通道,包括鼻、咽、喉、气管、支气管及其分支。临床上常将鼻、咽、喉称为上呼吸道;将气管和支气管及其肺内的分支称为下呼吸道(图7-1)。

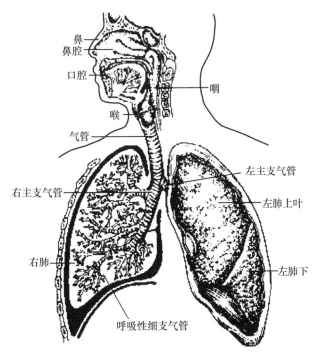

图 7-1　呼吸系统概貌

呼吸系统的主要功能是进行气体交换,不断地从外界环境吸入氧,排出二氧化碳,以保持机体新陈代谢的正常进行。肺是气体交换的场所,习惯上称为呼吸器官。此外,鼻还有嗅觉功能,喉兼有发音作用。

一、呼　吸　道

(一) 鼻

鼻为呼吸道起始部,又是嗅觉器官,由外鼻、鼻腔、鼻旁窦三部分组成。

1. 外鼻　位于面部中央,以骨和软骨为支架,表面覆以皮肤。上端较窄称鼻根;向前下延续的狭长部称鼻背;下端突向前方称鼻尖;鼻尖两侧较膨大部称鼻翼;下方有一对开口称鼻前孔。

2. 鼻腔　位于颅前部下方,由骨和软骨作支架,内衬以皮肤或黏膜。鼻腔被鼻中隔分成左、右两半。前经鼻前孔与外界相通,后经鼻后孔通鼻咽部。鼻腔可分为鼻前庭和固有鼻腔两部分。

（1）鼻前庭：是鼻腔前下部较为扩张的部分，主要位于鼻翼和鼻尖的内面。其表面覆以皮肤，生有鼻毛，有过滤灰尘、净化吸入空气的作用。鼻前庭缺少皮下组织，皮肤与软骨紧密相连，发生疖肿时疼痛较为剧烈。

（2）固有鼻腔：是鼻腔的主要部分，其壁由骨和软骨覆以黏膜而成，形态与骨性鼻腔相似。其外侧壁有上鼻甲、中鼻甲、下鼻甲，在各鼻甲下方依次为上鼻道、中鼻道、下鼻道。下鼻道前部有鼻泪管开口。

固有鼻腔的黏膜按结构和功能可分为嗅部和呼吸部两部分。嗅部指位于上鼻甲以及与其相对的鼻中隔部分，黏膜上皮含嗅细胞，司嗅觉；呼吸部指嗅部以外的黏膜，内有丰富的血管和黏液腺，黏膜上皮有纤毛，因此具有对吸入空气加温和湿润的作用，以及吸附灰尘和微生物净化空气的作用。

3. 鼻旁窦 又称副鼻窦，为鼻腔附近的含气骨性腔，内衬以含有丰富血管的黏膜，与鼻腔黏膜相延续，对发音起共鸣作用，并能调节空气的温度和湿度。

鼻旁窦共有四对，依所在骨的位置分别称为上颌窦、额窦、蝶窦和筛窦。筛窦又分前、中、后三群。各窦均开口于鼻腔，其中额窦、上颌窦和筛窦的大部分开口于中鼻道，筛窦的一部分开口于上鼻道，蝶窦开口于上鼻甲后上方的蝶筛隐窝。由于鼻旁窦黏膜与鼻腔黏膜相延续，故鼻腔发炎时，可蔓延至鼻旁窦引起鼻窦炎。上颌窦的开口高于窦底，并且开口狭窄，所以上颌窦炎症引流不畅，易积脓。

（二）咽

详见第八章。

（三）喉

喉既是呼吸道的一部分，又是发音器官。

1. 喉的位置 喉位于颈前正中，相当于第4～6颈椎体的前方，上通喉咽部，下接气管，两侧邻近颈部的大血管、神经及甲状腺侧叶。

2. 喉的构造 喉主要由软骨、关节、韧带、喉肌和黏膜构成。

（1）喉的软骨：是喉的支架，包括甲状软骨、会厌软骨、环状软骨和杓状软骨。

甲状软骨最大，位于舌骨的下方，环状软骨的上方。由左、右两块近似方形的软骨板在前方连结而成，连结处向前上方凸出于皮下称喉结，成年男性尤为明显。

环状软骨位于甲状软骨下方，形似戒指，前部低窄呈弓形；后部高而宽呈方板状，下缘接气管。环状软骨是喉和气管中唯一完整的软骨环，维持呼吸道的通畅。

杓状软骨左、右各一，约呈三棱锥体形，位于环状软骨板上方。其尖朝上，底朝下，底的前方有一突起称声带突，附有声韧带。

会厌软骨形似树叶状，位于甲状软骨后上方。其上端宽而游离，下端细，借韧带连于甲状软骨后面。会厌软骨为喉的唯一活瓣，当吞咽时，喉口即被会厌关闭，以防止食物和唾液误入喉腔。

（2）喉的连接：包括喉软骨间的连结和喉软骨与舌骨、气管间的连接。

环杓关节：由杓状软骨与环状软骨的关节面构成。杓状软骨通过此关节做旋转运动，使声门裂开大或缩小。

环甲关节：由甲状软骨与环状软骨的关节面构成。甲状软骨通过此关节可在冠状轴上做前倾和复位运动，借以调节声带紧张程度。

弹性圆锥：又称环甲膜，下缘附着于环状软骨，上缘游离。张于甲状软骨后面中央与杓状软骨声带突之间的部分，称声韧带，是构成声襞的基础，为发音的主要结构。

（3）喉肌：喉有多对骨骼肌，按功能可分两群：一群作用于环构关节，使声门开大或缩窄；另一群作用于环甲关节，使声带紧张或松弛。

3. 喉腔 上通咽腔的喉部，下通气管，其上口称喉口。喉腔内有两对黏膜皱襞，上面一对称为前庭襞，其间的裂隙称前庭裂；下面一对称声襞，又称真声带，其间的裂隙称声门裂，是喉腔中最狭窄的部位。当气流通过时，如振动声带则能发出声音。喉腔被喉黏膜皱襞分成上、中、下三部。前庭裂以上部分称喉前庭；前庭裂和声门裂之间的部分称喉中间腔；声门裂以下的部分称声门下腔。声门下腔部黏膜下组织比较疏松，故炎症时易引起喉水肿。幼儿因喉腔较窄小，水肿时易引起阻塞，造成呼吸困难。

（四）气管和支气管

1. 气管 由 14～16 个呈"C"形的气管软骨环和其间的韧带构成。软骨环后方的缺口，由平滑肌和结缔组织封闭。气管上端续于环状软骨下缘，下端在平胸骨角平面处分为左、右主支气管，其分叉处称气管杈。

2. 主支气管 为气管杈与肺门之间的管道，左、右各一。左主支气管细长，走向近于水平，约于第 6 胸椎体高度，经左肺门入肺；右主支气管较左主支气管粗短，走向较陡直，约于第 5 胸椎体高度处，经右肺门入肺。因此经气管坠入的异物多进入右侧。

二、肺

肺是呼吸系统中最重要的器官。

（一）肺的位置和形态

肺左、右各一，位于胸腔内纵隔两侧，膈的上方。因心脏偏左，右侧膈下有肝，故左肺狭而长，右肺宽而短。

肺近似半圆锥形，上端钝圆，称肺尖，经胸廓上口突入颈根部。下面呈半圆形，略向上凹，邻接膈，称肺底，又称膈面。肺的外侧面与胸廓内面贴近称肋面。两肺的内侧面邻贴纵隔，该面近中央处为肺门，是主支气管、血管、淋巴管和神经出入肺之处。这些出入肺门的结构被结缔组织和胸膜包裹成束，称肺根，将肺连于纵隔。

肺前缘薄而锐。左肺前缘下半有凹入的心切迹。右肺前缘近于垂直，后缘钝圆，下缘较锐薄，伸入胸壁与膈的间隙。肺被肺裂分为数叶，左肺被自后上斜向前下行走的斜裂分成上、下两叶；右肺除有与左肺相应的斜裂外，还有起自斜裂水平向前内走行的水平裂，故右肺被分为上、中、下三叶。

（二）肺的微细结构

肺实质主要是由逐级分支的支气管树和许多肺泡构成。前者属气体进出的通道称肺的导管部分，后者乃是真正的气体交换结构，故称呼吸部。肺内还有丰富的血管、淋巴管、神经及结缔组织称肺间质。

1. 肺的导管部 主支气管入肺后，右主支气管分出上、中、下三支肺叶支气管，分别进入右肺上、中、下三叶；左主支气管分出上、下两支肺叶支气管，分别进入左肺上、下叶。此后每个肺叶支气管再分出数个肺段支气管，而后经过反复分支，呈树枝状，称支气管树，包括小支气管、细支气管和终末细支气管。

细支气管壁上的软骨大多已消失，但是平滑肌却相对地增加，至终末细支气管形成完整的环形层。而管腔的大小又受管壁平滑肌舒张和收缩的影响,平滑肌受迷走神经和交感神经支配。迷走神经兴奋时平滑肌收缩,管腔变小;交感神经兴奋时,平滑肌舒张,管腔变大。此外,体液因素对支气管平滑肌也起着调节作用,肾上腺素、氨茶碱可以使支气管平滑肌舒张;乙酰胆碱、组胺、缓激肽等则使之收缩。哮喘患者的呼吸困难,主要就是由于细支气管平滑肌的痉挛性收缩,加上黏膜水肿所引起。平喘药物是抑制过敏物质的释放,舒张平滑肌而达治疗目的。

2. 肺的呼吸部 包括续于终末细支气管以下的呼吸性细支气管、肺泡管、肺泡囊和肺泡。肺泡是进行气体交换的结构。每一细支气管的分支及其所连接的肺泡,构成肺小叶。人体每侧肺有 3 亿～4 亿个肺泡。两肺的肺泡总面积可达 100m^2。肺泡壁很薄,腔内衬以肺泡上皮,挥发性气体、药物可透过肺泡上皮被吸收。电镜研究表明,肺泡有两种细胞,即扁平的 Ⅰ 型细胞和立方形的 Ⅱ 型细胞。Ⅰ 型细胞数量多、扁薄、气体交换即可通过这种细胞。Ⅱ 型细胞的胞质内有嗜锇性板层小体,该板层小体可释放表面活性物质,能降低肺泡表面张力保证肺泡不会塌陷。而且当 Ⅰ 型细胞受损时,Ⅱ 型细胞可增生,修复肺泡。肺泡之间的组织称肺泡隔,内含丰富的毛细血管及弹性纤维。在肺泡隔内还常见巨噬细胞,可吞噬肺泡的病菌及异物。若吞噬灰尘则称为尘细胞。

三、胸膜和纵隔

(一) 胸膜

1. 胸膜和胸膜腔的概念 胸膜是覆盖在肺表面、胸廓内面及膈上面的浆膜。在肺表面的称脏胸膜或肺胸膜,与肺实质紧密相贴,并伸入肺裂。在胸壁内表面,膈上面及纵隔侧面者称壁胸膜。脏、壁两层在肺根部互相移行,共同围成潜在性的密闭腔隙称胸膜腔。胸膜腔左、右各一,互不相通,腔内呈负压状态,有少量浆液,以减少呼吸时的摩擦。患胸膜炎时,胸膜腔内常有较多积液,需要检验积液来鉴别其性质。

2. 壁胸膜的分部 壁胸膜可分四部分:①胸膜顶,覆盖在肺尖的部分;②肋胸膜,贴附于胸壁的内面;③纵隔胸膜,贴附于纵隔的两侧,在肺根周围移行于脏胸膜;④膈胸膜,在膈的上面。

3. 胸膜隐窝 又称胸膜窦,为胸膜各部互相移行之处。每侧肋胸膜与膈胸膜移行之处,形成较深的间隙,称肋膈隐窝,又称肋膈窦,其位置最低,胸膜腔内有少量积液时,常积聚于此处。

(二) 纵隔

纵隔是两侧纵隔胸膜之间所有器官和结缔组织的总称。前界为胸骨,后界为脊柱胸段,两侧为纵隔胸膜,上达胸廓上口,下至膈。

纵隔以胸骨角平面和第 4、5 胸椎间的平面分为上、下纵隔。纵隔内主要有胸腺、心脏、心包、出入心的大血管、迷走神经、气管、食管、胸导管及淋巴结等。各器官间均由疏松结缔组织填充。

第二节 呼吸生理

呼吸是指机体与环境之间进行气体交换的过程,即摄入氧气排出二氧化碳。它由四个环节组成:①肺通气,肺与外界的气体交换;②肺换气,肺泡与血液之间的气体交换;③气体在血液中的运输;④组织换气,血液与组织细胞之间的气体交换。肺通气和肺换气又称外呼吸,组织换气又称内呼吸(图 7-2)。

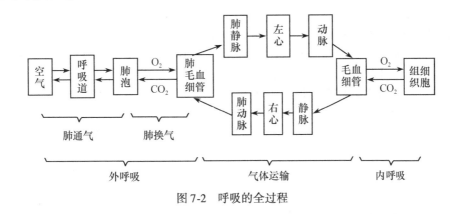

图 7-2 呼吸的全过程

呼吸的生理意义主要是维持机体内环境中氧气和二氧化碳含量的相对稳定,保证组织细胞代谢的正常进行。

一、肺 通 气

肺通气是指气体经呼吸道进出肺的过程。它是由肺通气的动力克服肺通气的阻力而实现的。

(一) 肺通气的动力

肺通气的原始动力是呼吸肌节律性舒缩,呼吸肌节律性舒缩完成了呼吸运动。呼吸运动所造成的肺内压与大气之间压力差是肺通气的直接动力。

1. 呼吸运动 成人安静时呼吸频率为 12 ~ 18 次/分。

(1) 呼吸运动的概念:指呼吸肌节律性舒缩引起胸廓扩大与缩小的运动。

(2) 呼吸运动的类型:根据呼吸深浅分类:①平静呼吸,指人在安静时平稳、均匀的自然呼吸。平静呼吸吸气过程是主动的(肋间外肌和膈肌收缩);呼气过程是被动的(仅有肋间外肌和膈肌舒张)。②用力呼吸,指人在劳动或运动时,用力而加深呼吸。用力呼吸吸气过程是主动的(除肋间外肌和膈肌收缩外,胸大肌等也收缩);呼气过程也是主动过程(除吸气肌舒张外,呼气肌收缩)。

(3) 根据呼吸运动主要的部位分类:①胸式呼吸,以肋间外肌舒缩为主的呼吸运动;②腹式呼吸,以膈肌舒缩为主的呼吸运动。生理情况下为混合式呼吸。

2. 肺内压 指肺泡腔内的压力。肺内压随呼吸运动而周期性的变化。

初:胸廓扩大→肺扩张→肺内压<大气压→气体入肺

末:肺内压=大气压

初:胸廓缩小→肺回缩→肺内压>大气压→气体出肺

末:肺内压=大气压

肺内压在吸气初比大气压低 0.13 ~ 0.27kPa(1 ~ 2mmHg);在呼气初比大气压高 0.13 ~ 0.27kPa(1 ~ 2mmHg)。

3. 胸膜腔内压

(1) 胸膜腔内压的概念:胸膜腔内的压力,又称胸内压。胸内压平静呼吸时无论吸气还是呼气始终比大气压低。如果大气压作为“0”为参考气压,胸内压力即为负压。

(2) 胸内负压的形成:胸内负压是出生后形成的。因为首先胸膜腔是一个密闭的潜在腔隙。胎儿期时躯体蜷缩于子宫内,胸廓容量最小,肺内仅有液体而无气体,呈实体组织充塞于胸廓。一且娩出,躯体伸展,胸廓扩大,吸入气体,发出第一声啼哭之后,肺即随之扩张。以后由于胸廓生长速度较肺为快,肺一直被牵拉增大,始终处于扩张状态,产生了回缩力。肺回缩力的方向与大气压通过呼吸道、肺泡压向胸膜腔的力的方向相反。即胸内压＝大气压-肺回缩力。若大气压作为 0,则胸内压＝-肺回缩力。可见胸内负压主要是肺回缩力形成的。

(3) 胸内负压周期性变化:吸气时负压加大,吸气末为-0.7 ~ -1.3kPa(-5 ~ -10mmHg);呼气时胸内负压减小,呼气末为-0.4 ~ -0.7kPa(-3 ~ -5mmHg)。

(4) 胸内负压的生理意义:维持肺组织处于扩张状态,并且能使肺随胸廓扩张而扩张;促进静脉血液和淋巴回流。

(二) 肺通气的阻力

肺通气阻力包括弹性阻力和非弹性阻力。其中弹性阻力约占 70%。

1. 弹性阻力与顺应性 ①弹性阻力:是指弹性组织在外力作用下变形时,所产生的对抗变形的力,即回缩力。弹性阻力包括肺回缩力和胸廓回缩力。肺的回缩力由肺泡表面张力和弹性回缩力构成。表面张力占肺回缩力的 2/3。弹性阻力越大,吸气时的阻力越大。②顺应性:是指肺和胸廓扩张的难易程度。易扩张者,即顺应性大,弹性阻力小;不易扩张者,即顺应性小,弹性阻力大。顺应性与弹性阻力呈反比关系。③肺泡的表面张力和表面活性物质:肺泡表面的一薄层液体与肺泡内气体形成了液-气界面。由于液体分子之间相互吸引,因而产生使液体表面趋于缩小的力,即表面张力,它使肺泡回缩,形成回缩压力。表面活性物质指由肺泡 II 型细胞分泌的一种能降低肺泡液层表面张力的脂蛋白,主要成分为二棕榈酰卵磷脂。它覆盖于肺泡层表面。其作用是降低肺泡液层表面张力,防止肺泡萎陷;防止毛细血管的液体渗入肺泡,避免肺水肿的发生;维持大小肺泡的稳定性。

成人患肺炎、肺栓塞等疾病时,可因表面活性物质减少而发生肺不张或肺水肿。某些早产儿因缺乏表面活性物质,发生肺不张及液体渗入肺泡内形成"透明膜",严重阻碍气体交换造成新生儿呼吸窘迫综合征。

2. 非弹性阻力 主要来自呼吸道阻力即气道阻力。气道口径是影响气道阻力最主要的因素。气道阻力与气道半径的 4 次方呈反比。如哮喘时,支气管平滑肌痉挛→气道口径变小→气道阻力增大→呼吸困难。

(三) 肺容量与肺通气量

1. 肺容量 是指肺容纳的气体量。在呼吸过程中,肺容量可发生变化。

(1) 潮气量:平静呼吸时每次吸入或呼出的气量,400 ~ 600ml。

(2) 补吸气量:平静吸气末再尽力吸入的最大气量。

(3) 补呼气量:平静呼气末再尽力呼出的最大气量。

(4) 余气量与功能余气量:最大呼气末肺内残余的气量,称余气量;平静呼气末肺内存留的气量,称功能余气量。

(5) 肺活量与时间肺活量:肺活量指最大吸气后做全力呼气,所能呼出的气量。肺活量＝潮气量+补吸气量+补呼气量。正常成年男子约为 3.5L,女性约为 2.5L。肺活量与性别、年龄、身材等有关。有较大的个体差异。肺活量的意义在于反映一次呼吸时肺所能达到的最大通气量,是肺静态通气功能的一项重要指标。

时间肺活量是指在一次最深吸气后,用力尽快呼气,计算单位时间内呼出气量占肺活量的百分数。正常人第 1、2、3 秒末用力呼气量,分别为 83%、96%、99%。比较重视第 1 秒末时间肺活量。时间肺活量是衡量肺通气功能的动态指标,患有肺弹性降低或阻塞性肺疾患时,时间肺活量降低。

（6）肺总容量：指肺能容纳的最大气量。肺总容量=肺活量+余气量。

2. 肺通气量和肺泡通气量　①每分肺通气量：每分钟进肺或出肺的气体总量，称为每分肺通气量。每分肺通气量=潮气量×呼吸频率。成人安静时每分肺通气量6~8L。剧烈活动时可达70L以上。②每分肺泡通气量：每分钟进肺泡或出肺泡的有效通气量，称为每分肺泡通气量，简称为肺泡通气量。每分肺泡通气量=（潮气量-无效腔气量）×呼吸频率。无效腔气量主要指解剖无效腔，约150ml。

肺泡通气量约占肺通气量的70%，适当深而慢的呼吸，可增大肺泡通气量（肺通气量可不增加），则气体交换效率高。

二、气　体　交　换

气体交换的动力

气体交换的动力是膜两侧该气体的分压差。气体总是由分压高侧向分压低侧方向扩散；气体分压差越大，该气体扩散越快。气体的分压（P）与该气体在混合气体的容积百分比呈正比。体内O_2和CO_2在肺泡气、静脉血、动脉血及组织中的分压见表7-1。

表7-1　肺泡、血液及组织内O_2及CO_2的分压/[kPa(mmHg)]

	肺泡气	静脉血	动脉血	组织
O_2	13.6(102)	5.3(40)	13.3(100)	4.0(30)
CO_2	5.3(40)	6.1(46)	5.3(40)	6.7(50)

三、气体在血液中的运输

O_2和CO_2在血液中的运输形式有物理溶解和化学结合两种形式。必须先通过物理溶解，然后才能化学结合。若释放气体时，又需经物理溶解而扩散。

（一）氧的运输

1. 氧的运输形式

（1）物理溶解：物理溶解的量决定于分压的大小，分压高，溶解多；分压低，溶解少。动脉血O_2分压为13.3kPa（100mmHg）时，每100ml动脉血约溶解0.3ml O_2，占O_2总运量的1.5%。

（2）化学结合：O_2主要与血红蛋白（Hb）结合。在每100ml动脉血中以化学结合形式存在的O_2约溶解20ml，占O_2总运量的98.5%。O_2与Hb中的血红素中的Fe^{2+}氧合成氧合血红蛋白（HbO_2），这是一种可逆性过程，即Fe^{2+}在O_2分压高时，与O_2合成HbO_2；在O_2分压降低时，则释放出O_2。

$$Hb+O_2 \xrightleftharpoons[PO_2 低处（组织）]{PO_2 高处（肺部）} HbO_2$$

2. 血氧饱和度

（1）血氧容量：每100ml血浆中血红蛋白能结合O_2的最大量。健康成人，如血红蛋白的量为15g%，则100ml血浆中血红蛋白能结合O_2的最大量约为20ml。

（2）血氧含量：每100ml血浆中血红蛋白实际结合O_2的量。

（3）血氧饱和度：血氧含量占血氧容量的百分数。

HbO_2呈鲜红色，Hb呈暗红色，故静脉血暗红，动脉血鲜红。如抽出的静脉血与空气接触后，其中的 Hb 也能与空气中的 O_2 氧合成 HbO_2，颜色也转变为鲜红色。当毛细血管中含 Hb 超过 50g/L (5g/dl)时，皮肤和黏膜呈紫蓝色，称为发绀，一般是缺 O_2 的标志。此外，CO 与 Hb 有很高的亲和力，当吸入 CO 后，它就迅速与 Hb 结合成 HbCO，使之失去与 O_2 结合的能力，造成机体缺氧，这就是 CO 中毒致死的原因。此时应让患者立即离开 CO 环境，并给予充分的 O_2，使代替 CO 的位置，改善缺氧状态，以挽救生命。

（二）二氧化碳的运输形式

1. 物理溶解 100ml 静脉血溶解约 3 ml，占 CO_2 总运输量的 5%。

2. 化学结合 CO_2 的化学结合有两种形式。

（1）氨基甲酸血红蛋白的形式：占 CO_2 总运量的 7%。

（2）碳酸氢盐：这是血液运输 CO_2 的主要形式，占 CO_2 总运输量的 88%。

$$CO_2+H_2O \underset{PCO_2 \text{低处（肺部）、CA}}{\overset{PCO_2 \text{高处（组织）、CA}}{\rightleftharpoons}} H_2CO_3 \rightleftharpoons H^+ + HCO_3^-$$

CO_2 从组织入血后，同水反应生成碳酸，碳酸酐酶（CA）能催化这个反应，但血浆中 CA 很少，而红细胞内含量丰富，因此上述反应主要在红细胞内进行。

四、呼吸运动的调节

呼吸运动的深度和频率受中枢神经系统调节。

（一）呼吸中枢

呼吸中枢分布于大脑皮质、脑干、脊髓和各级部位。其中，基本的呼吸节律产生于延髓，脑桥存在着能完善正常呼吸节律的呼吸调整中枢，呼吸调整中枢的作用是限制吸气促使吸气向呼气转换，防止吸气过长。

（二）呼吸的反射性调节

1. 肺牵张反射 肺扩张或萎陷引起的吸气抑制或兴奋的反射称肺牵张反射，包括肺扩张反射和肺缩小反射。吸气时肺扩张到一定程度，刺激位于气管到细支气管平滑肌内的肺牵张感受器，冲动沿迷走神经传入延髓，切断吸气，促使吸气转为呼气。在动物这一反射较明显，如果切断动物的两侧迷走神经，可见吸气延长，呼吸加深变慢。其生理意义在于：①加速吸气和呼气的交替，使呼吸频率增加；②与呼吸调整中枢共同调节呼吸频率和深度。缩小反射对平静呼吸的调节意义不大，对阻止呼气过深和肺不张等可能起一定作用。

2. 化学性调节

（1）CO_2 对呼吸的影响：PCO_2 在一定范围内升高，可兴奋呼吸中枢，使呼吸加强；若 PCO_2 过高，将抑制呼吸中枢，出现 CO_2 麻醉症状。CO_2 降低则使呼吸减弱。一定浓度的 CO_2 是维持呼吸中枢正常兴奋性必需的生理刺激物。

CO_2 对呼吸的影响途径是通过刺激中枢化学感受器（位于延髓）和外周化学感受器（指颈动脉体和主动脉体）两条途径实现的，但以刺激中枢化学感受器途径为主。

（2）低 O_2 对呼吸的影响：低 O_2 即 PO_2 降低。低 O_2 直接抑制呼吸中枢，但可通过刺激外周化学感受器反射性地兴奋呼吸中枢。综合效应是抑制还是兴奋呼吸中枢，取决于低 O_2 的程度。轻度低 O_2，以刺激外周化学感受器，兴奋呼吸中枢为主，表现为呼吸加强；严重低 O_2，外周化学感受器的兴奋作用已不足以抵消低 O_2 对呼吸中枢的直接抑制作用，表现为呼吸中枢抑制，呼吸减弱。

在严重慢性呼吸功能障碍患者,低 O_2 是维持呼吸中枢兴奋性的刺激物,这种患者不宜高浓度吸 O_2,应给该患者低浓度吸 O_2。

(3)血液中的 H^+ 对呼吸的影响:血液中的 H^+ 不能通过血-脑屏障,血液中 H^+ 浓度升高时,只能通过刺激外周化学感受器,反射性兴奋呼吸中枢,而使呼吸加深加快。

思考题:

1. 主动呼吸和被动呼吸是什么? 其原理是什么?
2. 低 O_2 条件下,机体如何调节呼吸?

(牟青杰 孙嘉斌)

第八章 消化系统

消化系统由消化管和消化腺两大部分组成。主要功能是摄取食物,并对食物进行物理性和化学性消化,吸收分解后的营养物质,排出食物残渣。口腔和咽还参与呼吸、发音和语言活动。

消化管可分为口腔、咽、食管、胃、小肠和大肠。临床上,通常把消化管分为上消化道和下消化道。从口腔到十二指肠的一段称为上消化道;从空肠到肛门的一段称下消化道(图8-1)。

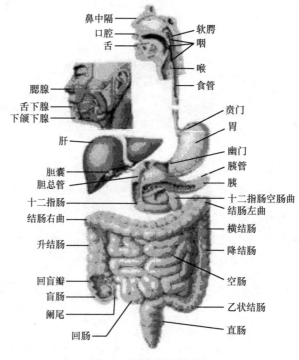

图8-1 消化系统模式图

消化腺包括唾液腺、肝、胰和整个消化管壁内的小腺(如胃腺、肠腺)等。其分泌的消化液排入消化管腔内,对食物进行化学性消化。

第一节 消化系统的解剖结构

一、消 化 管

（一）消化管的一般结构

消化管(除口腔外)各段的结构基本相同,由内向外一般可分为四层:

1. 黏膜层 黏膜衬于腔面,在黏膜上皮之下为结缔组织构成的固有膜。具有保护、吸收和分泌功能。

2. 黏膜下层 由疏松结缔组织构成,它使黏膜具有一定移动性。

3. 肌层 除在咽、食管上段与肛门部的肌层为横纹肌外,其余部分的肌层均为平滑肌。平滑肌的排列一般分为内环外纵两层肌肉,在肌层内有肌间神经丛支配平滑肌的活动。

4. 外膜 由薄层结缔组织构成,位于消化管最外层。

(二) 消化管各段的解剖

1. 口腔

(1) 口腔的境界和分部:口腔是消化管的起始部,由上唇、下唇(前壁)、颊(侧壁)、腭(顶)及口腔底(下壁)围成。其前方借上唇、下唇之间的口裂与外界相通。向后经咽峡通咽腔。口腔以牙列分为口腔前庭和固有口腔两部分。口腔前庭是位于唇、颊和牙列之间的狭窄裂隙;牙列后方到咽峡之间的部分称为固有口腔。当上、下列咬合时,口腔前庭与固有口腔可经第三磨牙后方的间隙互相沟通。在平对上颌第二磨牙的颊黏膜处有腮腺管的开口。

(2) 舌:位于口腔底,由骨骼肌表面覆以黏膜而成。具有感受味觉、搅拌食物和协助吞咽、辅助发音等功能。舌可分为前2/3的舌体和后1/3的舌根两部分。舌表面黏膜有许多细小突起称为舌乳头。舌乳头的形态不一,分别为丝状乳头、菌状乳头、叶状乳头和轮廓乳头。除丝状乳头外,其他舌乳头内均有味蕾,司味觉。

(3) 腭:是口腔的顶壁,分为前2/3的硬腭和后1/3的软腭两部。硬腭分隔口腔和鼻腔,软腭是硬腭向后延续的柔软部分。其后部向后下倾斜称腭帆,腭帆后缘游离,中央有一乳头状突起称腭垂。在腭垂两侧各有一对弓形黏膜皱襞,向下连至舌根和咽侧壁。前方是腭舌弓,后方是腭咽弓。两弓之间有一深窝,内有腭扁桃体,腭扁桃体呈扁卵圆形,由淋巴组织构成,表面覆以黏膜。腭垂、左右腭舌弓和舌根共同围成咽峡,是口腔与咽之间的分界处。

(4) 牙:是口腔中对食物进行初步消化的重要器官之一,为人体内最坚硬的器官,嵌于上下颌骨的牙槽内,具有咬切、撕裂、磨碎食物以及辅助发音的功能。在人的一生中,先后有两副牙齿发生。一副是在出生后6个月开始萌出,2~3岁出全的乳牙,共20个;另一副是自6岁左右起逐渐换上的一副永久性恒牙。恒牙在12岁前后除第三磨牙外,全部萌出。第三磨牙常在17~25岁或更晚方可萌出,故又称迟牙或智牙。第三磨牙可由于种种原因出现横生、阻生乃至终生不萌出。因此恒牙总共为28~32个。

牙的形态可分为牙根、牙颈及牙冠三部分。嵌在牙槽内的部分称牙根,呈圆锥状,末端尖细,称牙根尖;顶端有孔,称牙根尖孔。各牙根的数目不等,有单根、双根及三根三种。露出牙龈外面的部分为牙冠,白而有光泽,呈凿形、圆锥形、方圆形等。牙颈是介于牙根与牙冠之间的细窄部分,为牙龈附着部。

牙主要由牙质构成,在牙冠表面包有坚硬洁白的釉质,在牙根及牙颈的表面则包有牙骨质。牙质所围成的中央腔隙称牙腔或髓腔。牙腔内有结缔组织、神经、血管和淋巴管等称牙髓。牙髓发炎时常可引起剧烈疼痛。

牙周组织是支持和保护牙的组织结构,包括牙周膜、牙槽骨和牙龈三部分。牙周膜是牙根和牙槽骨之间的致密结缔组织,并与牙槽骨的骨膜相连,其内含有血管、神经、淋巴管等,有固定牙根、缓冲咀嚼时压力的作用。牙槽骨就是上下颌骨的牙槽突,有固定及支持牙的作用。牙龈是口腔黏膜的一部分,为覆盖在牙槽突和牙颈之间的软组织,色淡红,血管丰富,深面紧附于牙槽突的骨膜上,故不能移动位置。如果牙周组织发炎,易使牙松动。老年人由于牙龈和骨膜的血管萎缩,营养降低,牙龈萎缩,牙逐渐松动以致脱落,随后牙槽骨也逐渐萎缩和被吸收。

2. 咽

(1) 咽的形态和位置:咽是一个上宽下窄、前后略扁的漏斗形肌性管道。位于颈椎的前方,上端附于颅底,下端于第6颈椎体下缘水平移行于食管,长约12cm,两侧有颈部的大血管及神经干。咽后壁及侧壁完整,其前壁不完整,分别与鼻腔、口腔和喉腔相通。咽腔是消化道与呼吸道的共同通道。

(2)咽腔的分部和交通:咽自上而下分别与鼻腔、口腔和喉腔相通,因此可分为:

1)鼻咽部:位于软腭平面以上的一段,向前经鼻后孔与鼻腔相通,上达颅底,下到软腭水平。其两侧壁正对下鼻甲后端1.5cm处有一孔为咽鼓管咽口,借咽鼓管通鼓室。该口的后上方有一纵行深窝称咽隐窝,为鼻咽癌的好发部位。顶壁后部黏膜下有丰富的淋巴组织,称咽扁桃体,在婴幼儿较发达,6~7岁开始萎缩,至10岁后几乎完全退化。咽扁桃体、腭扁桃体和舌扁桃体等共同围成咽淋巴环,是呼吸道和消化道上端的防御结构。

2)口咽部:是口腔向后的延续部分。位于软腭与会厌上缘平面之间,向下续于咽腔喉部。口咽的前壁主要为舌根后部,由此有一黏膜皱襞与会厌相连,称舌会厌正中襞,襞两侧的凹陷,称为会厌谷,异物常可停留此处。

3)喉咽部:位于喉口和喉的后方,上界平会厌上缘平面,下界平第6颈椎下缘处与食管相续,向前经喉口与喉腔相通。

食物入口腔后,通过咽峡到咽,再向下入食管;空气入鼻腔后,经鼻后孔入咽,再向下经喉腔入气管。因此,咽是呼吸道与消化管的共同通道。

(3)咽壁的构造:咽壁黏膜层有丰富的淋巴组织;肌层为骨骼肌,由咽缩肌和咽提肌相互交织而成。在咽缩肌外覆以由结缔组织组成的外膜。

3. 食管 是消化管最狭窄的一段,为一前后略扁的肌性管道,全长约25cm。上端于第6颈椎下缘平面续咽,沿脊柱前面下行;下端穿膈肌的食管裂孔,约于第11胸椎体左侧与胃的贲门相连。食管后贴脊柱,前与气管、支气管、心脏等器官相邻。

食管有三处比较狭窄:第一处狭窄位于食管起始部;第二处狭窄在与左主支气管的交叉处;第三处狭窄在食管穿膈肌食管裂孔处。这些狭窄尤其是第二处狭窄部常为异物滞留和食管癌的好发部位。

4. 胃 是消化管最膨大的部分,具有容纳食物,分泌胃液,对食物进行初步消化、调和食糜以及分泌某些激素等功能。

胃在中等充盈程度时,大部分位于腹腔左季肋区,小部分位于腹上区。胃是一个肌性囊,其形态和大小由于充盈程度、体位和体型不同而有很大变化。一般可分为前后两壁、上下两缘和出入两口。上缘较短,凹向右上方,称胃小弯,其最低点呈角状称角切迹;下缘较长,凸向左下方称胃大弯。入口称贲门,与食管相接;其出口称幽门,与十二指肠相连。

胃可分为四部:位于贲门附近的部分称贲门部;贲门平面以上左侧向上膨出部分称胃底;在角切迹与胃底之间的部分称胃体;角切迹右侧接近幽门的缩细部分称为幽门部,幽门部又可分为紧接幽门缩窄成管状的幽门管;在幽门管与角切迹之间稍膨大的部分称幽门窦。幽门窦和胃小弯是溃疡的好发部位。

5. 小肠 是消化管中最长的一段,成人全长5~7m。盘曲于腹腔的中、下部,上接幽门,下端连于盲肠。从上至下可分为十二指肠、空肠和回肠三部分。

(1)十二指肠:是小肠的起始部,全长约25cm,呈"C"形包绕胰头,上接幽门,下续于空肠。根据所在位置,可分为上部、降部、水平部和升部。上部近起始处,肠壁较薄,黏膜光滑,称十二指肠球,在临床上是溃疡的好发部位。降部最长,其内面黏膜环状皱襞发达,在后内侧壁上有一纵行皱襞,下端有一隆起的十二指肠大乳头,它距切牙约75cm,是胆总管和胰管的共同开口处。在大乳头上方1~2cm处有时可见十二指肠小乳头,是副胰管的开口处。

(2)空肠和回肠:长5~7m,两者无明显界限,迂回盘曲成袢,周围为结肠所环抱。空回肠全部为脏腹膜所覆盖。借小肠系膜固定于腹后壁,故又称系膜小肠。

空肠续于十二指肠,约占空回肠全长的2/5,主要位于腹腔左上部。管径较大,管壁较厚,在活体,因血管丰富而呈淡红色。肠腔内黏膜的环状皱襞较高而密,黏膜内有许多散在的孤立淋巴滤泡。

回肠占远侧3/5,在右髂窝处与盲肠连接,一般位于腹腔右下部。管径较小,管壁较薄,颜色较淡,黏膜环状皱襞疏而低。在肠壁上有许多集合淋巴滤泡,肠伤寒并发的肠出血、穿孔多发生于此处。

6. 大肠 是消化管的下段,在右髂窝内起自回肠末端,止于肛门,全长约1.5m,可分为盲肠、结肠和直肠。盲肠和结肠表面有三个特点:一是有三条与肠管纵轴平行的结肠带,由肠壁的纵行肌集中增厚形成;二是由于结肠带较肠管短,于是在结肠表面隔一定距离便有一横沟,将结肠隔成许多囊状膨大,称结肠袋;三是沿结肠带附近有许多包有脂肪组织的浆膜突起,称脂肪垂。这些特点是区别小肠和结肠的标志。

(1)盲肠和阑尾

1)盲肠:是大肠的起始部,呈囊袋状,长6~8cm,是大肠最短的一段,位于右髂窝处,左与回肠相接,向上延续为升结肠。回肠末端突入盲肠内,形成上、下两片唇形的黏膜皱襞称回盲瓣,此瓣有防止大肠内容物逆流入回肠的作用。

2)阑尾:连于盲肠后内侧壁的下方,为末端游离的盲管,一般长6~8cm,开口于回盲瓣的下方。阑尾多位于右髂窝内,末端位置多变,但其根部则较恒定,三条结肠带均在此集中,临床做手术时,可沿结肠带向下寻找阑尾。阑尾根部的体表投影,一般在右髂前上棘到脐连线的中、外1/3交点,称麦氏(McBurney)点。临床上,当急性阑尾炎时,此点是右下腹一个局限性的压痛点。对诊断急性阑尾炎具有一定价值。

(2)结肠:是大肠中最长的一段,围绕在小肠周围,始于盲肠,终于直肠。依次可分升结肠、横结肠、降结肠和乙状结肠四部分。

1)升结肠:在右髂窝内,为盲肠的直接延续,沿腹后壁右侧上升至肝右叶下方,左转形成结肠右曲(肝曲),移行于横结肠。

2)横结肠:始于结肠右曲,从右向左行,形成下垂的弓形弯曲,达脾下方转折向下,形成结肠左曲(脾曲),移行于降结肠。横结肠全部有腹膜包绕,以系膜连于腹后壁,活动性较大。

3)降结肠:自结肠左曲下降,达左髂嵴处续于乙状结肠。

4)乙状结肠:在左髂嵴处始于降结肠,呈乙字形弯曲,至小骨盆腔内,在第3骶椎高度处续于直肠。乙状结肠有系膜连于腹后壁,故活动性较大。常因乙状结肠系膜过长,引起乙状结肠扭转。

(3)直肠:位于盆腔内,全长15~16cm。在第3骶椎高度续于乙状结肠,沿骶尾骨前面下行,穿过盆膈,终于肛门。直肠可以分为:

1)直肠盆部:是位于盆膈以上的部分,下端肠腔膨大称直肠壶腹。此部肠腔内,常有2~3个由环行肌和黏膜形成的半月形皱襞称直肠横襞,这些横襞有滞留粪便的作用。

2)直肠肛门部(肛管):是盆膈以下的部分,长3~4cm,末端开口于肛门。肛管上段黏膜形成6~10条纵行皱襞称肛柱。肛柱下端呈半月形互相连接的黏膜皱襞,构成肛瓣。肛瓣与两个相邻肛柱之间所围成的小袋状陷窝称肛窦。肛瓣的边缘和肛柱的下端共同形成的环行线称齿状线,是黏膜与皮肤相互移行的界线。齿状线以下的环行带区表面平滑称肛梳,即痔环。在肛梳的皮下和肛柱的黏膜下有丰富的静脉丛,若曲张而突起时即形成痔。在齿状线以上者称内痔,线以下者称外痔,跨越于线上、下的称混合痔。

直肠的环形平滑肌在肛管处特别增厚称肛门内括约肌,收缩时能协助排便,但无明显括约肛门的功能。围绕在内括约肌周围和下方,有由骨骼肌构成的肛门外括约肌,可括约肛门,有控制排便的功能。

二、消 化 腺

1. 唾液腺 共三对,即腮腺、下颌下腺和舌下腺,其导管均开口于口腔。唾液腺可分泌唾液而湿润口腔黏膜,清洁口腔,混合食物形成食团,利于吞咽,并对食物具有初步消化作用。此外,位于口腔黏膜内,还有许多小唾液腺(如唇腺、颊腺、舌腺等)。

2. 肝

(1) 肝的形态:肝是一个呈楔形的实质性器官,可分为上、下两面,前、后、左、右四缘。上面隆凸,与膈相贴称膈面,偏左侧有一矢状位的肝镰状韧带,将肝分成左、右两叶。肝右叶大而厚;肝左叶小而薄。肝下面凹凸不平与腹腔若干脏器相邻。此面有左、右两条呈矢状位的纵沟和一条呈冠状位的横沟相互连接,形似"H"形。左纵沟前部有肝圆韧带,此韧带沿腹前壁后面下降,直达于脐。右纵沟前部为一浅凹窝,容纳胆囊,称胆囊窝。右纵沟后半部为下腔静脉窝,有下腔静脉通过。连接左、右纵沟的横沟即肝门,其内有门静脉的左、右支,肝固有动脉左、右支,左、右肝管,神经和淋巴管等经此出入。肝下面被上述诸沟分为四叶:左纵沟左侧为左叶,右纵沟右侧为右叶,横沟前方为方叶,后方为尾状叶。

(2) 肝的位置:肝的大部分位于右季肋区和腹上区,小部分位于左季肋区。上面与膈相接触,后缘直接与膈相贴,下面分别与食管、胃、十二指肠、结肠右曲、右肾、右肾上腺等相邻接。

(3) 肝外胆道系统

1) 胆囊:呈梨形,容量40～60ml,位于肝下面的胆囊窝内,胆囊可分三部:①胆囊底,钝圆,是突向前下的膨大盲端,微露于肝的前缘,充盈时可贴近腹前壁;②胆囊体,是中间的大部分,与胆囊底无明显界限,在近肝门右端附近移行于胆囊颈;③胆囊颈,为细而弯曲的部分,它以直角弯向左下续于胆囊管。胆囊管与肝总管汇合成胆总管。胆囊管黏膜有螺旋襞突入腔内,可调节胆汁的进出。胆囊有储存、浓缩胆汁以及调节胆道压力的作用。

2) 输胆管道:肝内胆小管逐渐汇合成肝左管和肝右管。此两管出肝门后合成肝总管,经肝十二指肠韧带下行与胆囊管以锐角相接,合成胆总管。胆总管经十二指肠上部后方下降,穿入十二指肠降部的左后壁,在此处与胰管汇合,形成膨大的肝胰壶腹,开口于十二指肠大乳头。壶腹周围的环行平滑肌增厚,形成肝胰壶腹括约肌。括约肌收缩与舒张,可控制管口开闭,调节胆汁与胰液的排放。

胆汁进入肝总管后,大部分经胆囊管到胆囊暂时储存和浓缩。进食后胆囊收缩,括约肌舒张,胆汁和胰液经胆总管和胰管流入十二指肠。

3. 胰

(1) 胰的形态和位置:胰是人体的第二大腺体,在消化过程中起重要作用,又有内分泌功能。它由外分泌部和内分泌部组成。胰狭长似长棱柱状,质地柔软,呈灰红色,在胃的后方,横贴于腹后壁上部,可分为头、体、尾三部分。胰头是胰腺的膨大部分,位于第2腰椎的右侧,为十二指肠所环抱。胰体为中间的大部分,呈棱柱状,横过第1腰椎体前方。胰尾为胰体向左逐渐移行变细部分,伸向左上方,可达脾门后下方。胰实质内,有一条从左向右横贯全长的胰管,沿途收集各小叶的导管,最后与胆总管合并,共同开口于十二指肠大乳头。在胰头上部,胰管的上方,有时存在一条弓形的小管,称副胰管,其末端常单独开口于十二指肠小乳头。

(2) 胰的外分泌部和内分泌部:外分泌部占胰的绝大部分,由腺泡和排泄管两部分组成。腺泡分泌胰液,主要含胰淀粉酶、胰蛋白酶和胰脂肪酶等,具有分解糖、蛋白质和脂肪的功能。内分泌部是散在于胰实质内的许多小细胞团称胰岛,主要分泌胰岛素、胰高血糖素,以调节血糖浓度。

三、腹　　膜

腹膜是衬覆于腹壁、盆壁内表面及腹腔、盆腔脏器表面的浆膜,薄而光滑,由单层扁平上皮和结缔组织构成。衬覆于腹壁内表面的部分,称为腹膜壁层。覆盖在脏器表面的部分,称为腹膜脏层,壁层和脏层互相延续移行,形成一个不规则的潜在性囊状间隙称为腹膜腔。腹膜从腹壁、盆壁移行于脏器以及相邻两个脏器腹膜脏层的连接处还形成网膜、系膜和韧带等结构。构成系膜的两层腹膜之间的血管、淋巴管和神经通向消化管壁。

在正常情况下,腹膜分泌少量浆液,可润湿脏器表面,保护脏器和减少脏器之间的摩擦。此外,腹膜还有吸收功能和对脏器的支持固定作用。

第二节　消化生理

人体在新陈代谢的过程中,不仅从外界吸取氧气,还必须经消化器官从外界摄取营养物质,如蛋白质、脂肪、糖、维生素、水、无机盐等。营养物质来源于食物,但前三者往往结构复杂,相对分子质量大,机体不能直接吸收利用,需转变为小分子物质,才能吸收利用。食物在消化道内被加工分解成小分子物质的过程,称为消化。被消化后的小分子营养物质以及维生素、水、无机盐等通过消化道黏膜进入血液和淋巴的过程,称为吸收。

一、消　　化

消化有两种方式:一是机械性消化,指经消化道肌肉收缩运动,将食物磨碎,使食物与消化液充分混合,并向前推进的过程;二是化学性消化,指消化腺分泌的消化酶对食物进行化学分解,使之成为可吸收的小分子物质的过程。

(一) 机械性消化

机械性消化有赖于消化道的运动。在这里仅介绍胃肠运动的形式及意义等。

1. 胃肠运动的形式及意义

(1) 紧张性收缩:是胃肠平滑肌共有的运动形式之一。胃肠平滑肌保持一种微弱的、持续性收缩状态,称为紧张性收缩。其意义在于:保持胃肠形态和位置;使胃肠内一定的压力,推动消化液向食糜渗透并混合食物;也是其他运动形式的基础。

(2) 蠕动:是胃肠平滑肌共有运动形式之一,为一种向前推进的波形运动。其意义在于:将胃肠内容物向远端推进,并研磨混合食物。

(3) 容受性舒张:食物刺激咽和食管,可反射性地引起胃底和胃体平滑肌舒张,胃容积扩大,称容受性舒张。其生理意义是使胃容纳和储存食物,而胃内压不升高。

(4) 分节运动:为小肠特有的一种运动形式。是小肠以环形肌为主呈节律性收缩和舒张的运动,可使食糜与消化液充分混合有利化学消化;增加食糜与肠黏膜的接触机会,利于吸收。

2. 胃排空　属胃运动的一种特殊形式,即胃内食糜进入十二指肠的过程。胃运动使胃内压增高是胃排空的动力。当胃内食糜刺激胃运动,使胃内压增高到能克服幽门阻力,并超过十二指肠内压时,幽门开放,使少量食糜(1～3ml),排入十二指肠。接着幽门关闭,排空暂停。如此反复进行,直至胃内容物排完为止。

胃内食物可促进胃排空,但食糜中的酸、脂肪、高渗及扩张等刺激,可刺激十二指肠壁上的感受器,反射性抑制胃的运动,使胃排空减慢,此反射称为肠-胃反射。

一般说来,稀的流体食物比稠的或固体食物排空快;颗粒小的比大块食物排空快。在三种主要营养物质中,排空快慢的顺序,依次为糖、蛋白质、脂肪。混合食物完全排空的时间 4~6 小时。

(二)化学性消化

化学性消化是通过消化腺分泌消化液实现的。

1. 唾液的成分及作用

(1)成分:唾液是一种无色近中性的液体。其中 99% 是水,还有唾液淀粉酶、黏蛋白、溶菌酶及少量的 Na^+、K^+、Cl^- 等。

(2)生理作用:湿润和溶解食物,使之容易吞咽及引起味觉;唾液淀粉酶可将淀粉分解为麦芽糖;清洁和保护口腔,如溶菌酶有一定的杀菌作用,唾液可清除残余食物及异物。

2. 胃液的组成和生理作用

(1)胃液的组成:胃液是由胃腺和黏膜上皮细胞分泌的无色、强酸(pH 为 0.9~1.5)液体。大部分是水,含有盐酸、胃蛋白酶、黏液、内因子、Na^+、K^+、Cl^- 等。

(2)胃液的生理作用

1)盐酸:由胃底腺的壁细胞分泌。盐酸分为游离酸和结合酸,两者酸度的总合称为总酸。其生理作用为:激活胃蛋白酶原,提供胃蛋白酶活动的酸性环境;使食物中的蛋白质变性,易于被水解;有杀菌作用;进入小肠后,可促进胰液、胆汁、小肠液的分泌,促进铁和钙的吸收。

2)胃蛋白酶原:由泌酸腺的主细胞分泌,刚分泌出来没活性,需在胃酸或已被激活的胃蛋白酶激活变为有活性的胃蛋白酶。胃蛋白酶最适 pH 为 2.0。

3)内因子:由壁细胞分泌的一种糖蛋白。内因子与维生素 B_{12} 结合成复合物,免遭消化液破坏,并在回肠促进维生素 B_{12} 吸收。缺乏内因子可引起巨幼红细胞性贫血。

4)黏液:由胃黏膜表面上皮细胞、黏液细胞分泌,其主要成分为糖蛋白。黏液覆盖于胃黏膜表面,润滑食物,保护胃黏膜不受损害。

(3)胃的自身保护作用

1)胃黏膜屏障:胃黏膜上皮细胞顶部的细胞膜与邻近细胞紧密联结形成一层能防止胃腔内的 H^+ 侵入黏膜,又能防止 Na^+ 从黏膜透出的结构,称为胃黏膜屏障。某些物质如乙醇、阿司匹林等药物,可破坏胃黏膜屏障而诱发导致胃炎或胃溃疡。

2)黏液-碳酸氢盐屏障:黏液与胃黏膜分泌的 HCO_3^- 一起构成的黏液-碳酸氢盐屏障。其作用是降低 H^+ 向胃黏膜扩散的速度,并中和 H^+,从而有效地防止胃酸和胃蛋白酶对黏膜的侵蚀。如果过量饮酒或大量服用阿司匹林等药物,可破坏这种保护作用。

3. 胰液的组成及生理作用

(1)胰液组成:胰液是由胰腺的腺泡细胞(分泌消化酶)和小导管管壁上皮细胞(分泌碳酸氢盐)所分泌的碱性液体。除含大量水分外,还含碳酸氢盐、各种离子、胰蛋白酶、糜蛋白酶、胰脂肪酶、胰淀粉酶等。

(2)胰液的生理作用:胰液含消化酶全面,是所有消化液中消化力最强的一种。

1)碳酸氢盐:主要生理作用是中和胃酸,保护肠黏膜免遭强酸破坏,并为多种消化酶提供适宜的碱性环境。碳酸氢盐虽不是消化酶,但对小肠内消化具有重要的意义。

2)胰蛋白酶和糜蛋白酶:两种酶以酶原的形式分泌,胰蛋白酶原被肠致活酶和胰蛋白酶本身所激活,变为有活性的胰蛋白酶,胰蛋白酶又可激活糜蛋白酶原变为糜蛋白酶。胰蛋白酶和糜蛋白酶可把蛋白质水解为多肽和氨基酸。如果缺乏胰蛋白酶、糜蛋白酶(如慢性胰腺炎)及肠致活酶,将引起蛋白质消化不良而导致严重腹泻。

3）胰脂肪酶：能把脂肪水解为甘油、甘油一酯和脂肪酸。若缺乏胰脂肪酶，将引起脂肪消化不良，导致脂肪泻。

4）胰淀粉酶：能把淀粉水解为麦芽糖和葡萄糖。

4. 胆汁的组成及作用

（1）胆汁的组成：胆汁由肝细胞分泌，胆囊储存和排放。胆汁主要含有胆盐、胆色素、胆固醇、磷脂酰胆碱（卵磷脂）及多种无机盐。胆汁中不含消化酶，与消化和吸收有关的主要是胆盐。胆盐进入小肠后，部分胆盐由回肠吸收入血，再回到肝组成胆汁，这一过程称为胆盐的肠-肝循环。

（2）胆盐的生理作用：胆盐可降低脂肪表面张力，使脂肪乳化为微滴，以增加脂肪酶作用面积，促进脂肪的消化；胆盐与脂肪酸结合形成水溶性复合物，促进脂肪吸收；促进脂溶性维生素吸收；胆盐可直接促进肝分泌肝胆汁，称为胆盐的利胆作用。

5. 小肠液的组成及作用 小肠液是一种弱碱性液，含大量的水及肠致活酶。小肠液可稀释小肠内容物、降低渗透压、有利吸收；肠致活酶可把胰蛋白酶原激活为胰蛋白酶。

二、吸 收

（一）吸收的部位

口腔和食管一般不进行吸收，但某些药物如硝酸甘油等可被口腔黏膜吸收。胃仅吸收乙醇和少量水。小肠是吸收的主要部位，尤其是小肠的上段。这是因为：①吸收面积巨大，可达 $200m^2$ 左右；②绒毛内的毛细血管和毛细淋巴管十分丰富；③食物在小肠停留时间长 3~8h；④小肠内食物已被充分消化为可被吸收的小分子物质。

（二）几种物质吸收形式及途径

1. 糖类的吸收 糖类主要以为单糖（主要是葡萄糖，约占80%）的形式由小肠吸收入血。糖的吸收是逆浓度差进行的，需消耗能量。一般认为葡萄糖是与 Na^+ 共用一个载体，由 Na^+ 泵提供能量进行联合主动转运。

2. 蛋白质的吸收 蛋白质主要吸收形式是氨基酸，由小肠主动吸收入血。吸收机制与葡萄糖相似。

3. 脂肪的吸收 脂肪吸收的主要形式是甘油、甘油一酯、脂肪酸，由小肠主动吸收。甘油是水溶性的，同单糖一起吸收入血。其余形式不溶于水，它们必须先与胆盐结合形成水溶性的混合微胶粒，混合微胶粒进入小肠上皮细胞，重新合成脂肪，形成乳糜微粒，乳糜微粒和较大的脂肪酸以出胞方式进入淋巴。脂肪的吸收以进入淋巴为主。

4. 无机盐 小肠对钠、钾、铵等单价碱性盐吸收快，对铁、钙等多价盐吸收很慢。维生素D可促进钙的吸收。二价铁易吸收，维生素C可使三价铁还原成二价铁而促进铁的吸收。

5. 水、维生素的吸收 水为渗透吸收，属被动吸收。水溶性维生素以扩散的方式在小肠上段被吸收。脂溶性维生素在胆盐的作用下吸收进入淋巴或血液。

三、排 便 反 射

排便是受意识控制的脊髓反射。食物经消化和吸收后剩下残渣，食物残渣经过细菌的作用后与大肠液混合，形成粪便。正常人的直肠没有粪便，当结肠蠕动将粪便推入直肠，刺激直肠壁内的感受器，引起排便反射。

脊髓横断损伤或昏迷的患者,排便反射仍可进行,但失去了大脑皮质的随意控制,称为排便失禁。如果大脑皮质经常抑制排便,直肠感受器阈值升高,粪便在肠腔停留过久,因水分吸收,变得过于干硬,不易排出而产生便秘。经常便秘又可引起痔、肛裂等疾病,有心脑血管疾病患者,更易发生意外。因此,应养成每天定时排便的良好习惯。

四、消化器官活动的调节

(一) 神经调节

1. 消化器官的神经支配及其作用　消化器官除口腔、食管上段及肛门外括约肌受躯体运动神经支配外,其余的都是受副交感神经和交感神经双重支配。

(1) 副交感神经:副交感神经兴奋时,其节后纤维释放乙酰胆碱(ACh)与效应器的 M 受体结合,使胃肠运动增强,胆囊收缩,括约肌舒张,有利于机械消化和胆汁排放;消化腺分泌增多,促进化学消化。从而使消化力增强。凡能阻断 M 受体的药物,如阿托品,都可使胃肠运动减弱,消化腺分泌减少。

(2) 交感神经:交感神经兴奋时,其节后纤维末梢释放去甲肾上腺素(NE),使胃肠运动减弱,消化腺分泌减少,胆囊舒张,括约肌收缩。从而使消化力减弱。

(3) 壁内神经丛:除交感、副交感神经外,从食管中段至肛门止的消化管壁内,存在着壁内神经丛,包括肌间神经丛和黏膜下神经丛。在正常情况下,它们受交感、副交感神经的调节,当切断交感、副交感神经后,食物对消化管壁感受器的机械性或化学性刺激,可通过壁内神经丛的局部反射引起消化管的运动和消化腺的分泌。

2. 消化器官活动的反射性调节　调节消化器官活动的中枢在延髓、下丘脑、大脑皮质等处。消化活动的反射性调节包括非条件反射和条件反射。非条件反射,如食物对口腔黏膜感受器的机械、化学或温度刺激,能引起唾液腺分泌、胃肠的运动和分泌等。条件反射,如语言能影响消化器官的活动等。

(二) 体液调节

胃肠的消化活动除受神经调节外,还受胃肠激素等体液因素的调节。

1. 胃肠激素　胃肠道黏膜的内分泌细胞分泌的激素称为胃肠激素,化学成分均属多肽。

2. 胃肠激素的分泌和生理作用　胃肠激素有多种,重要的有促胃液素(胃泌素)、促胰液素、胆囊收缩素和抑胃肽。胃肠激素总的作用包括三方面:①调节消化腺的分泌和消化道的运动;②影响其他激素的释放;③刺激消化道黏膜和腺体生长的营养作用。

3. 其他体液因素的作用　如由胃腺区域的胃黏膜不断分泌组胺,与壁细胞上的 H_2 受体结合,促进胃酸分泌。临床上检查胃腺泌酸能力,要用注射组胺的方法。H_2 受体阻断剂,如西咪替丁(甲氰咪呱)可减少胃酸分泌,用以治疗某些胃炎和消化性溃疡。

思考题:
1. 咽淋巴环包括哪些内容?
2. 试述肝脏的毗邻。
3. 想一想食物在体内的消化代谢过程主要由哪些物质参与。

(牟青杰　孙嘉斌)

第九章　泌尿系统

泌尿系统由肾、输尿管、膀胱和尿道组成(图9-1)。通过尿的生成和排出,肾实现排出机体代谢终产物以及进入机体过剩的物质和异物,调节水和电解质平衡,调节体液渗透压、体液量,以及调节酸碱平衡等功能。肾泌尿后,尿液经输尿管入膀胱暂时储存,当尿液达到一定量时,经尿道排出体外。肾还有内分泌功能,能产生和释放促红细胞生成素、肾素等,在维持人体内环境的稳定方面起着重要作用。

肾内的肾盏、肾盂和输尿管称上输尿道,膀胱和尿道合称下输尿道。

第一节　泌尿系统的解剖结构

一、肾的形态、位置、毗邻和大体结构

(一)肾的形态、位置及毗邻

肾(kidney)左、右各一,呈蚕豆形,可分前后面,上下端,内外缘。成人肾脏约150g。肾的内侧缘凹陷处称为肾门,肾门的边缘称为肾唇,有前唇和后唇,具有一定的弹性。出入肾门的肾血管、肾盂、神经和淋巴管等结构称肾蒂。肾蒂主要结构的排列有规律,由前向后为肾静脉、肾动脉、肾盂,由上向下为肾动脉、肾静脉、肾盂,左肾蒂长,右肾蒂短。由肾门深入肾实质所围成的腔隙称肾窦,由肾动静脉的主要分支和属支、肾小盏、肾大盏、肾盂、淋巴管、神经和脂肪占据。

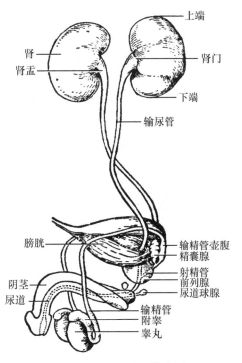

图9-1　泌尿生殖器模式图

肾位于腹膜后间隙,脊柱两侧,贴于腹后壁,右肾上端平第12胸椎,下端平第3腰椎,左肾上端平第11胸椎,下端平第2腰椎,上极相距较近,呈"八"字排列。由于肝右叶的存在,右肾低于左肾约半个椎体。但肾的位置可因体型、性别和年龄而异。肾脏的正常位置由肾周脂肪、肾血管蒂、腹肌张力以及腹腔内脏器的体积来维持。这些因素的变异使得肾脏的移动度存在差异。直立位吸气时肾脏平面均下降4~5cm。肾脏不能上下活动提示存在异常粘连,如肾周炎,但过度活动并不意味一定为病理性。

肾的上方隔疏松结缔组织与肾上腺相邻。肾的前方,左右各异,左肾的上部前方为胃后壁,中部为胰腺横过,下部为空肠袢及结肠左曲;右肾的上部前方为肝右叶,下部为结肠右曲,内侧为十二指肠降部。当行左肾切除术时,注意勿损伤胰体和胰尾;右肾切除术时注意防止损伤十二指肠降部。肾后面第12肋以上部分与膈相邻,借膈与胸膜腔相邻。当肾手术需切除第12肋时要注意保护胸膜,以免损伤导致气胸。在第12肋以下部分,除有肋下血管、神经外,自内向外为腰大肌及其前方的生殖股神经,腰方肌及其前方的髂腹下神经和髂腹股沟神经等(图9-2)。肾周围炎或脓肿时,腰大肌受激惹可发生痉挛,引起患侧下肢屈曲。

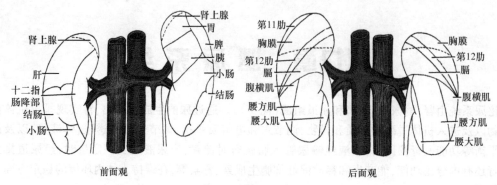

前面观　　　　　　　　　　　　　后面观

图 9-2　肾的毗邻关系图

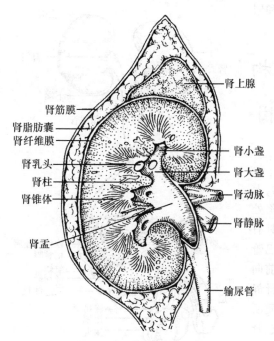

图 9-3　肾额状切面和被膜

（二）肾的大体结构

肾的表面自内向外有三层被膜包绕,即纤维囊、脂肪囊和肾筋膜(或称 Gerota 筋膜)。在肾的额状切面上(图 9-3),肾实质可分为浅部的肾皮质(renal cortex)和深部的肾髓质(renal medulla)。

肾皮质位于肾实质表面,厚 0.5~1.5cm,富含血管,新鲜标本肾皮质呈红褐色,内有细小的红色点状颗粒,由肾小体(renal corpuscles)和肾小管(renal- tubulus)构成。肾皮质伸入髓质锥体间的部分称肾柱。肾髓质约占肾实质厚度的 2/3,位于皮质的深部,血管少而呈淡红色,主要由 15~20 个肾锥体构成。肾锥体呈圆锥形,其底朝向皮质,尖端钝圆,呈乳头状,伸向肾窦,突入肾小盏内称肾乳头。每个肾脏有 7~12 个肾乳头,每个肾乳头上有 10~30 个小孔,称乳头孔,为乳头管的开口,肾形成的尿液由此处流入肾小盏。

肾小盏呈漏斗状,包绕肾乳头,每个肾有 7~8 个肾小盏,每个肾小盏包绕 2~3 个肾乳头,接受乳头管排出的尿液。每 2~3 个肾小盏合成一个肾大盏,2~3 个肾大盏再集合成肾盂(renal-pelvis)。肾盂呈前后略扁的漏斗状,肾盂出肾门后,逐渐变细,移行为输尿管。根据肾盂与肾门的关系,可将肾盂分为三种类型:①肾内型肾盂,约占 55%；②中间型肾盂,约占 41%；③肾外型肾盂,约占 4%。

二、肾的微细结构

肾皮质和髓质含有大量泌尿小管。泌尿小管构成肾实质,其间的少量结缔组织、血管和神经等构成肾间质。泌尿小管由肾单位和集合管系两部分组成(图 9- 4)。肾单位是尿液形成的结构和功能单位。集合管是收集、浓缩尿液的部位,开口于肾小盏。

（一）肾单位

肾单位(nephron)由肾小体及与之相连接的肾小管构成,它与集合管共同完成尿液的生成过程。每个肾有 100 万~200 万个肾单位,肾不能再生新的肾单位。皮质中的肾单位占总数的 85%,体积

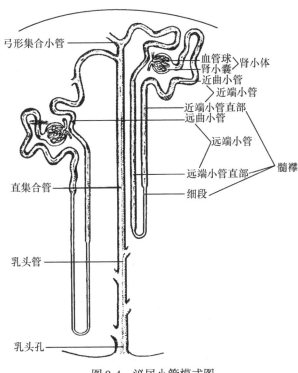

图9-4 泌尿小管模式图

小;髓质中的肾单位占10%~15%,体积较大。正常情况下只有部分肾单位处于活动状态,因此肾脏有很强的代偿能力,即使切除一侧肾脏,另一侧肾脏的功能仍能满足机体的生理需要。

1. 肾小体的结构 肾小体呈球形,由血管球和肾小囊组成(图9-5,图9-6)。入球小动脉入肾小囊后分支成毛细血管网,在肾小体内卷绕而成球状,构成血管球,然后再汇合成出球小动脉,离肾小体。肾小囊是双层薄壁的杯状囊,内层密贴血管球,与肾小球毛细血管共同构成滤过膜,上有小孔,有利于血浆中尿液的滤出;外层与肾小管上皮相延续,内、外两层间的腔隙称肾小囊腔,与肾小管腔相通。当血液流经肾小体时,血浆中的某些成分,经血管球壁和囊壁内层析滤出来,形成原尿。

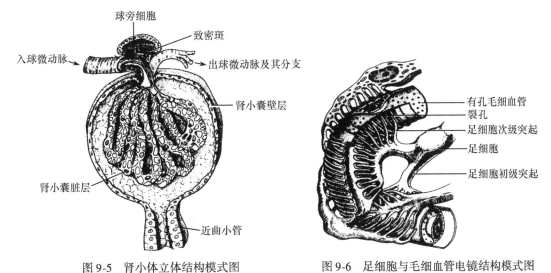

图9-5 肾小体立体结构模式图   图9-6 足细胞与毛细血管电镜结构模式图

2. 肾小管的结构 由单层上皮围成,有重吸收原尿中的某些成分和分泌排泄等作用。肾小管包括近端小管、髓襻和远端小管,髓襻按其行走方向又分为降支和升支。髓襻降支包括近端小管的直段和髓襻降支细段;髓襻升支包括髓襻升支细段和升支粗段。远端小管经连接小管与集合管相连接。

(二)集合管

集合管(collecting duct)是由皮质走向髓质锥体乳头孔的小管,沿途有许多肾单位的远曲小管与它相连,管径逐渐变粗,管壁逐渐变厚。管壁由立方或柱状上皮构成。集合管不属于肾单位的组成部分,但功能上与肾小管的远端小管有许多相同之处。集合管与远端小管在尿液浓缩过程中起重要作用(图9-4)。

(三)球旁复合体

球旁复合体(juxtaglomerular complex),又称球旁器,位于肾小体血管极,由球旁细胞、致密斑和球外系膜细胞组成(图9-7),主要分布于皮质肾单位(又称浅表肾单位)。

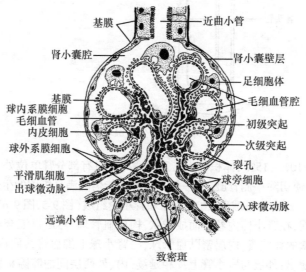

图9-7　球旁复合体模式图

1. 球旁细胞　又称颗粒细胞,是入球小动脉和出球小动脉中一些特殊分化的平滑肌细胞,细胞内含分泌颗粒,能合成、储存和释放肾素。

2. 致密斑　为远端小管靠近肾小体侧的上皮细胞增高、变窄、排列紧密而形成的椭圆形斑。致密斑可感受小管液中 Na^+、Cl^- 含量的变化,并将信息传递至颗粒细胞,调节肾素的释放。

3. 球外系膜细胞　指入球小动脉和出球小动脉之间的一群细胞,细胞聚集成一锥形体,其底面朝向致密斑,具有吞噬和收缩功能。

三、肾的血液循环及其功能特点

(一)肾的血液循环途径(图9-8)

肾的血液供应来自腹主动脉分出的左、右肾动脉。肾动脉在肾门处入肾,分出数支肾间动脉,走向肾锥体间的肾柱。在锥体底部附近叶间动脉分支沿髓质与皮质交界线形成与肾表面平行的弓状动脉。由弓状动脉发出分支呈放射状进入肾皮质,称为小叶间动脉,它沿途发出入球小动脉,进入肾小体形成血管球,再汇成出球小动脉离开肾小体,之后又形成球后毛细血管网,供应近曲小管和远曲小管。球后毛细血管内血压低于一般毛细血管血压,有利于肾小管液中液体成分重吸收到血液中。

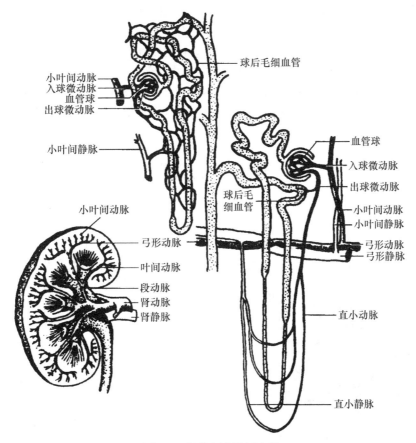

图9-8 肾的血液循环途径

肾皮质的毛细血管集合成小叶间静脉,汇入弓状静脉,再汇合成为叶间静脉经肾静脉注入下腔静脉。

弓状动脉的另一分支降入髓质,形成直小血管,供应髓质区肾小管。此外,近髓肾小体的出球小动脉较粗,除了分支参与球后毛细血管网外,还分出许多平行的血管束降入髓质,尔后在髓质的不同深度又直行上升返回,其间甚少吻合,成"U"形直小血管袢。直小血管袢降支为小动脉、毛细血管,其升支为小静脉。这些直小血管起短路作用,调节血流量,如皮质血管收缩而血流减少时,直小血管与近髓肾小体的血流可以增加,肾的整个血流可以没有显著的减少。

(二) 肾段和肾段血管

每一肾段动脉分布的肾实质区域,称为肾段。肾段有五个,即上段、上前段、下前段、下段和后段。肾动脉于肾门处多分为前后两支,前支较粗,供应区较大,发出上前、下前、上段动脉和下段动脉,相应的分布在肾的上前段、下前段、上段和下段。后支相对较细,多为肾动脉的延续并形成后段动脉,分布在肾的后段,供应区较小。肾段的划分,为肾局限性病变的定位及肾段或肾部分切除提供了解剖学基础。

(三) 肾血液循环特点及其调节

健康成年人安静时每分钟流经两肾的血液量约1200ml,相当于心排血量的20%~25%,而肾仅占体重的 0.5% 左右,因此肾是机体供血量最丰富的器官。此外,肾内有串联的两套毛细血管网,即肾小球毛细血管网和肾小管周围毛细血管网。肾小球毛细血管血压较高,有利滤过;肾小管周围毛细血管血压低,有利重吸收。肾脏在尿生成过程中需大量能量,约占机体基础氧耗量的 10% ,可见肾血流量(renal blood flow,RBF)远超过其代谢需要。肾血流量的另一特点是血流分布不均,流经肾的血液,94% 左右供应肾皮质;5% 供应外髓部,1% 供应内髓部。

肾血流量的自身调节:当肾动脉压在 10.7 ~ 24.0kPa(80 ~ 180mmHg)之间波动时,肾血流量保持相对恒定的水平。肾血流量的自身调节的意义在于防止肾排泄(如水和钠等)因血压波动而出现大幅度波动。

四、输尿管、膀胱和尿道

(一) 输尿管

输尿管(ureter)(图 9-9)是一对扁而细长的肌性器官,左、右各一,起自肾盂,行经腹腔和盆腔,终于膀胱,长 20 ~ 30cm,两侧输尿管长度大致相等。输尿管直径粗细不匀,平均直径为 0.5 ~ 1cm。

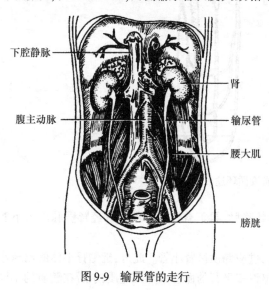

根据部位输尿管分三部:①腹部(腰段),从肾盂与输尿管交界处至跨髂血管处;②盆部(盆段),从跨髂血管处至膀胱壁;③壁内部(膀胱壁段),斜行穿膀胱壁,终于输尿管口。输尿管全长有三个狭窄部:第一个在肾盂与输尿管交界处;第二个在跨髂血管处;第三个在膀胱壁段。这些狭窄部位是结石易于滞留的地方。输尿管与周围器官的关系,男女不同。男性输尿管盆部行于直肠前外侧于膀胱后壁之间与输精管末端交叉,于输精管的内下方经精囊顶端的稍上方,从外上向内下方斜穿膀胱壁,开口于膀胱三角的外侧角。女性输尿管盆部,于子宫阔韧带下方,在子宫颈外侧约 2.0cm 处从子宫动脉后方绕过,经阴道前面至膀胱底,向内斜穿膀胱壁,开口于膀胱内面的输尿管口。

图 9-9 输尿管的走行

图中标注:下腔静脉、腹主动脉、肾、输尿管、腰大肌、膀胱

输尿管腹部的血液供应是多源性的:其上部由肾动脉和肾下极动脉的分支供应;下部由腹主动脉、睾丸(卵巢)动脉、第 1 腰动脉、髂总动脉和髂内动脉等分支供应。盆部及壁内部主要由髂总动脉和髂内动脉分支供应。

(二) 膀胱

1. 膀胱的形态、位置和毗邻　膀胱(urinary bladder)是储存尿液的肌性囊状器官,有很大的弹性,其形状、位置、大小、壁的厚度和毗邻等随充盈程度的不同而有所变化。不同年龄、性别和个体膀胱容量也有所差异。正常成人,膀胱容量为 350 ~ 500ml,最大容量为 800ml。膀胱空虚时,呈锥形,顶端细小,向前上方,称膀胱尖;底部较膨大,向后下方,称膀胱底;尖与底之间的部分称膀胱体;膀胱的下部,即尿道内口接触前列腺的部分,称膀胱颈。颈的下端有一开口称尿道内口,通尿道(图 9-10)。

膀胱位于盆腔的前部,上面覆盖腹膜,下外侧面紧贴耻骨后隙的疏松结缔组织、肛提肌和闭孔内

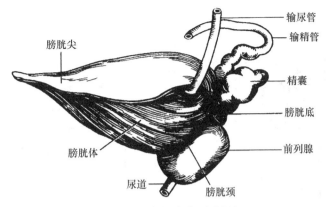

图 9-10 空虚的膀胱(左侧观)

肌。男性膀胱底上部借直肠膀胱陷凹与直肠相邻,下部与精囊、输精管壶腹相邻,膀胱颈与前列腺相邻;女性的膀胱底与子宫颈和阴道前壁相贴,膀胱颈与尿生殖膈相邻。空虚时,膀胱尖不超过耻骨联合上缘;充盈时,膀胱尖上升至耻骨联合以上,此时腹前壁下部折向膀胱的腹膜随之上移,膀胱下外侧面直接与腹前壁相贴。临床常利用这种解剖关系,在耻骨联合上缘进行膀胱穿刺或做手术切口,可避免损伤腹膜。(图 9-11)

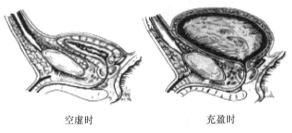

空虚时　　　　　　充盈时

图 9-11 空虚与充盈的膀胱

2. 膀胱的内腔 膀胱壁富有伸缩性,其黏膜较厚。空虚时黏膜形成许多皱襞;充盈时皱襞消失。在膀胱底部,两输尿管口与尿道内口三者连线间,有一个三角形区域,称膀胱三角,无论在膀胱膨胀或收缩时,黏膜都保持平滑状态而无黏膜皱襞。此区是肿瘤和结核的好发部位。

3. 血液供应 膀胱上动脉起自髂内动脉前干,向下走行,分布于膀胱上、中部。膀胱下动脉起自髂内动脉前干,沿盆侧壁行向下,分布于膀胱下部。

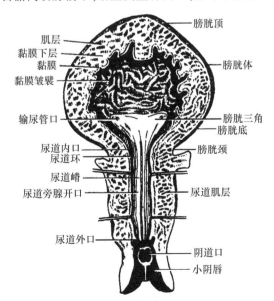

图 9-12 女性膀胱及尿道

(三)尿道

尿道(urethra)的形态、结构和功能,男女不同。

1. 女性尿道 短而直,全长 3 ～ 5cm。起自尿道内口,经阴道前方向前下,以尿道外口开口于阴道前庭。尿道在穿过尿生殖膈时,周围有由骨骼肌形成的尿道阴道括约肌,此肌受意志支配,可控制排尿。由于女性尿道短,宽而直,故逆行尿路感染机会大(图 9-12)。

2. 男性尿道 是排尿和排精的共同通道,全长 16 ～ 20cm,管径平均为 5 ～ 7mm。始于膀胱的尿道内口,终于阴茎头的尿道外口。尿道可分为三段,从内向外依次为前列腺部、膜部和海绵体部,分别穿前列腺、尿生殖膈、尿道海绵体。临床上,称前列腺部和膜部为后尿道,海绵体部为前尿道

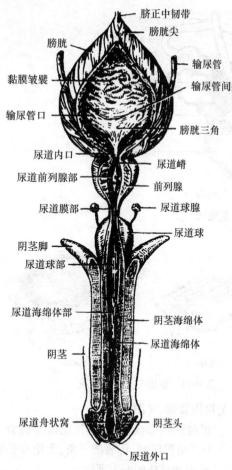

图 9-13 男性膀胱及尿道

（图 9-13）。

（1）前列腺部：为贯穿前列腺的一段，长约 2.5cm，管道两端狭细，中部扩大，呈纺锤形。后壁上有一对射精管的开口和若干前列腺小管的开口。

（2）膜部：为穿行于尿生殖膈内的一段，长 1.2cm，周围有横纹肌纤维环绕，称尿道括约肌，可随意收缩和舒张以控制排尿。

（3）海绵体部：贯穿尿道海绵体的全长，成人长约 15cm，其后端膨大，即为尿道球。

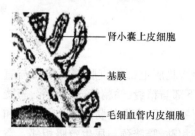

图 9-14 肾小球滤过膜结构图

男性尿道有三个狭窄之处，并形成两个明显的弯曲。三个狭窄部位分别位于尿道内口、膜部和尿道外口。两个弯曲是耻骨下弯和耻骨前弯，前者凹面向上，包括尿道前列腺部、膜部和海绵体部的起始部，这个弯曲是固定的；后者位于海绵体部，凹向下，如将阴茎提向腹壁方向，此弯曲即消失，可使整个尿道形成一个凹向上的大弯曲，临床上插入导尿管时，就需提起阴茎，使尿道变为一个弯曲。

第二节 泌尿生理

肾是机体主要的排泄器官，泌尿和内分泌功能是肾脏的主要功能。肾脏通过泌尿功能实现排出代谢终产物、过剩的电解质及进入体内的异物，调节细胞外液量和血液的渗透压，调节水、电解质和酸碱平衡等功能。肾脏通过对肾素的合成和释放，实现对血容量和血压的调节作用；通过对促红细胞生成素的合成和释放，实现对骨髓红细胞生成的刺激作用；通过生成激肽、前列腺素（PGE_2，PGI_2），参与局部或全身血管活动的调节；通过生成 1,25-二羟胆骨化醇，调节钙的吸收和血钙水平。

一、尿的生成过程

尿是淡黄色的透明液体，一般呈酸性，比重介于 1.015 ~ 1.025，pH 为 5.0 ~ 7.0。尿中含 95% ~ 97% 的水，3% ~ 5% 溶质。溶质中有机物主要是尿素，还有肌酐、马尿酸、胆色素等代谢废物；无机盐主要是 NaCl，还有硫酸盐、磷酸盐、铵盐及钾、钙、镁等。尿量指的是终尿量。正常人每昼夜尿量为 1000 ~ 2000ml，平均 1500ml。在病理情况下，每昼夜尿量，长期保持在 2500ml 以上，则称为多尿；每昼夜为 100 ~ 500ml，称为少尿，因清除每昼夜所产生的固体代谢物至少需要

500ml 的尿液;每昼夜尿量少于 100ml,称为无尿。

尿生成包括三个基本过程:①血浆在肾小球毛细血管处的滤过,形成超滤液;②超滤液在流经肾小管和集合管的过程中经过选择性重吸收;③肾小管和集合管分泌,最后形成尿液。第一步为生成原尿的过程;第二、三步为生成终尿的过程。

(一)肾小球的滤过功能

1. 滤过的结构基础——滤过膜　肾小球毛细血管内的血浆经滤过进入肾小囊,其间的结构称滤过膜(filtration- membrane),由毛细血管内皮细胞层、基膜、肾小囊脏层足细胞的足突构成(图 9-15),每层结构上都存在不同直径的微孔,这些微孔组成了滤过膜的机械屏障。滤过膜的通透性就与滤过膜上的孔径有关,相对分子质量低于 70000 的物质可滤过,而大分子蛋白质则不能滤过。除机械屏障外,在滤过膜的各层,均覆盖着一层带负电荷的物质(主要是糖蛋白),这些物质起着电学屏障的作用,使滤过膜对血浆中带负电的物质不易滤过,而中性和带正电的物质易被滤过。两种屏障使滤过膜对血浆中物质的通过具有高度选择性,这种选择性对原尿的质起着决定性作用。

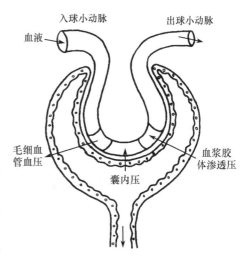

图 9-15　有效滤过压示意图

通常把血浆通过滤过膜滤入肾小囊的液体称为原尿。原尿就是血浆的超滤液(ultrafiltrate)。肾小囊微穿刺抽取液体分析发现,除蛋白质外,原尿所含的成分及其浓度与血浆基本一致,而且渗透压和 pH 也与血浆近似,两者主要区别在于原尿比血浆少了血浆蛋白。在病理情况下,滤过膜通透性增大,若血浆蛋白滤过则出现蛋白尿,若红细胞滤过,则出现血尿。

2. 滤过的动力——有效滤过压　有效滤过压(effective filtration pressure)是指促进超滤的动力与对抗超滤的阻力之间的差值。超滤的动力包括肾小球肾小球毛细血管血压和肾小囊内超滤液胶体渗透压。正常情况下,前者约为 45mmHg,后者接近于 0mmHg;超滤的阻力包括肾小球毛细血管内的胶体渗透压和肾小囊内的静水压。正常情况下,肾小球毛细血管始端胶体渗透压约为 25mmHg,肾小囊静水压约为 10mmHg(图 9-15)。

肾小球有效滤过压=(肾小球毛细血管血压+囊内液胶体渗透压)-(血浆胶体渗透压+肾小囊内压)

带数据入公式得:有效滤过压=(45+0)-(25+10)= 10mmHg

从入球小动脉到出球小动脉,肾小球毛细血管全段的有效滤过压是逐渐变小的。因为在血液流经肾小球毛细血管时,由于不断生成滤过液,血液中血浆蛋白浓度就会逐渐增加,血浆胶体渗透压也随之升高,因此有效滤过压也逐渐下降。当有效滤过压下降为零时,即达到滤过平衡(filtration-equilibrium),滤过就停止了(图 9-16)。

3. 肾小球滤过率及滤过分数　肾小球滤过率(glomerular filtration rate,GFR)指单位时间内(每分钟)两肾生成的超滤液量。据测定,正常成人肾小球滤过虑平均值约 125ml/min。GFR 是衡量肾小球滤过功能的重要指标。肾小球滤过功能降低,将导致 GFR 减小,如大量失血、缺水以及肾病患者,GFR 都明显下降,从而出现少尿或无尿。肾小球滤过率与肾血浆流量的比值称滤过分数(filtration fraction,FF)。若肾血浆流量(renal plasma flow, RPF)为 660ml/min,肾小球滤过率为 125ml/min,则滤过分数约 19% 。这表明但血液流经肾脏时,约有 19% 的血浆经滤过进入肾小囊腔,形成超滤液。

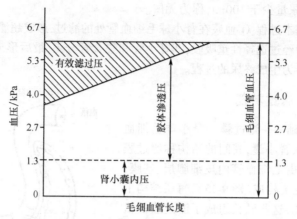

图 9-16　肾小球毛细血管血压、胶体渗透压、肾小囊内压对肾小球滤过率的影响

（二）肾小管和集合管的重吸收

肾小管液中的物质通过小管上皮细胞进入周围毛细血管的过程,称肾小管的重吸收。肾小管对重吸收的物质具有选择性重吸收,如葡萄糖、氨基酸等营养物质可全部重吸收,Na^+、Cl^-、水等重要物质大部分重吸收,尿素等有一定生理作用的物质部分重吸收,肌酐等废物则完全不吸收(图9-17)。

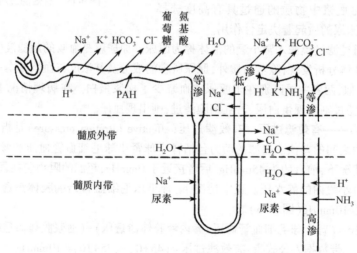

图 9-17　肾小管重吸收和分泌示意图

重吸收分为主动和被动两种形式。主动重吸收是指肾小管上皮细胞通过耗能将小管液中溶质逆浓度差或电位差转运到周围组织液的过程。如葡萄糖、氨基酸、Na^+、K^+、Ca^{2+}等都属主动重吸收。被动重吸收是指小管液中的溶质顺浓度差或电位差进行扩散,以及水在渗透压作用下进行渗透、从管腔转移至管周组织液的过程。在被动重吸收过程中,吸收数量的多少,除与浓度差、电位差、渗透压差大小有关外,还取决于小管壁对所重吸收物质通透性的大小。

1. Na^+、Cl^-的重吸收　Na^+重吸收率为99%。除髓襻降支细段外,肾小管各段和集合管对Na^+均具有重吸收能力。Na^+重吸收只有在升支细段是顺浓度差以扩散方式进行外,在其他各段都是主动重吸收。Cl^-大部分随Na^+重吸收而顺电位差被动重吸收,但在髓襻升支粗段,Cl^-主动重吸收。

（1）近端小管:重吸收超滤液中约70%的Na^+、Cl^-和水,其中约2/3经跨细胞转运途径,主要发生在近端小管的前半段;约1/3经细胞旁途径被重吸收,主要发生在近端小管后半段。在近端小管前半段,Na$^+$进入细胞的过程与的 H$^+$分泌以及葡萄糖、氨基酸的转运相偶联。由于上皮细胞基底侧膜上钠泵的作用,细胞内 Na$^+$浓度较低,小管液中的 Na$^+$和细胞内的 H$^+$由管腔膜 Na$^+$-H$^+$交换体进行逆向转运,H$^+$被分泌到小管液中,而小管液中的 Na$^+$则顺浓度梯度进入上皮细胞内。小管液中的 Na$^+$还可以由管腔膜上的 Na$^+$-葡萄糖同向转运体和 Na$^+$-氨基酸同向转运体与葡萄糖、氨基酸共同转运。进入细胞的 Na$^+$经基底侧膜上的钠泵被泵出细胞,进入组织间液。进入细胞内的葡萄糖、氨基酸则以易化扩散的方式离开上皮细胞进入血液循环。在近端小管的后半段,通过 Na$^+$-H$^+$交换和 Cl$^-$-HCO$_3^-$逆向转运体,Na$^+$、Cl$^-$进入细胞内,H$^+$和 HCO$_3^-$进入小管液(图9-18)。

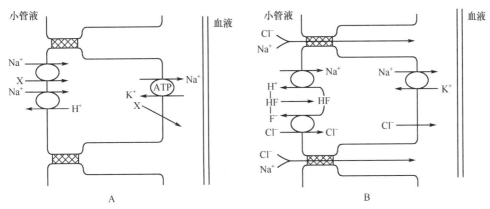

图9-18 近端小管的细胞旁途径转运
A. 前半段(X 代表葡萄糖、氨基酸、Cl$^-$等);B. 后半段

(2)髓襻:在髓襻,肾小球滤过的 NaCl 约20% 被重吸收,水约15% 被重吸收。髓襻降支细段钠泵活性低,对 Na$^+$也不易通透,但对水通透性较高,故小管液在流经髓襻降支细段时,水被重吸收,渗透压逐渐升高;髓襻升支细段对水不通透而对 Na$^+$、Cl$^-$易通透,NaCl 扩散进入组织间液,故小管液在流经髓襻升支细段时,渗透压逐渐降低;升支粗段是髓襻主动重吸收 NaCl 的主要部位。髓襻升支粗段的顶端膜上有电中性的 Na$^+$-K$^+$-2Cl$^-$同向转运体,该转运体可使小管液中的 1 个 Na$^+$、1 个 K$^+$和 2 个 Cl$^-$同向转运进入上皮细胞内,进入细胞内的 Na$^+$通过细胞基底侧膜的钠泵泵至组织间液,Cl$^-$由浓度梯度经管周膜上的 Cl$^-$通道进入组织间液,K$^+$则顺浓度梯度返回小管液中。呋塞米可抑制 Na$^+$-K$^+$-2Cl$^-$同向转运体,所以能抑制 Na$^+$、Cl$^-$重吸收。

(3)远端小管和集合管:滤过的 Na$^+$、Cl$^-$约12% 在远曲小管和集合管被重吸收,同时有不同量的水被重吸收。远曲小管和集合管对 Na$^+$、Cl$^-$和水的重吸收可根据机体的水、盐平衡状况进行调节。Na$^+$的重吸收主要受醛固酮调节,水的重吸收主要受血管升压素调节。在远端小管始段 Na$^+$、Cl$^-$经 Na$^+$-Cl$^-$同向转运体进入细胞内,细胞内的 Na$^+$由钠泵泵出。噻嗪类利尿剂可抑制 Na$^+$-Cl$^-$同向转运体。远曲小管后段和集合管的上皮细胞有两类不同的细胞,即主细胞(principal- cell)和闰细胞(intercalated cell)。主细胞基底侧膜上钠泵起维持细胞内低 Na$^+$的作用,并成为小管液中 Na$^+$经顶端膜 Na$^+$通道进入细胞的动力源泉。而 Na$^+$重吸收又造成小管液呈负电位,可驱使小管液中的 Cl$^-$经细胞旁途径而被动重吸收,也成为 K$^+$从细胞内分泌进入小管腔的动力。阿米洛利可抑制远曲小管和集合管上皮细胞顶端膜上的 Na$^+$通道,减少 Na$^+$、Cl$^-$重吸收(图9-19)。

2. HCO$_3^-$的重吸收与 H$^+$的分泌 一般膳食情况,机体酸性代谢产物多于碱性代谢产物,肾脏通过重吸收 HCO$_3^-$和分泌 H$^+$,以及分泌氨,回收 HCO$_3^-$,对机体酸碱平衡的维持起重要的调节作用。

(1)近端小管:高达80% HCO$_3^-$是由近端小管重吸收的。前已述及,近端小管上皮细胞通过 Na$^+$-H$^+$交换使 H$^+$进入小管液,进入小管液的 H$^+$与 HCO$_3^-$结合生成 H$_2$CO$_3$,进而生成 CO$_2$ 和 H$_2$O,这

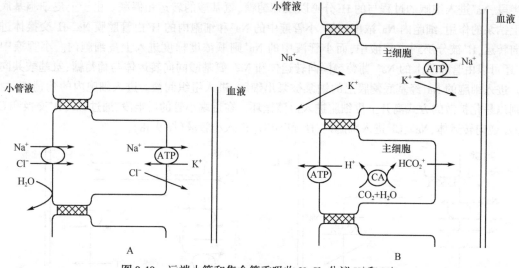

图 9-19　远端小管和集合管重吸收 NaCl,分泌 K^+ 和 H^+

一反应由上皮细胞顶端膜上的碳酸酐酶(carbonic anhydrase,CA)催化。CO_2 为高度脂溶性,很快以单纯扩散方式进入上皮细胞内,在细胞内,CO_2 和 H_2O 又在碳酸酐酶的催化下形成 H_2CO_3,后者很快离解成 H^+ 和 HCO_3^-,H^+ 则通过顶端膜上的 Na^+-H^+ 逆向转运进入小管液而被再利用。细胞内的大部分 HCO_3^- 与其他离子以联合转运方式进入细胞间隙,小部分通过 Cl^--HCO_3^- 逆向转运方式进入细胞外液。碳酸酐酶抑制剂乙酰唑胺可抑制 H^+ 的分泌(图 9-20)。

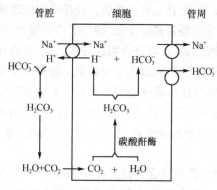

图 9-20　近端小管重吸收 HCO_3^-

(2) 髓襻:对 HCO_3^- 的重吸收主要发生在升支粗段,其机制同近端小管。

(3) 远端小管和集合管:闰细胞可主动分泌 H^+,一般认为借助于管腔膜上的 H^+-ATP 酶以及 H^+-K^+-ATP 酶将细胞内的 H^+ 泵入小管液中。

3. 葡萄糖的重吸收　正常情况下,葡萄糖在近球小管全部主动重吸收,与 Na^+ 共用载体,属协同转运。其他部位肾小管没有重吸收葡萄糖的功能。所以,一旦近曲小管不能全部重吸收,其余部分随尿排出,形成糖尿。

肾小管对各种物质的重吸收均有一定限度,葡萄糖是典型实例。小管液中的葡萄糖来自血糖,当血糖超过一定水平时,尿中即出现糖,称糖尿。我们把不出现糖尿的最高血糖浓度称为肾糖阈。正常肾糖阈为 $8.88 \sim 9.99$ mmol/L($160 \sim 180$ mg%)。若血糖超过肾糖阈,葡萄糖不能全部重吸收,出现糖尿。

4. 水的重吸收　水是渗透重吸收,属被动转运。超滤液中水的重吸收率 99%。一般仅 1% 成为终尿。当水重吸收率减少 1% 时,尿量即增加 1 倍。因此,水重吸收略有改变,对尿量影响很大。

水的重吸收有两种。一种是在近端小管,重吸收量为 75%~80%,称为渗透性吸收,与机体水平衡调节无关。另一种经远端小管和集合管进行的调节性重吸收,受抗利尿素等激素的调节,重吸收量为 20%~30%。其特点是,当机体缺水时,水的重吸量增多,尿量减少,尿被浓缩;当机体水过剩,水重吸收量减少,尿量增多,尿被稀释。

(三) 肾小管和集合管的分泌和排泄

分泌是指小管上皮细胞通过新陈代谢,将所产生的某些物质排入肾小管管腔的过程。排泄是指小管上皮细胞将血液中某些物质直接转运入肾小管管腔的过程,一般两者不作严格区别(图9-17)。

1. H$^+$的分泌 H$^+$在肾小管各段和集合管主动分泌。代谢产生的 CO_2 和 H_2O 在小管上皮细胞内经碳酸酐酶催化,而形成碳酸;碳酸进而解离 H$^+$。肾小管上皮细胞每分泌一个 H$^+$,就有一个小管液 Na$^+$ 被重吸收,称为 H$^+$-Na$^+$ 交换。重吸收的 Na$^+$ 和 H_2CO_3 解离的 HCO_3^- 一起经组织间隙返回血液。泌 H$^+$ 具有排酸保碱,调节酸碱平衡的作用。

2. K$^+$的分泌 超滤液中的 K$^+$ 绝大多数被主动重吸收,尿液中的 K$^+$,是远曲小管和集合管被动分泌的。K$^+$ 的分泌与 Na$^+$ 的重吸收有密切关系。由于 Na$^+$ 重吸收造成小管液的电位降低,K$^+$ 则顺电位差被动分泌,形成 K$^+$-Na$^+$ 交换。泌 K$^+$ 的意义在于机体排 K$^+$。

当在远曲小管和集合管,K$^+$-Na$^+$ 交换和 H$^+$-Na$^+$ 交换共存时,泌 H$^+$ 和泌 K$^+$ 间存在竞争抑制,即一个分泌增多,另一个分泌则减少。如酸中毒时,肾小管泌 H$^+$ 增强,即 H$^+$-Na$^+$ 交换增强,K$^+$-Na$^+$ 交换减弱,则泌 K$^+$ 减少,出现高血钾。

3. NH$_3$ 在远曲小管和集合管被动分泌 NH$_3$ 由谷氨酰胺及氨基酸分解产生,NH$_3$ 是脂溶性的,通过肾小管上皮细胞向 pH 低的小管液扩散。扩散至小管液的 NH$_3$ 与 H$^+$ 结合成 NH$_4^+$,使小管液 H$^+$ 浓度降低,可促进泌 H$^+$,泌 H$^+$ 增强,亦促进 NH$_3$ 的分泌。泌 NH$_3$ 除排 NH$_3$ 外,还参与酸碱平衡调节。

(四)影响尿生成的因素

1. 影响肾小球滤过的因素

(1)滤过膜的改变:如炎症过敏时,滤过膜通透性增大,可出现蛋白尿、血尿;如急性肾小球肾炎,滤过膜因肿胀、增厚而面积减小,这时 GFR 减少,则会出现少尿无尿。

(2)有效滤过压的改变

1)肾小球毛细血管压:当动脉血压在 10.7～24.0kPa 范围内波动,肾小球通过改变入球小动脉和出球小动脉口径的比例,使肾小球毛细血管压保持稳定。当动脉压低于 10.7kPa 时(如大失血、休克等),肾小球毛细血管压降低,有效滤过压数值减小,滤过率下降,导致尿量减少,当动脉血压低于 5.3kPa(40mmHg),滤过率急剧下降,导致无尿。

2)血浆胶体渗透压:正常情况下,血浆胶体渗透压无明显波动。当某些原因,如静脉输入大量生理盐水时,使血浆胶渗压降低,有效滤过压增大,滤过率增加,尿量增多。

3)肾小囊内压:在正常情况下变动不大。在病理情况下,如肾结石、肿瘤等,使尿路或肾小管梗阻,囊内压升高,有效滤过压的值减小,滤过率降低、尿量减小。

(3)肾小球血浆流量:超滤液来源于血浆,其他条件不变时,肾小球血浆流量与肾小球滤过率呈正变关系。一般情况肾小球血浆流量可保持稳定。若肾小球血浆流量增多、滤过率增加、尿量增多;若肾小球血浆流量减少(如急性大出血、休克等),滤过率降低,尿量减少。

2. 影响肾小管和集合管重吸收、排泌的因素

(1)小管液溶质的浓度:影响肾小管对水重吸收的主要因素是小管液溶质的浓度。水在小管液中被吸收是通过渗透作用实现的。小管液溶质浓度决定小管液的渗透压。而小管液渗透压是对抗水重吸收的力量。

小管液溶质的浓度增大,渗透压增高时,水的重吸收减少,因而尿量增加,这种利尿方式被称为渗透性利尿。例如,糖尿病患者或静脉注射高渗糖者,由于血糖浓度升高超过肾糖阈,小管液中的葡萄糖不能完全被重吸收,未被吸收的葡萄糖使小管液溶质浓度增大,渗透压升高,水重吸收减少,于是尿量增加;根据这一原理,临床上给患者静脉注射甘露醇,由于此物质不被肾小管重吸收,小管液中溶质浓度增高,使尿量增加,达到利尿消肿的目的。

(2)肾小球滤过率:重吸收的主要部位在近曲小管。小管液中的水和绝大部分物质的重吸收,均在此完成。近曲小管的重吸收率始终占滤过率的 65%～70%，这种现象称为球-管平衡。球-管平衡现象存在，使排出的尿量不会有过大的变动。

（3）抗利尿激素（ADH）：又称加压素，是由下丘脑视上核和室旁核（前者为主）的神经胞体所合成，经下丘脑垂体束神经纤维的轴浆运输，送到神经垂体，由神经垂体储存和释放。抗利尿激素的作用是增加远曲小管和集合管对水的通透性，从而促进水的重吸收，尿量减少。血浆晶体渗透压升高或循环血量减少，均使抗利尿激素释放。

1）血浆晶体渗透压：血浆晶体渗透压的改变，可能是生理情况下调节 ADH 释放的最重要因素。在视上核附近有渗透压感受器，并通过一定的联系影响视上核 ADH 合成和神经垂体释放 ADH。当体内水分丢失过多时（如大量出汗、呕吐、腹泻等情况），血浆晶体渗透压增高，对渗透压刺激增强，则 ADH 合成释放增多，使水重吸收增多，尿量减少，有利血浆渗透压恢复。反之，大量饮清水后，血浆被稀释，血浆晶体渗透压降低，对渗透压感受器刺激减小，ADH 释放减少，水重吸收减少，尿量增多，使血浆晶体渗透压回升。这种大量饮入清水引起尿量增多的现象称为水利尿。

2）循环血量的改变：循环血量的改变，可作用于左心房和胸腔大静脉中的容量感受器，反射性的调节 ADH 释放。当循环血量增多时，对容量感受器刺激增强，容量感受器传入冲动增多，反射性抑制 ADH 释放，结果导致水重吸收少，尿量增加。反之，当循环血量减少（如失血），对容量感受器刺激减弱，传入冲动减少，则 ADH 释放增多，使水重吸收增多，尿量减少，有利血容量恢复。

3）其他影响因素：下丘脑病变侵犯到视上核或下丘脑垂体束时，使 ADH 合成释放减少，可导致排出大量低渗尿，每日可达 10L 以上。临床上称之为尿崩症。

（4）醛固酮（aldosterone）：由肾上腺皮质球状带分泌的一种盐皮质激素。它的主要作用是促进远曲小管和集合管重吸收 Na^+，排出 K^+。Na^+ 的重吸收又伴水的重吸收。所以醛固酮有保 Na^+ 排 K^+，保持和稳定细胞外液的作用。若肾上腺皮质功能亢进，醛固酮分泌过多，可使 Na^+、水潴留，成为水肿原因之一，同时引起低钾血症和代谢性碱中毒。若肾上腺皮质功能减退，醛固酮分泌不足，则 Na^+、水重吸收减少，使血量减少、血压降低，同时引起高钾血症。醛固酮的分泌，主要受肾素-血管紧张素-醛固酮系统和血 K^+、Na^+ 浓度改变的调节。

肾素-血管紧张素-醛固酮系统活动增强，使醛固酮分泌增多。肾素-血管紧张素-醛固酮系统活动水平主要取决于肾素分泌多少。当肾血流量减少、Na^+ 降低或交感神经兴奋，均可使近球细胞分泌肾素，肾素可使血浆中的血管紧张素原转变为血管紧张素 I（十肽）；血管紧张素 I 在肺转换酶作用下，降解为血管紧张素 II（八肽）；血管紧张素 II 在氨基肽水解酶的作用下，水解为血管紧张素 III（七肽）。血管紧张素 I，主要刺激肾上腺髓质分泌肾上腺素和去甲肾上腺素。血管紧张素 II 有多种生理作用，最重要的是使小动脉强烈收缩，血压升高，此外还可刺激醛固酮分泌。血管紧张素 III 刺激醛固酮分泌，作用大于血管紧张素 II，但缩血管作用仅为血管紧张素 II 的 1/5。

当血 K^+ 升高或血 Na^+ 降低可直接刺激肾上腺皮质球状带使醛固酮分泌。反之，相反。肾上腺皮质球状带对血 K^+ 浓度的变化比对血 Na^+ 浓度的改变敏感的多。

二、尿的浓缩与稀释

肾脏有很强的浓缩和稀释尿的能力。所谓尿的浓缩和稀释是根据尿的渗透压与血浆渗透压相比较而确定的。如果机体缺水，尿的渗透压高于血浆渗透压，称为高渗尿，表示尿被浓缩；反之，如果饮水过多，尿的渗透压比血浆低，称为低渗尿，表示尿被稀释。当肾脏浓缩和稀释尿的能力发生障碍时，则不论体内水缺乏或过剩，尿的渗透压均与血浆渗透压相近，称为等渗尿。肾脏浓缩和稀释尿的功能是保持水平衡的重要机制，测定尿的渗透压可以了解肾脏浓缩和稀释尿的功能。

（一）尿浓缩和稀释的基本过程

实验研究发现,在近端小管的重吸收是等渗性重吸收,小管液流经近端小管后,其渗透压并未改变,表明尿液的浓缩和稀释是在近端小管以后,即在髓襻、远端小管和集合管内进行的。人们提出用逆流学说解释尿的浓缩和稀释。该学说认为,髓襻起着逆流倍增的作用,使肾髓质的渗透压梯度得以形成,而发生在直小血管的逆流交换作用,则使髓质高渗透压梯度得以保持。

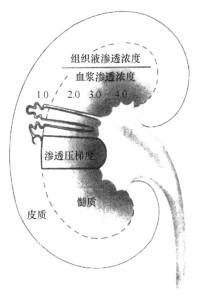

图 9-21 肾髓质渗透压梯度示意图

用冰点降低法测定鼠肾的渗透压,观察到皮质部组织液的渗透压与血浆相等,而由外髓部向内髓部深入,组织液的渗透压逐渐升高,分别为血浆的 2.0、3.0 和 4.0 倍,即形成一个肾髓质渗透压梯度(图 9-21)。髓襻和直小血管都呈"U"形,上升支与下降支平行走向,折返部均在髓质部,其中的小管液和血液均为逆向流动,相邻的集合管也与其相互平行,紧密相靠。这些结构均位于上述髓质渗透压逐渐升高的区域。

尿浓缩和稀释的基本过程是:①当低渗的小管液流经集合管时,由于管外组织液为高渗透压,小管液中的水在管内外渗透压差作用下被"抽吸"出管外而后重吸收入血。②但其被吸收量的多少则取决于管壁对水的通透性。集合管管壁对水的通透性受抗利尿激素的调节。当抗利尿激素释放较多时,管壁对水的通透性大,小管液中的水大量渗入管周而后被重吸收,尿液浓缩,尿量减少;反之,抗利尿激素释放减少时,管壁对水的通透性降低,水重吸收减少,小管液的渗透压趋向于等渗以至低渗,尿液即被稀释,排出的尿量增多。由上可见,尿液的浓缩和稀释,关键取决于肾髓质渗透压梯度的形成和保持以及血液中抗利尿激素的浓度。

（二）影响尿浓缩的因素

凡能影响髓襻、集合管和直小血管功能的因素,均会影响尿的浓缩。

临床上使用的强效利尿剂呋塞米(速尿)和依他尼酸(利尿酸),能抑制肾髓质渗透压梯度的建立,尿不能浓缩,从而产生利尿作用。营养不良时,蛋白质缺乏,体内产生的尿素减少,使内髓部渗透压梯度不能建立,尿的浓缩能力显著降低。

尿崩症患者由于 ADH 分泌不足,使水的重吸收减少,尿的浓缩能力降低,从而排出大量稀释尿。

肾淀粉样变患者,集合管被淀粉样物质包绕,影响水的通透,尽管存在肾髓质渗透压梯度,尿浓缩能力仍会下降。

直小血管血流过快或过慢,也会影响渗透压梯度的建立和维持,从而影响尿浓缩能力。

三、尿液的储存和排放

（一）尿液的输送与储存

肾脏不断地产生尿液,经输尿管蠕动输送到膀胱储存。储存量在 400ml 以下时,膀胱内压无明显变化,保持在 0.98kPa(10cmH$_2$O)以下。当储尿量达 400~500ml 时,内压迅速上升,可达 1.47kPa(15mH$_2$O)以上,将引起排尿反射而排尿。

（二）排尿反射

正常情况下,在一定范围内,大脑皮质接受要排尿信息后可下传信息,兴奋初级排尿中枢,完成排尿,也可下传抑制信息、抑制初级排尿中枢,暂不排尿。若膀胱内压升高到一定程度,难以控制排尿,将引起排尿。排尿反射为正反馈过程,直至膀胱内的尿液排尽为止。

思考题:

1. 试述肾的解剖毗邻关系及其临床意义。
2. 男性、女性尿道解剖特点及其临床意义是什么?
3. 简述肾血液循环特点及其调节机制。
4. 名词解释:①有效滤过压;②球-管平衡;③渗透性利尿。
5. 简述临床常用利尿剂,如呋塞米、氢氯噻嗪、阿米洛利的利尿原理。
6. 简述尿液生成的过程与影响因素。

(朱 敏)

第十章 生殖系统

伴随生长发育的成熟,生物体具有产生与自己相似子代个体的能力,这种功能称为生殖(reproduction)。在高等动物中,生殖是通过两性生殖器官的活动来实现的。生殖系统(genital system)包括男性生殖系统和女性生殖系统,它们的主要功能是产生生殖细胞、繁殖新个体及分泌性激素。

男、女性生殖系统,虽有差异,但按它们均由产生生殖细胞并分泌性激素的生殖腺、输送生殖细胞的管道以及附属腺体三部分组成。根据器官所在部位,都可分为内生殖器和外生殖器两部分,内生殖器主要位于盆腔,外生殖器显露于体表。

第一节 男性生殖系统

一、位置、形态和结构

(一) 内生殖器

男性内生殖器(图10-1)包括睾丸、附睾、输精管、射精管、精囊、前列腺和尿道球腺。睾丸是男性的生殖腺;附睾、输精管和射精管属于输送生殖细胞的管道;精囊、前列腺和尿道球腺为附属腺体。

1. 睾丸(testis) 位于阴囊内,左右各一,其外形如略扁的椭圆体,健康成年男性睾丸体积为15~25ml,长为4.5~5.1cm。睾丸外侧面与阴囊壁相贴,内侧面与阴囊隔相靠,前缘游离,后缘附有系膜,并与附睾和输精管下段相接触。

睾丸实质被三层包膜包绕,由表及里分别为鞘膜、白膜和血管膜。

胚胎早期,睾丸在腹腔内,靠近腹后壁,以后逐渐下降,在胎儿7~9个月时,经腹股沟管下降到阴囊内。睾丸降入阴囊之前,有一部分腹膜呈囊状突入阴囊,称腹膜鞘突。睾丸降入阴囊后,腹膜鞘突下部包裹睾丸,形成睾丸鞘膜,其上部闭锁,形成鞘韧带。睾丸鞘膜分为脏层和壁层,脏层紧贴睾丸白膜,壁层与阴囊相接触。脏层与壁层之间的腔隙为鞘膜腔,鞘膜属于浆膜,正常情况下,能分泌少量浆液,保证睾丸能在阴囊内滑动。在病理情况下鞘膜腔内液体增多,则称为鞘膜积液。

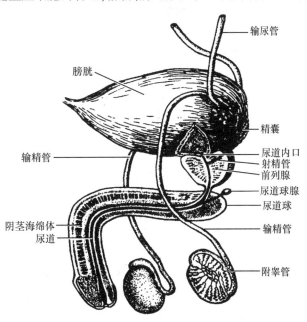

图10-1 男性生殖器模式图

睾丸白膜是一层致密的结缔组织膜,在睾丸鞘膜脏层的深面,包裹整个睾丸。在睾丸后缘,白膜增厚,并向睾丸内突入,形成睾丸纵隔。从睾丸纵隔呈放射状发出许多睾丸小隔,把睾丸实质分成200~300个睾丸小叶,每个小叶内有曲细精管和间质。曲细精管是呈"U"形结构的上皮管道,高度

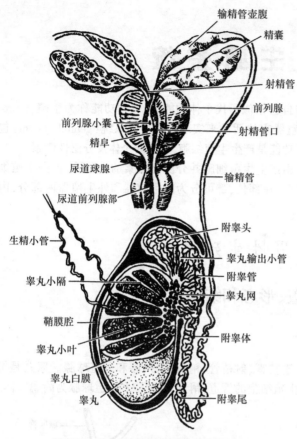

图 10-2　睾丸及附睾的结构及排精路径

盘曲,其长度在 30~80cm,成人两侧睾丸的曲细精管总共有 600~1200 个,总长度可达 500m 左右。曲细精管管壁由 4~8 层生精上皮细胞构成,中心部为不规则的生精小管腔。管壁的生精上皮由形态和功能不同的两类细胞构成,即支持细胞和生精细胞。支持细胞包括基底膜的支柱细胞和 Sertoli 细胞;生精细胞包括一系列的初级精母细胞、次级精母细胞、精子细胞和精子。曲细精管两端分别与直细精管相连,直细精管进入睾丸纵隔后相互吻合形成网状结构并汇合形成输出管道到附睾。睾丸的间质占睾丸体积的 20%~30%,包含结缔组织和能够合成和分泌雄激素的 Leydig 细胞(睾丸间质细胞)(图 10-2)。

睾丸的血供来源于精索内动脉(或称睾丸动脉,来自腹主动脉,主要营养睾丸、附睾)、输精管动脉(来自膀胱下动脉,营养输精管)和提睾肌动脉(来自腹壁下动脉,主要营养提睾肌及筋膜)。精索内动脉穿过腹股沟管后,伴精索内其他成分进入阴囊,在睾丸上方再发出分支,穿过白膜和血管膜进入睾丸实质后又分为管间毛细血管和管周毛细血管系统,进一步汇集成管间静脉网,在睾丸和附睾头上方形成蔓状静脉丛,而后汇合成睾丸静脉,分别注入左肾静脉(左侧)和下腔静脉(右侧)。

2. 附睾　人类附睾(epididymis)呈新月形,长 3~4m,紧贴于睾丸的上端和后缘,上端膨大为附睾头,由睾丸输出小管和部分附睾管所组成,中部为附睾体,下端狭细称附睾尾。体、尾两部分均由附睾管盘曲而成。附睾头段、体段是精子成熟的部位,尾段是精子储存部位。附睾上皮有吸收、分泌和浓缩功能,由此而产生的附睾内液体和分泌物,影响精子的转运、成熟和储存。

3. 输精管和射精管　输精管(ductus deferens)全长 30~35cm,它是附睾管的直接延续,起于附睾尾端,沿睾丸后缘上行,在睾丸上端处进入精索。精索是从腹股沟管腹环(腹股沟管深环)经腹股沟管延伸到睾丸上端的一条柔软的圆索状结构,由筋膜包裹输精管、睾丸动脉、蔓状静脉丛、淋巴管、神经以及鞘韧带等结构而成。精索在腹股沟管皮下环(腹股沟管浅环)以下的一段,位置表浅,临床上常在此处做切口,在精索中分离出输精管,进行输精管结扎。输精管行离精索后即进入腹腔,先弯向内下,然后沿盆腔侧壁向后、向下行,在膀胱底的后方膨大成为输精管壶腹。输精管壶腹的下端变细,并与精囊的排泄管汇合成射精管。射精管长约 2cm,穿过前列腺实质,开口于尿道的前列腺部。

4. 附属腺体

(1) 精囊(seminal vesicle):位于膀胱底的后方,输精管壶腹外侧,是一对长椭圆形的囊状器官,其排泄管与输精管末端合成射精管。精囊分泌的液体,色淡黄,黏稠,含大量的果糖,还含有前列腺素,其分泌物是组成精液的重要成分,能为精子提供能量。

(2) 前列腺(prostate):为一实质性器官,位于膀胱下方。形如栗子,其分泌物为白色黏稠液,其中含有酸性磷酸酶和蛋白溶解酶,能使精液保持液态。

前列腺和精囊后方均邻靠直肠,故临床上可通过肛诊对这两个腺体进行触诊,并可通过按摩获取其分泌物进行检验。

(3)尿道球腺(bulbourethral gland):左、右各一,大小似豌豆,埋藏于尿生殖膈内。尿道球腺管细小,长约2.5cm,开口于尿道球部。其分泌物清亮、黏稠,有滑润尿道的作用。

精液是由输精管道和附属腺体的分泌物以及大量精子所组成,呈乳白色,弱碱性。正常人一次排精量为2~5ml,含精子3亿~5亿个。在观察输精管结扎手术的效果或查找男性不育的原因时,常需做精液的检验。

(二)外生殖器

1. 阴囊(scrotum) 是容纳睾丸、附睾和精索下部的囊袋状结构,悬于耻骨联合下方,两侧大腿内侧之间。阴囊由外向内可分六层(图10-3):

(1)皮肤:薄而柔软,呈暗褐色,生有稀疏而弯曲的阴毛,富含汗腺和皮脂腺,皮内有大量弹力纤维,因而富有伸展性。

(2)肉膜:由稀疏的平滑肌纤维和致密的结缔组织及弹力纤维构成,与皮肤紧密结合,参与构成阴囊隔,向上延续于阴茎浅筋膜、腹前壁筋膜,向后延续于会阴浅筋膜。肉膜内平滑肌纤维随外界温度的变化产生反射性的舒张或收缩,从而调节阴囊内的温度,有保护精子的作用。肉膜在正中线向深部发出阴囊中隔,将阴囊分隔为左、右两个囊腔,其内容纳两侧的睾丸、附睾以及部分精索。

(3)精索外筋膜:又称提睾筋膜,菲薄,由含有胶原纤维的结缔组织构成,为腹外斜肌腱膜和腹壁深筋膜的直接延续。此层与肉膜疏松结合,若尿道损伤,尿液外渗可入此间隙。

(4)提睾肌:主要由来自腹内斜肌和腹横肌的肌纤维束构成。

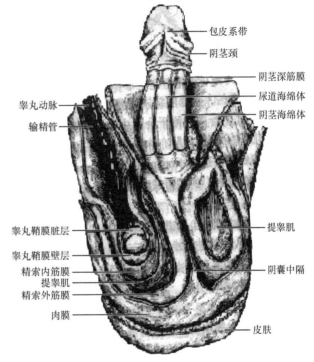

图10-3 男性外生殖器解剖结构图

(5)精索内筋膜:又称睾丸精索鞘膜,为腹横筋膜的延续,内含少量平滑肌纤维,为睾丸被膜最牢固的部分。

(6)睾丸固有鞘膜:是腹膜的延续,呈双层囊状包围睾丸和附睾,分壁、脏两层,两层之间为鞘膜腔,内有少量浆液。鞘膜腔为腹膜鞘突内腔的遗留部分,在胚胎期间与腹膜腔相通,出生后从腹股沟管腹环至睾丸上端的鞘突逐渐闭锁形成鞘韧带,鞘膜腔与腹膜腔的交通遂被阻断。如果腹膜鞘突闭锁反常,则可发生各种遗留的鞘膜腔。

阴囊的血液供应主要有来自阴部内动脉的阴囊后动脉、阴部外动脉的阴囊前动脉以及由腹壁下动脉发出的提睾肌动脉。

2. 阴茎(penis) 分为头、体、根三部分(图10-4)。后部为阴茎根,附着于耻骨、坐骨及尿生殖膈;中部为阴茎体,呈圆柱状,悬垂于耻骨联合前下方;前部膨大称阴茎头,头的尖端有一个呈矢状位的裂口称尿道外口。

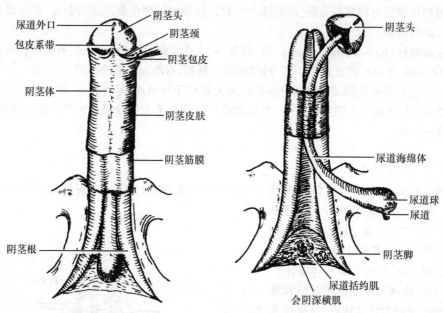

图 10-4　阴茎的构造

阴茎由三个海绵体组成,即背侧的两个阴茎海绵体和腹侧的一个尿道海绵体。阴茎海绵体似圆柱状,左、右各一,两者对称,是构成阴茎的基础,其两端较锐,后端为阴茎海绵体脚,有坐骨海绵体肌覆盖,前端嵌入阴茎头底面的凹陷内。左右阴茎海绵体相融合处的背侧及腹侧各有一纵行沟,背侧沟较浅,其中央有阴茎背深静脉,静脉的两侧有阴茎背动脉及阴茎背神经;腹侧沟较深,尿道海绵体位于其内。尿道海绵体较阴茎海绵体细,其后端膨大,称为尿道球,位于两侧阴茎海绵体脚中间,包于球海绵体肌内,附着于尿生殖膈下筋膜。尿道海绵体包绕整个海绵体部尿道,由后向前逐渐变细,至顶端显著膨大,形成阴茎头。

海绵体由含有许多弹性纤维的结缔组织小梁、平滑肌束和位于小梁间的血窦组成。窦腔内充血时,便可使阴茎变硬而勃起。由于某些病理原因或心理因素而丧失勃起功能的称为阳痿。

阴茎海绵体和尿道海绵体外面各包有一层纤维组织膜,称海绵体白膜。三个海绵体共同为阴茎筋膜及皮肤所包被。阴茎的皮肤柔薄,富于伸展性,包被阴茎头的双层环形皮肤皱襞称为阴茎包皮。儿童包皮较长,包裹整个阴茎头,随着阴茎的发育增大,包皮逐渐向后退缩,到成年期,如阴茎头仍为皮肤所包,则称为包茎,常需借手术切除过长的包皮。

(三) 男性尿道

见泌尿系统。

二、睾丸的生理功能

睾丸是男性生殖系的主要实质性器官,具有产生精子和分泌雄激素的功能。睾丸的功能受下丘脑-垂体-性腺轴的调控,并存在增龄性变化。

(一) 生精作用

精子是在睾丸的精曲小管内生成的。精曲小管的上皮有两类细胞,即生殖细胞和支持细胞。生殖细胞具有产生精子的作用,最原始的生殖细胞称为精原细胞,经多次分裂而体积增大称精母细胞,再行分裂成精子细胞,最后发育成为成熟的精子。整个生精过程大约历时 2 个半月。从青年至老年,睾丸都有生精能力,45 岁以后,随着曲细精管的萎缩,生精能力逐渐减弱。精子的生成需要适宜的温度,阴囊内温度较腹腔内低 2℃,适合精子的生成。在胚胎发育期间由于某种原因,睾丸未能下降至阴囊内,则称隐睾症,是男性不育的原因之一。支持细胞具有营养精细胞的作用,亦称营养细胞。

(二) 睾丸的内分泌功能

1. 雄激素(androgen)　由睾丸间质细胞分泌,主要包括睾酮(testosterone,T)、脱氢表雄酮(dehydroiepiandrosterone,DHEA)、雄烯二酮(androstenedione)和雄酮(androsterone)等,其中睾酮的生物活性最强,其余雄激素的生物活性不及睾酮的1/5。睾酮进入靶组织后可进一步转变为活性更强的双氢睾酮(dihydrotestosterone,DHT)。

睾酮的生理作用主要有:①促进男性附性器官的发育,睾酮能刺激前列腺、阴茎、阴囊、尿道等附性器官的生长和发育,并维持它们处于成熟状态;②高浓度的睾酮能刺激精曲小管产生精子;③维持正常的性欲;④对代谢的作用,促进蛋白质的合成和骨骼、肌肉生长,增强骨髓造血功能,使红细胞增多;⑤刺激男性第二性征的出现,在青春期后,男性的外表开始出现一系列区别于女性的特征,称为男性第二性征或副性征。主要表现为胡须生长,嗓音低沉,喉结突出,汗腺和皮脂腺分泌增多,毛发呈男性型分布,骨骼粗壮,肌肉发达等,这些都是在睾酮刺激下产生并依靠它维持的。

2. 抑制素　由睾丸的支持细胞分泌,对垂体分泌的促卵泡激素(FSH)有很强的抑制作用,而同样剂量的抑制素对黄体生成素(LH)的分泌无明显作用。

(三) 睾丸活动的调节

睾丸的活动也受下丘脑-垂体的调节。破坏下丘脑促性腺激素释放激素(GnRH)神经元或垂体,睾丸则萎缩。当下丘脑接受神经系统其他部位传来的信息,GnRH 引起垂体 FSH 和 LH 释放,LH 促进间质细胞生成睾酮,LH 还能促进睾酮的分泌,当血中睾酮升高时又可反馈抑制 LH 的分泌。通过这种负反馈调节,可使血中睾酮稳定在一定水平。

FSH 也可刺激精子的发育成熟,反馈抑制 FSH 分泌的物质是睾丸分泌的抑制素。此外在 FSH 作用下,睾丸的支持细胞可产生雌激素,雌激素可降低垂体对 GnRH 的反应性,并可能作用于间质细胞以调节睾酮的分泌。

第二节　女性生殖系统

一、位置、形态和结构

(一) 内生殖器

女性内生殖器包括卵巢、输卵管、子宫、阴道和前庭大腺。

1. 卵巢(ovary)　是女性的生殖腺,为左、右成对的实质性器官,内部骨盆侧壁髂血管分叉处,呈扁卵圆形,有内、外两面,前、后两缘以及上端和下端。上端与输卵管相接,称输卵管端。前缘连有卵巢系膜,出入于卵巢的血管、神经、淋巴管均需经过卵巢系膜,卵巢借若干带固定于盆腔侧壁。卵巢表面的上皮是由卵巢系膜延续过来的,是一层单层立方上皮,称生殖上皮;其深面是一层结缔组织膜称卵巢白膜。排卵时,成熟的卵细胞突破卵巢表面,经腹膜腔进入输卵管。卵巢是卵细胞发育成长的场所,并能产生雌激素和孕激素。

2. 输卵管（oviduct） 是一对弯曲的肌性管道，连于子宫两侧，为输送卵细胞的管道。其内侧端以输卵管子宫口与子宫腔相通，向外侧，经漏斗末端的输卵管腹腔口通连腹膜腔。输卵管由内侧向外侧可分为四部：①子宫部，为位于子宫壁内的一段；②输卵管峡，短而狭窄，水平向外移行于壶腹部，是手术结扎输卵管的部位；③输卵管壶腹，较粗而长，约占输卵管全长的 2/3，是卵细胞正常的受精部位；④输卵管漏斗，为输卵管末端扩大的一段，形如漏斗，其边缘有许多指状突起，称输卵管伞。

临床上通常把卵巢和输卵管统称为子宫附件。

3. 子宫（uterus） 是一个孕育胚胎和形成月经的肌性器官，位于小骨盆腔中部，前邻膀胱，后靠直肠。成人子宫前后略扁，呈倒置梨形，分为底、体、颈三部。上端圆凸的部分称子宫底，下部呈圆柱状称为子宫颈，底与颈之间的部分称子宫体。子宫的内腔分为子宫腔和子宫颈管两部分，子宫腔位于子宫底和子宫体内，呈倒置三角形，其底在上，两侧与输卵管通连；尖朝下，与子宫颈内的子宫颈管相通，子宫颈管的下口称子宫口，通阴道。子宫口的黏膜是单层柱状上皮与复层扁平上皮互相移行之处，为子宫癌的好发部位。

成年女子正常的子宫位置呈轻度前倾前屈位。前倾是指子宫从整体上看是向前倾斜的，子宫的长轴与阴道间的夹角呈朝向前方的 90°角。前屈则是指子宫体与子宫颈之间的弯曲，呈钝角。子宫的正常位置主要依靠子宫阔韧带、子宫主韧带等来维持，其中子宫阔韧带为子宫两侧的双层腹膜皱襞，由卵巢系膜、输卵管系膜和子宫系膜所组成。子宫主韧带则为子宫阔韧带下部两层腹膜间的纤维结缔组织束和平滑肌纤维，是维持子宫正常位置的主要结构（图 10-5，图 10-6）。

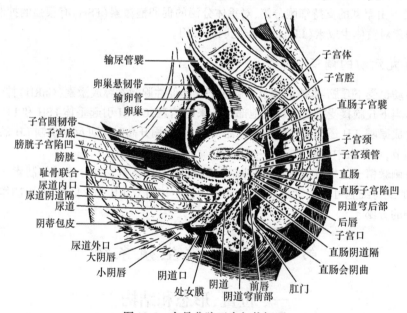

图 10-5 女骨盆腔正中矢状切面

子宫壁分为三层，外层为浆膜即脏腹膜，中间为肌层，由平滑肌组成，此层尚有很大的伸展性，如妊娠时平滑肌细胞体积增大，以适应妊娠需要；分娩时，子宫平滑肌节律性收缩成为胎儿娩出的动力，由于它的收缩，还可以压迫血管，制止产后出血。内层为黏膜，称子宫内膜。女子进入青春期，子宫底和子宫体部的黏膜发生周期性的增生和脱落，黏膜周期性脱落并伴有出血的现象称为月经。

4. 阴道 是由黏膜、肌层和外膜构成的肌性管道，有较大的伸展性，连接子宫和外生殖器，既是女性的交配器官，也是排出月经和娩出胎儿的通道。阴道前后较扁，下部较窄，下端以阴道口开口于阴道前庭。阴道的上端较宽，包绕子宫颈的下部，形成一个环状凹陷，称阴道穹，可分为前、后部及两侧部。后穹最深，并与直肠子宫陷凹相邻，两者之间只隔以阴道后壁和一层腹膜，故直肠子宫陷凹处

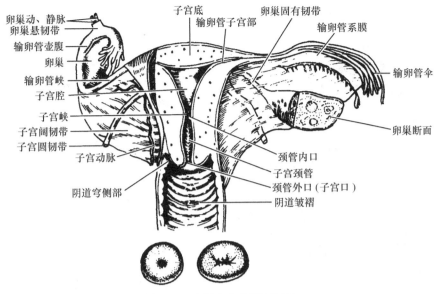

图 10-6 女性内生殖器（前面）

有积液时,可经阴道穹后部进行穿刺,抽取积液。临床上,用以协助诊断阴道癌、子宫颈癌的女性生殖管道脱落细胞检查,就是从阴道壁、阴道穹后部、子宫颈口以及子宫颈管等部位直接取样涂片来观察细胞变化的一种常用的诊断手段。

（二）外生殖器

女性外生殖器又称女阴,主要包括阴阜、大阴唇、小阴唇、阴蒂、阴道前庭等结构。阴道前庭为两侧小阴唇之间的裂隙,内有两个开口,前方为尿道外口,后方为阴道口。在阴道前庭还有前庭大腺导管的开口(图 10-7)。

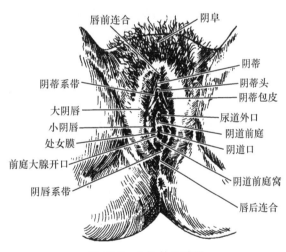

图 10-7 女性外生殖器

二、卵巢的生理功能

女性在 9～13 岁进入青春期,卵巢开始成熟进入生育期。生育期持续 30～35 年后,卵巢开始萎缩,功能渐渐衰退进入更年期。卵巢完全萎缩就进入绝经期。成熟的卵巢活动有周期,亦称性周期,人体性周期约每月一次。其生理功能主要受腺垂体促性腺激素 FSH 和 LH 的调节。

下丘脑-垂体-卵巢轴(hypothalamic-pituitary-ovarianaxis,HPOA)是一个完整而协调的神经内分泌系统,它的每个环节均有其独特的神经内分泌功能,并且互相调节、互相影响。其主要生理功能是控制女性发育、正常月经和性功能,因此又称性腺轴。此外,它还参与机体内环境和物质代谢的调节。HPOA 的神经内分泌活动还受到大脑高级中枢调控。在下丘脑促性腺激素释放激素(GnRH)的控制下,腺垂体分泌 FSH 和 LH,卵巢性激素依赖于 FSH 和 LH 的作用,而子宫内膜的周期性变化又受卵巢分泌的性激素调控。

（一）卵巢的产卵功能

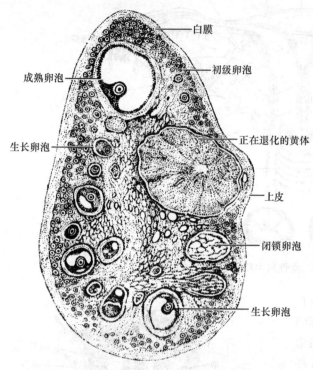

图 10-8　卵巢-卵泡发育模式图（低倍）

图中标注：白膜、成熟卵泡、初级卵泡、生长卵泡、正在退化的黄体、上皮、闭锁卵泡、生长卵泡

卵巢的主要功能是产生卵子（图 10-8）。卵巢的表面为一层生殖上皮。生殖上皮在卵巢表面增殖成一团上皮细胞，陷入皮质，其中一个发育最大的细胞称为卵细胞，其余变为扁平的小细胞包围在卵细胞的周围，称为颗粒细胞（卵泡细胞），卵细胞和其颗粒细胞一起构成一个原始卵泡。仅有一层颗粒细胞的卵泡称为初级卵泡。在促性腺激素作用下卵泡开始发育，以后体积不断增大，颗粒细胞增多，进而在颗粒细胞之间逐渐出现充满液体（卵泡液）的腔隙。卵泡液增多，卵泡腔扩大，卵细胞被挤到卵泡的一侧，此阶段的卵泡称为成熟卵泡。成熟卵泡周围，卵巢间质形成一层包围卵泡的卵泡膜。在充分发育的卵泡，又分化为两层，分别称为内膜和外膜。在人类，卵泡一般需 12 ~ 14 天发育成熟。同时有 10 ~ 20 个卵泡发育，但其中只有一个发育成熟，其余的蜕变成闭锁卵泡。成熟卵泡即向卵巢表面移近和突出，从卵巢突出的部分破裂，于是卵细胞便从卵泡中排出，称为排卵（ovulation），此过程需 LH 的触发。排出的卵经输卵管伞进入输卵管。排卵后的卵泡，由于血管破裂而充满血液为血体，随后在 LH 的作用下，这些颗粒细胞增生肥大，出现黄色颗粒，称为月经黄体（corpus-luteum）。黄体存在的时间以排出卵子是否受精而定，如卵已受精而开始怀孕，则黄体仍继续生长，直到怀孕 4 个月才逐渐萎缩；如未受精，则黄体仅维持 2 周就开始萎缩，黄体萎缩成为结缔组织的瘢痕，称为白体。

（二）卵巢的内分泌功能

卵巢分泌主要是雌激素和孕激素，也有少量的雄激素。

1. 雌激素（estrogen，E）　由卵巢的卵泡颗粒细胞、黄体及胎盘分泌。由卵泡和黄体分泌的雌激素主要为雌二醇；由胎盘分泌的主要是雌三醇。雌激素的主要生理作用是促进女性附性器官的生长发育和激发第二性征的出现。

（1）子宫：促使子宫肌增殖、变厚，并提高子宫肌对催产素的敏感性。促使子宫内膜增殖并使其中的血管及腺体增生，但腺体不分泌。

（2）输卵管：促进输卵管运动。

（3）阴道：促进阴道上皮增生，角化合成大量糖原，使糖原分解呈酸性，增强阴道抵抗细菌的能力。

（4）第二性征：促进女性第二性征出现并维持之。如刺激乳房发育，刺激乳腺导管延长，乳房增大，乳晕出现；使脂肪、毛发分布及骨骼呈女性特征，皮下脂肪增多；音调变高等。

（5）代谢的影响：促进钠水潴留，增加细胞外液；促进蛋白质合成，钙盐沉着，促进青春期的生长发育。

2. 孕激素(progestogen,P) 主要由黄体细胞和胎盘分泌。孕激素多在雌激素的基础上发挥作用,保证受精卵着床和维持妊娠。

(1) 子宫:进一步使子宫内膜和血管、腺体增生并腺体分泌;减弱子宫平滑肌的活动;减少宫颈液分泌,使宫颈黏液变稠,不利于精子穿透。

(2) 输卵管:减弱输卵管平滑肌的活动。

(3) 乳腺:促进乳腺腺泡和导管的发育,为分娩后泌乳准备条件。

(4) 其他:促进产热,使基础体温升高。这种升温现象可以作为判定排卵日期的标志之一。

三、月经周期

女性从青春期起至经绝期(除妊娠外),随着卵巢分泌激素的影响,子宫内膜发生周期性剥落,产生流血现象,称月经(menstruation)。因此,女性卵巢周期在子宫表现为子宫周期,又称月经周期(menstrual cycle)。人类的月经周期一般为28天左右,一般以流血的第1天作为月经周期的开始。

(一) 月经周期中卵巢和子宫内膜的变化

月经周期是下丘脑-腺垂体-卵巢轴活动控制下出现卵巢和子宫内膜的周期性变化。月经周期可分为三期(图10-9)。

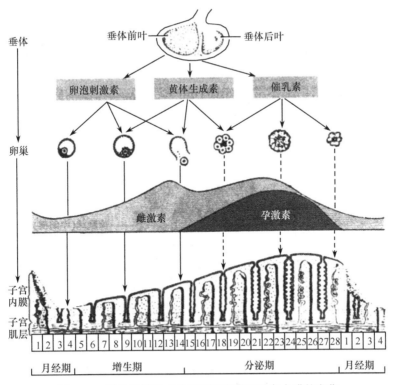

图10-9 月经周期形成的原理及卵巢和子宫内膜的变化
——→表示促进;----→表示抑制

1. 增殖期(卵泡期、排卵前期) 以月经停止到排卵为止,即月经周期第5～14天,历时10～12天。这一期中,在 FSH 的刺激下,卵巢中卵泡生长发育成熟,并不断分泌雌激素。子宫内膜在雌激素的作用下,增殖变厚,其中的血管、腺体增生,但腺体不分泌。卵泡要在此期末才发育成熟。成熟的卵泡在 LH 及 FSH 的作用下,尤其是 LH 急剧升高的作用促进排卵。

2. 分泌期(黄体期、排卵后期)　从排卵后到下次月经前,即月经周期的 15～28 天,历时 13～14 天。这一期中,在 LH 的作用下,残存卵泡形成黄体,黄体分泌雌激素和大量孕激素。子宫内膜在雌激素和孕激素的作用下,子宫内膜进步增厚,其中血管扩张充血,腺体迂曲并分泌。为胚泡的着床和发育准备了条件。

此期若受孕,在胎盘分泌的人绒毛膜促性腺激素的作用下,使黄体发育成妊娠黄体。进而形成蜕膜。如未受孕,黄体萎缩,于是进入月经期。

3. 月经期　以月经开始至出血停止,即月经周期的第 1～4 天。排出卵子未受精,血中 LH 水平降低,使黄体于排卵后 8～10 天开始萎缩而分泌减少,血液中的雌激素和孕激素急剧减少处于低水平。子宫内膜失去了这两种激素的维持而崩溃出血,即进入月经期。月经血量为 50～100ml,月经血中含有纤溶酶原激活物和纤溶酶而不凝固。

(二)月经周期的调控

月经是由下丘脑、垂体和卵巢三者生殖激素之间的相互作用来调节的,在月经周期中的月经期和增殖期,血中雌二醇和黄体酮水平很低,从而对腺垂体和下丘脑的负反馈作用减弱或消除,导致下丘脑对促进性腺激素的分泌增加,继而导致腺垂体分泌的促卵泡激素和黄体生成素增多,因而使卵泡发育,雌激素分泌逐渐增多。此时,雌激素又刺激子宫内膜进入增殖期。黄体生成素使孕激素分泌增多,导致排卵。此期中雌激素与孕激素水平均升高。这对下丘脑和腺垂体产生负反馈抑制加强的作用,因而使排卵刺激素和黄体生成素水平下降,导致黄体退化,进而雌激素和孕激素水平降低。子宫内膜失去这两种激素的支持而剥落、出血,即发生月经。此时,雌激素和孕激素的减少,又开始了下一个月经周期。

四、妊娠与分娩

妊娠(pregnancy)是新个体产生的过程,包括受精、着床、妊娠的维持、儿成长及分娩等过程。

(一)受精

精子与卵子在输卵管壶腹部相遇而受精(fertilization),卵子与精子融合后称受精卵。精子进入输卵管的过程很复杂,精子的运行不完全依靠本身的运动,宫颈、子宫和输卵管对精子的运行都起到一定的作用。精子进入输卵管后,在其中的运行主要受输卵管蠕动的影响。雌激素有促进输卵管的蠕动作用;孕激素则抑制其蠕动。一次射精虽能排出数以亿计的精子,但最后能到达受精部位的只有 15～50 个精子。精子在雌性生殖管道内停留通过获能才使卵子受精。受精卵在输卵管的蠕动和纤毛作用下,逐渐向下运行至子宫腔,同时进行细胞分裂形成胚泡。

(二)着床

着床(implantation)是胚泡植入子宫内膜的过程。着床成功的关键在于胚泡与子宫内膜的同步发育与相互配合。在着床过程中,胚泡不断发出信息,使母体能相应的变化,以适应胚泡的着床。胚泡还产生多种激素,如人绒毛膜促性腺激素(HCG),它能刺激卵巢黄体继续分泌孕激素。

(三)妊娠的维持及激素分泌

妊娠的维持要靠垂体、卵巢与胎盘分泌的各种激素相互配合。在胎盘形成以前,垂体和卵巢分泌的激素以及胚泡滋养细胞所分泌的 HCG 至关重要。胎盘形成以后,胎盘成为一个重要的内分泌器官,它所分泌的激素现简介如下:

1. HCG　是一种糖蛋白激素,由胎盘绒毛组织的合体滋养细胞分泌。

2. 人绒毛膜生长素(HCS)　也为合体滋养细胞分泌的一种单链多肽,其中96%与人生长素相同,因此具有调节母体与胎儿的糖、脂肪与蛋白质代谢,促进胎儿生长的作用。

3. 孕激素　在妊娠10周以后,由胎盘代替卵巢继续分泌黄体酮,到妊娠足月达高峰。

4. 雌激素　胎盘分泌的雌激素主要为雌三醇,它是由胎儿与胎盘共同参与制造的,检测母体血中雌三醇含量的多少,可用来判断胎儿是否存活。

(四)分娩

妊娠末期,随着子宫兴奋性提高,开始出现不规则的收缩,以后成为有节律的收缩,它可以使子宫颈充分开大并迫使胎儿挤向子宫颈。这样又可以引起子宫收缩增强,迫使胎儿进一步挤向子宫颈口。胎儿压迫子宫颈可以引起神经垂体释放催产素,使子宫收缩更强。在这两种正反馈的作用下一直到胎儿完全娩出为止。在子宫缩的同时,还可反射性地引起腹部肌和膈肌收缩,协助胎儿娩出。要指出的是,如子宫颈开口不全,不能滥用外源性催产素,因可造成子宫破裂。胎儿娩出后,胎盘再完全娩出,整个分娩过程完成。

由哺乳引起的高浓度催乳素,对促性腺激素的分泌具有抑制作用。因此,在哺乳期间可出现月经暂停,一般为4~6个月,它能起到自然调节生育间隔的作用。也有部分妇女,在激素作用下,卵泡又开始发育并排卵,此时可能不出现月经,仍有可能受孕,这种现象在计划生育工作中应予以注意。

五、避　孕

避孕(contraception)是指采用一定方法使妇女暂不受孕。理想的避孕方法应该安全可靠、简便易行。一般通过控制以下环节来达到避孕目的:抑制精子或卵子的生成;阻止精子与卵子相遇;使女性生殖道内的环境不利于精子生存和活动;使子宫内的环境不适于胚泡的着床与生长等。例如,目前应用的女性全身性避孕药,为人工合成的高效能的性激素,包括雌激素(如炔雌醇、炔雌醚等)和孕激素(如炔诺酮、甲地孕酮等)。当应用这些药物后,体内雌激素和孕激素的浓度明显升高,通过负反馈作用抑制下丘脑-腺垂体-卵巢轴的功能,从而抑制排卵;孕激素还可减少子宫颈黏液的分泌量,使黏稠度增加,不利于精子的通过。再如,将避孕环放置在宫腔内,造成不利于胚泡着床和生存的环境,以达到避孕的目的。男性常用的避孕方法是使用安全套,除能达到避孕目的外,尚能预防性病的传播。

六、社会心理因素对生殖的影响

社会心理因素与生殖过程有着密切的关系,对生殖的影响也是多方面的,包括对男性精子生成的质量、女性妊娠的发生与发展、母体的健康和胎儿的发育等的影响。

(一)对男性生殖功能的影响

精神过度紧张、强烈精神刺激以及环境污染等因素对男性生殖细胞的数量和质量都可产生影响。

(二)对妊娠发生的影响

长期忧虑、抑郁或恐惧,能够造成不孕,这种情况的不孕一般是可逆的,当不利的精神因素解除后,可恢复受孕能力。

(三) 对妊娠过程的影响

良好的心态、融洽的生活和工作环境,可使妊娠过程顺利进行;动荡的社会环境和自然灾害以及环境污染、紧张、恐惧的心理状态等,可影响胚胎的发育,甚至导致流产。

(四) 对胎儿发育的影响

社会和心理因素不但影响孕妇本人,而且还影响胎儿的生长发育。调查发现,在妊娠期间,情绪良好妇女所生的子女,无论在精神上还是在躯体上都优于情绪不佳妇女所生的子女。

良好的社会及家庭环境、健康的心理状态,有利于妊娠过程的顺利发展,也有利于胎儿的发育;不良的社会和心理因素则会引起相反的结果。女性在妊娠期间保持良好的情绪,处以平和的心境,积极地适应社会,乐观地调适自我,认真听取医生指导,适时进行产前检查,方可达到优生优育。

思考题:

1. 试述睾丸鞘膜腔的形成、结构及临床意义。
2. 简述睾丸的结构与生理功能。
3. 简述睾丸活动的调节机制。
4. 名词解释:①月经周期;②排卵;③妊娠。
5. 试述女性月经周期的功能调控以及生理意义。
6. 简述卵巢的生理功能。

(朱 敏)

第十一章　内分泌系统

人体功能调节机构,除以神经系统为主导外,还有内分泌系统。但内分泌系统受神经系统的调节。人体内分泌系统由内分泌腺和散在的内分泌细胞组成,它具有广泛的功能,参与机体各种生理过程的调节,主要表现在调节代谢与生殖,促进发育与生长,维持内环境稳态等方面。

人体的主要内分泌腺有垂体、甲状腺、甲状旁腺、肾上腺、胰岛、性腺等(图11-1)。本章重点讨论这些主要内分泌腺的功能,其他散在内分泌细胞及性腺在有关章节介绍。

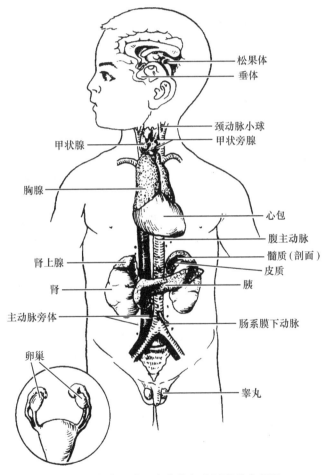

图 11-1　内分泌腺和内分泌细胞团的分布概况

第一节　激素概况

一、激素的概念及一般作用特征

由内分泌细胞分泌的生物活性化学物质,称激素。激素的一般作用特征如下:

1. 特异性　某种激素能有选择地作用于某些器官和组织细胞,称为激素的特异性。被激素作用的器官、腺体或细胞,称为该激素的靶器官、靶腺、靶细胞。靶腺分泌的激素,称为靶腺激素。

2. 高效能　指激素在体液中含量很少,即可发挥生理效应。

3. 信使作用　激素是一种化学信使,能将某种信息以化学方式传递给靶细胞,从而使细胞功能活动增强或减弱。激素不能引起细胞新的功能,也不为功能活动提供能量,仅起着信使作用。

4. 激素间的相互作用　激素间的作用可以互相影响,主要表现在如下三个方面:①相互协调,如生长素、肾上腺素都可使血糖升高;②相互拮抗,如肾上腺素升高血糖,而胰岛素则降低血糖;③允许作用,指某些激素本身对某些器官或细胞不能直接发生作用,但它的存在却是另一种激素能产生效应的必备条件,这就是激素的允许作用。例如,糖皮质激素本身并不能引起血管平滑肌收缩,但只有它存在时,去甲肾上腺素才能发挥缩血管作用,即糖皮质激素的允许作用。

二、激素的信息传递方式及化学分类

(一)激素的信息传递方式

激素可通过多种途径发挥作用。

1. 远距分泌　大多数激素由内分泌细胞释放后,经血液循环传递到远距离靶细胞而发挥作用,如生长素、甲状腺素。

2. 旁分泌　激素释放后,通过细胞间液弥散到邻近的细胞而发挥作用,如消化管的一些激素。

3. 自分泌　有些内分泌细胞分泌的激素在局部弥散又返回作用于该内分泌细胞而发挥反馈作用。

4. 神经分泌　神经细胞分泌的激素,称为神经激素,它们通过轴浆流动送至所连接的组织或经垂体门脉运送到腺垂体,这种传递方式称为神经分泌。下丘脑的一些神经元既能产生和传导神经冲动,又能分泌激素,称为神经内分泌细胞。

(二)激素的化学分类

人体的激素种类繁多,来源和性质各异,作用途径及范围也各不相同,因此分类方法很多。通常按化学性质将激素分为两大类,一类为含氮激素,另一类为类固醇激素。

1. 含氮激素　包括蛋白质类、肽类和胺类。下丘脑的激素、垂体的激素、甲状旁腺素、胰岛素、胃肠激素等,都属于蛋白质类和肽类;甲状腺激素、肾上腺髓质激素则属胺类。含氮激素易被消化酶水解(甲状腺激素除外),故不宜口服。

2. 类固醇激素(甾类激素)　包括肾上腺皮质激素和性激素。它们不易被消化酶破坏,一般可口服利用。

三、激素作用的机制

(一)含氮激素的作用机制——信使学说

第二信使学说是 1965 年 Sutherland 等根据一系列实验而提出的(图 11-2)。它的主要内容包括:含氮激素随血液循环到达靶细胞后,不能通过细胞膜进入细胞内,它首先与靶细胞膜上具有一定立体结构的专一性受体结合,激素是第一信使;这一结合随即激活细胞膜上的腺苷酸环化酶系统;在 Mg^{2+} 参与下,可使 ATP 转变为 cAMP,cAMP 为第二信使,cAMP 激活了无活性的蛋白激酶系统,从而激活磷酸化酶,引起靶细胞固有的、内在的反应,如腺细胞分泌、肌细胞收缩和舒张等各种生理生化反应。在信息传递的连锁反应中,生理作用将逐级放大,形成一个高效能的生物放大系统。如 1 分子胰高血糖素可激活 1000 分子的磷酸化酶,所以激素作用是高效能的。

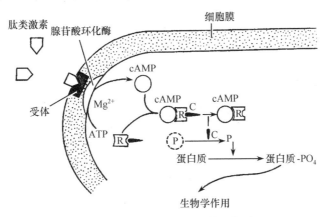

图 11-2 含氮激素作用机制示意图

自 cAMP 第二信使学说提出后,人们发现有的多肽激素并不使 cAMP 增加,而是降低 cAMP 合成。新近的研究表明,在细胞膜上 G 蛋白可分为兴奋性 G 蛋白(Gs)和抑制性 G 蛋白(Gi)。当腺苷酸环化酶被 Gs 激活时,cAMP 增加;当它被 Gi 抑制时,cAMP 减少。同时 cAMP 并不是唯一的第二信使,可能还有 cGMP、三磷酸肌醇、二酰甘油、Ca^{2+} 等。

(二)类固醇激素作用机制——基因表达学说

类固醇激素相对分子质量小,脂溶性高,它传递到细胞后可以进入细胞内。在细胞内先与胞质受体结合成复合物,复合物再入细胞核,与核内受体相互结合,转变为激素-核受体复合物,激素-核受体复合物结合在染色质非组蛋白的特异位点上,进而启动或抑制 DNA 的转录过程,促进或抑制特异的 RNA 合成,再诱导或减少新蛋白质的合成,引起相应的生物效应。

上述含氮激素作用机制与类固醇激素作用原理,并不是绝对的。如甲状腺激素虽属胺类激素,却可改变细胞膜的通透性而进入细胞内,通过基因表达而发挥作用。胰岛素也可以直接作用于细胞,促进葡萄糖的跨膜转运。糖皮质激素也可以进入细胞后,不通过基因,直接稳定溶酶体膜(图 11-3)。

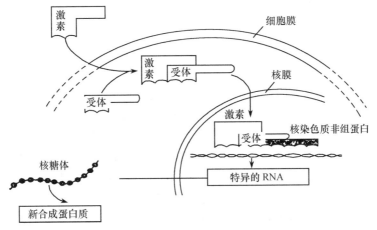

图 11-3 类固醇醇激素作用机制示意图

四、激素的分泌及其调节

激素的分泌有一定的规律,既受机体内部的调节,又受外界环境信息的影响。激素分泌量的多少,对机体的功能有着重要的影响。

(一) 激素分泌的周期性和阶段性

由于机体对物理环境周期性变化以及对社会生活环境长期适应的结果,使激素的分泌产生了明显的时间节律,血中激素浓度也就呈现了以日、月或年为周期的波动。这种周期性波动与其他刺激引起的波动毫无关系,可能受中枢神经的"生物钟"控制。

(二) 激素在血液中的形式、代谢和浓度

激素分泌入血液后,部分以游离形式随血液循环运转,另一部分则与血浆中蛋白质结合。游离型与结合蛋白结合型为可逆过程,但只有游离型才具有生物活性。当游离型量多时,结合过程增多;当游离型量少时,则结合型分离过程增多,以保持血液中游离型的动态平衡。结合型激素在肝代谢与由肾排出的过程比游离型为慢,这样可以延长激素的作用时间。可以把结合型看作是激素在血中的临时储蓄库。激素分泌入血液后,经过代谢、排泄而不断减少,或其生物活性也不断丧失。因此腺体要继续分泌,这称为激素的更新。这样激素在血液中的浓度能保持动态恒定。

(三) 激素分泌的调节

引起各种激素分泌的刺激多种多样,但是在调节机制方面有许多共同点,简述如下:

当一个信息引起某一激素开始分泌时,往往调整或停止其分泌的信息也反馈回来。即分泌激素的内分泌细胞随时收到靶细胞及血中该激素浓度的信息,或使其分泌减少(负反馈),或使其分泌再增加(正反馈),常常以负反馈效应为常见。最简单的反馈回路存在于内分泌腺与体液成分之间,如血中葡萄糖浓度增加可以促进胰岛素分泌,使血糖浓度下降;血糖浓度下降后,则对胰岛分泌胰岛素的作用减弱,胰岛素分泌减少,这样就保证了血中葡萄糖浓度的相对稳定。又如下丘脑分泌的调节肽可促进腺垂体分泌促激素,而促激素又促进相应的靶腺分泌激素以供机体的需要。当这种激素在血中达到一定浓度后,能反馈性的抑制腺垂体或下丘脑的分泌,这样就构成了下丘脑-腺垂体-靶腺功能轴,形成一个闭合回路,这种调节称闭环调节,按照调节距离的长短,又可分长反馈、短反馈和超短反馈。

在闭合回路的基础上,中枢神经系统可接受外环境中的各种应激性、光及温度等刺激,通过下丘脑把内分泌系统与外环境联系起来形成开口环路,促进各相应内分泌腺分泌,使机体能适应于外环境。此时闭合环路暂时失效。这种调节称为开环调节(图11-4)。

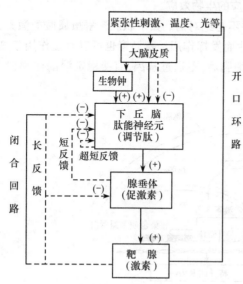

图 11-4　下丘脑-腺垂体-靶腺轴调节示意图
──→促进作用;----→抑制作用

第二节 下丘脑的内分泌功能

下丘脑与腺垂体和神经垂体间的联系非常密切。下丘脑与腺垂体之间有着特殊的门脉系统,与神经垂体之间有下丘脑-垂体神经束。下丘脑的一些神经元既有神经细胞的功能,又能分泌激素。它可以将中枢神经系统其他部位传来的神经信息,转变为激素的信息。

一、下丘脑与腺垂体结构和功能的联系

(一) 垂体门脉

垂体主要由垂体上动脉和垂体下动脉供给血液。垂体上动脉从基底动脉环发出后,进入结节部和漏斗柄,然后分支,最后在漏斗处形成毛细血管网。由正中隆起和漏斗柄的毛细血管网(第一级毛细血管)汇集为若干条小静脉,小静脉下行至腺垂体前部,在腺垂体前部再一次分成毛细血管网(第二级毛细血管),上述的小静脉即垂体门脉。第二级毛细血管网再汇合为垂体静脉,垂体静脉出腺垂体后,即汇入邻近的静脉。下丘脑的神经分泌细胞的轴突末梢与门脉系统的第一级毛细血管网接触,这样轴突末梢释放的神经激素就可通过毛细血管进入门脉系统内,神经激素再从第二级毛细血管网透出而作用于腺垂体分泌细胞。这样垂体门脉就完成了下丘脑-垂体之间激素的运送,达到了功能联系。

(二) 下丘脑调节肽

在下丘脑基底部的"促垂体区"(主要包括正中隆起、弓状核等核团)的神经元群能分泌肽类激素。这类神经元称为下丘脑肽能神经元。所分泌的肽类激素经垂体门脉到达腺垂体,调节腺垂体的分泌,故分泌的激素统称为下丘脑调节肽。下丘脑调节肽共有九种,其中已分离纯化且知它们化学结构的有五种,称为激素,另外四种尚未弄清其化学结构的称为因子。

1. 促甲状腺激素释放激素(TRH) 是一种三肽。它主要促进腺垂体分泌促甲状腺素,后者促进甲状腺分泌甲状腺激素,形成下丘脑-腺垂体-甲状腺功能轴。TRH 也促进催乳素的释放,此外,在大脑和脊髓也发现有 TRH 存在,其作用可能与传递神经信息有关。

2. 促性腺激素释放激素(GnRH) 是一种十肽。它主要促进腺垂体分泌卵泡刺激素(FSH)和黄体生成素(LH)。FSH 和 LH 促进男性性腺和女性性腺分别生成精子和卵子,分泌雄性激素和雌性激素,形成下丘脑-腺垂体-性腺功能轴。

3. 生长抑素(GHRIH 或 GIH) 是一种十四肽,主要抑制腺垂体分泌生长素。它是一种作用很广泛的激素,它还能抑制 FSH、LH、TSH 等的分泌。此外,由于它能由胃肠道的内分泌细胞分泌,因此对胰岛素、胰高血糖素以及胃肠道内分泌激素都有抑制作用。

4. 生长素释放激素(GHRH) 目前发现它仅有促腺垂体分泌生长素的作用。

5. 促肾上腺皮质释放激素(CRH) 它是近年提纯含 41 个氨基酸的肽类激素,它促进腺垂体分泌促肾上腺皮质激素(ACTH),ACTH 促进肾上腺皮质分泌肾上腺皮质激素,形成了下丘脑-腺垂体-肾上腺皮质功能轴。

下丘脑调节肽的四种因子为:

催乳素释放抑制因子(PIF)、催乳素因子(PRF)、促黑素细胞激素释放因子(MRF)与促黑素细胞激素释放抑制因子(MIF)。

二、下丘脑与神经垂体结构和功能的联系

神经垂体位于腺垂体后部,它主要由下丘脑束的无髓神经纤维和由神经胶质分化而成的神经垂体细胞所组成。这些神经纤维由下丘脑的视上核与室旁核发出,经过漏斗进入神经垂体。神经垂体没有腺细胞,但含有丰富的毛细血管,来自下丘脑的神经纤维末梢终止在毛细血管壁上。

经研究证明由神经垂体释放的催产素(OXT)和升压素(VP)是在下丘脑合成的,下丘脑的视上核与室旁核均能产生 OXT 与 VP,但视上核以合成 VP 为主,而室旁核以 OXT 为主。这两种激素都是在下丘脑先合成激素原,再裂解成激素,并与同时合成神经垂体激素的运载蛋白形成复合物。这种激素运载蛋白复合物被包在小颗粒状的囊泡里,沿下丘脑-垂体束无髓神经纤维的轴浆移动到神经末梢,储存在神经垂体。在受到适宜刺激时由神经垂体释放出来透过毛细血管进入血液中。因此可以把下丘脑的视上核、室旁核和神经垂体一起看作是一个完整的分泌单位。

第三节 垂 体

垂体悬垂于脑的底面,通过漏斗柄与下丘脑相连。垂体很小,不到1g。女性的垂体较男性稍大。垂体大致可以分为腺垂体和神经垂体两部分。垂体对主要内分泌腺或内分泌细胞有调控作用,其本身的内分泌活动又直接受下丘脑控制,故它在神经系统和内分泌系统的相互作用中居枢纽地位。

一、腺垂体分泌的激素

腺垂体中的前部占腺垂体的绝大部分,它是体内最重要的内分泌腺。其中嗜碱性细胞约占总数的15%,再分为分泌促甲状腺素、促肾上腺皮质激素和促性腺激素的细胞,这三种激素称为腺垂体的促激素,分别作用于相应的外周靶腺;嗜酸性细胞占腺细胞总数的35%左右,再分为分泌生长素和催乳素的细胞。还有一种嫌色细胞,数量最多,约占腺细胞总数的50%,这种细胞不分泌激素,但可能转变为前两种细胞后即具有分泌激素的功能。腺垂体的结节部仅占一小部分,功能不详,中间部能分泌促黑素细胞激素(MSH)。

(一) 生长素

生长素(GH)是一种在种属上特异性较强的蛋白质激素。其主要生理作用为:

1. 促进生长 特别是促进骨骼和肌肉的生长。生长素促进骨骼的生长是因为它刺激肝脏产生生长素介质。生长素介质能促进硫、氨基酸等结合于软骨,使软骨骨化和软骨细胞分裂,基质增殖。生长素还促进氨基酸进入细胞,加速蛋白质的合成。若幼年生长素分泌不足,生长发育迟缓,身材矮小,称为侏儒症;若分泌过多,出现巨人症;成年后生长素分泌过多,出现肢端肥大症。

2. 对代谢的影响 ①促进蛋白质合成,减少其分解。②生理水平的生长素,可刺激胰岛细胞分泌胰岛素,故能加强糖的利用;过量的生长素,则抑制糖的利用,使血糖升高,产生垂体性糖尿病。③促进脂肪分解,使脂肪酸释放入血,加强脂肪酸氧化,使酮体增多。

(二) 催乳素

催乳素(PRL)的主要生理作用是促进成熟乳腺泌乳并维持泌乳。

（三）促黑（素细胞）激素

促黑激素（MSH）能促进皮肤黑色素细胞合成黑色素，使皮肤颜色变深。

（四）促激素

1. 促甲状腺激素（TSH）　　主要生理作用是促进甲状腺增生，合成并分泌甲状腺激素。

2. 促肾上腺皮质激素（ACTH）　　促进肾上腺皮质增生和糖皮质激素的合成和释放。

3. 促性腺激素　　包括促卵泡激素和黄体生成素两种：①促卵泡激素，又称促卵泡激素。在女性促进卵泡发育成熟并与小量黄体生成素协同作用，使卵泡分泌雌激素。在男性，促进睾丸生成精子。②黄体生成素，与促卵泡激素共同作用，促使卵泡分泌雌激素，促进卵泡排卵，黄体生成和分泌。在男性，刺激睾丸间质细胞分泌雄激素。

二、神经垂体释放的激素

（一）升压素

升压素（VP）或称抗利尿激素（ADH）有两方面作用：①增加肾脏远曲小管、集合管对水的通透性，促进水的重吸收，使尿量减少。②大剂量 VP 使全身小动脉（包括冠状动脉）及毛细血管收缩，血压升高。可用于肺、食管出血的止血。生理剂量的 VP，无明显升压作用。

（二）催产素

1. 使子宫（特别是妊娠子宫）强烈收缩　　催产素（OXT）对子宫平滑肌的作用，对不同种属的动物、未妊娠与已妊娠的子宫效果不同。未妊娠子宫对它不敏感，妊娠子宫对它则比较敏感。雌激素能增加子宫对 OXT 的敏感性，而未孕时雌激素的作用则相反。临床上，在产后用 OXT，使子宫强烈收缩，减少产后流血。

2. 排乳作用　　催产素能使乳腺腺泡和导管周围的肌上皮细胞收缩，乳汁排出。

第四节　甲　状　腺

一、甲状腺的位置、形态和结构

是人体内最大的内分泌腺。它位于气管上端两侧，甲状软骨的下方，分为左右两叶，中间由较窄的峡部相连，呈"H"形。两侧叶贴附在喉下部和气管上部的外侧面，上达甲状软骨中部，下抵第 6 气管软骨处，峡部多位于第 2～4 气管软骨的前方，有的人不发达。有时自峡部向上伸出一个锥状叶，长短不一，长者可达舌骨，为胚胎发育的遗迹，常随年龄而逐渐退化，故儿童较成年人为多。

甲状腺外覆有纤维囊，称甲状腺被囊，此囊伸入腺组织将腺体分成大小不等的小叶，囊外包有颈深筋膜（气管前层），腺鞘与纤维囊之间的间隙内有疏松结缔组织，血管，神经和甲状旁腺等。手术分离甲状腺时，应在此间隙内进行，并避免损伤不该损伤的结构。在甲状腺左右叶的上端，假被膜增厚并连于甲状软骨，称为甲状腺悬韧带；左右叶内侧和甲状腺峡后面的假被膜与环状软骨和气管软骨环的软骨膜愈合，形成甲状腺外侧韧带。上述韧带将甲状腺固定于喉及气管壁上，因此，吞咽时甲状腺可随喉上下移动。喉返神经常在甲状腺外侧韧带和悬韧带后面经过，甲状腺手术处理上述韧带时注意避免损伤喉返神经。在青春期甲状腺发育成熟，甲状腺 15～30g。两个侧叶各自的宽度为

2cm 左右,高度为 4~5cm,峡部宽度为 2cm,高度为 2cm。女性的甲状腺比男性的稍大一些。在正常情况下,由于甲状腺很小很薄,因此在颈部既看不到,也摸不到。如果在颈部能摸到甲状腺,即使看不到,也被认为甲状腺发生了肿大。这种程度的肿大往往是生理性的,尤其是在女性青春发育期,一般不是疾病的结果,但有时也可以是病理性的。甲状腺过度肿大时,可压迫喉和气管而发生呼吸和吞咽困难(图 11-5)。

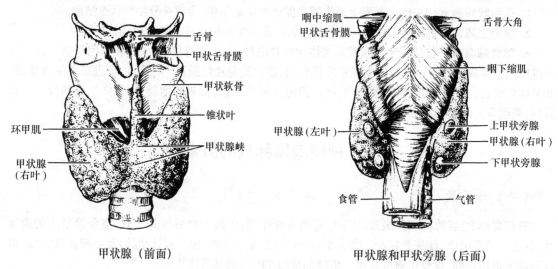

甲状腺(前面)　　　　　　　　　　甲状腺和甲状旁腺(后面)

图 11-5　甲状腺和甲状旁腺

二、甲状腺激素的合成、储存、分泌和运输

甲状腺激素由甲状腺腺泡上皮细胞合成,合成的原料是甲状腺球蛋白和碘。甲状腺球蛋白由甲状腺腺泡上皮细胞合成,碘来源于食物,甲状腺有很强的摄碘和浓缩碘的能力。

甲状腺细胞合成和分泌甲状腺激素,包括甲状腺素即四碘甲腺原氨酸(T_4)和三碘甲腺原氨酸(T_3)。它们是含碘的氨基酸衍生物。T_3 的活性比 T_4 的活性大约强 5 倍,但含量少。

合成的甲状腺激素储存在腺泡腔中,以出胞的方式分泌入血。进入血液的甲状腺激素,主要与血浆蛋白结合运输,游离的甲状腺素极微量。两者保持动态平衡。只有游离的甲状腺激素才能发挥生理作用。

合成的甲状腺素(T_4)和三碘甲状腺原氨酸(T_3)分泌至血液循环后,主要与血浆中甲状腺素结合球蛋白(TBG)结合,以利转运和调节血中甲状腺素的浓度。甲状腺素 T_4 在外周组织经脱碘分别形成生物活性较强的 T_3 和无生物活性的 rT_3。脱下的碘可被重新利用。所以,在甲状腺功能亢进时,血 T_4、T_3 及 rT_3 均增高,而在甲状腺功能减退时,则三者均低于正常值。

三、甲状腺激素的生理作用

(一)对代谢的影响

1. 产热效应　甲状腺激素能促进细胞内氧化速率,从而增加氧耗量和产热量。甲亢患者,甲状腺激素分泌过多,因产热增加而怕热喜凉、多汗、基础代谢率显著增高,可达+20%~+80%。甲状腺功能低下(甲减)者则产热量减少,喜热畏寒,基础代谢率可低于正常值,为-40%~-20%。因此,测定基础代谢率可作为衡量人体甲状腺功能是否正常的客观指标。

2. 物质代谢　甲状腺激素对三大营养物质代谢的影响,因剂量不同和作用环节不同而有所差异。

(1) 对蛋白质代谢的作用:生理剂量的甲状腺激素可促进蛋白质的合成。甲状腺激素分泌过多时,可加速蛋白质分解,特别是加速骨骼肌蛋白质分解。因此,甲亢患者,出现肌肉消瘦无力,负氮平衡;甲状腺激素分泌不足时,蛋白质合成减少,这时细胞间的黏液蛋白增多,由于它结合大量水分,所以出现黏液性水肿。

(2) 对糖代谢的作用:甲状腺激素促进消化管对糖的吸收、肝糖原分解和组织对糖的利用,总效应使血糖升高。故甲亢患者吃糖稍多即可出现高血糖,以致糖尿。

(3) 对脂代谢的作用:甲状腺激素能加强胆固醇的合成和转化成胆酸的过程,其中以促进胆固醇降解作用更为明显。因此甲亢的患者血胆固醇低于正常;甲状腺功能低下的人,则血胆固醇高,易出现动脉硬化。

(二) 对生长发育的影响

甲状腺激素主要促进脑和长骨的生长发育,特别是在出生后 4 个月影响最大。因此,婴幼儿缺乏甲状腺激素,出现呆小症,又称克汀病。主要表现智力低下,身材矮小。

(三) 其他作用

1. 对神经系统的影响　甲状腺激素的作用主要是提高中枢神经系统的兴奋性。因此甲亢的患者有烦躁不安,多言多动,喜怒无常,失眠多梦、多疑等,并手抖。甲状腺功能低下者,则言行迟钝,记忆减退,淡漠无情,少动思睡等。

2. 对心血管的影响　甲状腺激素可使心率增快,心缩力增强,心排血量增多,外周血管扩张。若甲亢,则脉压增大,心动过速,心肌肥大,最后可导致充血性心力衰竭。

3. 对消化的影响　甲状腺激素能促进食欲。这与体内物质氧化消耗有关。

四、甲状腺功能的调节

甲状腺素分泌量由垂体细胞分泌和 TSH 通过腺苷酸环化酶-cAMP 系统调节。而 TSH 则由下丘脑分泌的 TRH 控制,从而形成下丘脑-垂体-甲状腺轴,调节甲状腺功能。当甲状腺激素分泌过多时,甲状腺激素又会反过来刺激下丘脑与垂体,抑制下丘脑分泌的 TRH 与垂体分泌的 TSH,从而达到减少甲状腺激素分泌的效果,这种调节又叫反馈调节。正常情况下,在中枢神经系统的调控下,下丘脑释放促甲状腺激素释放激素(TRH)调节腺垂体促甲状腺激素(TSH)的分泌,TSH 则刺激甲状腺细胞分泌 T_4 和 T_3;当血液中 T_4 和 T_3 浓度增高后,通过负反馈作用,抑制腺垂体 TSH 的合成和释放,降低腺垂体对 TRH 的反应性,使 TSH 分泌减少,从而使甲状腺激素分泌不至于过高;而当血中 T_4 和 T_3 浓度降低时,对腺垂体负反馈作用减弱。TSH 分泌增加,促使 T_4、T_3 分泌增加。总之,下丘脑-腺垂体-甲状腺调节环路可维持甲状腺激素分泌的相对恒定。

第五节　胰　　岛

一、胰岛的位置、形态与结构

胰岛是散在胰腺胰泡之间的细胞团。人体胰腺中约有数万到 100 多万个胰岛,占胰腺总体积的 $1\% \sim 2\%$。胰岛细胞按其形态和染色特点主要可分为 A、B、D 及 PP 细胞。其中最重要的为 A 和 B

细胞。A 细胞占胰岛细胞总数的 25%,分泌胰高血糖素;B 细胞约占 60%,分泌胰岛素;D 细胞数量较少,分泌生长抑素;PP 细胞很少,分泌胰多肽。每个胰岛周围有丰富的毛细血管,交感神经、副交感神经和肽能神经的末梢都直接终止于胰岛细胞。

二、胰岛素的生物学作用及其分泌调节

胰岛素是一种小分子蛋白质,由 51 个氨基酸残基组成,人胰岛素相对分子质量为 6000,有 A、B 两个肽链。20 世纪 60 年代中期,我国生化学家首先成功地合成有高度生物活性的胰岛素分子,在生物化学与内分泌学史上作出了巨大贡献。

(一)胰岛素的生物学作用

胰岛素的主要生物学作用是调节糖、脂肪和蛋白质的代谢。

1. 糖代谢 胰岛素能促进全身各组织,尤其能加速肝细胞和肌细胞摄取葡萄糖,并且促进它们对葡萄糖的储存和利用。肝细胞和肌细胞大量吸收葡萄糖后,将其转化为糖原储存起来,结果降低了血糖浓度。胰岛素缺乏时,血中葡萄糖不能被细胞储存和利用,因而血糖浓度升高,如超过肾糖阈时,从尿中排出葡萄糖并伴以尿量增加,发生胰岛素依赖性糖尿病。临床上,糖尿病患者应用适量胰岛素,可使血糖维持正常浓度。

2. 对脂代谢 促进脂肪合成与储存。胰岛素缺乏,可使脂代谢紊乱,使血脂升高,引起动脉硬化,进而导致心脑血管性疾病;与此同时,由于脂肪酸分解增多,生成大量酮体,导致酮症酸中毒,甚至昏迷。

3. 对蛋白代谢 促进蛋白质合成,抑制蛋白质分解,因而有利于生长。若缺乏胰岛素,使蛋白质合成减少,分解增加,引起消瘦,使伤口不易愈合,机体抵抗力低,并易受感染。胰岛素还可促进钾进入细胞,使血钾降低。

(二)胰岛素分泌调节及临床意义

1. 血糖的作用 血糖浓度是调节胰岛素分泌的最重要因素,当血糖浓度升高时,胰岛素分泌明显增加,从而促进血糖降低。当血糖浓度下降至正常水平时,胰岛素分泌也迅速恢复到基础水平。在持续高血糖的刺激下,胰岛素的分泌可分为三个阶段:血糖升高 5min 内,胰岛素的分泌可增加约 10 倍,主要来源于 B 细胞储存的激素释放,因此持续时间不长,5～10min 后胰岛素的分泌便下降 50%;血糖升高 15min 后,出现胰岛素分泌的第二次增多,在 2～3h 达高峰,并持续较长的时间,分泌速率也远大于第一相,这主要是激活了 B 细胞胰岛素合成酶系,促进了合成与释放;倘若高血糖持续 1 周左右,胰岛素的分泌可进一步增加,这是由于长时间的高血糖刺激 B 细胞增生引起的。

2. 氨基酸和脂肪酸的作用 许多氨基酸都有刺激胰岛素分泌的作用,其中以精氨酸和赖氨酸的作用最强。在血糖浓度正常时,血中氨基酸含量增加,只能对胰岛素的分泌有轻微的刺激作用,但如果在血糖升高的情况下,过量的氨基酸则可使血糖引起的胰岛素分泌加倍增多。脂肪酸和酮体大量增加时,也可促进胰岛素分泌。

3. 激素的作用 影响胰岛素分泌的激素主要有:①胃肠激素,如促胃液素、促胰液素、胆囊收缩素和抑胃肽都有促胰岛素分泌的作用,但前三者是在药理剂量时才有促胰岛素分泌作用,只有抑胃肽(GIP)或称依赖葡萄糖的促胰岛素多肽才可能对胰岛素的分泌起调节作用。GIP 是由十二指肠和空肠黏膜分泌的,由 43 个氨基酸组成的直链多肽。实验证明,GIP 刺激胰岛素分泌的作用具有依赖葡萄糖的特性。口服葡萄糖引起的高血糖和 GIP 的分泌是平行的,有人将胃肠激素与胰岛素分泌之间的关系称为"肠-胰岛轴",这一调节作用具有重要的生理意义,使食物尚在肠道中时,胰岛素的分泌便已增多,为即将从小肠吸收的糖、氨基酸和脂肪酸的利用做好准备。②生长素、皮质醇、甲状腺激素以及胰高血糖素可通过升高血糖浓度而间接刺激胰岛素分泌,因此长期大剂量应用这些激素,有可能使 B 细胞衰竭而导致糖尿病。③胰岛 B 细胞分泌的生长抑素至少可通过旁分泌作用,抑制胰岛素和胰高血糖素的分泌,而胰高血糖素也可直接刺激 B 细胞分泌胰岛素。

4. 神经调节　胰岛受迷走神经与交感神经支配。刺激迷走神经,可通过乙酰胆碱作用于 M 受体,直接促进胰岛素的分泌;迷走神经还可通过刺激胃肠激素的释放,间接促进胰岛素的分泌。交感神经兴奋时,则通过去甲肾上腺素作用于 α_2 受体,抑制胰岛素的分泌。胰岛素可治疗糖尿病;可作为能量合剂的主要成分,用于治疗慢性肝炎、肝硬化、心肌损害等。

二、胰高血糖素

人胰高血糖素是由 29 个氨基酸组成的直链多肽,相对分子质量为 3485,它也是由一个大分子的前体裂解而来。胰高血糖素在血浆中的半衰期为 5～10min,在血清中的浓度为 50～100ng/L,主要在肝灭活,肾也有降解作用。其作用是促进分解代谢,动员物质供能。它可使血糖迅速升高,促进脂肪分解,增强心肌收缩力,使心排血量增加。

影响胰高血糖素分泌的因素很多,血糖浓度是重要的因素。血糖降低时,胰高血糖素胰分泌增加;血糖升高时,则胰高血糖素分泌减少。氨基酸的作用与葡萄糖相反,能促进胰高血糖素的分泌。蛋白或静脉注入各种氨基酸均可使胰高血糖素分泌增多。血中氨基酸增多一方面促进胰岛素释放,可使血糖降低;另一方面还能同时刺激胰高血糖素分泌,这对防止低血糖有一定的生理意义。胰岛素可通过降低血糖间接刺激胰高血糖素的分泌。

胰岛素与胰高血糖素是一对作用相反的激素,它们都与血糖水平之间构成负反馈调节环路。因此,当机体处于不同的功能状态时,血中胰岛素与胰高血糖素的摩尔比值(I/G)也是不同的。一般在隔夜空腹条件下,I/G 比值为 2.3,但当饥饿或长时间运动时,比例可降至 0.5 以下。比例变小是由于胰岛素分泌减少与胰高血糖素分泌增多所致,这有利于糖原分解和糖异生,维持血糖水平,适应心、脑对葡萄糖的需求,并有利于脂肪分解,增强脂肪酸氧化供能。相反,在摄食或糖负荷后,比值可升至 10 以上,这是由于胰岛素分泌增加而胰高血糖素分泌减少所致。

第六节　肾　上　腺

肾上腺左、右各一,呈黄色,位于肾的上端,与肾一起被包在肾筋膜内,右肾上腺大致为三角形,前面与肝相邻;左肾上腺为半月形,前方与胃相邻。肾上腺包括皮质和髓质两部分,二者的形态结构、胚胎发生、生理作用以及功能调节则完全不同,实际上是两个内分泌腺。皮质是腺垂体的一个靶腺,髓质受交感神经节前纤维直接支配,相当于一个交感神经节。肾上腺皮质是维持生命所必需的内分泌腺。动物摘除双侧肾上腺,如不适当处理,一两周内即可死亡。如仅切除肾上腺髓质,动物可以存活较长时间。

一、肾上腺皮质

(一) 肾上腺皮质的组织结构

肾上腺皮质的组织结构可分为三层。按其细胞排列方式自外向内分为球状带、束状带和网状带。球状带分泌盐皮质激素,如醛固酮;束状带分泌糖皮质激素,如皮质醇(又名氢化可的松);网状带分泌少量的雄性激素和微量的雌二醇。

（二）肾上腺皮质激素

1. 盐皮质激素的生理作用　详见泌尿系统。

2. 糖皮质激素的生理作用

（1）对物质代谢的作用

1）糖代谢：主要是促进肝糖原异生，增加肝糖原储存，同时有抗胰岛素作用，抑制糖利用，因此血糖升高。若糖皮质激素分泌不足，引起肝糖原降低和血糖降低；若分泌过多，则血糖升高，甚至引起类固醇糖尿。

2）蛋白质代谢：促进肝外蛋白质分解，抑制氨基酸进入肝外组织，而使血中氨基酸含量上升。若糖皮质激素分泌过多，常引起生长停滞、肌肉消瘦、皮肤变薄、骨质疏松、淋巴组织萎缩及创口愈合延迟等。

3）脂肪代谢：糖皮质激素对不同部位的脂肪作用不同。四肢脂肪分解增强，面部、腹背脂肪合成增加。若糖皮质激素分泌过多或长期大量应用，将导致面颈、躯干部脂肪堆积，四肢相对细小，呈向心性肥胖。

4）对水盐代谢：有较弱的盐皮质激素的作用，并可增加水排泄。

（2）在应激反应中的作用：大量糖皮质激素可增强机体对有害刺激的耐受力。当机体遇到创伤、感染、缺氧、寒冷、惊恐等伤害性刺激时，可出现血中 ACTH 和糖皮质激素急剧增多，这一现象称为"应激反应"。

（3）对其他组织器官的影响

1）血细胞：糖皮质激素使红细胞和血小板数量增加，中性粒细胞增加，使淋巴细胞和嗜酸粒细胞减少。因此，常用糖皮质激素治疗贫血、血小板减少性紫癜。中性粒细胞减少症、淋巴细胞白血病可通过测定嗜酸粒细胞数，来判定肾上腺皮质功能是否正常。

2）心血管：糖皮质激素能提高去甲肾上腺素的反应。肾上腺皮质功能减退时，小血管舒张，毛细血管通透性增大。

3）对胃肠道的影响：糖皮质激素能促进胃酸的分泌和胃蛋白酶的生成，抑制黏液分泌，故易诱发或加剧溃疡。使用时应注意。

神经系统：糖皮质激素能提高中枢神经系统的兴奋性。小剂量可引起欣快感，大剂量则引起思维不能集中、烦躁不安和失眠等现象。

（4）药理作用：大剂量糖皮质激素有抗感染、抗毒、抗休克、抗过敏作用。

二、肾上腺髓质

髓质位于肾上腺的中央部，周围有皮质包绕，上皮细胞排列成索，吻合成网，细胞索间有毛细血管和小静脉。此外，还有少量交感神经节细胞。

（一）肾上腺髓质的组织结构

肾上腺髓质位于肾上腺中心，其腺细胞较大，细胞内含有细小颗粒，这些颗粒内的物质可能就是肾上腺髓质激素的前体。肾上腺髓质激素有两种，肾上腺素和去甲肾上腺素，两者的比例大约为4∶1，它们都是酪氨酸衍生的胺类，分子中都有儿茶酚基团，故属儿茶酚胺类。

（二）肾上腺髓质激素的生理作用

1. 对心血管的作用　使心跳加强加快，心排血量增加，血压升高，血流加快；内脏血管收缩，内脏器官血流量减少;肌肉血管舒张,肌肉血流量增加,为肌肉提供更多氧和营养物质;支气管舒张,以减少气体交换阻力,改善氧的供应。

2. 对代谢的作用　使血糖显著升高,促进脂肪分解,组织代谢增强。去甲肾上腺素的作用弱于肾上腺素。

3. 对中枢神经系统的影响　提高中枢神经系统的兴奋性。

思考题: ↘

糖皮质激素都可以治疗什么疾病? 都有哪些副作用?

(牟青杰　孙嘉斌)

第二篇　微　生　物　学

微生物(microorganism)是存在于自然界的一大群体形微小、结构简单、直接用肉眼看不见,必须借助光学显微镜或电子显微镜放大数百倍、数千倍,甚至数万倍才能观察到的微小生物。

一、微生物种类与分布

微生物的种类繁多,在数十万种以上。按其大小、结构、组成等,可将微生物分为三大类。

1. 非细胞型微生物　是最小的一类微生物,无典型的细胞结构,无产生能量的酶系统,只能在活细胞内生长增殖,其核酸类型为 DNA 或 RNA,即只含有一种核酸。病毒属于此类。

2. 原核细胞型微生物　只有原始的核,无核膜、核仁,细胞器很不完善,只有核糖体,含 DNA 和 RNA 两种核酸。此类微生物包括细菌、支原体、衣原体、立克次体、螺旋体和放线菌。后五类的结构和组成与细菌接近,广义上也将它们列入细菌的范畴。

3. 真核细胞型微生物　细胞核分化程度高,有核膜和核仁,细胞器完整。真菌属此类。

自然界中广泛存在着数量不等、种类不一的微生物。但绝大多数微生物对人和动、植物是有益的,有些甚至是必需的。人类和动物体表,以及与外界相通的各种腔道中,亦有大量无害的微生物存在。它们不仅能拮抗病原微生物,还可以向宿主提供多种营养物质如维生素和氨基酸等。通常把这些在人体部位经常寄居而对人体无害的微生物称为正常菌群(normal flora)。有些微生物,在正常情况下不致病,只是在特定情况下导致疾病,这类微生物称为条件致病菌(conditioned pathogen)或者机会致病菌(opportunistic pathogen)。少数微生物能引起人类和动物、植物的病害,这些具有致病性的微生物称为病原微生物(pathogenic microorganism)。此外,有些微生物的破坏性还表现为导致许多物品的腐蚀和霉烂等。

二、微生物学与医学微生物学

微生物学(microbiology)是生命科学的一个重要分支,是研究微生物的类型、分布、形态、结构、代谢、生长繁殖、遗传、进化,以及与人类、动物、植物等相互关系的一门科学。随着研究的深入,又形成了许多分支如普通微生物学、农业微生物学、工业微生物学、医学微生物学、卫生微生物学、微生物生态学等。

医学微生物学(medical microbiology)是一门医学基础学科,主要研究与医学有关的病原微生物的生物学性状、致病的机制及机体对感染性疾病的免疫、诊断技术和特异性防治措施,从而控制和消灭传染性疾病,保障人类的健康。

三、微生物学发展简史

微生物学的发展经历了微生物学的经验时期、实验微生物学时期和现代微生物学时期三个阶段。

1674年,荷兰人列文虎克(Antonyvan Leeuwenhoek,1632—1723)用自磨镜片,发明了一架能放大266倍的原始显微镜,在污水、齿垢、粪便等发现许多肉眼看不见的微小生物,为微生物的存在提供了科学依据。

19世纪60年代,法国科学家巴斯德(Louis Pasteur,1822—1895)首先用实验证明有机物质发酵和腐败是由微生物引起,酒类变质也是因污染了杂菌所致,并发明了防止酒类变质的加温处理法,即至今仍沿用于酒类和牛奶的巴氏消毒法。巴斯德的研究,使微生物学成为一门独立学科,他也成为微生物学的主要奠基人之一。在巴斯德的影响下,英国外科医生李斯特(Joseph Lister,1827—1912)创用苯酚(石炭酸)喷洒手术室和煮沸手术用具,为防止术后感染、物品的防腐、消毒,以及无菌操作奠定了基础。

微生物学的另一奠基人是德国学者郭霍(Robert Koch,1843—1910)。他创用固体培养基,使人们能够将细菌从环境或病人排泄物等标本中分离出来,这个发现不仅利于对各种细菌的特性的研究,也为发现多种传染病的病原菌提供实验手段。在19世纪的最后20年中,郭霍以及在他带动下的一大批学者,相继发现并分离培养成功大量传染病的病原菌,如炭疽芽胞杆菌、伤寒沙门菌、结核分枝杆菌、霍乱弧菌、白喉棒状杆菌、破伤风梭菌、脑膜炎奈瑟菌、鼠疫耶氏菌等。郭霍根据自己的研究成果,提出了著名的郭霍法则:①特殊的病原菌应在同一种疾病中查见,在健康人中不存在;②该特殊病原菌能被分离培养得到纯种;③该纯培养物接种至易感动物,能产生同样病症;④自人工感染的实验动物体内能重新分离到该病原菌的纯钟。郭霍法则在鉴定一种新病原体时具有重要的指导意义。

1892年,俄国学者伊凡诺夫斯基发现了第一个病毒,即烟草花叶病病毒。1929年Fleming发现青霉菌产生的青霉素能抑制金黄色葡萄球菌的生长,从而鼓舞了微生物学家们寻找、发掘抗生素的热潮,链霉素、氯霉素、金霉素、土霉素、红霉素等抗生素被相继发现。抗生素的使用使许多由细菌引起的感染性疾病得到控制和治愈,为人类健康作出了巨大贡献。

现代微生物学时期:近30年来,随着化学、物理学、生物化学、遗传学、细胞生物学、免疫学和分子生物学等学科的进展,电子显微镜技术、细胞培养、组织化学、标记技术、核酸杂交、色谱技术和电子计算机等新技术的建立和改进,微生物学得到极为迅速的发展。相继发现了许多新病原微生物,如军团菌、幽门螺杆菌、霍乱弧菌O_{139}血清群、大肠埃希菌O_{157}:H_7血清型、HIV、SARS冠状病毒、禽流感病毒等对人的致病性。对病原微生物致病机制的认识可深入到分子水平和基因水平。感染性疾病的诊断技术也有了飞跃的发展,细菌检验中的微量化、自动化以及检验试剂的商品化等,取代了原来各检验部门自行配制试剂、手工操作等缓慢和繁琐状态,大大提高了检验的速度与准确性。

在感染性疾病的防治措施上,各种亚单位疫苗、基因工程疫苗等相继问世。核酸疫苗也显示出广阔的发展前景。虽然抗生素的发现对细菌性感染的防治起着极大作用,但不少病原菌耐药性的出现,给治疗带来很大困难。迄今仍有一些感染性疾病的病原体还未发现;有些病原体的致病和免疫机制有待阐明;不少疾病尚缺乏有效防治措施。因此,医学微生物学今后要继续加强对病原微生物的致病因子及其致病机制和免疫机制的研究,研发有效的疫苗;创建特异、灵敏、快速、简便的诊断方法;深入研究微生物的耐药机制和防止耐药性措施,积极开发抗细菌、真菌和病毒的新型药物,为更好的控制威胁人类健康的各种传染性疾病而努力。

第十二章　细菌的基本性状

第一节　细菌的基本形态与结构

细菌属原核生物界的一种单细胞微生物,有广义与狭义两种范畴。广义上指各种原核细胞型微生物,包括细菌、放线菌、支原体、衣原体、立克次体、螺旋体,狭义上则指细菌。细菌具有肽聚糖构成的细胞壁(支原体除外),有原始核质,无核仁和核膜,除核糖体外无其他细胞器。细菌形态结构对其生理活动、致病性、免疫性以及细菌感染性疾病的诊断、防治的研究有重要意义。

一、细菌的大小与形态

(一) 细菌大小

细菌大小,通常以微米(μm)作为测量单位。观察细菌要用光学显微镜放大几百倍到上千倍才能看到。

(二) 细菌的形态

细菌形态主要有三类:球菌、杆菌和螺形菌(图 12-1)。

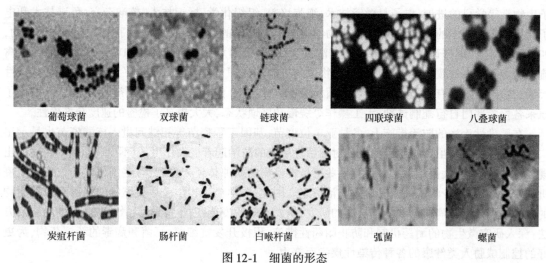

葡萄球菌	双球菌	链球菌	四联球菌	八叠球菌

炭疽杆菌	肠杆菌	白喉杆菌	弧菌	螺菌

图 12-1　细菌的形态

1. 球菌　呈圆球形或近似圆球形,有的呈矛头状或肾状。单个球菌的直径在 0.8 ~ 1.2μm。因繁殖时细胞分裂方向和分裂后细菌粘连程度及排列方式不同可分为:双球菌、链球菌、四联球菌、八叠球菌、葡萄球菌等。

2. 杆菌　各种杆菌的大小、长短、弯度、粗细差异较大。大多数杆菌中等大小长 2 ~ 5μm,宽 0.3 ~ 1μm。大的杆菌如炭疽杆菌(3 ~ 5) μm×(1.0 ~ 1.3) μm,小的如野兔热杆菌(0.3 ~ 0.7) μm×0.2μm。菌体的形态多数呈直杆状,也有的菌体微弯。排列一般分散存在,无一定排列形式,偶有成对或链状,个别呈特殊的排列如栅栏状或 V、Y、L 字样。

3. 螺形菌

（1）弧菌：菌体只有一个弯曲，呈弧状或逗点状，如霍乱弧菌。

（2）螺菌：菌体有数个弯曲，如鼠咬热螺菌。

细菌形态可受各种理化因素的影响，观察细菌形态和大小特征时，应注意来自机体或环境中各种因素所导致的细菌形态变化。

二、细菌的结构

细菌的结构可分为基本结构与特殊结构。前者是细菌生存不可缺少的，或一般细菌通常具有的结构，包括细胞壁、细胞膜、细胞质及核质。后者是细菌在一定条件下所形成的特有结构，包括荚膜、鞭毛、菌毛和芽胞（图12-2）。

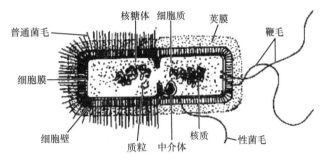

图 12-2　细菌细胞结构模拟图

（一）基本结构

1. 细胞壁

（1）肽聚糖：细胞壁主要成分是肽聚糖，又称黏肽。细胞壁的机械强度有赖于肽聚糖的存在。肽聚糖是由 N-乙酰葡萄糖胺和 N-乙酰胞酸两种氨基糖，经 β-1,4 糖苷键连接，间隔排列形成的多糖骨架。在 N-乙酰胞壁酸分子上连接四肽侧链，肽链之间再由肽桥或肽链联系起来，组成一个机械性很强的网状结构。各种细菌细胞壁的肽聚糖骨架均相同，但四肽侧链的组成及其连接方式随菌种而异。

丹麦细菌学家革兰（Hans Christian Gram）于 1884 年创建了革兰染色，将细菌分为革兰阳性菌和革兰阴性菌。

革兰阳性菌如葡萄球菌，四肽侧链氨基酸由 D-丙-D-谷-L-赖-D-丙组成。再由 5 个甘氨酸组成的肽桥，一端与侧链第三位上 L-赖氨酸连接，另一端在转肽酶的作用下，与相邻侧链第四位 D-丙氨酸连接。形成坚固致密的三维立体网状结构（图12-3）。

革兰阴性的大肠杆菌，四肽侧链中第三位的氨基酸被二氨基庚二酸（DAP）所取代，其直接与相邻四肽侧链中的 D-丙氨酸相连，且交联率低，形成二维平面结构，所以其结构较革兰阳性菌疏松（图12-4）。

凡能破坏肽聚糖结构或抑制其合成的物质，都能损伤细菌细胞壁。如溶菌酶能切断肽聚糖中 N-乙酰葡萄糖胺和 N-乙酰胞壁酸之间的 β-1,4 糖苷键，破坏肽聚糖支架，引起细菌裂解。青霉素和头孢菌素能与细菌竞争合成胞壁过程所需的转肽酶，抑制四肽侧链上 D-丙氨酸与五肽桥之间的联结，使细菌不能合成完整的细胞壁而导致细菌死亡。人和动物细胞无肽聚糖及细胞壁结构，故溶菌酶和青霉素等对人体细胞无毒性作用。

（2）革兰阳性细菌细胞壁特殊组分：革兰阳性菌细胞壁有大量特殊组分磷壁酸。结合于肽聚糖上的磷壁酸称壁磷壁酸，结合于细胞膜外层的磷壁酸称为膜磷壁酸或者脂磷壁酸。磷壁酸抗原性很强，是革兰阳性菌的重要表面抗原，在调节离子通过黏肽层中起作用，也与某些酶的活性与致病性有关。

（3）革兰阴性菌细胞壁特殊组分：即位于肽聚糖层外侧的外膜，从外向内包括脂多糖、脂质双层、脂蛋白三部分。脂蛋白的功能是稳定外膜并将之固定于肽聚糖层。脂质双层除了转运营养物质外，还能阻止多种物质透过，抵抗许多化学药物的作用，起着保护细菌的屏障作用。脂多糖（Lipopolysacchride,LPS)包括类脂 A、核心多糖、特异性多糖三个组成部分。其中类脂 A 是脂多糖的毒性部分,无种属特异性。核心多糖具有属特异性,同一属细菌的核心多糖相同。特异性多糖是革兰阴性菌的菌体抗原(O 抗原),各种不同的革兰阴性菌的特异性多糖种类不同,从而决定了细菌抗原的特异性。

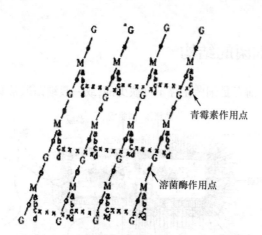

图 12-3　金黄色葡萄球糖细胞壁的肽聚糖结构

M:*N*-乙酰胞酸;G:*N*-乙酰氨基葡萄糖;O:β-1,4 糖苷链;a:*L*-丙氨酸;
b:*D*-谷氨酸;c:*L*-赖氨酸;d:*D*-丙氨酸;x:甘氨酸

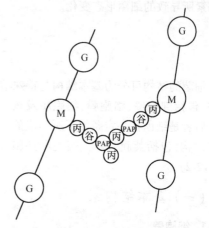

图 12-4　大肠杆菌细胞壁的肽聚糖结构

革兰阳性菌和革兰阴性菌的细胞壁结构显著不同。革兰阳性菌细胞壁较厚,肽聚糖含量有 15 ~ 50 层,占细胞壁干重的 50% ~ 80% ,含有特殊的磷壁酸组分。而革兰阴性菌细胞壁较薄,有 1 ~ 2 层肽聚糖,占细胞壁干重的 5% ~ 20% ,含有特殊组分外膜。这种差异导致这两类细菌在染色性、抗原性、毒性、对某些药物的敏感性等方面有很大不同。

细胞壁的功能:细菌细胞壁坚韧而富有弹性,使细菌承受胞内 5 ~ 25 个大气的渗透压,在低渗的环境下使细菌细胞不易破裂。此外,细胞壁对维持细菌的固有形态,参与胞内外物质交换具有重要作用;细胞壁上带有多种抗原决定簇,决定了细菌菌体的抗原性。

(4)细菌 L 型:是指细胞壁缺陷的细菌。因其首次在 Lister 研究所发现而以其第一个字母命名。革兰阳性菌形成的 L 型称为原生质体,必须生存于高渗环境中。革兰阴性菌 L 型称为原生质球,在低渗环境中仍有一定的抵抗力。细菌形成 L 型后,形态呈高度多形性,有球状、杆状和丝状,大多数染成革兰阴性。培养 L 型细菌时必须提高培养基的渗透压,一般培养 2 ~ 7 天后,在软琼脂平板形成中间较厚、四周较薄的荷包蛋样细小菌落。细菌变为 L 型致病性有所减弱,但在一定条件下 L 型又可恢复为细菌原型,引起病情加重。

2. 细胞膜　位于细胞壁内侧,包绕在细菌胞质外的具有弹性的半渗透性脂质双层生物膜。主要由磷脂及蛋白质构成,与真核细胞膜相似,但不含胆固醇。细胞膜有选择性通透作用,参与菌体内外的物质交换,参与细胞的呼吸过程及生物合成过程。革兰阳性菌细胞膜向胞质凹陷折叠成囊状物,称为中介体,中介体与细胞的分裂、呼吸、胞壁合成和芽胞形成有关;革兰阴性细菌的细胞膜与细胞壁之间有一空间,称为胞质间间隙,此处聚集了多种胞外酶,与营养物质的分解、吸收和运转有关。

3. 细胞质　是无色透明胶状物,基本成分是水、蛋白质、脂类、核酸及少量无机盐。细胞质中还存在一些胞质颗粒。

(1)核糖体:是细菌合成蛋白质的场所,游离于胞质中,其沉降系数为 70S,由 50S 和 30S 两个亚基组成。链霉素能与细菌核糖体的 30S 基结合,红霉素能与 50S 亚基结合,从而干扰细菌蛋白质的合成而导致细菌的死亡;真核细胞的核糖体为 80S,因此对人体细胞无影响。

（2）质粒：是染色体外的遗传物质，为双股闭合环状 DNA。相对分子质量比染色体小，可携带某些遗传信息，质粒编码的细菌性状有耐药性、毒素、细菌素及性菌毛等。质粒能进行独立复制，失去质粒的细菌仍能正常存活。质粒可通过接合、转导作用等将有关性状传递给另一细菌。

（3）胞质颗粒：大多数为营养贮藏物，较为常见的是异染颗粒，其嗜碱性较强，用亚甲蓝染色着色较深，主要成分为 RNA 和多偏磷酸盐。异染颗粒的形态及位置，可以用作鉴别细菌的依据。

4. 核质或拟核　是细菌的遗传物质，决定细菌的遗传特征。集中在细胞质的某一区域，多在菌体中部，四周无核膜，故不形成真正的细胞核。

（二）特殊结构

1. 荚膜　许多细菌胞壁外围绕一层较厚的黏性、胶冻样物质，其厚度在 0.2μm 以上，普通显微镜可见，与四周有明显界限，称为荚膜（图 12-5）。其厚度在 0.2μm 以下者，在光学显微镜下不能直接看到，必须以电镜或免疫学方法才能证明，称为微荚膜。荚膜非细菌生存所必需，能保护细菌抵抗吞噬细胞的吞噬和消化作用，与细菌的毒力有关。荚膜能贮留水分使细菌能抗干燥，并对溶菌酶、补体、抗体、抗菌药物等的侵害有一定抵抗力。

2. 鞭毛　某些细菌菌体上长有细长而弯曲的丝状物，称为鞭毛（图 12-6）。其长度常超过菌体若干倍。鞭毛是细菌的运动器官，往往有化学趋向性，常朝向有营养物质的方向移动，避开对其在害的环境。鞭毛的数量、分布可用以鉴别细菌。鞭毛抗原有很强的抗原性，通常称为 H 抗原，对某些细菌的鉴定、分型及分类具有重要意义。

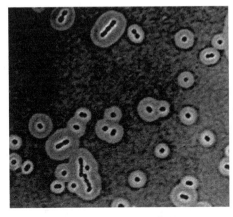

图 12-5　肺炎球菌荚膜

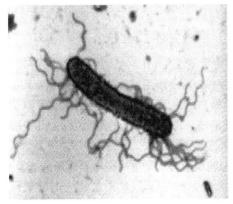

图 12-6　细菌的鞭毛

3. 菌毛　是许多革兰阴性菌和少数革兰阳性菌表面存在的一种比鞭毛更为细、短、直、硬、多的丝状物，又称纤毛（图 12-7）。其化学组成是蛋白质。菌毛与细菌运动无关，需使用电镜才能观察到。菌毛可分为普通菌毛和性菌毛两种。普通菌毛具有黏着细胞和定居各种细胞表面的能力，它与细菌的致病性有关。性菌毛比普通菌毛长而粗，中空呈管状。性菌毛由质粒携带的一种致育因子（Fertility factor）的基因编码，故又称 F 菌毛。带有性菌毛的细菌称为 F⁺菌或雄性菌，无性菌毛的细菌称为 F⁻菌或雌性菌。性菌毛能在细菌之间传递 DNA，细菌的毒性及耐药性等可通过这种方式传递。

4. 芽胞　某些细菌在一定的环境条件下，能在菌体内部形成一个圆形或卵圆形小体，是细菌的休眠形式，芽胞形成后细菌即失去繁殖能力（图 12-8）。产生芽胞的都是革兰阳性菌。芽胞在菌体内的位置及形态特点有助于细菌鉴别。芽胞的抵抗力强，对热力、干燥、辐射、化学消毒剂等理化因素均有强大的抵抗力，用一般的方法不易将其杀死。杀灭芽胞最可靠的方法是高压蒸汽灭菌。消毒灭菌时,往往以芽胞是否被杀死作为判断灭菌效果的指标。

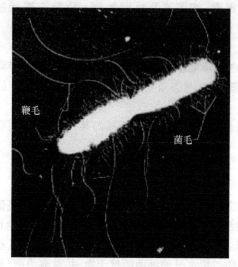

图 12-7　细菌菌毛

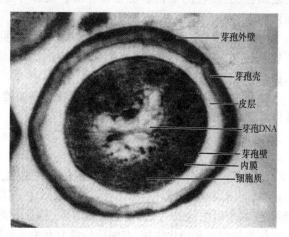

芽孢外壁
芽孢壳
皮层
芽孢DNA
芽孢壁
内膜
细胞质

图 12-8　细菌芽胞

三、细菌形态检查法

(一) 不染色标本检查法

细菌标本不染色直接镜检,主要用于观察活菌的形态及其运动情况。

(二) 染色标本检查法

细菌的等电点在 pH 2~5,在近于中性(pH 7.2~7.6)的环境中细菌多带负电荷,易与带正电荷的碱性染料结合,故多用碱性染料染色,如亚甲蓝、碱性复红和甲紫等。常用的细菌染色法有两种:

1. 单染法　只用一种染料染色,如亚甲蓝,可观察细菌的大小、形态和排列,但不能鉴别细菌。

2. 复染法　用两种以上的染料染色,可将细菌染成不同颜色,除可观察细菌的形态外还能鉴别细菌,故也称鉴别染色法。方法有多种,但最常用和重要的是革兰染色法(Gram stain)。其实际意义有:①鉴别细菌。通过染色可将所有细菌分成革兰阳性菌和革兰阴性菌两大类。②选择抗菌药物。大多革兰阳性菌对青霉素、红霉素和头孢霉素等敏感,而革兰阴性菌对链霉素和卡那霉素等敏感。③与细菌致病性有关。大多革兰阳性菌以外毒素致病,而革兰阴性菌以内毒素为主要致病物质。

其他的细菌染色方法还有:抗酸染色法以及荚膜、芽胞、鞭毛以及细胞壁、异染颗粒等特殊染色法。

第二节　细菌的生理

细菌是一大类能独立生活的单细胞微生物,其生理活动主要包括摄取与合成营养物质,进行新陈代谢与生长繁殖。细菌表面积大、新陈代谢活跃、生长繁殖迅速。

一、细菌的营养物质及营养类型

细菌的营养物质主要包括水、碳源、氮源、无机盐和生长因子等。

1. 水　细菌湿重的 80%～90% 为水。细菌代谢过程中所有的化学反应、营养的吸收和渗透、分泌、排泄均需有水才能进行。

2. 碳源　各种无机或有机的含碳化合物被细菌吸收利用,作为合成菌体所必需的原料,同时也作为细菌代谢的主要能量来源。

3. 氮源　从分子态氮到复杂的含氮化合物都可被不同的细菌利用。多数病原菌是利用有机氮化物如氨基酸、蛋白胨作为氮源。少数细菌(如固氮菌)能以空气中的游离氮或无机氮如硝酸盐、铵盐等为氮源,用于合成菌体细胞质及其他结构成分。

4. 无机盐　钾、钠、钙、镁、硫、磷、铁、锰、锌、钴、铜等是细菌生长代谢中所需的无机盐成分。各类无机盐除构成菌体成分外,还与菌体内外渗透压的调节、促进酶的活性或作为某些辅酶组分、致病作用密切相关。如白喉杆菌产毒株其毒素产量明显受培养基中铁含量的影响。低铁时可导致白喉毒素产量增高。

5. 生长因子　很多细菌在其生长过程中还必需一些自身不能合成的化合物质,称为生长因子。各种细菌对生长因子的要求不同,如大肠杆菌很少需要生长因子,而流感嗜血杆菌需 V、X 两种因子。

根据细菌对碳源和氮源利用情况的差异,可将细菌分为两类:①自养菌:此类细菌能利用 CO_2、碳酸盐、N_2、NH_3、NO 等无机物作为能量来源。②异养菌:需要利用有机物质作为营养和能源的细菌。异养菌又可以分为腐生菌和寄生菌两类:腐生菌能从无生命的有机物质中摄取营养;寄生菌寄生于活的动植物体内,从宿主体内的有机物质中获得营养和能量。大部分致病菌属于寄生菌。

二、细菌生长繁殖的条件

1. 充足的营养　必须有充足的营养物质才能为细菌的新陈代谢及生长繁殖提供必需的原料和足够的能量。

2. 适宜的温度　根据细菌对温度的要求不同,可分为嗜冷菌:最适生长温度为(10～20℃);嗜温菌:20～40℃;嗜热菌:在高至 56～60℃ 生长最好。病原菌多为嗜温菌,最适温度为 37℃,故实验室一般采用 37℃ 培养细菌。

3. 合适的酸碱度　在细菌的新陈代谢过程中,酶的活性在一定的 pH 范围才能发挥。多数病原菌最适 pH 为中性或弱碱性(pH 7.2～7.6)。人类血液、组织液 pH 为 7.4,细菌极易生存。胃液偏酸,绝大多数细菌可被杀死。个别细菌在碱性条件下生长良好,如霍乱弧菌在 pH 8.4～9.2 时生长最好;也有的细菌最适 pH 偏酸,如结核杆菌(pH 6.5～6.8)、乳酸杆菌(pH 5.5)。

4. 必要的气体环境　根据细菌对氧的需求不同,可将细菌分为:

(1) 需氧菌:具有较完善的呼吸酶系统,需要分子氧作为受氢体,只能在有氧的情况下生长繁殖,如结核杆菌。

(2) 厌氧菌:这类细菌缺乏氧化还原电势较高的酶,如过氧化氢酶(触酶)和超氧化物歧化酶等,只能在无氧条件下生长繁殖。

(3) 兼性厌氧菌:此类细菌具有完善的酶系统,不论在有氧或无氧环境中都能生长。大多数病原菌属于此类。

(4) 微需氧菌:在低氧压(5%)下生长最好,氧浓度>10% 对其有抑制作用。有些细菌,如脑膜炎球菌在初次分离时需要较高浓度的 CO_2(5%～10%),否则生长很差甚至不能生长。

三、细菌生长繁殖的方式与速度

(一) 生长方式与速度

细菌以简单的二分裂方式无性繁殖。细菌繁殖一代所需的时间,称为代时,大多细菌的代时为

20～30min,少数如结核杆菌代时为18～20h。

(二)生长曲线

细菌繁殖速度之快是惊人的。但实际上,由于细菌繁殖中营养物质的消耗,毒性产物的积聚及环境pH的改变,细菌绝不可能始终保持原速度无限增殖,经过一定时间后,细菌活跃增殖的速度逐渐减慢,死亡细菌逐步增加、活菌减少。将一定数的细菌接种适当培养基后,以培养时间为横坐标,培养物中活菌数的对数为纵坐标,可得出一条生长曲线(图12-9)。

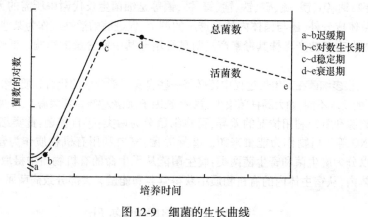

图12-9　细菌的生长曲线

1. 迟缓期　细菌对新环境有一个短暂适应过程,此期细菌体积增大,代谢活跃,为分裂增殖储备充足的酶、能量及中间代谢产物,细菌繁殖极少。迟缓期长短因菌种、接种菌量、菌龄以及营养物质等不同而异,一般为1～4h。

2. 对数期　此期细菌数以稳定的几何级数极快增长。细菌形态、染色、生物活性都很典型,对外界环境因素的作用敏感,因此研究细菌性状以此期细菌最好。抗生素作用,对该时期的细菌效果最佳。

3. 稳定期　由于培养基中营养物质消耗、毒性产物积累,pH下降等不利因素的影响,细菌繁殖速度渐趋下降,细菌死亡数开始逐渐增加,此期细菌增殖数与死亡数渐趋平衡。细菌形态、染色、生物活性可出现改变,并产生相应的代谢产物如外毒素、内毒素、抗生素,某些细菌开始形成芽胞等。

4. 衰亡期　此期细菌繁殖越来越慢,活菌数越来越少,细菌形态显著改变,甚至菌体自溶。

四、细菌的代谢产物

细菌分泌胞外酶使多糖、蛋白质等大分子营养物质分解为单糖、肽或氨基酸等简单物质,同时获取能量,此谓细菌的分解代谢。细菌以简单的小分子物质及生物氧化产生的能量,合成菌体成分及相应的代谢产物,此谓合成代谢。不同细菌有不同的酶系统,分解各类物质的能力不一样,产生的代谢产物也不同,通过生化试验的方法检测这些代谢产物,称为细菌的生化的反应,在细菌的鉴定中有实际意义。

(一)细菌的分解代谢

1. 糖的分解及检测

(1)糖发酵试验:细菌对各种糖的分解能力及代谢产物不同,可借以鉴别细菌。一般非致病菌能发酵多种单糖,如大肠杆菌能分解葡萄糖、乳糖,产生甲酸等产物,并有甲酸解氢酶,可将其分解为CO_2和H_2,故生化反应结果为产酸产气,以"⊕"表示。伤寒杆菌分解葡萄糖产酸,但无解氢酶。故生化结果为产酸不产气,以"+"表示。伤寒杆菌及一般致病菌大都不能分解乳糖,以"－"表示。

(2) VP 试验:大肠杆菌与产气杆菌均分解葡萄糖,为区分两菌可采用 VP 试验及甲基红试验。产气杆菌能使丙酮酸脱羧、氧化(在碱性溶液中)生成二乙酰,后者可与含胍基的化合物反应,生成红色化合物,称 VP 阳性。大肠杆菌分解葡萄糖产生丙酮酸,VP 阴性。

(3) 甲基红试验(methyl red test,MR):产气杆菌使丙酮酸脱羧后形成中性产物,培养液 pH >5.4,甲基红指示剂呈橘黄色,为甲基红试验阴性;大肠杆菌分解葡萄糖产生丙酮酸,培养液呈酸性 pH<5.4,指示剂甲基红呈红色,称甲基红试验阳性。

(4) 枸橼酸盐利用试验(citrateultiliazation test):能利用枸橼酸盐作为唯一碳源的细菌如产气杆菌,分解枸橼酸盐生成碳酸盐,同时分解培养基的铵盐生成氨,由此使培养基变为碱性,使指示剂溴麝香草酚蓝(BTB)由淡绿转为深蓝,此为枸橼酸盐利用试验阳性。

2. 蛋白质代谢测定

(1) 吲哚试验(Indoltest):含有色氨酸酶的细菌(如大肠杆菌、变形杆菌等),可分解氨基酸生成吲哚,若加入对二甲基氨基苯甲醛,与吲哚结合,形成玫瑰吲哚,呈红色,称吲哚试验阳性。

(2) 硫化氢试验:变形杆菌、乙型副伤寒杆菌等,能分解含硫氨基酸如胱氨酸、甲硫氨酸等,生成硫化氢。在有醋酸铅或硫酸亚铁存在时,则生成黑色硫化铅或硫化亚铁,可借以鉴别细菌。

3. 尿素分解试验 变形杆菌等具有尿素酶,可分解尿素产生氨,培养基呈碱性,以酚红为指示剂检测呈红色,由此区别于沙门菌。

吲哚(I)、甲基红(M)、VP(V)、枸橼酸盐利用(C)四种试验,常用于鉴定肠道杆菌,合称之为 IM-ViC 试验。大肠杆菌呈"++－－",产气杆菌为"－－++"。

(二) 合成代谢产物及临床意义

细菌通过新陈代谢不断合成菌体成分,如多糖、蛋白质、脂肪、核酸、细胞壁及各种辅酶等。此外,细菌还能合成很多在医学上具有重要意义的代谢产物。

1. 热原质 是细菌产生的一种注入人体和动物引起其发热的物质。大多为革兰阴性菌产生,主要成分是细胞壁中脂多糖。热原质耐热,高压蒸汽灭菌不能使其破坏,药液、水等被细菌污染后,即使高压灭菌或经滤过除菌,仍可有热原质存在,输入机体后可引起严重发热反应。

2. 毒素与酶 细菌可产生内、外毒素及侵袭性酶,与细菌的致病性密切相关。细菌内毒素即革兰阴性菌细胞壁的脂多糖,其毒性成分为类脂 A,菌体死亡崩解后释放出来。外毒素是由革兰阳性菌及少数革兰阴性菌在生长代谢过程中释放至菌体外的蛋白质,具有抗原性强、毒性强、作用于某些特定靶细胞等特点。此外,某些细菌还产生具有侵袭性的酶,能损伤机体组织并有利于细菌向机体内侵袭、扩散,是细菌重要的致病因素,如链球菌的透明质酸酶等。

3. 色素 有两类:①水溶性色素,能弥漫至培养基或周围组织,如铜绿假单胞菌(绿脓杆菌)产生的绿脓色素使培养基或脓汁呈绿色。②脂溶性色素,不溶于水,仅保持在菌落内使之呈色而培养基颜色不变,如金黄色葡萄球菌色素。

4. 抗生素 某些微生物代谢过程中可产生一种能抑制或杀死某些其他微生物或癌细胞的物质,称抗生素。抗生素多由放线菌和真菌产生,细菌仅产生少数几种,如多黏菌素、杆菌肽等。

5. 细菌素 某些细菌能产生一种仅作用于有近缘关系的细菌的抗菌物质,称细菌素。细菌素为蛋白类物质,抗菌范围很窄,无治疗意义,但可用于细菌分型和流行病学调查。

第三节 细菌的遗传与变异

细菌与其他生物一样,具有遗传与变异的共同生命特征,细菌的形态结构、生理代谢、致病性、耐药性、抗原性等性状,易受外界影响而发生改变。

一、细菌的遗传物质

1. 细菌染色体　细菌的遗传物质是 DNA。细菌虽没有完整的核结构,但却有核质。与真核生物细胞染色体不同,细菌 DNA 不含有组蛋白,基因是连续的,无内含子。

2. 质粒　是细菌染色体以外的遗传物质,为环状闭合的双链 DNA。质粒基因可编码很多具有重要生物学性状的产物,如致育质粒或称 F 质粒编码细菌性菌毛;耐药性质粒或称 R 质粒编码细菌对抗菌药物的耐药性;毒力质粒或 Vi 质粒编码与该菌致病性有关的毒力因子;细菌素质粒如 Col 质粒编码产生大肠菌素;代谢质粒编码产生相关的代谢酶等。

3. 转座因子　是存在于细菌染色体或质粒 DNA 分子上的一段特异性核苷酸序列片段,它能在 DNA 分子中移动,不断改变它们在基因组的位置,能从一个基因组转移到另一基因组中。转位因子也构成细菌遗传变异的物质基础。

二、细菌变异现象

1. 形态结构的变异　如细菌 L 型、荚膜、芽胞、鞭毛等变异。

2. 毒力变异　细菌的毒力变异包括毒力的增强和减弱。如无毒力的白喉棒状杆菌感染了 β-棒状杆菌噬菌体后,获得产生白喉外毒素的能力;而卡-介(Calmette-Guerin)二氏将有毒的牛分枝杆菌在含有胆汁的甘油、马铃薯培养基上,经过 13 年,连续传 230 代,终于获得了一株毒力减弱但仍保持免疫原性的变异株,即卡介苗(BCG),广泛用于结核病的预防。

3. 耐药性变异　细菌对某种抗菌药物由敏感变成耐药的变异称耐药性变异。如耐甲氧西林金黄色葡萄球菌(methicillin resistant staphylococcus aureus,MRSA),耐青霉素的肺炎链球菌等。有些细菌还表现为同时耐受多种抗菌药物,即多重耐药性(multiple resistance)。细菌的耐药性变异给临床治疗带来很大的麻烦,并成为当今医学上的重要问题。

4. 菌落变异　细菌的菌落由表面光滑、湿润、边缘整齐的光滑(smooth,S)型变异为粗糙、干燥、边缘不整的粗糙(rough,R)型,称为 S-R 变异。S-R 变异后,细菌的理化性状、抗原性、代谢酶活性及毒力等也常常发生改变。

三、细菌变异的机制

(一)基因突变

基因突变是细菌 DNA 上核苷酸序列的改变,若仅为一个或几个碱基的置换、插入或丢失,出现的突变只影响到一个或几个基因,引起较少的性状变异,称为小突变或点突变;若涉及大段的 DNA 发生改变,称为大突变或染色体畸变。DNA 序列的改变包括碱基的置换和移码。碱基置换可分为转换和颠换两种类型,如不同嘌呤之间或不同嘧啶之间的替代称为转换,若是嘌呤与嘧啶之间的相互交换则称为颠换。在细菌生长繁殖过程中,自发突变率($1 \times 10^{-6} \sim 1 \times 10^{-9}$)极低。如果用高温、紫外线、X 射线、烷化剂、亚硝酸盐等理化因素去诱导细菌突变,可使诱导突变率提高 10 ~ 1000 倍,达到 $1 \times 10^{-4} \sim 1 \times 10^{-6}$。

(二)基因转移与重组

外源性的遗传物质由供体菌转入某受体菌细胞内的过程称为基因转移(gene transfer)。转移的基因与受体菌DNA整合在一起称为重组(recombination),使受体菌获得供体菌某些特性。细菌的基因转移和重组可通过转化、接合、转导、溶原性转换和细胞融合等方式进行。

1. 转化 是供体菌的DNA片段被受体菌直接摄取,使受体菌获得新的性状。

2. 接合 是细菌通过性菌毛相互连接沟通,将遗传物质从供体菌转移给受体菌。能通过接合方式转移的质粒称为接合性质粒,主要包括F质粒、R质粒、Col质粒和毒力质粒等,不能通过性菌毛在细菌间转移的质粒为非接合性质粒。

3. 转导 以噬菌体为载体,将供体菌的一段DNA转移到受体菌内,使受体菌获得新的性状称为转导。

4. 溶原性转换 是指当噬菌体感染细菌时,宿主菌染色体中获得了噬菌体的DNA片段,从而使细菌获得新的性状。

细菌遗传变异在细菌感染性疾病诊断、预防、治疗以及检查致癌物质和遗传工程方面均有较大的的应用价值。

第四节 细菌的分类及命名原则

细菌分类原则上可根据细菌的形态染色、特殊结构、培养特性、生化反应、抗原性、核酸,蛋白质等组成的同源程度进行分类。细菌的分类等级依次为界、门、纲、目、科、属、种。种是细菌分类的基本单位,将生物学性状基本相同的细菌群体归成一个菌种。将性状相近、关系密切的若干菌种组成一个菌属,依次类推。在两个等级之间,可添加次要的分类单位,如亚门、亚纲、亚属和亚种等。亚种以下有差异的还可以分型,借以区别某些特殊的特征,例如血清型、噬菌体型、细菌素型、生物型等。由不同来源分离的同一种细菌,称为株(strain)。具有某种细菌典型特征的菌株称为模式菌或标准菌株(standard strain),它是该种菌株的参比菌株,是鉴定和命名时参考依据,也作为质量控制的标准。

细菌的命名采用拉丁文双命名法,即由一个属名和一个种名构成。属名在前,是名词,首字母大写;种名在后,是形容词,均用小写;两者均用斜体表示。细菌学名的中文译名则种名在前,属名在后。例如:*Mycobacterium tuberculosis*(结核分枝杆菌)。属名也可用第一个字母代表,如 *M. tuberculosis* 等。有时泛指某一属细菌而不特指其中的某个细菌,则可在属名之后加上 sp,如 *Mycobacterium* sp,即表示分枝菌属细菌。某些常见细菌还可以有通俗名称,如结核杆菌,用英文 tubercle bacilli 表示。

目前国际上公认和普遍采用的细菌分类系统是伯杰细菌分类系统。

第五节 细菌的致病性

细菌侵入宿主体内后,生长繁殖过程中不仅产生各种毒性代谢产物,且与宿主细胞发生相互作用,引起宿主出现病理变化的过程称为感染。能引起感染的细菌称为病原菌或致病菌。细菌对宿主致病的特性称细菌的致病性,病原菌的致病作用与其毒力、侵入机体的数量、侵入途径及机体的免疫状态密切相关。

一、细菌的毒力

毒力是指细菌致病性强弱程度,通常用半数致死量(LD_{50})或半数感染量(ID_{50})表示。其含义是在单位时间内,通过一定途径,使一定体重的某种实验动物半数死亡或被感染所需的最少量的细菌数或细菌毒素量。细菌毒力包括侵袭力与毒素。

（一）侵袭力

侵袭力是指细菌突破机体的防御功能,在体内定居、繁殖及扩散、蔓延的能力。构成侵袭力的主要物质包括:

1. 黏附素与其他表面结构物质 病原菌感染宿主,首先要黏附并定植在宿主黏膜上皮细胞表面,然后再侵入机体生长繁殖并扩散。黏附素主要包括细菌的菌毛、细菌表面的某些成分如链球菌的 M-蛋白质、革兰阳性菌的膜磷壁酸等。

2. 荚膜 细菌的荚膜与微荚膜具有抵抗吞噬及体液中杀菌物质的作用。

3. 细菌的侵袭性物质

（1）侵袭性酶:如大多数金黄色葡萄球菌能产生一种血浆凝固酶,能加速人或兔血浆的凝固,保护病原菌不被吞噬或免受抗体等的作用。引起人类感染的链球菌能产生链激酶,可以激活溶纤维蛋白酶原成为溶纤维蛋白酶,而使纤维蛋白凝块溶解。此外,有些细菌还可以产生透明质酸酶、胶原酶、DNA 酶等。

（2）侵袭素:可以介导细菌侵入临近的上皮细胞,尤其是黏膜上皮细胞内。

（3）生物被膜:细菌在有生命与无生命的材料表面由细菌及其所分泌的胞外多聚物共同组成的膜状菌群体,具有阻挡抗生素及免疫系统对细菌的杀伤作用。

（二）细菌毒素

细菌毒素按其来源、性质和作用的不同,可分为外毒素和内毒素两大类。

1. 外毒素 大多革兰阳性菌与少数革兰阴性菌在生长过程中,合成及分泌的毒性蛋白产物,大多分泌菌体外,也有待细菌死亡后才释放出来。①性质:外毒素是蛋白质,一般不耐热(少数如葡萄球菌产生的肠毒素可耐 100℃ 30min),可被蛋白酶分解,遇酸发生变性。②毒性:外毒素毒性强,如肉毒杆菌外毒素毒性比氰化钾强一万倍,纯化的 1mg 毒素结晶可杀死 2 亿只小白鼠。外毒素具亲组织性,选择性地作用于某些组织和器官,引起特殊病变。据其对宿主细胞的亲和性及作用靶点可分为神经毒素、细胞毒素与肠毒素三大类。③抗原性:外毒素可经甲醛脱毒成类毒素,毒性消失,但保持抗原性,能刺激机体产生特异性的抗毒素。

2. 内毒素 是革兰阴性菌细胞壁上的脂多糖(LPS)组分,当菌体自溶或用人工方法使细菌裂解后释放,故称内毒素。①性质:内毒素成分为脂多糖,类脂 A 是主要毒性成分。内毒素耐热,加热 100℃ 1h 不被破坏,必须加热 160℃,经 2～4h 或用强碱、强酸或强氧化剂煮沸 30min 才能灭活。②抗原性:内毒素不能用甲醛脱毒制成类毒素。③毒性:内毒素对组织细胞的选择性不强,不同革兰阴性细菌的内毒素,引起的病理和临床症状大致相同。

发热反应:内毒素作用于粒细胞和单核细胞等,使之释放内源性致热原,引起发热。

白细胞反应:早期导致血液循环中中性粒细胞减少,数小时后继发中性粒细胞增加。伤寒沙门菌例外,始终使白细胞数减少,原因不明。

内毒素血症与内毒素休克:内毒素激活了血管活性物质(TNF-a、5-羟色胺、激肽释放酶与激肽)的释放,导致末梢血管扩张,通透性增高,静脉回流减少,心脏输出量减低,发生低血压甚至休克。因重要器官(肾、心、肝、肺与脑)供血不足而缺氧,有机酸积聚而导致代谢性酸中毒。

弥散性血管内凝血(DIC):内毒素能活化凝血系统的XII因子,当凝血作用开始后,使纤维蛋白原转变为纤维蛋白而形成 DIC。血小板与纤维蛋白原大量消耗后,进而产生出血倾向。

二、细菌侵入数量与途径

病原微生物引起感染,除必须有一定毒力外,还必须有足够的数量和适当的侵入部位。有些病原菌毒力极强,极少量的侵入即可引起机体发病,如鼠疫杆菌,有数个细菌侵入就可发生感染。而对大多数病原菌而言,需要一定的数量,才能引起感染,少量侵入,易被机体防御功能所清除。

病原菌的侵入部位也与感染发生有密切关系,多数病原菌只有经过特定的门户侵入,并在特定部位定居繁殖,才能造成感染。如痢疾杆菌必须经口侵入,定居于结肠内,才能引起疾病。而破伤风杆菌,只有经伤口侵入,厌氧条件下,在局部组织生长繁殖,产生外毒素,引发疾病,若随食物吃下则不能引起感染。

第六节　细菌性感染

一、感染的来源

细菌感染的来源包括外源性感染与内源性感染。外源性感染是指由来自宿主体外的病原菌所引起的感染。传染源主要包括传染病患者、恢复期病人、健康带菌者,以及病畜、带菌动物、媒介昆虫等。内源性感染是指病原体来源于体表或者体内的微生物感染,多为条件致病菌。

二、感染的类型

(一)隐性感染

当机体有较强的免疫力,或入侵的病原菌数量不多,毒力较弱时,感染后对人体损害较轻,不出现明显的临床症状,称隐性感染。隐性感染可使机体获得特异性免疫力,在防止同种病原菌感染上有重要意义。

(二)显性感染

当机体免疫力较弱,或入侵的病原菌毒力较强,数量较多时,则病原微生物可在机体内生长繁殖,产生毒性物质,经过一定潜伏期,机体组织细胞受到一定程度的损害,表现出明显的临床症状,称为显性感染,即所谓传染病。

1. 局部感染　是指病原菌侵入机体后,在一定部位定居下来,生长繁殖,产生毒性产物,不断侵害机体的感染过程。如化脓性球菌引起的疖、痈等。

2. 全身感染　是指由于机体的免疫功能薄弱,不能将病原菌限于局部,以致病原菌及其毒素向周围扩散,经淋巴或血流,引起全身感染。在全身感染过程中可能出现下列情况:

(1)菌血症:是病原菌自局部病灶不断地侵入血流中,但由于受到体内细胞免疫和体液免疫的作用,病原菌不能在血流中大量生长繁殖。

(2)毒血症:这是病原菌在局部生长繁殖过程中,细菌不侵入血流,但其产生的毒素进入血流,引起独特的中毒症状,如白喉、破伤风等。

(3)败血症:这是在机体的防御功能大为减弱的情况下,病原菌不断侵入血流,并在血流中大量繁殖,释放毒素,造成机体严重损害,引起全身中毒症状,如不规则高热,有时有皮肤、黏膜出血点、肝、脾大等。

(4)脓毒血症:化脓性细菌引起败血症时,由于细菌随血流扩散,在全身多个器官(如肝、肺、肾等)引起多发性化脓病灶。如金黄色葡萄球菌严重感染时引起的脓毒血症。

(三)带菌状态

在隐性感染或传染痊愈后,病菌在体内继续存在,并不断排出体外,形成带菌状态。处于带菌状态的人称带菌者。带菌者无临床症状,但不断排出病原菌,常成为传染病流行的重要传染源。

第七节 机体抗细菌免疫

人体存在较完善的免疫系统,病原菌进入机体后,机体会产生抗感染免疫。机体的抗感染免疫主要由非特异性免疫和特异性免疫共同协调来完成。

一、非特异性免疫

主要包括机体的皮肤黏膜屏障、血脑屏障、胎盘屏障等屏障结构;吞噬细胞的吞噬作用;体液中的补体、溶菌酶、防御素、乙型溶素等;此外分泌液中化学物质的局部抗菌作用,如汗腺分泌的乳酸、皮脂腺分泌的脂肪酸、胃酸、阴道分泌物中的酸类、泪液、唾液、乳汁等。此外,正常菌群对病原菌也有拮抗作用。

二、特异性免疫

1. 体液免疫应答 体液免疫所产生的抗体可中和细菌外毒素,对细菌吸附、细菌繁殖的也具有抑制作用,在黏膜表面产生的 SIgA,是局部免疫的主要因素。抗体和补体等联合作用,对细菌有溶解作用及调理吞噬作用。

2. 细胞免疫 结核杆菌、麻风杆菌、布氏杆菌等胞内寄生菌的抗感染免疫,由于抗体不能进入细胞内,所以体液免疫对这类细菌感染的作用受到限制,其防御功能则主要靠细胞免疫。通过致敏淋巴细胞的活化和释放的各种淋巴因子,激活吞噬细胞并增强其吞噬消化能力,抑制或清除胞内感染病原菌,且获得防御同种病种原菌再感染的免疫力。

第八节 细菌感染的诊断与防治

一、细菌感染的诊断

(一) 直接涂片显微镜检查

自病人标本直接涂片作染色镜检,是简便而快速的方法之一。如脑膜炎患者的脑脊液见到细胞内的革兰阴性肾形双球菌,有诊断价值。白喉患者咽部假膜涂片中可见典型的杆菌有时可有异染颗粒,也有参考诊断价值。结核患者痰直接或浓集后,涂片抗酸染色检出结核杆菌有较高诊断价值。

(二) 培养

大多数病菌的形态与染色并无特征,因此需用培养方法来分离与鉴定细菌。可根据不同细菌需要的营养、生长条件、菌落生长特征来初步识别细菌。

(三) 生化反应

不同的细菌具有不同的酶,因此各种细菌能够利用与分解的物质也各不相同。利用各种细菌的不同生化反应,帮助鉴别细菌是目前鉴定细菌常用的方法。

（四）抗原检测与分析

利用已知的特异抗体测定细菌抗原可以确定菌种或菌型。常用的方法为玻片凝集反应、免疫荧光、酶免疫等。

（五）检测抗体

人体受病菌感染后,经一定时间产生抗体,抗体的量随病菌感染过程而增多,表现为效价升高。因此用已知的细菌或抗原检测患者体液(主要为血清)中有无相应抗体及抗体量的动态变化,可辅助诊断。

此外,还可以通过核酸杂交或 PCR 等方法,检测病原体遗传物质来进行快速检测。

二、防　治

细菌感染的预防要从控制传染源、切断传播途径、提高易感人群免疫力等环节,采取综合措施加以控制。

特异性预防可采用人工自动免疫方法,接种菌苗或类毒素,使机体通过免疫应答,产生特异性免疫力。常用的人工自动免疫生物制品有:活菌苗、死菌苗、类毒素、自身菌苗、多糖疫苗、基因工程疫苗及合成肽疫苗。DNA 疫苗也在研究中。在紧急情况下预防或者治疗,也可以采用人工被动免疫,向机体输入由他人或动物产生的免疫效应物,如免疫血清、淋巴因子等,使机体立即获得免疫力,达到防治某种疾病的目的。常见的生物制品有:抗毒素、丙种球蛋白、细胞因子等。

治疗上,可通过抗菌药物敏感性试验,选择对细菌感染有效的抗菌药物。

思考题：

1. 简述微生物及医学微生物学概念。
2. 微生物分为哪几类? 原核细胞微生物与真核细胞微生物有什么区别?
3. 细菌的基本结构和特殊结构有哪些? 特殊结构有哪些功能?
4. 细菌细胞壁的结构由哪几部分组成? 什么是细菌 L 型?
5. 细菌生长繁殖的条件是什么?
6. 细菌生长曲线分哪四个阶段?
7. 细菌基因转移和重组有哪些类型?
8. 细菌变异现象有哪些?
9. 细菌命名的原则、分类的方法有哪些?
10. 病原菌对宿主的致病性,是由哪些因素决定的?
11. 试比较内毒素与外毒素的基本生物学特性。
12. 细菌显性感染的临床类型有哪些?
13. 细菌感染的实验室诊断分哪几个基本步骤?

（陈　晓）

第十三章 细菌的分布与消毒灭菌

第一节 细菌的分布

细菌种类多、繁殖快、适应环境能力强。因此,细菌广泛分布于自然界,在水、土壤、空气、食物、人和动物的体表以及与外界相通的腔道中,常有各种细菌和其他微生物存在。这些细菌在自然界物质循环上起重要作用,不少对人类有益,对人致病的只是少数。

一、细菌在自然界的分布

1. 土壤 含有大量的微生物,土壤中的细菌来自天然生活在土壤中的自养菌和腐物寄生菌,也有一部分来自于动物排泄物及其尸体进入土壤的细菌。土壤中的微生物以细菌为主,放线菌次之,另外还有真菌、螺旋体等。土壤中微生物绝大多数对人是有益的,它们参与大自然的物质循环,分解动物的尸体和排泄物;固定大气中的氮,供给植物利用;土壤中可分离出许多能产生抗生素的微生物。进入土壤中的病原微生物容易死亡,但是一些能形成芽胞的细菌,如破伤风杆菌、气性坏疽病原菌、肉毒杆菌、炭疽杆菌等可在土壤中存活多年。因此,土壤与创伤及战伤的厌氧性感染有很大关系。

2. 水 水中的细菌来自土壤、尘埃、污水、人畜排泄物及垃圾等。水中微生物种类及数量因水源不同而异。一般地面水比地下水含菌数量多,并易被病原菌污染。在自然界中,水源虽不断受到污染,但也经常地进行着自净作用。日光及紫外线可使表面水中的细菌死亡,水中原生生物可以吞噬细菌,藻类和噬菌体能抑制一些细菌生长。水中的致病菌如伤寒杆菌、痢疾杆菌、霍乱弧菌、钩端螺旋体等,主要来自人和动物的粪便及污染物。

3. 空气 空气中的微生物来源于人畜呼吸道的飞沫及地面飘扬起来的尘埃。室外空气中常见产芽胞杆菌、产色素细菌及真菌孢子等;室内空气中的微生物比室外多,尤其是人口密集的公共场所、医院病房、门诊等处,容易受到带菌者和患者污染。如飞沫、皮屑、痰液、脓汗和粪便等携带大量的微生物,可严重污染空气。某些医疗操作也会造成空气污染,如高速牙钻修补或超声波清洁牙石时,可产生微生物气溶胶;穿衣、铺床时使织物表面的微生物飞扬到空气中。清扫及人员走动时尘土飞扬也是医院空气中微生物的来源。

二、细菌在人体的分布

在正常人体皮肤、黏膜及外界相通的各种腔道(如口腔、鼻咽腔、肠道和泌尿道)等部位,存在着对人体无害,有些还对人体有利的微生物群,称之为正常菌群(normal flora)。机体的多数组织器官是无菌的,若有侵入的细菌未被消灭,则可引起传染。因而在医疗实践中,当手术、注射、穿刺、导尿时,应严格执行无菌操作,以防细菌感染。

人体正常菌群的存在对人具有生理作用:①生物拮抗作用,正常菌群通过黏附和繁殖能形成一层自然菌膜,可促机体抵抗致病微生物的侵袭及定植,也可与病原菌争夺营养物质和空间位置,通过其代谢产物以及产生抗生素、细菌素等起到拮抗病原菌的作用。②免疫作用,正常菌群刺激机体免疫系统保持活跃状态,是非特异免疫功能一个不可缺少的组成部分。③营养作用,参与宿主物质代谢、营养物质转化与合成,如合成维生素、维生素 B_2(核黄素)、生物素、叶酸、吡哆醇及维生素 K 等,供人体吸收利用。④抗衰老作用,如双歧杆菌、乳杆菌等产生超氧化物歧化酶(SOD),降解和清除体内超氧化物,保护组织细胞不受损伤。

在一定条件下,正常菌群中的细菌也能使人患病,此称为条件致病菌(conditioned pathogen)。主要原因有:①宿主免疫功能降低,如皮肤黏膜受伤、身体受凉、过度疲劳、长期消耗性疾病、艾滋病等,可导致正常菌群的自身感染。②正常菌群寄居部位发生了定位转移,也可引起疾病,如大肠杆菌进入腹腔或泌尿道,可引起腹膜炎、泌尿道感染。③菌群失调(dysbacteriosis),机体某部位正常菌群中,各菌种间的比例发生较大幅度变化而超出正常范围的状态,由此产生的病症,称为菌群失调症(flora disequilibrium),多见于使用抗生素、同位素、激素和慢性消耗性疾病等。

第二节　消毒与灭菌

一、基 本 概 念

1. 消毒　杀灭环境或者物体中病原微生物的方法。用以消毒的药物称为消毒剂。一般消毒剂在常用浓度下,只对细菌繁殖体有效。对于芽胞则需要提高消毒剂的浓度和延长作用的时间。

2. 灭菌　杀灭物体上所有的微生物(包括病原体和非病原体的繁殖体和芽胞)的方法。因此,灭菌比消毒的要求高。

3. 无菌　物体上或容器内无活菌存在的意思。无菌操作是防止微生物进入机体或其他物品的操作技术。例如,进行外科手术或微生物学实验时,须注意无菌操作。

4. 防腐　防止或抑制微生物生长繁殖的方法。用于防腐的化学药物称为防腐剂。许多药物在低浓度时只有抑菌作用,浓度增高或延长作用时间,则有杀菌作用。

二、物理消毒灭菌法

(一) 热力消毒灭菌

热力消毒灭菌主要是利用高温使菌体变性或凝固,酶失去活性,而使细菌死亡,包括湿热消毒灭菌法和干热消毒灭菌法。

1. 湿热消毒灭菌法

(1) 煮沸法:煮沸 100℃,5min,能杀死一般细菌的繁殖体。许多芽胞需经煮沸 5~6h 才死亡。水中若加入 2% 碳酸钠,可提高其沸点达 105℃。既可促进芽胞的杀灭,又能防止金属器皿生锈。煮沸法可用于饮水等消毒。

(2) 流通蒸汽消毒法:利用 100℃ 左右的水蒸气进行消毒,加热 15~30min,可杀死细菌繁殖体。

(3) 巴氏消毒法(Pasteurization):因巴斯德创建而得名。61.1~62.8℃ 加温 30min,或 71.7℃ 加温 15~30s。可以杀死液体中的病原菌和特定细菌,用于牛奶、酒类、饮料等食品消毒。

(4) 间歇灭菌法:将物品在 100℃ 加热 15~30min,杀死其中的繁殖体,取出后放 37℃ 孵箱过夜,使芽胞发育成繁殖体,次日再蒸 1 次,如此连续 3 次以上。本法适用于不耐高温的营养物(如血清培养基)的灭菌。

(5) 高压蒸汽灭菌法:是热力灭菌中使用最普遍、效果最可靠的一种方法。其优点是穿透力强,灭菌效果可靠,能杀灭所有微生物。方法是将需灭菌的物品放在高压蒸汽灭菌器内,在 103.4kPa (1.05kg/cm²) 蒸汽压下,温度达到 121.3℃,维持 15~20min。适用于普通培养基、生理盐水、手术器械、玻璃容器及注射器、敷料等耐高温、耐水物品的灭菌。

2. 干热消毒灭菌法

（1）干烤：利用干烤箱,160～180℃加热2h,可杀死一切微生物,包括细菌芽胞。主要用于玻璃器皿、瓷器等的灭菌。

（2）烧灼和焚烧：烧灼是直接用火焰杀死微生物,适用于微生物实验室中接种针等不怕热的金属器材灭菌。焚烧是彻底的消毒方法,但只限于处理废弃的污染物品,如无用的衣物、纸张、垃圾等。

此外红外线、微波也具有类似干热灭菌的的作用。

（二）电磁波与射线

1. 日光　是有效的天然杀菌法,对大多数微生物均有损害作用,直射杀菌效果尤佳,其主要的作用因素为紫外线,热与氧气起辅助作用。

2. 紫外线　是一种低能量的电磁辐射,波长范围为240～300nm,其中以265～266nm最强,这与DNA吸收光谱范围相一致。其杀菌原理是：紫外线使DNA形成胸腺嘧啶二聚体,从而干扰DNA的复制,导致细菌死亡或变异。紫外线的穿透能力弱,不能通过普通玻璃、尘埃,只能用于消毒物体表面及空气、手术室、无菌操作实验室及烧伤病房,亦可用于不耐热物品表面消毒。

3. 电离辐射　具有较高的能量与穿透力,可在常温下对不耐热的物品灭菌,故又称"冷灭菌"。其机制为产生游离基,破坏DNA,主要有X射线和γ射线等。可用于消毒不耐热的塑料注射器、导管等,用于食品消毒而不破坏其营养成分。

（三）滤过除菌法

滤过除菌法是指将液体或空气通过含有微细小孔的滤器,只允许小于孔径的物体如（液体和空气）通过,大于孔径的物体不能通过。主要用于一些不耐热的血清、毒素、抗生素、药液、空气等除菌。一般不能除去病毒、支原体和细菌的L型。

（四）干燥与低温

多数细菌的繁殖体在空气中干燥时很快死亡,有些细菌抗干燥力较强,如结核杆菌在干痰中数月不死。多数细菌耐低温,在低温状态下,这些细菌的代谢减慢,当温度回升到适宜范围又能恢复生长繁殖,故低温常用于保存菌种,目前保存菌种最好的方法就是冷冻真空干燥法（lyophilization）。

三、化学消毒灭菌法

1. 作用机制　化学消毒剂通过改变细胞膜通透性,使细菌蛋白质变性或凝固,改变细菌蛋白质与核酸功能基团,作用于细菌胞内酶的功能基（如—SH）而改变或抑制其活性,从而发挥防腐、消毒,甚至灭菌的作用。

2. 影响消毒剂作用的因素　①消毒剂的性质、浓度与作用时间,如表面活性剂对革兰阳性菌的灭菌效果比对革兰阴性菌好,甲紫对葡萄球菌的效果特别强。②浓度,大多数消毒剂在高浓度时起杀菌作用,低浓度时则只有抑菌作用,乙醇则在70%～75%浓度下杀菌力最强。③作用时间,在一定浓度下,消毒剂对某种细菌的作用时间越长,其效果也越强。④微生物的种类与数量,微生物的污染程度越严重,消毒就越困难,细菌芽胞的抵抗力最强,幼龄菌比老龄菌敏感。⑤环境因素,当细菌和有机物混在一起时,某些消毒剂的杀菌效果可受到明显影响。温度、湿度、酸碱度也会影响消毒效果。

3. 常用的化学消毒剂　①重金属盐类,如升汞、红汞、硫柳汞、硝酸银等;②氧化剂,如高锰酸钾、过氧化氢、过氧乙酸等;③卤素及其化合物,如氯、二氧化氯、漂白粉、二氯异氯尿酸钠、碘酒、碘附等;④醇类,如乙醇等;⑤醛类,如戊二醛、甲醛等;⑥表面活性剂,如苯扎溴铵(新洁尔灭)、度米芬(杜灭芬)等;⑦烷基化合物,如环氧乙烷;⑧染料,如甲紫等。

思考题:

1. 何谓正常菌群、条件致病菌? 什么叫菌群失调?
2. 何谓消毒、灭菌,常用的消毒灭菌方法有哪些?
3. 简述化学消毒剂的杀菌机制。

（陈　晓）

第十四章 常见致病性细菌

第一节 球 菌

球菌是细菌中的一大类。对人类有致病性的病原性球菌主要引起化脓性炎症,又称为化脓性球菌,其中革兰阳性菌主要包括葡萄球菌、链球菌、肺炎球菌;革兰阴性菌包括脑膜炎球菌和淋球菌等。

一、葡 萄 球 菌

(一) 生物学性状

1. 形态染色 葡萄球菌(*Staphylococcus*)为球形或稍呈椭圆形,直径 1.0μm 左右,排列成葡萄状,无鞭毛,不能运动,无芽胞,除少数菌株外一般不形成荚膜,革兰染色为阳性。

2. 培养特性与生化反应 该菌营养要求不高,兼性厌氧,37℃,24h 后,在普通琼脂培养基上形成圆形凸起,边缘整齐,表面光滑,湿润,不透明的菌落。不同种菌株产生不同的脂溶性色素,如金黄色、白色、柠檬色。金黄色葡萄球菌在血琼脂平板上形成明显的 β 溶血环,能分解甘露醇。

3. 抗原结构与分类 葡萄球菌抗原构造复杂,主要的包括:①葡萄球菌 A 蛋白(SPA),具属特异性,有抗吞噬作用。②多糖抗原,具有群特异性,存在于细胞壁,借此可以分群。③荚膜抗原,几乎所有金黄色葡萄球菌菌株的表面有荚膜多糖抗原存在。过去根据生化反应和产色素不同,将其分为金黄色葡萄球菌、表皮葡萄球菌和腐生葡萄球菌三种。其中金黄色葡萄球菌为致病菌。临床上一般根据是否产生血浆凝固酶,将葡萄球菌分为凝固酶阳性葡萄球菌和凝固酶阴性葡萄球菌两类,前者为致病菌,后者常为条件致病菌。

(二) 致病性与免疫性

1. 致病物质 金黄色葡萄球菌产生多种毒素与酶:①血浆凝固酶,大多金黄色葡萄球菌产生此酶。凝固酶使血液或血浆中的纤维蛋白沉积于菌体表面,阻碍体内吞噬细胞的吞噬,保护病菌不受血清中杀菌物质的作用。②葡萄球菌溶血素,多数致病性葡萄球菌产生,能引起溶血、皮肤坏死、小血管收缩,导致局部缺血和坏死。③杀白细胞素,能杀死人和兔的多形核粒细胞和巨噬细胞。④肠毒素,有些葡萄球菌可产生肠毒素,是一种可溶性蛋白质,但耐热且不受胰蛋白酶的影响。肠毒素可引起急性胃肠炎即食物中毒。⑤表皮溶解毒素,也称表皮剥脱毒素,引起人类或新生小鼠的表皮剥脱性病变。⑥毒性休克综合征毒素 Ⅰ(toxic shock syndrome toxin1,TSST1),系噬菌体 Ⅰ 群金黄色葡萄球菌产生,可引起发热,增加对内毒素的敏感性。增强毛细血管通透性,引起心血管紊乱而导致休克。⑦其他,葡萄球菌尚可产生葡激酶、耐热核酸酶、透明质酸酶、脂酶等。

2. 所致疾病

(1) 局部感染:皮肤软组织感染,如疖、痈、毛囊炎、脓痂疮、甲沟炎、睑腺炎(麦粒肿)、蜂窝织炎、伤口化脓等。

(2) 全身性感染:如败血症、脓毒血症等,内脏器官感染如肺炎、脓胸、中耳炎、脑膜炎、心包炎、心内膜炎等,主要由金黄色葡萄球菌引起。新生儿或机体防御严重受损时表皮葡萄球菌也可引起严重败血症。

（3）食物中毒：发病急，病程短，恢复快。一般潜伏期为 1～6h，出现头晕、呕吐、腹泻，发病 1～2日可自行恢复，预后良好。

（4）烫伤样皮肤综合征：多见于新生儿、幼儿和免疫功能低下的成人，开始有红斑，1～2 天有皮起皱，继而形成水疱，至表皮脱落。由表皮溶解毒素引起。

（5）毒性休克综合征：由 TSST1 引起，主要表现为高热、低血压、红斑皮疹伴脱屑和休克等，半数以上患者有呕吐、腹泻、肌痛、结膜及黏膜充血，肝肾功能损害等，偶尔有心脏受累的表现。

（6）假膜炎肠炎：本质是一种菌群失调性肠炎，病理特点是肠黏膜被一层炎性假膜所覆盖，该假膜由炎性渗出物、肠黏膜坏死块和细菌组成。引起以腹泻为主的临床症状。

3. 免疫性 人类对致病性葡萄球菌有一定的天然免疫力。只有当皮肤黏膜受创伤后，或机体免疫力降低时，才易引起感染。患病后所获免疫力不强，难以防止再次感染。

（三）微生物学诊断

根据不同类型感染，取脓汁、血液、可疑食物、呕吐物及粪便等标本。标本涂片后革兰染色镜检，根据细菌形态、排列和染色性可做出初步诊断。再将标本接种于血琼脂平板，甘露醇和高盐培养基中进行分离培养，孵育后挑选可疑菌落进行涂片、染色、镜检。致病性葡萄球菌的主要特点：凝固酶产生阳性，金黄色素，有溶血性，发酵甘露醇。食物中毒患者，在取呕吐物、粪便或剩余食物做细菌分离鉴定的同时，需检查肠毒素的存在。

（四）防治原则

加强卫生宣传教育，讲究个人卫生，皮肤创伤应及时处理，注意中西医结合，合理用药避免滥用抗生素。

二、链 球 菌

链球菌（*Streptococcus*）是化脓性球菌的一类常见细菌，广泛存在于自然界、人及动物粪便和健康人鼻咽部，引起各种化脓性炎症、猩红热、丹毒、新生儿败血症、脑膜炎、产褥热以及链球菌变态反应性疾病等。

（一）生物学性状

1. 形态染色 该菌球形或卵圆形，直径 0.6～1.0μm，呈链状排列，幼龄培养物大多可见到透明质酸形成的荚膜。无芽胞，无鞭毛，革兰染色阳性。

2. 培养和生化反应 兼性厌氧，有些为厌氧菌。营养要求较高。普通培养基中需加有血液、血清、葡萄糖等才能生长。最适温度 37℃，最适 pH 7.4～7.6，血琼脂平板上形成灰白、光滑、圆形突起小菌落，不同菌株有不同溶血现象。能发酵简单的糖类，产酸不产气。

3. 分类 根据对红细胞的溶血能力将其分为：①甲型溶血性链球菌，菌落周围有 1～2mm 宽的草绿溶血环，称甲型溶血或 α 溶血。多为条件致病菌。②乙型溶血性链球菌，菌落周围形成一个约 4mm 宽、界限分明、完全透明的完全溶血环，称乙型溶血或 β 溶血。这类细菌致病力强，引起多种疾病。③丙型链球菌，不产生溶血素，菌落周围无溶血环，一般不致病。按 C 抗原不同链球菌分为 A、B、C、D、E、F、G、H、K、L、M、N、O、P、Q、R、S、T 18 个群。对人致病的大多属于 A 群。根据对氧需求不同，还可以将其分为需氧、兼性厌氧和厌氧三大类链球菌。

4. 抵抗力 链球菌的抵抗力不强，对高温和一般消毒剂敏感，但在干燥尘埃中可存活数日，对青霉素、红霉素、氯霉素、四环素等均敏感，耐药性低。

（二）致病性与免疫性

1. 致病物质

（1）细胞壁成分：链球菌细胞壁中的 M 蛋白具有抗吞噬作用，且与链球菌引起的超敏反应疾病有关；脂磷壁酸与细菌黏附有关。

（2）侵袭性酶：透明质酸酶又称为扩散因子，能分解细胞间质的透明质酸，使病菌易于在组织中扩散；链激酶能激活血浆蛋白酶原成为血浆蛋白酶，溶解血块或阻止血浆凝固，有利于细菌扩散；链道酶又称脱氧核糖核酸酶，能分解黏稠脓液中具有高度黏性的 DNA，使脓汁稀薄易于扩散。

（3）外毒素：链球菌溶血素 O 对氧敏感，能破坏白细胞和血小板；溶血素 S 对氧稳定，对热和酸敏感，能破坏白细胞和血小板，给动物静注可迅速致死；致热外毒素曾称红疹毒素或猩红热毒素，是人类猩红热的主要致病物质，使患者产生红疹。

2. 所致疾病

（1）化脓性炎症：①皮肤与皮下组织感染，疖、痈、蜂窝织炎、丹毒、淋巴管炎、淋巴腺炎等。②其他系统感染，急性扁桃腺炎、咽峡炎、中耳炎、乳突炎、气管炎、产褥热等。

（2）中毒性疾病：猩红热链球菌毒素休克综合征等。

（3）超敏反应性疾病：风湿热和急性肾小球肾炎等。

当机体免疫功能低下时，无乳链球菌（B 群）可引起皮肤感染、心内膜炎、产后感染、新生儿败血症和新生儿脑膜炎。甲型（草绿色）链球菌可引起亚急性细菌性心内膜炎。在拔牙或摘除扁桃体时，寄居在口腔、龈缝中的草绿色链球菌可侵入血流引起菌血症。

（三）微生物学检查

1. 标本　可采取脓汁、咽拭、血液等标本送检。

2. 形态染色　取脓汁涂片，革兰染色，镜检，发现革兰阳性呈链状排列的球菌，就可以初步诊断。

3. 分离培养与鉴定　将标本直接划线接种在血琼脂平板上，血标本应先在葡萄糖肉汤中增菌，再在血平板上分离鉴定。孵育后观察有无链球菌菌落。根据溶血性类型、细菌形态及生化鉴定等做出诊断。

4. 血清学诊断　抗链球菌溶血素 O 试验（ASO）简称抗 O 试验，患者血清中的抗 O 抗体超过 1 : 400 单位，可用于风湿热的辅助诊断。

（四）防治原则

链球菌感染的防治原则与葡萄球菌基本相同。对急性咽峡炎和扁桃体炎患者，尤其是儿童，须治疗彻底，防止超敏反应疾病的发生。治疗 A 群链球菌可选青霉素及红霉素等。

三、肺炎链球菌

（一）生物学性状

1. 形态染色　肺炎链球菌（*S. pneumoniae*）又称肺炎双球菌，呈矛头状，常成双排列，革兰染色阳性。液体培养基常呈短链，在机体内形成荚膜。

2. 培养特性　兼性厌氧，营养要求高，在血液琼脂平板上可形成细小、灰色、有光泽的扁平菌落，菌落周围有草绿色溶血环，培养时间稍久，可因产生自溶酶而出现溶菌现象。

3. 抗原与分型　肺炎球菌根据荚膜多糖抗原可分为 84 个血清型,其中 20 多个血清型可引起疾病;肺炎球菌细胞壁中存在 C 多糖特异性抗原与 M 蛋白,前者为各型菌株所共有,可与正常人血清中称为 C-反应蛋白(CRP)结合而发生沉淀,后者为型特异性蛋白抗原。

4. 抵抗力　肺炎球菌抵抗力较弱,对一般消毒剂敏感。但荚膜菌株抗干燥力较强,在干痰中可存活 1 ~ 2 个月。对青霉素、红霉素、林可霉素等敏感。但亦有耐药菌株出现。

(二) 致病性与免疫性

1. 致病物质　肺炎球菌的荚膜有抗吞噬作用,有荚膜的光滑(S)型菌有毒力,失去荚膜的粗糙(R)型菌毒力减低或消失。肺炎球菌自溶后能释放出溶血毒素 O,能溶解人和动物的红细胞,高浓度对动物有坏死及致死作用。在新分离培养物中尚有神经氨酸酶,该酶对肺炎球菌在鼻咽部和支气管黏膜上定居和繁殖可能有一定作用。

2. 所致疾病　肺炎球菌主要在机体感染、营养不良、抵抗力下降引起呼吸道异常时才引起感染,主要引起大叶性肺炎,其次为支气管炎。患者突然发病,恶寒、发热、咳嗽、胸痛、咳痰为铁锈色。肺炎后少数还可以引起化脓性胸膜炎、细菌性心内膜炎、中耳炎及关节炎等。

3. 免疫性　肺炎球菌感染后,可建立较牢固的型特异性免疫,同型病菌二次感染少见。

(三) 微生物学检查

1. 标本　不同病种采取不同的标本,如痰、脓液、血液、脑脊液等。

2. 染色镜检　根据典型的革兰阳性具有荚膜的双球菌,即可做出初步诊断。

3. 分离培养与鉴定　痰或脓液直接划线接种于血琼脂平板上,37℃ 24h 后,挑取 α 溶血的可疑菌落,做菊糖发酵试验、胆汁溶菌和奥普托欣敏感试验进行鉴别。肺炎球菌均呈阳性反应,借此与草绿色链球菌相区别。菌型鉴定可用荚膜肿胀试验。

(四) 防治原则

目前试用荚膜多糖菌苗接种,效果良好。可用青霉素或按药敏试验结果进行抗生素治疗。

四、脑膜炎奈瑟菌

(一) 生物学性状

1. 形态染色　脑膜炎奈瑟菌(*N. meninyitidis*)俗称脑膜炎球菌,为革兰阴性双球菌。新分离菌株有微荚膜和菌毛。

2. 培养与生化特性　专性需氧菌,需在含有血清或血液的培养基(如巧克力色培养基)上生长,初次培养时,在 5% ~ 10% CO_2 低氧环境中生长较好。经过 37℃ ,24 ~ 72h 培养后呈圆形、光滑、湿润、透明、微带灰蓝色菌落。该菌氧化酶阳性,能氧化分解葡萄糖和麦芽糖。

3. 抗原与分型　根据荚膜多糖抗原的不同,将本菌分为 A、B、C、D、H、I、K、X、Y、Z、29E、W135 及 L 13 个血清群,对人类致病的多属于 A、B、C 群,我国 95% 以上病例为 A 群。

4. 抵抗力　本菌抵抗力弱,对寒冷、日光、热力、干燥、紫外线及一般消毒剂均敏感。

(二) 致病性与免疫性

1. 致病物质　脑膜炎球菌的主要致病物质为荚膜、菌毛、IgA 蛋白酶、内毒素等。

2. 所致疾病　主要引起流行性脑脊髓膜炎。带菌者和患者是本菌传染源,经飞沫或接触患者呼吸道分泌物污染的物品而感染,本菌侵入血流,引起菌血症和败血症。潜伏期 1～4 天,主要临床表现为恶寒、发热、恶心、呕吐、皮肤上有出血性皮疹,皮疹内可查到本菌。严重者侵犯脑脊髓膜,发生化脓性脑脊髓膜炎,出现头痛、喷射性呕吐、颈项强直等脑膜刺激症。甚至由于两侧肾上腺出血,发生肾上腺功能衰竭和中毒性休克。

3. 免疫性 感染后机体以体液免疫为主。荚膜多糖抗体、抗外膜蛋白抗体等有杀伤脑膜炎球菌的作用,6 个月以内婴儿可通过母体获得抗体而产生被动免疫。

(三）微生物诊断

流脑流行期间,根据典型症状和体征不难诊断。对散发的或不典型病例,可采取淤斑中血液、外周血液或脑脊液送检。经过形态染色、分离培养后做氧化酶、糖分解试验及血清学检查可做出诊断。

(四）防治原则

对易感儿童注射纯化流脑群特异性多糖菌苗,进行特异预防。流行期间可口服磺胺药物预防。治疗流脑首选磺胺,也可用青霉素、或氨苄西林(氨苄青霉素),过敏者选用红霉素。

五、淋病奈瑟菌

淋病奈瑟菌(*N. gonorrhoeae*)俗称淋球菌,为严格的人体寄生菌,常存在于急性尿道炎与阴道炎脓性分泌物的白细胞中,是淋病的病原体。淋病是我国目前流行的发病率最高的性传播疾病。

本菌形态染色、培养特性、生化反应等与脑膜炎球菌相似,但只氧化分解葡萄糖。抵抗力弱,不耐干燥和寒冷,对一般消毒剂敏感。

淋球菌致病机制复杂,其毒力与菌毛、荚膜、脂多糖、外膜蛋白、淋球菌产生的 IgA1 蛋白酶等密切相关。淋病主要由性接触而传播,人类是淋球菌唯一的自然宿主。男性发生尿道炎,症状为尿痛、尿频、尿道流脓等;女性引起尿道炎和子宫颈炎,宫颈可见脓性分泌物。如治疗不当,细菌扩散至生殖系统引起慢性感染,男性导致前列腺炎、精囊精索炎、附睾炎等,女性出现前庭大腺炎、盆腔炎、不孕不育等。新生儿可经产道感染造成新生儿淋球菌性眼结膜炎。

人类对淋球菌无自然免疫力,均易感,病后免疫力不强,不能防止再感染。实验室诊断主要取尿道脓性分泌物涂片行革兰染色镜检,如在中性粒细胞中发现革兰阴性双球菌,有诊断价值,必要时进行分离培养。治疗宜早期用药,彻底治疗。

第二节 肠道杆菌

肠杆菌科(*Enterobacteriaceae*)细菌是一大群寄居于人和动物肠道中的革兰阴性无芽胞杆菌,常随人与动物粪便排出,广泛分布于水、土壤或腐物中,目前至少有 44 个菌属,170 多个种,其中与医学关系较密切者不到 20 个。肠道杆菌具有下述共同特性:

1. 形态与结构 中小等大小两端钝圆的革兰阴性杆菌,无芽胞,多数有鞭毛和菌毛,少数有荚膜。

2. 培养特性 需氧或兼性厌氧菌,在普通培养基上生长良好,为中等大小的光滑型菌落。有些菌在血琼平板上出现 β 溶血,在液体培养中呈均匀混浊生长。

3. 生化反应 生化反应活泼,乳糖发酵试验在初步鉴别肠道致病和非致病菌时有重要意义,前者一般不分解乳糖,而非致病菌多数能分解乳糖。

4. 抗原结构 抗原复杂,主要有菌体 O 抗原、鞭毛 H 抗原、荚膜抗原或表面抗原等。O 抗原耐热,是脂多糖的成分,具有属特异性。H 抗原为蛋白质,具有型特异性。荚膜抗原或表面抗原也具有型特异性,重要的有伤寒杆菌的 Vi 抗原和大肠杆菌的 K 抗原等。

5. 抵抗力　不强,加热 60℃经 30min 即死亡。胆盐、煌绿等对革兰阳性菌甚至大肠杆菌等非致病菌有选择性抑制作用,可用于肠道杆菌选择性培养基以分离肠道致病菌。

6. 变异　易出现变异菌株。最常见的是耐药性转移、毒素产生和生化反应等的改变。这在致病力、细菌学诊断、治疗与预防中均有重要意义。

一、埃希菌属

埃希菌属(*Escherichia*)细菌一般不致病,为人和动物肠道中的常居菌,其中以大肠埃希菌(*E. coli*)最为重要。大肠埃希菌有时可引起肠道外感染。某些血清型菌株可引起肠内感染。

(一) 生物学性状

1. 形态染色　革兰阴性杆菌,无芽胞、有鞭毛和菌毛。

2. 培养与生化　需氧和兼性厌氧,营养要求不高,在血琼脂平板上,有些菌株产生 β 溶血。在鉴别性或选择性培养基上形成发酵乳糖、有颜色的光滑型菌落。该菌发酵葡萄糖,大部分菌株发酵乳糖产酸产气,IMViC 试验为“++--”。

3. 抗原构造　主要有 O、K、H 抗原等,是血清学分型的基础。O 抗原有 170 多种,H 抗原超过 50 多种,K 抗原在 100 种以上。

4. 抵抗力　该菌对热的抵抗力较其他肠道杆菌强,55℃经 60min 或 60℃加热 15min 仍有部分细菌存活。在自然界的水中可存活数周至数月,在温度较低的粪便中存活更久。

(二) 致病性

1. 致病物质

(1) 黏附素:包括定植因子抗原(CFA)Ⅰ、Ⅱ、Ⅲ和菌毛等,使大肠杆菌黏附于宿主肠壁,以免被肠蠕动和肠分泌液清除。

(2) 肠毒素:是肠产毒性大肠杆菌在生长繁殖过程中释放的外毒素,分为不耐热肠毒素(LT)和耐热肠毒素(ST)。前者 B 亚单位与小肠黏膜上皮细胞膜表面的 GM1 神经节苷脂受体结合,A 亚单位穿过细胞膜使胞内 cAMP 增加,导致小肠液体过度分泌而出现腹泻。后者则激活鸟苷酸环化酶,使胞内 cGMP 增加而导致肠腔积液引起腹泻。此外内毒素、荚膜等也有致病作用。

2. 所致疾病

(1) 肠道外感染:多为内源性感染,以泌尿系感染为主,如尿道炎、膀胱炎、肾盂肾炎、上行性尿道感染等。也可以引起败血症、新生儿脑膜炎。

(2) 肠道内感染:某些血清型大肠杆菌能引起人类腹泻。目前发现五种类型:

1) 肠致病性大肠杆菌(enteropathogenic *E. coli*,EPEC):是婴儿腹泻的主要病原菌,有高度传染性,严重者可致死;较大儿童和成人少见。细菌主要在十二指肠、空肠和回肠上段大量繁殖。引起严重水样便,并伴有恶心、呕吐、发热。EPEC 不产生 LT 或 ST。

2) 肠产毒性大肠杆菌(enterotoxigenic *E. coli*,ETEC):引起婴幼儿和旅游者腹泻,出现轻度水泻,恶心、呕吐、腹痛、低热,也可呈严重的霍乱样症状。致病因素是 LT 或 ST,或两者同时致病。鉴定 ETEC 主要测定大肠杆菌肠毒素。

3) 肠侵袭性大肠杆菌(enteroinvasive *E. coli*,EIEC):主要侵犯较大儿童和成人,所致疾病与痢疾相似,有发热、腹痛、腹泻、脓血便和里急后重等症状。

4）肠出血性大肠杆菌(enterohemorrhagic *E. coli*,EHEC)：可引起散发性或暴发性出血性结肠炎，水样便、接着大量出血,剧烈腹痛,低热或无;可并发溶血性尿毒综合征(hemolytic uremic syndrome, HUS),死亡率高达3%~5%,EHCO的主要菌型是O157:H7等。

5）肠黏附性大肠杆菌(enteroaggregative *E. Coli*,EAEC)：主要引起婴儿及旅行者持续性水样腹泻,呕吐伴脱水,低热,偶有血样便,不侵袭细胞。其重要特征是形成网状菌毛,能黏附于小肠黏膜上皮细胞,在其表面大量繁殖而引起微绒毛病变。

（三）微生物学检查

1. 肠道外感染　血液需先经肉汤增菌,再转种血琼脂平板,尿液、脓液、脑脊液等标本可同时接种血琼脂平板和肠道杆菌选择性培养基,分离培养后进行生化鉴定至种。

2. 肠道内感染　腹泻者取粪便标本直接接种肠道杆菌选择性培养基。分离培养后观察菌落并涂片染色镜检,采用系统生化反应进行鉴定,分不同情况做血清学定型或肠毒素检测。

（四）防治原则

加强水源与食品的安全措施,积极研究疫苗,采取措施防止医院内感染。治疗可根据实验室药敏试验结果选用有效抗生素。

二、志贺菌属

志贺菌属(*Shigella*)是一类革兰阴性杆菌,是人类细菌性痢疾最为常见的病原菌,通称痢疾杆菌。

（一）生物学性状

1. 形态染色　革兰阴性杆菌,无芽胞,无荚膜,无鞭毛。多数有菌毛。

2. 培养与生化性状　兼性厌氧菌,能在普通培养基上生长,形成中等大小,半透明的光滑型菌落。在肠道杆菌选择性培养基上形成不发酵乳糖的无色菌落。宋内志贺菌能迟缓发酵乳糖。

3. 抗原与分型　志贺菌有K抗原和O抗原。O抗原分为群特异性抗原和型特异性抗原,可将志贺菌分为四群40多个血清型(包括亚型)。

（1）A群:痢疾志贺菌(*S. dysenteriae*),有12个血清型,其中8型又分为3个亚型。

（2）B群:福氏志贺菌(*S. flexneri*),分为1~6型和x、y两个变型。有交叉反应。

（3）C群:鲍氏志贺菌(*S. boydii*),有18个血清型,各型间无交叉反应。

（4）D群:宋内志贺菌(*S. sonnei*),只有1个血清型。但有I相(S型)和II相(R型)两个变异相。

4. 抵抗力　本菌对理化因素的抵抗力较其他肠道杆菌为弱。对热、酸及一般消毒剂敏感,但在物品及果蔬中可存活10~20天,引起水源和食物型暴发流行。该菌耐药性也在不断增加。

（二）致病性与免疫性

1. 致病物质　①侵袭力:菌毛能黏附于回肠末端和结肠黏膜的上皮细菌表面,在侵袭蛋白作用下穿入上皮细胞内繁殖形成感染灶。②内毒素:使肠壁通透性增高,促进内毒素吸收。临床上患者发热、神志障碍、中毒性休克、肠黏膜炎症、溃疡、典型的脓血黏液便、肠蠕动失调和痉挛、腹痛、里急后重等症状均与内毒素有关。③外毒素:A群I型及II型菌株可产志贺毒素。该毒素可引起四肢麻痹,甚至死亡,对人肝细胞和肾小球内皮细胞均有毒性,引起溶血性尿毒综合征,还具有肠毒素的活性,引起早期的水样腹泻。

2. 所致疾病　细菌性痢疾(简称菌痢)的传染源主要为患者和带菌者,通过粪-口途径传播,不侵入血液,临床上包括以下几种类型:

(1) 急性细菌性痢疾:典型菌痢经过 1 ~ 3 天潜伏期,突然发病,常有发热、腹痛、水样腹泻,1 天左右,腹泻次数增多(10 多次至数十次/天),并由水样腹泻转变为黏液脓血便,伴有里急后重感,下腹部疼痛等。50% 以上病例可在 2 ~ 5 天内,发热与腹泻消退,若及时治疗,预后良好,但年老体弱患者和少数病例可以引起溶血性尿毒综合征,甚至死亡。

(2) 急性中毒性菌痢:多见于小儿,各型痢疾杆菌都可引起。发病急,常在腹痛、腹泻未出现,呈现严重的全身中毒症状,临床以高热、休克、中毒性脑病为表现,可迅速发展为呼吸循环衰竭而死亡。

(3) 慢性细菌性痢疾:急性菌痢治疗不彻底,或机体抵抗力低、营养不良或伴有其他慢性病时,易转为慢性。病程多在 2 个月以上,迁延不愈或愈时发。

(4) 带菌者:部分患者可成为带菌者,带菌者不能从事饮食行业及保育工作等。

3. 免疫力　感染后免疫力不牢固,不能防止再感染。机体主要依靠肠道的局部免疫,即肠道黏膜处的 SIgA 阻止痢疾杆菌黏附到肠黏膜上皮细胞表面,但维持时间短。

(三) 微生物学检查

1. 标本　在用药前取粪便的脓血或黏液部分,中毒性菌痢可取肛门拭子检查。

2. 培养与鉴定　接种肠道杆菌选择性培养基,37℃孵育 18 ~ 24h,挑取不发酵乳糖菌落,做生化反应鉴定,并用玻片凝集试验分型。

(四) 防治原则

口服减毒活菌苗有一定的免疫效果,但维持时间短、服用量大、型间无保护性交叉免疫。

治疗感染的药物颇多,但该菌易出现多重耐药性,可用药敏试验选择有效抗菌药物。

三、沙门菌属

沙门菌属(*Salmonella*)是一大群寄生于人类和动物肠道内生化反应和抗原构造相似的革兰阴性杆菌。目前至少有 2500 个以上血清型。与人类关系密切的沙门菌有:伤寒沙门菌(*S. typhi*),甲、乙、丙型副伤寒沙门菌 (*S. paratyphi A*、B、C),鼠伤寒沙门菌 (*S. typhimurium*),猪霍乱沙门菌 (*S. choleraesuis*),肠炎沙门菌(*S. enteritidis*)等十余种。

(一) 生物学性状

1. 形态染色　革兰阴性杆菌,无芽胞、荚膜,有鞭毛和菌毛。

2. 培养及生化性状　兼性厌氧菌,在普通琼脂平板上形成中等大小、半透明的 S 型菌落。在肠道杆菌选择性培养基上形成不发酵乳糖的无色菌落,大多产生硫化氢。

3. 抗原与分型　沙门菌 O 抗原为脂多糖中特异性多糖部分,以阿拉伯数字 1、2、3 等表示,将具有共同 O 抗原沙门菌归为一组,对人类致病的沙门菌大多属于 A ~ E 组。沙门菌的 H 抗原为蛋白质,分为两相,第 1 相特异性高,用 a、b、c 等表示;第 2 相特异性低,用 1、2、3 等表示。具有第 1 相和第 2 相 H 抗原的细菌称为双相菌,每一组沙门杆菌根据 H 抗原不同,可进一步分型。新从患者标本中分离出的伤寒杆菌、丙型副伤寒杆菌等沙门菌表面还有抗原,因与毒力有关而命名为 Vi 抗原。不稳定,加热等易破坏。

4. 抵抗力　65℃经 15 ~ 20min 可被杀死。但在水中和粪便中可活数周至数月。

（二）致病性与免疫性

1. 致病物质

（1）侵袭力：菌毛可使细菌黏附小肠黏膜上皮细胞并穿过上皮细胞层到达上皮下组织。Vi 抗原和 O 抗原可保护被细胞吞噬的细菌不被杀灭，并在其中继续生长繁殖。

（2）内毒素：引起发热、白细胞减少。大剂量时可发生中毒性休克。内毒素可激活补体系统释放趋化因子，吸引粒细胞，导致肠道局部炎症反应。

（3）肠毒素：有些沙门杆菌，如鼠伤寒杆菌可产生肠毒素，性质类似肠产毒性大肠杆菌的肠毒素。

2. 所致疾病

（1）肠热症：是伤寒病和副伤寒病的总称，主要由伤寒杆菌和甲、乙、丙型副伤寒杆菌引起。典型伤寒病的病程较长。细菌到达小肠后，穿过肠黏膜上皮细胞侵入肠壁淋巴组织，经淋巴管至肠系膜淋巴结及其他淋巴组织并在其中繁殖，经胸导管进入血流，引起第一次菌血症。此相当病程的第 1 周，称前驱期。患者有发热、全身不适、乏力等。细菌随血流至骨髓、肝、脾、肾、胆囊、皮肤等并在其中繁殖，被脏器中吞噬细胞吞噬的细菌再次进入血流，引起第二次菌血症。此期症状明显，相当于病程的第 2~3 周，患者持续高热，相对缓脉，肝脾大及全身中毒症状，部分病例皮肤出现玫瑰疹。存于胆囊中的细菌随胆汁排至肠道，一部分随粪便排出体外。部分菌可再次侵入肠壁淋巴组织，出现超敏反应，引起局部坏死和溃疡，严重者发生肠出血和肠穿孔。肾脏中的细菌可随尿排出。第 4 周进入恢复期，患者逐渐康复。约有 3% 的伤寒患者成为慢性带菌者。副伤寒与伤寒症状相似，但一般较轻，病程较短，1~3 周即愈。

（2）急性肠炎（食物中毒）：是最常见的沙门菌感染。多由鼠伤寒杆菌、猪霍乱杆菌、肠炎杆菌等引起。常因食入未煮熟的病畜病禽的肉类、蛋类而发病。潜伏期一般 6~24h，主要症状为发热、恶寒、呕吐、腹痛、水样腹泻。细菌通常不侵入血流，病程较短，一般 2~4 天内可完全恢复，严重者可伴有迅速脱水、休克、肾衰竭，甚至死亡。

（3）败血症：常由猪霍乱沙门菌、希氏沙门菌、鼠伤寒沙门菌、肠炎沙门菌等引起。病菌进入肠道后，迅速侵入血流，导致组织器官感染，如脑膜炎、骨髓炎、胆囊炎、肾盂肾炎、心内膜炎等。出现高热、寒战、厌食、贫血等。在发热期，血培养阳性率高。

（4）无症状携带者：肠热症患者，若 1 年后仍可检出相应沙门菌成为带菌者。

3. 免疫力　肠热症后可获得牢固的免疫性，很少再感染。主要依靠细胞免疫，局部抗体 SIgA 具有特异性防止伤寒杆菌粘附于肠黏膜表面的能力。

（三）微生物学检查

1. 标本　肠热症患者可根据伤寒病的病程，采取不同标本，通常第 1~2 周取血液，第 2~3 周取粪便或尿液；急性肠炎取患者吐泻物和剩余食物；败血症取血液。

2. 分离培养与鉴定　血液标本应先增菌；粪便和经离心的尿沉渣可直接接种肠道杆菌选择性培养基。37℃经 18~24h 培养后，挑选无色半透明的不发酵乳糖的菌落涂片、染色、镜检，再接种双糖含铁或三糖含铁培养基。疑为沙门杆菌时，做生化反应和玻片凝集试验鉴定。

3. 血清学试验　肥达（Widal）反应（即用已知的伤寒杆菌 O 抗原、H 抗原和甲型、乙型副伤寒杆菌的 H 抗原与待检血做定量凝集试验）可辅助临床诊断肠热症。一般说来，O 凝集价≥1：80、H 凝集价≥1：160 时才有诊断价值。

4. 快速诊断　近年来应用 SPA 协同凝集试验、ELISA 等免疫学方法，检测患者血清或尿液中伤寒杆菌的可溶性抗原，协助临床早期诊断肠热症。也可以用 PCR 检测其核酸。

（四）防治原则

管好水源、食品卫生，发现确诊、治疗患者，带菌者不能从事饮食行业等工作，肠热症的特异性免疫，目前国际上公认的新一代疫苗是伤寒 Vi 荚膜多糖疫苗。

治疗可采用氨苄西林、复方三甲氧烯胺，但不少菌株产生耐药性，目前使用的有效药物主要是环丙沙星。

四、其他肠杆菌

（一）克雷伯菌

1. 生物学性状　克雷伯菌属（*Klebsiella*）为较短粗的革兰阴性杆菌，无芽胞，无鞭毛，有较厚的荚膜，多数有菌毛。普通琼脂培养基上，该菌形成较大的灰白色黏液菌落，在肠道杆菌选择性培养基上形成发酵乳糖的有色菌落。本菌具有 O 抗原与 K 抗原，K 抗原可用于分型。

2. 致病性　主要有肺炎克雷伯菌（*K. pneumoniae*）、臭鼻克雷伯菌（*K. ozaenae*）和鼻硬结克雷伯菌（*K. rhinoscleromatis*）。其中肺炎克雷伯菌对人致病性较强，是重要的条件致病菌和医源性感染菌之一。肺炎克雷伯菌可引起支气管炎、肺炎、泌尿系和创伤感染，甚至败血症、脑膜炎、腹膜炎等。臭鼻克雷伯菌引起慢性萎缩性鼻炎（有恶臭）、败血症以及泌尿系感染等。鼻硬结克雷伯菌引起慢性肉芽肿性病变，侵犯鼻咽部，使组织发生坏死。

（二）变形杆菌

1. 生物学性状　变形杆菌（*Proteus species*）呈明显的多形性，有球形和丝状形，为周鞭毛菌，运动活泼。在固体培养基上呈扩散生长，形成迁徙生长现象。在 SS 平板上可以形成圆形、扁薄、半透明的菌落，易与其他肠道致病菌混淆，在血琼脂平板上有溶血现象。本菌中 X19、XK、X2 的 O 抗原与某些立克次体的部分抗原有交叉，可替代立克次体抗原与患者血清做凝集反应，用于某些立克次体病的辅助诊断，此称为外斐试验（Weil-Felix test）。

2. 致病性　广泛存在于水、土壤腐败的有机物以及人和动物的肠道中，为条件致病菌，多为继发感染，如慢性中耳炎、创伤感染等，也可引起膀胱炎、婴儿腹泻、食物中毒等。变形杆菌属包括普通变形杆菌、奇异变形杆菌、莫根变形杆菌、雷极变形杆菌和无恒变形杆菌等。其中以普通变形杆菌和奇异变形杆菌与临床关系较密切。特别是奇异变形杆菌可引起败血症，病死率较高。

第三节　弧菌和弯曲菌

弧菌属（*Vibrio*）广泛分布于自然界，尤以水中为多，有 100 多种。主要致病菌为霍乱弧菌和副溶血弧菌。前者引起霍乱，后者引起食物中毒。

弯曲菌属（*Campylobacter*）形态似弧菌，因 G+C 含量与弧菌不同，因此另立新属为弯曲菌属。对人致病的主要是空肠弯曲菌和肠道弯曲菌。前者引起急性肠炎，较为常见；后者是人体免疫力下降时的机会致病菌，较少见。本节介绍霍乱弧菌和空肠弯曲菌。

一、霍乱弧菌

霍乱弧菌（*V. cholera*）是人类霍乱的病原体，2000 多年前已有记载。自 1817 年以来，全球共发生了七次世界性大流行,前六次均由霍乱弧菌古典生物型引起,第七次由 EL-Tor 生物型所致。1992 年在孟加拉国、印度等一些城市出现,发现是由新血清型菌株 O_{139} 引起首次发现非 O_1 群霍乱弧菌引起流行。霍乱属于国际检疫传染病。

（一）生物学性状

1. 形态染色　霍乱弧菌为革兰阴性菌,菌体弯曲呈弧状或逗点状,菌体一端有单根鞭毛和菌毛,无荚膜与芽胞。取霍乱患者米泔水样粪便做活菌悬滴观察,可见细菌运动极为活泼,呈流星穿梭运动。

2. 培养特性　营养要求不高,在 pH 8.8~9.2 的碱性蛋白胨水或平板中生长良好,在碱性平板上菌落直径为 2mm,圆形,光滑,透明。

3. 抗原构造与分型　根据 O 抗原不同,可将弧菌分成 155 个血清群,其中 O_1 群、O_{139} 群引起霍乱。O_1 群霍乱弧菌菌体抗原由 A、B、C 三种抗原因子组成,可将其分为三个血清型,含 AC 者为原型（稻叶型）；含 AB 者为异型（小川型）；A、B、C 均有者称中间型（彦岛型）。H 抗原无特异性,是弧菌的共同抗原。其余血清群不引起霍乱样病变。根据表型差异,O_1 群霍乱弧菌分两个生物型：古典生物型和 E_1 Tor 生物型霍乱弧菌,古典型霍乱弧菌不溶解羊红细胞,不凝集鸡红细胞,对 50U 多黏菌素敏感,被Ⅳ组噬菌体裂解,E_1 Tor 生物型霍乱弧菌则相反。

4. 抵抗力　对热、酸、消毒剂敏感,EL-Tor 生物型和其他非 O_1 群较古典生物型霍乱弧菌抵抗力强,在河水、井水、海水中可存活 1~3 周,甚至可越冬。

（二）致病性和免疫性

1. 致病性　患者是主要传染源,通过污染的水源或饮食物经口传染。霍乱弧菌进入小肠后,依靠鞭毛的运动,穿过黏膜表面的黏液层,借菌毛作用黏附于肠壁上皮细胞上并迅速繁殖。该菌不侵入肠上皮细胞和肠腺,也不侵入血流,仅在局部繁殖和产生霍乱肠毒素。霍乱肠毒素不耐热,对蛋白酶敏感而对胰蛋白酶抵抗。毒素 A 亚单位为毒性单位,B 亚单位能特异地识别肠上皮细胞上的受体神经节苷脂 GM1 并与之结合。A 亚单位进入细胞,激活腺苷环化酶（AC）,使细胞内 cAMP 浓度增高,导致肠黏膜细胞分泌功能大为亢进,使大量体液和电解质进入肠腔而发生剧烈吐泻,泻出物呈"米泔水样"并含大量弧菌,此为本病典型的特征。由于大量脱水和丢失电解质而发生代谢性酸中毒,血循环衰竭,甚至休克或死亡。

2. 免疫性　患过霍乱的人可获得牢固的免疫力,再感染者少见。

（三）微生物学诊断

1. 标本　采取患者"米泔水样"大便或呕吐物。

2. 直接镜检　涂片染色为革兰阴性弧菌,动力检查呈穿梭样运动。

3. 培养与鉴定　将材料接种至碱性蛋白胨水 37℃培养 6~8h 后,取生长物做形态观察,并转种于碱性平板做分离培养,取可疑菌落做玻片凝集,阳性者再做生化反应及生物型别鉴定试验。也可以做特异性制动试验和荧光菌球法检查等快速鉴定。

（四）防治原则

必须贯彻预防为主的方针,做好对外交往及入口的检疫工作,严防本菌传入,此外应加强水、粪管理,注意饮食卫生。对患者要严格隔离,必要时实行疫区封锁,以免疾病扩散蔓延。对流行区域的人群,可做菌苗预防接种。

治疗主要为及时补充液体和电解质,预防低血容量休克与酸中毒是治疗关键。同时使用抗菌药物控制感染。

二、空肠弯曲菌

（一）生物学性状

空肠弯曲菌（*C. jejuni*）轻度弯曲似逗点状，菌体一端或两端有鞭毛，运动活泼，在暗视野镜下观察似飞蝇。有荚膜，不形成芽胞。该菌为微需氧菌，在含 2.5%～5% 氧和 10% CO_2 的环境中生长最好。最适温度为 37～42℃。在正常大气或无氧环境中均不能生长，营养要求较高。根据 O 抗原，可把空肠弯曲菌分成 45 个以上血清型。抵抗力不强，易被干燥、直射日光及弱消毒剂所杀灭。

（二）致病性和免疫性

空肠弯曲菌是多种动物（如牛、羊、犬及禽类）的正常寄居菌。在它们的生殖道或肠道有大量细菌，故可通过分娩或排泄物污染食物和饮水而传播。

本菌有内毒素，能侵袭小肠和大肠黏膜，主要引起婴儿急性肠炎，亦可引起各类人群的腹泻的暴发流行或集体食物中毒。潜伏期一般为 3～5 天，对人的致病部位是空肠、回肠及结肠。主要症状为腹泻和腹痛，有时发热、呕吐和脱水。少数病例可通过肠黏膜入血，引起败血症和其他脏器感染，如脑膜炎、关节炎、肾盂肾炎等。孕妇感染本菌可导致流产、早产，而且可使新生儿受染。感染后能产生特异性血清抗体，可增强吞噬细胞功能。

（三）生物学检查

取腹泻粪便或宫颈黏液等，接种于具有高度选择性的平板培养基，后放微需氧环境下（85% N_2，10% CO_2，5% O_2）培养，42℃培养 48h，挑选可疑菌落，再用生化反应和血清凝集试验做出最后鉴定。也可以采用 PCR 等分子生物学方法检测。

（四）防治原则

本病的预防在及时诊断和治疗患者，以免传播。加强卫生防疫及人畜粪便管理，注意饮食和饮水卫生。本菌对多种抗生素敏感，常用红霉素、氨基苷类抗生素治疗。

第四节　厌氧性细菌

厌氧性细菌（*Anaerobic bacteria*）是一大群专性厌氧，必须在无氧环境中才能生长的细菌。

厌氧菌广泛分布于自然界、人和动物的体内。无芽胞厌氧菌主要存在于人体及动物体内，特别是肠道、口腔、上呼吸道和泌尿道等处，与需氧菌和兼性厌氧菌共同构成机体的正常菌群。在正常菌群中厌氧菌通常占有绝对的优势。当各种原因导致人体菌群失调，或机体抵抗力减退时，则可导致内源性厌氧菌感染，日益受到医学界重视。有芽胞的厌氧菌，常产生较强烈的外毒素，引起外源性感染。

一、破伤风梭菌

破伤风梭菌（*Clostridium tetani*）是引起破伤风的病原菌，大量存在于人和动物肠道中，由粪便污染土壤，经伤口感染引起疾病。

（一）生物学性状

1. 形态染色　破伤风梭菌革兰阳性,菌体细长,周身鞭毛,芽胞呈圆形,位于菌体顶端,直径比菌体宽大,似鼓槌状,是本菌形态上的特征。

2. 培养特性　破伤风梭菌为专性厌氧菌,在普通琼脂平板上培养 24～48h 后,可形成直径 1mm 以上不规则的菌落,中心紧密,周边疏松,似羽毛状菌落,易在培养基表面迁徙扩散。在血平板上有明显溶血环,在疱肉培养基中培养,肉汤浑浊,肉渣部分被消化,微变黑,产生气体有腐败臭味。

3. 抵抗力　繁殖体抵抗力与其他细菌相似,但芽胞抵抗力强大。在土壤中可存活数十年。

（二）致病性

1. 致病条件　破伤风梭菌芽胞可由伤口侵入人体,伤口的厌氧环境是破伤风梭菌感染的重要条件。窄而深的伤口(如刺伤),有泥土或异物污染,或大面积创伤、烧伤、坏死组织多,局部组织缺血或同时有需氧菌或兼性厌氧菌混合感染,均易造成厌氧环境。

2. 致病机制与所致疾病　破伤风梭菌能产生强烈的外毒素,即破伤风痉挛毒素,是一种神经毒素,为蛋白质,由十余种氨基酸组成,不耐热,可被肠道蛋白酶破坏,故口服毒素不起作用。破伤风梭菌一般不入血流,在局部产生破伤风痉挛毒素后,通过运动终板吸收,沿神经纤维间隙至脊髓前角神经细胞,上达脑干,也可经淋巴液、血液到达中枢神经。毒素能与脊髓及脑干抑制性神经细胞突触末端的神经节苷脂结合,封闭脊髓抑制性突触,阻止释放抑制冲动的传递介质如甘氨酸和 γ 氨基丁酸,破坏上下神经元之间的正常抑制性冲动的传递,导致兴奋性异常增高和横纹肌痉挛。

本病潜伏期短的 1～2 天,长的达 2 个月,平均 7～14 天。发病早期有发热、头痛、不适、肌肉酸痛等前驱症状,局部肌肉抽搐,出现张口困难,咀嚼肌痉挛,患者牙关紧闭,呈苦笑面容。继而颈部、躯干和四肢肌肉发生强直收缩,身体呈角弓反张,面部发绀、呼吸困难,最后可因窒息而死。病死率约 50%,新生儿和老年人尤高。

3. 免疫性　主要是抗毒素的中和作用,但是因少量毒素进入机体即可引起发病,且毒素与神经细胞结合,很难刺激机体产生抗毒素免疫,故需注射类毒素才可以获得免疫力。

（三）检验诊断

破伤风的诊断主要根据有无创伤病史和临床症状,一般不需要做微生物检验。

（四）防治原则

1. 非特异性防治措施　正确处理伤口,及时清创扩创,防止厌氧环境生成。

2. 特异性预防措施　我国对 3～6 个月儿童进行免疫,主要用含有白喉类毒素、百日咳疫苗、破伤风类毒素的百白破三联制剂。对战士、建筑工人等接种精制破伤风类毒素全程基础免疫,以刺激机体自动产生抗毒素。如遇严重污染创伤或受伤前未经全程基础免疫者,除用类毒素加强免疫外,可再注射破伤风抗毒素(tetanus antitoxin, TAT)紧急预防。确诊患者,应立即注射破伤风抗毒素,每次可肌内或静脉注射 6 万～10 万 U,注射前必须做皮肤试验。近年来,用人的破伤风丙种球蛋白(tetanus immunoglobulin, TIG)进行治疗,疗效优于 TAT,且不引起超敏反应。

此外,大剂量的红霉素、青霉素或四环素等抗生素以控制感染。

二、产气荚膜梭菌

产气荚膜梭菌(*C. perfringens*)是气性坏疽的主要病原菌。气性坏疽是战时多见的一种严重的创伤感染,以局部水肿、产气、肌肉坏死及全身中毒为特征。病原菌有 6 ~ 9 种之多,常为混合感染。以产气荚膜梭菌为最多见(占 60% ~ 90%),其次是水肿梭菌和败毒梭菌,其他还有产芽胞梭菌、溶组织梭菌和双酶梭菌等。

(一) 生物学性状

1. 形态染色　为革兰阳性粗大梭菌,单独或成双排列,有时也可成短链排列。芽胞呈卵圆形,芽胞宽度不比菌体大,位于中央或末次端。在脓汁、坏死组织或感染动物脏器的涂片上,可见有明显的荚膜,无鞭毛,不能运动。

2. 培养及生化特性　在血液琼脂平板上菌落较大、灰白色、不透明,边缘呈锯齿状,多数菌株有双层溶血环,内环是 β-溶血环,外环是 a-溶血环。在疱肉培养基中肉渣不被消化,有时呈肉红色。在牛乳培养基中能分解乳糖产酸,使酪蛋白凝固,同时生成大量气体,将凝固的酪蛋白冲成海绵状碎块。管内气体常将覆盖在液体上的凡士林层向上推挤,这种现象称为“汹涌发酵”,是本菌的特点之一。能分解多种糖类,能液化明胶,产生硫化氢,不能消化已凝固的蛋白质和血清。

3. 抵抗力　芽胞抵抗力强。

(二) 致病性与免疫性

1. 致病条件与致病物质　致病条件与伤风梭菌相似。该菌既能产生强烈的外毒素和多种侵袭性酶,构成其强大的侵袭力。产气荚膜梭菌产生的外毒素有 α、β、γ、δ、ε、η、θ、ι、κ、λ、μ、ν 等 10 余种,侵袭性酶如卵磷脂酶、纤维蛋白酶、透明质酸酶、胶原酶和 DNA 酶等。根据细菌产生外毒素的种类差别,可将产气荚膜梭菌分成 A、B、C、D、E5 个型。对人致病的主要是 A 型,C 型则引起坏死性肠炎。在各种毒素和酶中,以 α 毒素最为重要,α 毒素是一种卵磷脂酶,能分解卵磷脂,破坏人和动物的细胞膜,引起溶血、组织坏死,血管内皮细胞损伤,使血管通透性增高,造成水肿。此外,θ 毒素有溶血和破坏白细胞的作用,胶原酶能分解肌肉和皮下的胶原组织,使组织崩解,透明质酸酶能分解细胞间质透明质酸,有利于病变扩散。

2. 所致疾病

(1) 气性坏疽:以局部剧痛、水肿、胀气、组织迅速坏死、分泌物恶臭,以伴有全身毒血症为特征的急性感染。本菌分解组织中的肌糖,产生大量气体充塞组织间隙,造成气肿,挤压软组织,阻碍血液循环,进一步促使肌肉坏死。毒素还可引起血管壁通透性增高,形成扩散性水肿,以手触压肿胀组织可发生“捻发音”。疼痛剧烈,蔓延迅速,最后形成大块组织坏死。细菌一般不侵入血流,局部细菌繁殖产生的各种毒素以及组织坏死产生的毒性物质被吸收入血,引起毒血症而死。

(2) 食物中毒:导致患者腹痛、腹泻、便血等症状。C 型产气荚膜梭菌还可以引起急性坏死性肠炎。患者发病急,有剧烈痛、腹泻、肠黏膜出血性坏死,粪便带血;可并发周围循环衰竭、肠梗阻、腹膜炎等,病死率达 40%。

(三) 微生物学检验

1. 直接涂片镜检　从伤口深部取材涂片,革兰染色镜检,可见革兰阳性大杆菌,并有荚膜,常伴有其他杂菌,白细胞甚少,形态不规则,这是气性坏疽标本涂片的特点。

2. 分离培养与鉴定　取坏死组织制成悬液,接种于血琼脂平板上或疱肉培养基中,厌氧培养,观察生长情况。取细菌培养物涂片镜检,并进一步用生化反应鉴定。

(四) 防治原则

目前尚缺乏有效的预防制剂。预防的办法主要是早期扩创,清洁伤口,局部用过氧化氢冲洗,以破坏厌氧环境。除早期应用多价抗毒素外,应配合手术、抗生素及支持疗法等。

三、肉毒梭菌

肉毒梭菌(*C. botulinum*)为腐物寄生菌,广泛分布于土壤和动物粪便中。

(一)生物学性状

革兰阳性粗大杆菌。单独或成双排列,有时可见短链状。有周身鞭毛,无荚膜。芽胞椭圆形,大于菌体,位于次极端,使菌体似网球拍状,芽胞抵抗力甚强。严格厌氧,在普通琼脂培养基上形成直径 3~5mm 不规则的菌落,血液琼脂平板上有 β 溶血。能消化肉渣,使之变黑,有腐败恶臭。根据肉毒梭菌产生的毒素抗原性不同,可分为 A~G 型。其中主要引起人类食物中毒的为 A、B、E 型。

(二)致病性

1. 致病物质 主要致病物质为肉毒梭菌产生的外毒素,细菌细胞内产生无毒的前体毒素,待细菌死亡自溶后游离出来,经肠道中的胰蛋白酶或细菌产生的蛋白激酶作用后方具有毒性。毒素能抵抗胃酸和消化酶的破坏。肉毒毒素是一种嗜神经毒素,经肠道吸收后进入血液,作用于胆碱能神经,留在神经肌肉接点处,阻止乙酰胆碱的释放,引起肌肉松弛性麻痹。

2. 所致疾病

(1)食物中毒:主要由于豆类、肉类、腊肠及罐头食品等被肉毒梭菌或芽胞污染,在厌氧条件下繁殖产生外毒素,被人食入所引起。表现为全身无力、视力模糊不清、吞咽及呼吸困难,严重者可因呼吸衰竭或心力衰竭而死亡。无明显的消化道症状。

(2)婴儿肉毒病:婴儿食用被肉毒梭菌污染的食品后,芽胞在这情况下定居于盲肠,繁殖产生毒素引起的感染性中毒,称婴儿肉毒病。表现为便秘、吮乳无力、吞咽困难,眼睑下垂,全身肌张力减退。严重者因呼吸肌麻痹而造成婴儿猝死。主要见于 1 岁以下儿童。

(3)创伤感染中毒:伤口感染肉毒梭菌芽胞后,局部厌氧环境中生长,释放毒素引起机体致病。

(三)微生物学检查

诊断的依据主要是检测毒素,标本为食品、患者粪便或血清,用已知抗肉毒血清在小白鼠体内做中和试验,或用反向间接血凝试验。

(四)防治原则

预防的原则是加强食品卫生的管理,多价抗毒素血清可作紧急预防和治疗。

四、无芽胞厌氧菌

在厌氧菌引起的感染中,厌氧梭状芽胞杆菌所引起的感染早已被临床重视。无芽胞厌氧菌感染却常被忽视,近年来由于实验室检验方法的进展,无芽胞厌氧菌引起感染逐年增加,引起临床广泛重视。

无芽胞厌氧菌均为正常菌群,常在下述条件下引起内源性感染:①因手术、拔牙、肠穿孔等原因,使屏障作用受损,致细菌侵入非正常寄居部位。②长期应用抗生素治疗使正常菌群失调。③机体免疫力减退。④局部组织供血不足、组织坏死,或有异物及需氧菌混合感染,形成局部组织厌氧微环境。无芽胞厌氧菌有 30 多个属,与人疾病相关的有 10 多个属。

（一）生物学性状

1. 革兰阴性无芽胞厌氧杆菌 类杆菌中脆弱类杆菌（*B. fragilis*）最为重要，革兰阴性杆菌，两端钝圆而浓染，中间有不着色部分。专性厌氧、在牛心、牛脑液血平皿培养48h，菌落1~3mm，圆，微凸，灰白，表面光滑，边缘整齐，大多不溶血。

2. 革兰阴性厌氧球菌 以韦荣球菌属（*Veillonella*）最重要。革兰阴性厌氧性微小球菌，直径0.3~0.5μm，初期培养为革兰阳性，过夜转为阴性。成双、短链或团块，无荚膜，无鞭毛，无芽胞。

3. 革兰阳性厌氧球菌 有临床意义的是消化链球菌属（*Peptostreptococcus*），易变为革兰阴性菌，圆形或卵圆形，大小不等，直径0.3~1μm，成双、短链状、无鞭毛、无芽胞。专性厌氧。

4. 革兰阳性厌氧杆菌 临床分离菌中占22%，主要为丙酸杆菌和真杆菌。

（二）致病性

无芽胞厌氧菌的感染往往无特定的病型，主要引起局部的炎症、脓疡和组织坏死等，并可累及全身各个部位，如中耳炎、鼻窦炎、牙周脓肿、坏死性肺炎、肺脓疡、腹膜炎、阑尾炎、盆腔脓肿、子宫内膜炎、骨髓炎、败血症、脑脓疡等。具有下列特征之一时，应考虑无芽胞厌氧菌的感染：①发生在口腔、鼻窦、胸腔、腹腔、盆腔和肛门会阴附近的炎症、脓肿及其他深部脓肿。②分泌物为血性或黑色，有恶臭。③分泌物直接涂片镜检可见细菌，而在有氧环境中培养无菌生长。④血培养阴性的败血、感染性心内膜炎、脓毒血栓性静脉炎。⑤使用氨基苷类抗生素长期治疗无效者。

（三）防治原则

无芽胞厌氧菌为人体正常菌群，属于条件致病菌，其感染为内源性感染，故缺乏特异有效的预防方法。外科清创引流，维持局部血液循环是预防厌氧菌感染的一个重要措施。

大多数无芽胞厌氧菌对青霉素、氯霉素、克林霉素、头孢菌素、甲硝唑敏感，均可用于治疗，而对氨基苷类抗生素不敏感，对四环素亦大多耐药。脆弱类杆菌能产生β-内酰胺酶，破坏青霉素和头孢菌素，故对此类药物耐药，在治疗时须注意。

第五节 分枝杆菌

分枝杆菌属（*Mycobacterium*）是一类细长或稍弯的杆菌，因有分枝生长的趋势而得名。此菌属的最显著的特性为其胞壁中含有大量类脂，故生长形成粗糙的疏水性菌落，而且用一般染料不易着色，若加温着色后，不易被3% HCl乙醇脱色。故也称为抗酸杆菌。细菌无鞭毛、无芽胞，也不产生内外毒素。本菌属种类颇多，对人致病的主要包括人型和牛型结核杆菌，麻风分枝杆菌，另外还有几种非典型分枝杆菌也可引起感染。这些感染多数为慢性感染过程，长期迁延，并有破坏性组织病变。本节主要介绍结核杆菌与麻风杆菌。

一、结核分枝杆菌

结核分枝杆菌（*Mycobacterium tuberculosis*）俗称结核杆菌，引起结核病。目前我国每年死于结核病的人数约25万。

（一）生物学性状

1. 形态与染色 结核杆菌细长略弯曲，端极钝圆，呈单个或分枝状排列，无鞭毛、无芽胞。在陈旧的病灶和培养物中,形态常不典型,可呈颗粒状,串球状,短棒状,长丝形等。结核杆菌一般常用齐-尼(Ziehl-Neelsen)抗酸染色染成红色,其他非抗酸性细菌及细胞质等呈蓝色。

2. 培养特性 结核杆菌为专性需氧菌。营养要求高,在含有蛋黄、马铃薯、甘油和天门冬素等的固体培养基上才能生长。最适 pH 6.5 ~ 6.8,最适温度为37℃,生长缓慢,接种后培养3 ~ 4周才出现肉眼可见的菌落。菌落为干燥、坚硬、表面呈颗粒状、乳酪色或黄色,形似菜花样。

3. 变异性 结核杆菌对链霉素、利福平等抗结核药物较易产生耐药性。Calmette 与 Gerine 将牛型结核杆菌培养于胆汁、甘油、马铃薯培养基中,经230 次传代,历时13 年,使其毒力发生变异,成为至今预防结核病的生物制品卡介苗(Bacilli Calmette-Giierin,BCG)。

4. 抵抗力 结核杆菌对干燥、酸碱等抵抗力较强。在干痰中存活6 ~ 8 个月,而对湿热、紫外线、乙醇的抵抗力弱。

(二)致病性

结核杆菌无内毒素,也不产生外毒素和侵袭性酶类,其致病作用主要靠菌体成分,特别是胞壁中所含的大量脂质。

1. 致病物质

(1)脂质:占菌体干的20% ~ 40%,占胞壁干重的60%,主要是磷脂、脂肪酸和蜡质,它们大多与蛋白质或多糖质结合成复合物存在。①磷脂:能刺激单核细胞增生,并可抑制蛋白酶的分解作用,使病灶组织溶解不完全,形成干酪样坏死。②脂肪酸:在脂质中比重较大,可破坏细胞线粒体膜及微粒体酶,引起慢性肉芽肿,使在液体培养基中能紧密粘成索状,故称为索状因子。③蜡质 D:为胞壁中的主要成分,能引起迟发型超敏反应。④硫酸脑苷脂:存在于结核杆菌毒株胞壁中,能抑制吞噬体与溶酶体融合,使结核杆菌在细胞内存活。

(2)蛋白质:结核杆菌菌体内都含有数种蛋白质,其中重要的蛋白质是结核菌素(tuberculin)。结核菌素与蜡质 D 结合,能引起较强的迟发型变态反应。其他蛋白质可引起机体产生相应的抗体,但无保护作用。

(3)多糖:多糖质常与脂质结合存在于胞壁中,使中性粒细胞增多,引起局部病灶细胞浸润。

(4)核酸:结核杆菌的核糖体核糖核酸(ribonucleie acid ribosonic,rRNA)是本菌的免疫原,刺激机体产生特异性细胞免疫。

(5)荚膜:对结核杆菌有保护作用,阻止有害物质对细菌的损伤,有助于细菌的黏附,荚膜中的多种酶降解细胞大分子物质给细菌提供营养。

2. 所致疾病 结核杆菌可通过呼吸道、消化道和破损的皮肤黏膜进入机体,侵犯多种组织器官,引起相应器官的结核病,其中以肺结核最常见。人类肺结核有两种表现类型。

(1)原发感染:是首次感染结核杆菌,多见于儿童。结核杆菌随同飞沫和尘埃通过呼吸道进入肺泡,被巨噬细胞吞噬后,由于细菌细胞壁的硫酸脑苷脂抑制吞噬体与溶酶体结合,不能发挥杀菌溶菌作用,致使结核杆菌在细胞内大量生长繁殖,最终导致细胞死亡崩解,释放出的结核杆菌或在细胞外繁殖侵害,或被另一巨噬细胞吞噬再重复上述过程,如此反复引起渗出性炎症病灶,称为原发灶。原发灶内的结核杆菌可经淋巴管扩散在肺门淋巴结,引起淋巴管炎和淋巴结肿大,X 线胸片显示哑铃状阴影,称为原发综合征。随着机体抗结核免疫力的建立,原发灶大多可纤维化、钙化而自愈。但原发灶内可长期潜伏少量结核杆菌,不断刺激机体强化已建立起的抗结核免疫力,也可作为以后内源性感染的来源。只有极少数免疫力低下者,结核杆菌可经淋巴、血流扩散至全身,导致全身粟粒性结核或结核性脑膜炎。

(2)原发后感染:继发感染也称原发后感染,多见于成年人。大多为内源性感染,极少由外源性感染所致。继发性感染的特点是病灶局限,一般不累及邻近的淋巴结,主要表现为慢性肉芽肿性炎症,形成结核结节,发生纤维化或干酪样坏死。病变常发生在肺尖部位。

此外,结核分枝杆菌还可以引起脑、肾、骨、关节、生殖器、消化道等肺外感染。

(三) 免疫与超敏反应

1. 免疫性 人类对结核杆菌的感染率很高,但发病率却较低,这表明人体对结核杆菌有较强的免疫力。抗结核免疫是一种有菌免疫或传染性免疫,即结核杆菌一旦在体内消亡,抗结核免疫力也随之消失。

抗结核免疫主要是细胞免疫,包括致敏的 T 淋巴细胞和被激活的巨噬细胞。致敏的 T 淋巴细胞可直接杀死带有结核杆菌的靶细胞,同时对释放多种作用于巨噬细胞的淋巴因子,使巨噬细胞聚集在病灶周围形成以单核细胞为主的增生性炎症。被激活的巨噬细胞极大地增强对结核杆菌的吞噬消化,抑制繁殖与扩散,甚至消灭细菌。

2. 超敏反应 在抗结核免疫的同时,结核杆菌的蛋白质与蜡质 D 共同刺激 T 细胞,导致迟发超敏反应,形成干酪样坏死、结核结节、空洞等。

3. 结核菌素试验 本试验是将一定结核菌素注入皮内,如受试者曾感染结核杆菌,则在注射部位出现迟发型变态反应炎症,是为阳性,未感染结核杆菌则为阴性。

结核菌素试验试剂有两种:一种是旧结核菌素(old-tuberculin,OT),是结核杆菌在肉汤培养物经加热过滤液。主要成分是结核蛋白,也含有结核杆菌的其他代谢和培养基成分。另一种为纯蛋白衍生物(purified protein derivative,PPD),是 OT 经三氯醋酸沉淀后的纯化物。PPD 有两种,即 PPDC 和 BCGPPD,前者由结核菌提取,后者由卡介苗制成。试验方法目前多用 PPD 法,用 PPDC 和 BCGPPD 各 5 个单位,分别注入受试者两前臂皮内,48 ~ 72h 后,红肿硬节直径大于 5mm 为阳性,小于 5mm 为阴性。≥15mm 为强阳性。若 PPDC 侧大于 BCGPPD 侧时为感染,否则为接种卡介苗所致。强阳性表明可能有活动性结核病,阴性反应也见于处于原发感染早期,或正患严重的结核病时机体无反应能力,或患其他严重疾病(麻疹、结节病、恶性肿瘤)及用过免疫抑制剂。

结核菌素试验用于:①婴幼儿结核病。②测定卡介苗免疫效果。③未接种人群结核杆菌感染的流行病学调查。④用于检测肿瘤患者的细胞免疫功能。

(四) 微生物学检查

1. 标本 根据结核菌感染的类型,应采取病灶部位的适当标本,如痰液、尿液、粪便标本、脑脊液、穿刺液等。

2. 形态染色 咳痰可直接涂片用齐-尼抗酸染色,若镜检找到抗酸性杆菌后报告:"查到抗酸性杆菌",采用浓缩集菌后,可提高检出阳性率。

3. 培养及鉴定 无菌直接采取的脑脊液、导尿或中段尿可直接用离心沉淀集菌。咳痰和粪便标本浓缩集菌因含杂菌多,需用 4% NaOH 或 3% HCl 或 6% H_2SO_4 处理,然后,用离心沉淀法将结核杆菌浓缩聚集于管底,再取沉淀物涂片作抗酸染色检查、分离培养并进一步加以鉴定。

(五) 防治原则

1. 预防接种 卡介苗接种是预防结核病的有效措施之一,接种的主要对象为 6 个月以内健康儿童。较大儿童结核菌素试验阴性者接种。一般在接种后 6 ~ 8 周如结核菌素试验转阳。表示接种者产生免疫力皮内接种卡介苗后,结核菌素试验转阳率可达 96% ~ 99%,阳性反应可维护 5 年左右。

2. 治疗 结核病治疗常用的药物有异烟肼(INH)、链霉素、对氨基水杨酸钠(PAS)、利福平、乙胺丁醇等,治疗过程中应做药敏试验,以测定耐药性的产生情况。

二、麻风分枝杆菌

麻风是一种慢性传染病,侵犯皮肤、黏膜和外周神经组织,晚期还可侵入深部组织和脏器,形成肉芽肿病变。在世界各地均有流行,我国不少地区亦可见,但经大力开展防治工作后,病例已逐渐减少。

形态上麻风杆菌与结核杆菌酷似,难以区别。麻风杆菌是至今仍不能人工培养的细菌。接种犰狳可引起动物的进行性麻风感染,为研究麻风的一种动物模型。麻风杆菌可通过皮肤接触和飞沫传播,患者鼻分泌物及其他分泌物、精液或阴道分泌液中排出而感染他人。临床分为两大类:

1. 瘤型麻风 为疾病的进行性和严重的临床类型,如不进行治疗,往往发展至最终死亡。细菌侵犯皮肤、黏膜及各脏器,形成肉芽肿病变、结节性红斑、疣状结节,如狮面。传染性强。

2. 结核样型麻风 此型麻风常为自限性疾病,较稳定,损害可自行消退。病变主要在皮肤,侵犯真皮浅层,早期病变为小血管周围淋巴细胞浸润,以后出现上皮样细胞和多核巨细胞浸润,也可累及神经,使受累处皮肤丧失感觉。传染性小。

目前尚无特异性预防方法,主要靠全面普查,早期发现病例,早期隔离和治疗。治疗药物主要是砜类,如氨苯砜、苯丙砜、醋氨苯砜(二乙酰氨苯砜)等。利福平也有较强的抗麻风杆菌作用。

第六节 动物疫原性菌

以动物为传染源,能引起动物和人类发生人畜共患病(zoonosis)的病原菌称为动物源性细菌。这些病原体包括细菌、病毒、立克次体、衣原体及钩端螺旋体等。本节主要介绍炭疽杆菌、布氏杆菌和鼠疫杆菌。

一、炭 疽 杆 菌

炭疽杆菌(*Bacillus anthraci*)属于需氧芽胞杆菌属,能引起羊、牛、马等动物及人类的炭疽病。常被用作生物战剂。牧民、农民、皮毛和屠宰工作者是高危人群。

(一) 生物学性状

1. 形态染色 炭疽杆菌菌体粗大,两端平截或凹陷。排列似竹节状,无鞭毛,无动力,革兰染色阳性,暴露在外界环境下易形成芽胞。在人和动物体内能形成荚膜。

2. 培养与生化性状 本菌专性需氧,在普通培养基中经 37℃,24h 培养,长成直径 2~4mm、边缘不整齐、呈卷发状的粗糙菌落。血液琼脂平板上,菌落周围无明显的溶血环,有毒株在碳酸氢钠平板,20% CO_2 培养下,形成黏液状菌落(有荚膜),而无毒株则为粗糙状。炭疽杆菌受低浓度青霉素作用,菌体可肿大形成球形,称为"串珠反应"。

3. 抗原构成

(1) 荚膜多肽抗原:由 *D*-谷氨酸多肽组成,具有抗吞噬作用,与致病性有关。

(2) 菌体多糖抗原:由 *D*-葡萄糖胺和 *D*-半乳糖组成,与毒力无关。

(3) 炭疽毒素:由水肿因子、保护性抗原及致死因子组成的复合物。三种成分均具有抗原性,但致死因子与水肿因子只有与保护性因子结合后才有致病性,可引起实验动物水肿和致死,是主要致病的物质。

(4) 芽胞抗原:由芽胞的外膜、皮质组成,有免疫原性及血清学诊断价值。

4. 抵抗力 本菌芽胞抵抗力强,在干燥的室温环境中可存活数十年,在皮毛中可存活数年。牧场一旦被污染,芽胞可存活数年至数十年。炭疽芽胞对碘特别敏感,对青霉素、头孢菌素(先锋霉素)、链霉素、卡那霉素等高度敏感。

(二) 致病性与免疫性

细菌主要的致病物质为荚膜与炭疽毒素。临床上可出现以下几种类型感染:

1. 皮肤炭疽 最常见,本菌由体表破损处侵入,开始形成水疖,继而周围形成水疱、脓疱,中央部呈坏死和黑色焦痂,故名炭疽。

2. 肺炭疽 由吸入病菌芽胞所致,病初似感冒,进而出现严重的支气管肺炎,可在 2~3 天内死于中毒性休克。

3. 肠炭疽 由食入病兽肉制品所致,以全身中毒症状为主,并有胃肠道溃疡、出血及毒血症,发病后 2~3 日内死亡。

上述疾病均可引起败血症,偶见引起炭疽性脑膜炎,病死率极高。感染炭疽后机体可获得持久免疫,一般认为与机体产生抗炭疽外毒素中保护性抗原抗体有关,也与吞噬细胞的吞噬功能增强有关。

(三) 微生物学检查

采集脓液、渗出物、咳痰、粪便以及患者的血液等送检,兽尸禁止解剖,可割取耳朵或舌尖一片送检。将标本直接涂片染色镜检,可以初步帮助诊断。确诊应进行血平板分离培养,挑取可疑菌落,进行青霉素串珠试验、噬菌体裂解试验、碳酸氢钠平板接种、荚膜肿胀试验和小白鼠致病力试验等以最终鉴定。

(四) 防治原则

防止家畜炭疽的发生,易暴露人群用炭疽活疫菌,做皮上划痕接种,免疫力可维护半年至 1 年。青霉素是治疗炭疽的首选药物,有条件的可用抗血清特异治疗。

二、布鲁菌属

布鲁菌属(Brucella)主要引起牛、羊、猪等动物感染,引起母畜传染性流产。人类接触带菌动物或食用病畜及其乳制品,均可被感染。我国流行的主要是羊布鲁菌(B. melitensis)、牛布鲁菌(B. bovis)和猪布鲁菌(B. suis)三种,其中以羊布鲁菌病最为多见。

(一) 生物学性状

1. 形态染色 本菌革兰阴性短小杆状,无芽胞、无鞭毛,毒力菌株有微荚膜。

2. 培养特性 严格需氧,牛布鲁菌初次分离时,需 5%~10% CO_2,最适温度 37℃,最适的 pH 6.6~6.8,营养要求高,生长缓慢,培养 48h 后才出现透明的小菌落,鸡胚培养也能生长。

3. 抗原与分型 布鲁菌具有两种抗原成分:A(牛布鲁菌菌体抗原)和 M(羊布鲁菌菌体抗原)。牛布鲁菌(A:M=20:1),羊布鲁菌(A:M=1:20),猪布鲁菌(A:M=2:1),借凝集试验可以鉴别三种菌。

4. 抵抗力 布鲁菌抵抗力较强,在土壤、皮毛、病畜的脏器和分泌物中,能存活数周至数月。但对热和消毒剂抵抗力弱。对链霉素、氯霉素和四环素等均敏感。

（二）致病性和免疫性

1. 致病物质　本菌致病物质主要为内毒素。此外，荚膜与侵袭性酶也发挥重要作用。

2. 所致疾病　细菌感染家畜主要引起流产、睾丸炎、附睾炎、乳腺炎、子宫炎等。人类主要通过接触病畜及其分泌物或接触被污染的畜产品，经皮肤、黏膜、眼结膜、消化道、呼吸道等感染。细菌侵入人体后，被吞噬细胞吞噬，荚膜能抵抗吞噬细胞的吞噬，并能在该细胞内增殖。经淋巴管至局部淋巴结大量繁殖后进入血流，反复出现菌血症。内毒素导致患者出现发热、无力等中毒症状，以后本菌随血液侵入脾、肝、骨髓等细胞内寄生，血流中细菌逐步消失，体温也逐渐消退。细菌在细胞内繁殖至一定程度时，再次进入血流又出现菌血症，体温再次上升，临床上称为波浪热。本菌多为细胞内寄生，治疗难于彻底，易转为慢性及反复发作，在全身各处引起迁徙性病变。

3. 免疫性　病后可生产免疫力，主要以细胞免疫为主。

（三）微生物学检验

本菌传染性大，要注意防止实验室污染。急性期采集血液，慢性期采取骨髓，接种于双相肝浸液培养基（一半斜面，一半液体）置37℃10% CO_2 环境中培养，每隔2天检查一次，如无细菌生长则摇荡培养基，使液体浸过斜面上，有细菌生长，可依鉴定项目确定是否为布氏杆菌。经1个月培养无细菌生长，可报告阴性。也可以通过凝集试验等测定患者体内 IgM 抗体，1：200 以上有诊断意义。

（四）特异性防治

预防本病的根本措施在于控制和消灭畜间布氏杆菌病的流行。对经常接触牲畜或有关人群用冻干减毒活苗做皮上划痕接种。急性患者治疗以抗生素为主。

三、鼠疫杆菌

鼠疫耶尔森菌（*Y. pestis*）属于肠杆菌科耶尔森菌属（*Yersina*），是引起烈性传染病鼠疫的病原菌。

（一）生物学特性

1. 形态染色　鼠疫杆菌为短小的革兰阴性球杆菌，有荚膜、无芽胞、无鞭毛，有时可见两端浓染。

2. 培养特性　本菌为兼性厌氧菌，最适温度为27～30℃，血平板上，培养24～48h 后，形成不溶血、细小、黏稠的 R 型菌落。在液体培养基中，48h 在液表面形成薄菌膜，稍加摇动，呈"钟乳石"状下沉，有一定的鉴定价值。

3. 抗原构造　鼠疫杆菌毒株有下列抗原成分和毒素。

（1）FI（fraction I）抗原：存在于荚膜中，有抗御吞噬作用。

（2）V/W（virulence）抗原：V 抗原在细胞质中，是可溶性蛋白质，有保护作用；W 抗原在菌体表面，为脂蛋白，无保护力，V/W 抗原有抗吞噬作用，与侵袭力有关。

（3）鼠毒素（murine toxin）：鼠疫杆菌产生的外毒素（毒性蛋白质），对鼠主要作用是损害心血管系统，引起毒血症、休克，对人致病作用尚不清楚。

（4）内毒素：与一般革兰阴性杆菌的内毒素性质相同，但毒性较强。

4. 抵抗力　鼠疫杆菌对外界抵抗力强，在干燥痰和蚤粪中存活数周，在土壤、蚤粪中可存活1年，但对一般消毒剂、杀菌剂的抵抗力不强。对链霉素、卡那霉素及四环素敏感。

（二）致病性与免疫性

1. 致病性　本病为多途径传染,靠荚膜,多种毒性抗原,内毒素及毒性酶,透明质酸酶,溶纤维蛋白酶等,少量细菌即可致病。啮齿类动物(如鼠类等)是鼠疫杆菌的储存宿主,鼠蚤是其主要的传播媒介,鼠间的流行通过鼠蚤吸血传播。人被感染的鼠蚤叮咬而传染。也可因破损创口侵入或因吸入含本菌的气溶胶感染。临床常见的病型有：

（1）腺鼠疫：最常侵犯腹股沟淋巴结或腋窝淋巴结,引起急性淋巴结炎为主的全身中毒,病死率很高。

（2）败血症型鼠疫：继发于腺鼠疫之后,这时机体抵抗力极度损害,细菌侵入血流,发生败血症,病死率极高。

（3）肺鼠疫：吸入空气中鼠疫杆菌直接引起,传染性极强,患者高热寒战、咳嗽、胸痛、咯血,多因呼吸困难,心血管衰竭而死亡,患者皮肤常呈黑紫色,故有"黑死病"之称。

2. 免疫性　患过鼠疫病愈者可获得持久性免疫力,很少再次感染。

（三）微生物学检验

鼠疫是甲类传染病,检验必须严格执行烈性菌管理规则,防止实验室感染。取检材涂片做革兰染色,观察鼠疫杆菌的形态特征。将检材划线接种于普通琼脂、甲紫血琼脂等平板上,28℃孵育48h后观察菌落特征,挑取可疑菌落,涂片、染色、镜检。必要时做噬菌体裂解、凝集或沉淀试验等进一步鉴定。

（四）特异性防治

预防鼠疫的基本原则是隔离可疑者或患者,灭鼠、灭蚤,预防接种鼠疫无毒活疫苗。高效价鼠免疫血清在治疗上有效,可与抗生素并用。

第七节　其他病原性细菌

一、白喉棒状杆菌

白喉棒状杆菌(*Corynebacterium diphtheriae*)俗称白喉杆菌,是引起小儿白喉的病原菌,属于棒状杆菌属。棒状杆菌种类较多,对人致病的是白喉棒状杆菌。

（一）生物学性状

1. 形态染色　白喉杆菌细长稍弯,排列不规则,常呈 L、V、X、T 等字形或排成栅栏状。革兰染色阳性；用奈瑟染色或 Albert 染色,菌体着色不均匀,常呈着色深的颗粒,称为异染颗粒(metachromatic granules),是本菌形态特征之一。

2. 培养特性　白喉杆菌为兼性厌氧菌,最适温度为37℃,最适 pH 为 7.2～7.8,在含血液、血清或鸡蛋的培养基上生长良好。菌落呈灰白色、光滑、圆形凸起,在含有 0.033% 亚碲酸钾血清培养基上生长繁殖,能吸收碲盐并还原为金属碲,使菌落呈黑色,为本属其他棒状杆菌共同特点。亚碲酸钾能抑制标本中其他细菌的生长,故可作为棒状选择性培养基。

3. 抵抗力　白喉杆菌对干燥、寒冷和日光的抵抗力较其他无芽胞的细菌为强,但对湿热的抵抗力不强,对一般消毒剂敏感。本菌对青霉素和常用抗生素比较敏感。

（二）致病性和免疫性

1. 致病性 白喉的传染源是白喉患者及恢复期带菌者。细菌经飞沫等传播，在咽部黏膜生长繁殖并分泌外毒素，导致局部黏膜上皮细胞发生炎症与坏死，纤维渗出，形成灰白色膜状物，称为假膜（pseudomembrane），假膜脱落可引起呼吸道阻塞，甚至窒息死亡。细菌一般不侵入血流，但外毒素可被吸收入血，与神经细胞、心肌细胞等结合，阻碍细胞蛋白质合成，导致心肌、肝、肾和肾上腺等发生退行性病变，毒素也可侵犯腭肌和咽肌的周围神经细胞。临床上出现心肌炎和软腭麻痹、声嘶、肾上腺功能障碍、血压下降等症状。

2. 免疫性 白喉病后有较强的免疫力，主要是机体产生中和白喉外毒素的抗体。1～5岁易感性最高，5岁以上易感性逐渐下降，成人绝大多数由于隐性感染或预防接种，已获得免疫力。

（三）微生物学诊断

白喉患者的实验室诊断包括细菌检查与毒力测定两部分。用棉拭采取假膜边缘部渗出物涂片，用革兰染色或奈瑟染色等，镜检有无含异染颗粒的棒状杆菌。结合临床症状，可做出初步诊断。确诊必须通过细菌培养并进行毒力试验。

（四）特异防治

目前我国主要以接种白喉类毒素、破伤风类毒素和百日咳菌苗三联制剂来预防此病。对密切接触过白喉患者的易感儿童，可肌内注射1000～2000U白喉抗毒素做紧急预防，同时注射白喉类毒素以延长免疫力。白喉抗毒素作为特效治疗制剂，应在发病早期注射足量的白喉抗毒素。使用抗毒素的同时，应给予抗菌治疗。

二、流感嗜血杆菌

流感嗜血杆菌（*Hemophilus influenzae*）首先从流感患者鼻咽腔分离出来，而被认为是流感的病原体，直至1933年Smith将流感病毒分离成功后，才明确流感杆菌是流感流行时引起呼吸道继发感染的细菌。

（一）生物学形状

1. 形态染色 细菌为革兰染色阴性短小球杆菌，长期培养后可呈球杆状、长杆状、丝状等多形态。无芽胞和鞭毛，有毒株的新鲜培养物有荚膜，陈旧培养物中则常消失。

2. 培养特性 该菌需氧和兼性厌氧，最适生长温度为37℃，最适pH 7.6～7.8。生长需要血液中的V和X因子，在加热过的血琼脂平板上生长较好。培养18～24h后呈现无色透明小菌落，表面光滑，边缘整齐。48h后转变为较大的灰白色菌落。当流感杆菌与金黄色葡萄球菌在血平板上共培养时，因后者能合成较多的V因子供流感杆菌生长，使葡萄球菌周围的流感杆菌菌落较大，远离的菌落较小，此称为卫星现象，有助于细菌的鉴定。

3. 抗原与分型 主要有型特异性荚膜多糖抗原，据此可将流感嗜血杆菌分为a～f六个血清型，其中b型致病力最强。此外，还有型特异性菌体抗原和种特菌体抗原。

4. 抵抗力 较弱，对热及一般消毒剂极敏感。在干燥痰中生存时间不超过48h。

（二）致病性与免疫性

1. 致病性 主要致病物质为内毒素，无外毒素。此外，多糖荚膜有抗吞噬作用，细菌产生的IgA

蛋白酶,可水解局部的分泌型 IgA。流感杆菌致人类疾病可分为原发性外源性感染和继发性内源性感染两类。原发性感染为强毒株引起的急性化脓性感染,常见的有脑膜炎、鼻咽炎、急性气管炎、化脓性关节炎和心包等。继发性感染常发生在流感、麻疹、百日咳及肺结核等感染之后,如支气管肺炎和中耳炎等。

2. 免疫性　感染后机体以体液免疫为主。产生的特异性抗体能增强抗吞噬作用及补体溶菌作用。

(三) 微生物学诊断防治

脑脊液检材行涂片染色镜检,若可疑菌较多,可直接用特异性血清进行荚膜肿胀试验,阳性即可确诊。脑脊液沉渣及其他检材接种于巧克力平板和血平板上进行分离培养,依可疑菌落的形态、培养特性、卫星现象及荚膜肿胀试验等可以鉴定。

(四) 防治原则

特异性预防可接种荚膜多糖菌苗,1 年内保护率在 90% 以上。治疗可用氨苄西林、磺胺等抗生素治疗。

三、百日咳鲍特杆菌

百日咳鲍特菌(*Bordetella pertussis*)是人类百日咳的病原菌,俗称百日咳杆菌。

(一) 生物学性状

1. 形态染色　百日咳杆菌为卵圆形短小杆菌,无鞭毛及芽胞,革兰染色阴性,有毒株有荚膜。

2. 培养与抗原结构　专性需氧,营养要求较高,需含马铃薯、血液、甘油的鲍-金培养基(Bordet-Gengou medium)才能生长。经 37℃ 2 ~ 3 天培养后,可见细小、圆形、光滑、凸起、银灰色、不透明的菌落,周围有模糊的溶血环。有毒株为光滑型菌落;无毒株为粗糙型菌落。百日咳杆菌含有耐热的菌体(O)抗原和不耐热的荚膜(K)抗原。

3. 抵抗力　本菌抵抗力弱。56℃ 30min,日光照射 1h 可致死亡。对多黏菌素、氯霉素、红霉素、氨苄西林等敏感,对青霉素不敏感。

(二) 致病性与免疫性

1. 致病性　百日咳杆菌主要经飞沫传播。主要的致病物质除荚膜、细胞壁脂多糖外,尚有多种生物学活性因子。百日咳外毒素是主要的致病因子,促进白细胞增多,抑制巨噬细胞功能,损伤呼吸道纤毛上皮细胞导致阵发性痉挛咳嗽等。百日咳潜伏期 1 ~ 2 周。临床上分为:①卡他期,仅有轻度咳嗽。类似感冒,传染性最大。②痉挛期,1 ~ 2 周后出现阵发性痉挛性咳嗽,常伴有特殊的高音调鸡鸣样吼声,同时有呼吸困难、发绀、呕吐、惊厥等,每日阵咳可达 10 ~ 20 次。③恢复期,4 ~ 6 周后阵咳减轻,趋向痊愈,因病程较长,故名百日咳。

2. 免疫性　感染百日咳后可出现多种特异性抗体,免疫力较为持久。黏膜局部的分泌型 IgA 具有阻止细菌黏附气管黏膜细胞纤毛的作用,其抗感染作用比血清中的抗体更重要。

(三) 微生物学诊断

以分离培养为主。标本采用鼻咽拭子或咳碟法,在鲍-金培养平板上孵育,根据菌落形态,涂片染色镜检做出初步诊断。确诊可用分离菌做玻片凝集或免疫荧光染色。

（四）防治原则

预防以白百破(DPT)三联菌苗接种,对象为1岁以下幼儿。治疗可用红霉素、氨苄西林等。

四、铜绿假单胞菌

铜绿假单胞菌(*P. aeruginosa*)属假单胞菌属(*Pseudomonas*),广泛分布于自然界及正常人皮肤、肠道和呼吸道,是临床上较常见的条件致病菌之一。

（一）生物学性状

1. 形态染色　革兰阴性杆菌。菌体一端有1~3根鞭毛,有荚膜。无芽胞,临床分离株多有菌毛。

2. 培养特性　专性需氧,普通培养基上生长良好,37℃培养24h后,形成大小不一、边缘不整齐,扁平湿润、呈绿色的菌落。在血琼脂平板上形成透明溶血环。

3. 抗原结构　铜绿假单胞菌有菌体O抗原和鞭毛H抗原。O抗原分内毒素脂多糖和原内毒素蛋白质两种成分。后者是免疫原性强的保护性抗原。

4. 抵抗力　较其他革兰阴性菌强,耐受许多消毒剂,常多重耐药。

（二）致病性与免疫性

铜绿假单胞菌能产生多种与毒力有关的物质,如内毒素、外毒素A、弹性蛋白酶、胶原酶、胰肽酶等,其中以外毒素A最为重要,注入动物后,主要靶器官肝脏可出现细胞肿胀、脂肪变性及坏死;其他脏器病变有肺出血和肾脏坏死。铜绿假单胞菌感染常见于烧伤或创伤部位及中耳、角膜、尿道和呼吸道。也可引起心内膜炎、胃肠炎、脓胸,甚至败血症。铜绿假单胞菌是院内感染的常见病原菌。

患者感染后可产生特异性抗体,有一定的抗感染作用。应用抗铜绿假单胞菌免疫力血清可降低患者继发败血症的发生率和病死率。

（三）诊断与防治

标本可取创面渗出物、脓汁、尿液、血液等。分离培养,根据菌落特征、色素以及生化反应予以鉴定。必要时可用血清学试验确诊。

治疗选用青霉素类、氨基苷类、头孢菌素类等抗生素。

五、军团菌属

1976年,美国一退伍军人组织宾州军团在费城召开会议时,暴发了一次肺炎流行,有221人发病,造成34人死亡。当时病因不明,被称为军团病。1977年分离到本病的病原体,次年命名为军团病杆菌,简称军团菌,属军团菌科军团菌属(*Legionella*)。

（一）生物学性状

1. 形态染色　该菌为革兰染色微弱阴性杆状。不易着色。无芽胞、无荚膜,但有菌毛和一至数根鞭毛,能运动。

2. 培养特性　营养要求特殊,常接种于复合培养基中,生长环境中必须含半胱氨酸和铁。需氧,2.5%~5% CO_2 能促进生长。最适生长温度为35℃,最适pH 6.1。生长缓慢,3天后才可见圆形菌落,直径 1 ~ 2mm,颜色多变,有光泽、湿润,半透明,有特殊臭味。

3. 抗原与分型 根据 O 抗原不同,分 14 个血清型。我国主要流行 1、6 型。

4. 抵抗力 军团菌在自然界中抵抗力很强,尤以水中为最,自来水中可生存 1 年左右。

(二) 致病性与免疫性

1. 致病性 军团病多发于夏秋季,既可暴发流行也可散发。临床表现有两种类型:①肺炎型,也称军团病。潜伏期为 2 ~ 6 天,症状为高热、呼吸系统症状及全身中毒性表现为特点。常有干咳或少量黏液痰,亦可见血丝、咯血。胸痛、腹泻常见。患者可因休克、呼吸衰竭、肾衰竭而死亡。病死率约为 16% 。胸片出现肺部点状和结节状浸润,尸检常见大叶性肺炎或大叶融合性肺炎。②流感样型,又称庞提亚克热。病情温和,有自限性,以肌痛、发热、头痛为特点。无肺部炎症表现,胸片检查无异常,预后良好,无死亡病例。③肺外感染型,继发性感染,出现脑、肾、肝等多器官感染。

2. 免疫性 嗜肺军团菌为胞内寄生菌,其致病性直接依赖于胞内寄生能力。机体以细胞免疫为主。

(三) 防治原则

该病无特异性疫苗,加强水源管理、输水管道和设施的消毒灭菌,是防止感染的关键。治疗可选用螺旋霉素、红霉素和利福平等药物。

第八节　其他原核细胞型微生物

一、螺　旋　体

螺旋体(*Spirochetes*)是一类细长、柔软、弯曲呈螺旋状、运动活泼的单细胞型微生物。螺旋体广泛分布在自然界和动物体内,种类很多,根据螺旋的数目、大小和规则程度及两螺旋间的距离分为三科五属,其中对人有致病性的有三个属。

1. 疏螺旋体属 有 5 ~ 10 个稀疏而不规则的螺旋,其中对人致病的有伯氏疏螺旋体、回归热螺旋体及奋森螺旋体,分别引起莱姆病、回归热、咽峡炎及溃疡性口腔炎等。

2. 密螺旋体属 有 8 ~ 14 个较细密而规则的螺旋,对人有致病的主要是梅毒螺旋体、雅司螺旋体、品他螺旋体,后两者亦通过接触传播但不是性病。

3. 钩端螺旋体属 螺旋数目较多,螺旋较密,比密螺旋体更细密而规则,菌体一端或两端弯曲呈钩状,本属中有一部分能引起人及动物的钩端螺旋体病。

(一) 钩端螺旋体

钩端螺旋体(*Leptospira*)简称钩体,种类很多,可分为致病性钩体及非致病性钩体两大类。致病性钩体能引起人及动物的钩端螺旋体病,简称钩体病,是在世界各地都广泛流行的一种人畜共患病,我国绝大多数地区都有不同程度的流行,尤以南方各省最为严重,对人民健康危害很大,是我国重点防治的传染病之一。

1. 生物学性状

(1) 形态染色:菌体纤细,长短不一,一般为 6 ~ 20μm,宽 0.1 ~ 0.2μm,具有细密而规则的螺旋,菌体一端或两端弯曲呈钩状,常为"C"、"S"等形状。在暗视野显微镜下,可见钩体像一串发亮的微细珠粒,运动活泼,可屈曲,前后移动或围绕长轴做快速旋转。钩体革兰染色为阴性,不易被碱性染料着色,常用 Fontana 镀银染色法,把菌法染成褐色。

（2）培养特性：钩体是唯一可用人工培养基培养的螺旋体，最适温度 8～30℃，pH 7.2～7.5，常用柯索夫（Korthoff）液培养基培养，生长缓慢，接种后 3～4 天开始繁殖，1～2 周后，液体培养基呈半透明去雾状混浊生长。

（3）抗原与分型：钩体的抗原组成比较复杂，与分型有关的抗原主要有两种：一种是存在于表面的型特异性抗原，为蛋白质多糖的复合物；另一种是内部群特异性抗原，为脂多糖复合物。目前全世界已发现 25 个血清群，273 个血清型，我国至少发现了 19 个血清群，161 个血清型。

（4）抵抗力：钩体对理化因素的抵抗力较其他致病螺旋体为强，在水或湿土中可存活数周至数月，这对本菌的传播有重要意义，该螺旋体对干燥、热、日光直射的抵抗力均较弱，对常用消毒剂如 0.5% 来苏水、1% 漂白粉等敏感，对青霉素、金霉素等抗生素敏感。

2. 致病性与免疫性

（1）致病物质：①溶血毒素：不耐热，对氧稳定，具有类似磷脂酶的作用，能使细胞膜溶解，破坏红细胞等。②细胞毒因子：在试管内对哺乳动物细胞有致细胞病变作用，小鼠脑内接种 1～2h 后出现肌肉痉挛，呼吸困难，最后死亡。③内毒素样物质：同于一般细菌的内毒素，但也能使动物发热，引起炎症和坏死。④钩体在宿主体内产生多种酶，可损害毛细血管壁，使其通透性升高，引起广泛出血，对肾也有损害，可致血尿、蛋白尿等。

（2）所致疾病：钩体病为自然疫源性疾病，在野生动物和家畜中广泛流行。鼠和猪是钩体的重要储存宿主和传染源。猪、鼠的尿污染的水源、稻田、小溪、塘水等，人接触疫水时，钩体有较强的侵袭力，能穿过正常或破损的皮肤和黏膜，侵入人体。钩体病主要在多雨、鼠类等动物活动频繁的夏秋季节流行。钩体感染后经 7～10 天潜伏期，进入血流大量繁殖，引起早期钩体败血症。患者出现发热、恶寒、全身酸痛、头痛、结膜充血、腓肠肌痛。钩体在血中存在 1 个月左右，随后钩体侵入肝、脾、肾、肺、心、淋巴结和中枢神经系统等组织器官，引起相关脏器和组织的损害和体征。临床上常见有下列几种类型：①流感伤寒型，是早期钩体败血症的症状，临床表现如流感，症状较轻，一般内脏损害也较轻。②黄疸出血型，除发热、恶寒、全身痛外，还有出血、黄疸及肝肾损害症状。③肺出血型，有出血性肺炎症状，如胸闷、咳嗽、咯血、发绀等，病情凶险，常死于大咯血，死亡率高。此外，尚有脑膜脑炎型、肾衰竭型、胃肠炎型等，均表现相应器官损害的症状。

（3）免疫性：感染钩体后 1～2 周，血中可出现特异性抗体，可迅速清除血中钩体，但肾脏中钩体受抗体影响较小，维持时间长。故尿中可较长时间（数周至数年）排菌。钩体隐性感染或病后可获得对同型钩体的持久免疫力，以体液免疫为主。

3. 微生物学检查

（1）病原学检查：发病 1 周内取血液，第 2 周以后取尿，有脑膜炎型症状者取脑脊液进行检查。主要的检查方法为离心后取沉淀物做暗视野显微镜检查和涂片后用 Fontana 镀银染色镜检。然后将标本接种于柯氏培养基于 30℃ 培养 5 天，用生长良好的菌液做鉴定，阴性者至少培养 30～40 天仍未查到才能报告。

（2）血清学试验：常用显微镜凝集试验。即用标准株或当地常见菌株作抗原，分别与患者不同稀释度的血清混合，在 37℃ 作用 2h，然后滴片作暗视野显微检查。若待检血清中有某型抗体存在，则在同型抗原孔中可见钩体凝集成团，形如小蜘蛛，一般患者凝集效价在 1∶400 以上或晚期血清比早期血清效价高 4 倍以上有诊断意义。此外也可用间接凝集试验、补体结合试验、间接免疫荧光试验、酶联免疫吸附试验（ELISA）等血清学方法诊断。

4. 防治原则　　大力灭鼠，加强病畜管理以消灭传染源。保护好水源，避免或减少与疫水接触。对易感人员进行多价钩体死疫苗接种。我国新近研究的钩体外膜疫苗有较好效果。钩体对多种抗生素敏感，但以青霉素效果最好，但要注意赫氏反应发生。

（二）梅毒螺旋体

梅毒螺旋体是梅毒的病原体，因其透明，不易着色，故又称苍白螺旋体。

1. 生物学特性　梅毒螺旋体细长，形似细密的弹簧，螺旋弯曲规则，平均 8～14 个，两端尖直。一般染料不易着色，常采用 Fontana 镀银染色法。在人工培养基上尚不能培养。可接种家兔睾丸或眼前房以保存菌种。梅素螺旋体对温度、干燥、化学消毒剂均特别敏感，对青霉素、四环素、砷剂等敏感。

2. 致病性与免疫性　人是梅毒的唯一传染源，可分先天性梅毒和后天性梅毒。先天性梅毒是患梅毒的孕妇经胎盘传染给胎儿的；后天性梅毒主要由性途径直接感染，少数通过输血等间接途径感染。其致病机制尚不清楚，可能与螺旋体对宿主细胞的直接损害及Ⅲ、Ⅳ型变态反应有关。

（1）先天性梅毒：又称胎传梅毒。梅毒螺旋体经胎盘进入胎儿血循环，引起胎儿全身感染，造成流产或死胎，如胎儿出生则称为梅毒儿，常出现锯齿形牙、间质性角膜炎、神经性耳聋等症状。

（2）后天获得性梅毒：表现复杂，其临床表现可分为三期：

一期梅毒：梅毒螺旋体侵入皮肤黏膜约 3 周后，在侵入局部出现无痛性硬结及溃疡，称硬性下疳。下疳多发生于外生殖器，其溃疡渗出物含有大量梅毒螺旋体，传染性极强。下疳常可自然愈合，2～3 个月无症状的隐伏期后进入第二期。

二期梅毒：此期的主要表现为全身皮肤黏膜出现梅毒疹，全身淋巴结肿大，有时亦累及骨、关节、眼及其他器官。在梅毒疹及淋巴结中有大量螺旋体。不经治疗症状一般可在 3 周至 3 个月后自然消退而痊愈，但可再次发作。不经治疗，2～4 年后进入三期。

三期梅毒：主要表现为皮肤黏膜的溃疡性损害或内脏器官的肉芽肿样病变（梅毒瘤），严重者在经过 10～15 年后引起心血管及中枢神经系统损害，导致动脉瘤、脊髓痨及全身麻痹等，此期的病灶中螺旋体很少，不易检出。

梅毒的免疫是有菌免疫，以细胞免疫为主，当螺旋体从体内清除后仍可再感染梅毒。

3. 微生物学检查

（1）直接镜检：采取初期及二期梅毒硬性下疳、梅毒疹的渗出物等，用暗视野或墨汁显影，如查见有运动活泼的密螺旋体即可诊断。

（2）血清学检查：①非螺旋体抗原试验，是用正常牛心肌的心类脂作为抗原，检测患者血清中的反应素。国际上常用性病研究实验室（UDRL）试验、快速血浆反应素环状卡片试验（RPR）、不加热血清反应素试验（USR）等。这些试验常作为初筛试验，一期梅毒阳性率约 70%，二期阳性率几乎达 100%，三期阳性率较低。②螺旋体抗原试验，抗原为梅毒旋体，以检测血清中的特异性抗体，该试验特异性高，目前常用下述两种方法：荧光密螺旋体抗体吸收试验（FTA-ABS）和梅毒螺旋体血凝试验（TPHA），特异性敏感性均高，可作为特异性诊断用。

4. 防治原则　梅毒是一种性病，尚无疫苗预防。主要措施是加强卫生宣传教育和社会管理，目前对患者应早诊断、早治疗，多采用青霉素 3 个月至 1 年，以血清中抗体阴转为治愈指标。

（三）其他螺旋体

1. 回归热螺旋体　引起回归热，以节肢动物为媒介而传播。回归热是一种以周期性反复发作为特征的急性传染病。表现为急起急退的高热，全身肌肉酸痛肝脾大，反复发作。

2. 奋森螺旋体　寄居在人类口腔中，一般不致病，当机体抵抗力降低时，常与寄居在口腔的梭杆菌协同引起奋森咽峡炎、齿龈炎等。

3. 伯氏疏螺旋体　引起莱姆病，以红斑性丘疹为主的皮肤病变，是以蜱为传播媒介，以野生动物为储存宿主的自然疫源性疾病。

二、立克次体

立克次体(*Rickettsia*)是一类以节肢动物为传播媒介,严格细胞内寄生的原核细胞型微生物。为纪念美国病理学家立克次(Howard Taylor Ricketts)在研究斑疹伤寒中献身而命名。对人类致病的立克次体科包括立克次体属、东方体属和埃立克体属三个属。立克次体属原来分斑疹伤寒群、斑点热群与恙虫病群,现在恙虫病群归于东方体属。

(一)生物学性状

1. 形态染色　立克次体呈多形性,以球杆状或杆状为主,有细胞壁,革兰阴性,但不易着色。常用 Giemsa 等方法染色,该法着染后,大多立克次体呈鲜红色。

2. 培养特性　立克次体具有相对较完整的能量产生系统,但仍需从宿主细胞中取得辅酶 A、NAD 及代谢中所需的能量才能生长繁殖。大多为严格的细胞内寄生。常用的培养方法有动物接种、鸡胚接种及细胞培养。

3. 抗原结构　立克次体有两种主要抗原,一种为脂多糖抗原,为群特异性抗原;另一种为外膜蛋白抗原,为种特异性抗原。斑疹伤寒立克次体和恙虫病东方体与普通变形杆菌 OX19、OX2、OXK 有共同抗原,故临床上常用以代替立克次体抗原检测人血清中相应抗体,这种交叉凝集试验称为外斐反应(Weil-Felix reaction),作为立克次体病辅助诊断。

4. 抵抗力　立克次体对理化因素的抵抗力较弱。但在干燥虱粪中能存活数月,对四环素和氯霉素敏感。磺胺类药物不仅不能抑制反而促进立克次体的生长、繁殖。

(二)致病性与免疫性

1. 致病机制　立克次体感染的传播媒介是节肢动物,如虱、蚤、蜱、螨等。虱、蚤的传播方式是含大量病原体的粪便,经搔抓皮损处侵入人体;蜱、螨传播则是由叮咬处直接注入体内。进入人体后,立克次体首先侵入局部淋巴组织或小血管内皮细胞内,即经过吸附细胞膜上受体而被吞入胞内,再由磷脂酶 A 溶解吞噬体膜的甘油酸而进入胞质,随后分裂繁殖,导致细胞肿胀、中毒,出现血管炎症,管腔堵塞而形成血栓、组织坏死。然后释放入血引起第一次菌血症,再到达全身血管内皮细胞中增殖,再次释放入血导致第二次菌血症,进一步引起皮疹及脏器功能障碍。早期症状主要由内毒素引起,晚期则由免疫病理损伤。

2. 所致疾病　立克次体病多数是自然疫源性疾病,且人畜共患。我国主要有斑疹伤寒和恙虫病等。

3. 免疫性　由于立克次体是严格细胞内寄生的病原体,其抗感染免疫是以细胞免疫为主,体液免疫为辅。病后一般能获得较强的免疫性。

(三)微生物学检查

1. 分离培养　立克次体感染的急性发热期间,患者血液中可有较多的病原体。可接种小白鼠、雄性豚鼠腹腔,如体温>40℃,有阴囊红肿,表示有立克次体感染,应进一步将分离株接种鸡胚或细胞培养,用免疫荧光试验等加以鉴定。

2. 血清学试验　特异性试验目前较多应用可溶性(群特异)抗原和(或)颗粒性(种特异)抗原进行补体结合试验和(或)凝集试验做确切诊断。非特异性试验多用外斐试验。抗体效价 ≥1∶160 有意义。如晚期血清效价高于早期效价 4 倍也有诊断价值。

（四）防治原则

讲究个人卫生,灭虱、灭蚤、灭鼠,接种灭活疫苗有一定的成效。氯霉素和四环素类抗生素,对各种立克次体均有很好疗效,但禁用磺胺药。病原体的最终清除仍有赖于机体免疫尤其是细胞免疫功能的提高。

（五）主要病原性立克次体

1. 普氏立克次体（*R. prowazekii*）　是流行性斑疹伤寒的病原体。患者是唯一传染源,主要传播媒介是体虱。虱叮患者后,立克次体进入虱肠管上皮细胞内繁殖。当虱再去叮咬健康人时,立克次体即随粪便排泄在皮肤上,并经搔抓的皮肤破损处侵入人体。人感染立克次体后,经2周左右的潜伏期后急性发病,主要表现为高热、皮疹,伴有神经系统、心血管系统或其他实质脏器损害的症状。这些症状与普氏立克次体在体内的繁殖及其毒素样物质的作用有关。病后免疫力持久,而且对斑疹伤寒群内其他立克次体感染有交叉免疫。

2. 莫氏立克次体（*R. moseri*）　是地方性斑疹伤寒的病原体。地方性斑疹伤寒的临床特征也同流行性斑疹伤寒相似,只是症状较轻,病程较短。莫氏立克次体长期寄生于隐性感染鼠体,鼠蚤吸鼠血后,立克次体进入其消化道并在肠上皮细胞内繁殖。细胞破裂后将立克次体释出,混入蚤粪中,在鼠和小家鼠群间传播。鼠蚤只在鼠死亡后才离开鼠转向叮咬人血,而使人受感染。如此时人体寄生有人虱,可通过人虱继发地在人群中传播。

3. 恙虫病东方体（*R. tsutsugamushi*）　是恙虫病的病原体。恙虫病是一种自然疫源性疾病,主要在啮齿动物之间流行。啮齿动物内能长期保存病原体且多无症状,是本病的主要传染源。恙虫病东方体寄居于恙螨,并可经卵传代。恙螨幼虫需吸取人或动物的淋巴液或血液才能完成从幼虫到稚虫的发育过程。人若被恙螨叮咬则可感染得病。叮咬部位出现溃疡,周围红晕,上盖黑色痂皮(焦痂),为恙虫病特征表现之一。另外,本病还可有皮疹、神经系统、心血管系统以及肝、脾、肺等脏器损害症状。

三、衣　原　体

衣原体（*Chlamydia*）是一类严格真核细胞内寄生,具有独特发育周期,能通过细菌滤器的原核细胞型微生物。衣原体科分衣原体与嗜衣原体两个属,衣原体属中的沙眼衣原体,嗜衣原体中的鹦鹉热衣原体和肺炎衣原体是对人致病的主要衣原体。衣原体特点是:①有DNA和RNA两种类型的核酸。②具有独特的发育周期,类似细菌的二分裂方式繁殖。③具有黏肽组成的细胞壁,含有核糖体。④严格的细胞内寄生。⑤对许多抗生素、磺胺敏感,能抑制生长。

（一）生物学性状

1. 形态与结构　衣原体有两种大小、形态结构不同的颗粒。较小的称为原体(elementary body, EB),直径约为0.3μm。卵圆形,电子密度大,是衣原体有感染性的形态。较大的称为网状体(reticulate body, RB)又称始体,直径为0.3~0.5μm,呈圆形或不规则形,电子密度较小,是衣原体的无感染性形态,是繁殖型。

2. 生活周期　衣原体有其独特的生活周期,种间无差异。原体具有高度的感染性。当与易感细胞接触时,以吞饮的方式进入细胞内,由宿主细胞膜包围原体而形成空泡,在空泡内的原体增大,发育成为始体。始体在空泡以二分裂形式繁殖,在空泡内形成众多的子代,成熟的子代原体从宿主细胞释放出来,再感染其他的宿主细胞,开始新的发育周期。此周期约需40h。

3. 培养特性　大多数衣原体能在6～8天龄鸡胚卵黄囊中繁殖,可在受感染后3～6天致死的鸡胚卵黄囊膜中找到包涵体及特异性抗原。组织细胞培养如HeLa细胞,人羊膜细胞等中生长良好。有些衣原体,如鹦鹉热衣原体经腹腔接种、性病淋巴肉芽肿脑内接种,均可使小白鼠受感染。

4. 抗原结构与分型　①属共同性抗原:位于胞壁的共同抗原,为脂多糖。②种特异性抗原:衣原体的主要外膜蛋白(MOMP),据此可鉴别不同种的衣原体。③型特异性抗原:根据MOMP可变区氨基酸序列不同,可将衣原体分为不同的血清型与生物型。

5. 抵抗力　衣原体耐冷不耐热,56℃中5～10min即可灭活,对消毒剂敏感,紫外线照射可迅速灭活。四环素、氯霉素和红霉素等抗生素有抑制衣原体繁殖作用。

（二）致病性与免疫性

1. 致病机制　衣原体通过微小创面进入机体,通过肝硫素作为"桥梁"吸附于柱状和杯状黏膜上皮细胞内生长繁殖,也可进入单核巨噬细胞形成吞噬体,在其中完成发育周期。衣原体能产生类似革兰阴性菌内毒素毒性物质,该物质存在于衣原体的细胞壁中,不易与衣原体分开,能抑制宿主细胞代谢,破坏宿主细胞。MOMP能阻止吞噬体与溶酶体的融合,有利于其在细胞内繁殖。

2. 所致疾病

（1）人类衣原体病:沙眼、包涵体性结膜炎、婴儿衣原体性肺炎、男性非淋菌性尿道炎、女性衣原体性宫颈炎、性病淋巴肉芽肿、Reiter综合征。

（2）人与动物共患衣原体病:主要为鹦鹉热。

3. 免疫性　衣原体感染宿主后,以细胞免疫为主,但保护性不强,常常造成持续感染和反复感染。另外细胞免疫和体液免疫也可造成免疫病理损伤。

（三）微生物学检查

1. 直接涂片镜检　沙眼急性期患者取结膜刮片,Giemsa或碘液及荧光抗体染色镜检,查上皮细胞质内有无包涵体。包涵体结膜炎及性病淋巴肉芽肿,也可从病损局部取材涂片,染色镜检,观察有无衣原体或包涵体。

2. 分离培养　用感染组织的渗出液或刮取物,接种鸡胚卵黄囊或传代细胞,分离衣原体,再用免疫学方法鉴定。

3. 血清学试验　主要用于性病淋巴肉芽肿的辅助诊断。常用补体结合试验,若双份血清抗体效价升高4倍或以上者,有辅助诊断价值。也可用ELISA、凝集试验。

4. PCR试验　设计不同的特异性引物,应用多聚酶链式反应可特异性诊断沙眼衣原体,具有敏感性高,特异性强的特点,现被广泛应用。

（四）防治原则

沙眼无特异的预防方法。注意个人卫生,不使用公共毛巾和脸盆,避免直接或间接接触传染,是预防沙眼的重要措施。生殖道衣原体感染的预防同其他性病一样。治疗一般用利福平、四环素、氯霉素、多西环素(强力霉素)及磺胺等药物。

（五）主要致病性衣原体

1. 沙眼衣原体　分沙眼生物型和性病淋巴肉芽肿生物型(LGV)。沙眼生物型又分A、B、Ba、C、D、Da、E、F、G、H、I、Ia、J、Ja、K 15个血清型,LGV生物型又有L_1、L_2、L_{2a}、L_3共4个血清型。

（1）沙眼:由衣原体沙眼生物变种A、B、Ba、C血清型引起。主要经直接或间接接触传播。当沙眼衣原体感染眼结膜上皮细胞后,早期出现眼睑结膜急性或亚急性炎症,表现流泪、有黏液脓性分泌物、结膜充血等症状与体征。后期移行为慢性,出现结膜瘢痕、眼睑内翻、倒睫、角膜血管翳引起的角膜损害,以致影响视力,最后导致失明。据统计沙眼居致盲病因的首位。1956 年我国学者汤飞凡等人用鸡胚卵黄囊接种法,在世界上首次成功地分离出沙眼衣原体,从而促进了有关原体的研究。

(2) 包涵体包膜炎:婴儿经产道感染,引起急性化脓性结膜炎,不侵犯角膜,能自愈。成人感染可因两性接触或者来自污染的游泳池水,引起滤泡性结膜炎又称游泳池结膜炎。病变类似沙眼,但不出现角膜血管翳,亦无结膜瘢痕形成,一般经数周或数月痊愈,无后遗症。

(3) 泌尿生殖道感染:经性接触传播,由沙眼生物变种 D～K 血清型引起。男性多表现为尿道炎,不经治疗可缓解,但多数转变成慢性,周期性加重,并可合并附睾炎、直肠炎等。女性能引起尿道炎、宫颈炎、输卵管炎。该血清型有时也能引起沙眼衣原体性肺炎。

(4) 性病淋巴肉芽肿:由沙眼衣原体 LGV 生物变种引起。LGV 要通过两性接触传播,是一种性病。男性侵犯腹股沟淋巴结,引起化脓性淋巴结炎和慢性淋巴肉芽肿。女性可侵犯会阴、肛门、直肠,出现会阴-肛门-直肠组织狭窄。

2. 肺炎衣原体(*C. pneumonia*)　第一个代表菌株 TW-183 株,是 1965 年从中国台湾省分离出来的。1983 年又自美国西雅图一位急性呼吸道感染患者的咽部分离出另一株衣原体,定名为 AR-39。后又发现这两株衣原体为同一菌株,故取名 TWAR。

肺炎衣原体寄生于人类,无动物源。通过飞沫和呼吸道分泌物传播。TWAR 相关的疾病大多为肺炎和支气管炎,肺炎以老年人最多,其次为 20 岁以下者。支气管炎通常呈亚急性过程,症状持续数日或数周,临床表现为发热、咽痛、咳嗽、咳痰等。目前研究显示,肺炎衣原体与冠心病和动脉粥样硬化有密切相关。但具体作用机制尚待深入研究。

3. 鹦鹉热衣原体(*C. psittaci*)　的主要宿主是禽类,其次为人类以外的哺乳动物,人只是在接触这种动物后才会受到感染。

本病经呼吸道感染,也可经破损皮肤、黏膜等侵入。患者发病后,发冷、喉痛、头痛、不适、体温 38℃左右,典型病例临床表现为非典型性肺炎;干咳、少量黏液,有明显铁锈色,个别主诉胸痛。严重病例可累及心血管及神经系统,表现为心肌炎、心内膜炎、脑膜炎和脑炎等症状,在发病 2～3 周时死亡。

四、支　原　体

支原体(*Mycoplasma*)是一类缺乏细胞壁、呈高度多形性、能通过细菌滤器,在无生命培养基上生长繁殖的最小的原核细胞型微生物。自然界分布广泛,种类繁多,对人致病的有两个属:一为支原体属,有 119 种;另一为脲原体属,有 7 种。与人类感染有关的主要是肺炎支原体和解脲脲原体。

(一) 生物学性状

1. 形态与结构　支原体的大小为 0.2～0.3μm,可通过滤菌器,常给细胞培养工作带来污染的麻烦。无细胞壁,不能维持固定的形态而呈现多形性。革兰染色阴性,但不易着色,故常用 Giemsa 染色法将其染成淡紫色。细胞膜中胆固醇含量较多,约占 36%,对保持细胞膜的完整性具有一定作用。凡能作用于胆固醇的物质(如两性霉素 B、皂素等)均可引起支原体膜的破坏而使支原体死亡。

2. 培养特性　营养要求高,除基础营养物质外还需加入 10%～20% 人或动物血清以提供支原体所需的胆固醇。最适 pH 为 7.8～8.0,低于 7.0 则死亡,但解脲脲原体最适 pH 6.0～6.5。大多数兼性厌氧,有些菌株在初分离时加入 5% CO_2 生长更好。生长缓慢,在琼脂含量较少的固体培养基上孵育 2～3 天出现典型的"荷包蛋样"菌落:圆形,中间较厚,向下长入培养基,周边为一层薄的透明颗粒区。繁殖方式主要为二分裂繁殖。

3. 生化反应与分型　肺炎支原体分解葡萄糖,不分解精氨酸和尿素,而解脲脲原体分解尿素,不分解葡萄糖和精氨酸,可借此鉴别。各种支原体都有特异的表面抗原结构,很少有交叉反应,具有型特异性,可借此分型。

4. 抵抗力 支原体对热的抵抗力与细菌相似。对环境渗透压敏感,渗透压的突变可致细胞破裂。对化学消毒剂敏感,但对醋酸铊、结晶紫和亚锑酸盐有抵抗力。对青霉素不敏感,但对红霉素、四环素、链霉素及氯霉素等作用于支原体核蛋白体的抗生素敏感。

(二) 致病性与免疫性

1. 致病性 支原体广泛存在于人和动物体内,但多不致病。对人致病者主要通过黏附素黏附于上皮细胞、荚膜与微荚膜的抗吞噬作用、毒性代谢产物(如神经毒素、磷脂酶 C、核酸酶、过氧化氢和超氧粒子)引起上皮细胞与红细胞的损伤,还有超抗原引起的炎症反应等。支原体所致疾病主要引起呼吸道与生殖道的感染。

2. 免疫性 巨噬细胞、IgG 及 IgM 对支原体均有一定的杀伤作用。呼吸道黏膜产生的 SIgA 抗体已证明有阻止支原体吸附的作用。在儿童中,致敏淋巴细胞可增强机体对肺炎支原体的抵抗力。细胞免疫也可能造成自身组织的损伤。

(三) 支原体与细菌 L 型的区别

L 型细菌是在抗生素、溶菌酶等作用下变成的一种细胞壁缺陷型细菌,其许多特性与支原体相似,但自然界很少存在,生长不需要胆固醇,在遗传上与原菌相关,并可在诱导因素去除后恢复为原菌,支原体则不能。

(四) 主要病原性支原体

1. 肺炎支原体($M.\ pneumoniae$) 是人类支原体肺炎的病原体。支原体肺炎的病理改变以间质性肺炎为主,有时并发支气管肺炎,称为原发性非典型性肺炎。主要经飞沫传染,潜伏期 2～3 周,发病率以青少年最高。临床症状较轻,甚至根本无症状,若有也只是头痛、咽痛、发热、咳嗽等一般的呼吸道症状,但也有个别死亡报道。一年四季均可发生,但多在秋冬时节。

2. 解脲脲原体($M.\ urealyticum$) 为脲原体属中唯一的一个种,因生长需要尿素而得名。解脲脲原体可引起泌尿生殖道感染,并被认为是非淋球菌性尿道炎中仅次于衣原体(占 50%)的重要病原体。由于 80% 孕妇的生殖道内带有解脲脲原体,因此可通过胎盘感染胎儿而导致早产、死胎,或在分娩时感染新生儿,引起呼吸道感染。此外,解脲脲原体还可引起不孕症。

思考题:

1. 链球菌与哪些疾病的发生有关?肺炎链球菌主要导致哪种疾病?
2. 大肠埃希菌肠道内感染的致病菌有哪几种类型?
3. 霍乱是如何传播的?其临床表现和致病机制如何?
4. 何为厌氧菌?临床上有何意义?
5. 简述破伤风梭菌致病条件及机制,如何预防?
6. 试述结核杆菌的染色、培养、致病物质及感染特点。
7. 何谓人畜共患病?常见的有哪些细菌?
8. 百日咳病临床经过可分几期?最典型的临床症状是什么?
9. 何为支原体?常见致病的支原体有哪些?

（陈　晓）

第十五章 真　　菌

第一节　真菌概述

真菌(fungus)是一类真核细胞型微生物,细胞高度分化,有核膜和核仁,胞质内有完整的细胞器。真菌细胞壁由几丁质或纤维素组成,不含叶绿素,不分根、茎、叶。真菌在自然界分布广泛,绝大多数对人有利,如酿酒、发酵、抗生素生产,中草药药源(如灵芝、茯苓、冬虫夏草)等。对人类致病的真菌是少数,可引起人类真菌性感染、真菌毒素中毒和超敏反应性疾病。目前,真菌性感染,尤其是真菌引起的机会性感染有上升趋势,值得重视。

真菌在生物界的位置尚未统一,多数学者认为真菌作为一个独立界分黏菌门与真菌门,传统分为:鞭毛菌亚门、接合菌亚门、子囊菌亚门、担子菌亚门和半知菌亚门。最新分类将真菌分为四个门:接合菌门、担子菌门、子囊菌门和壶菌门,取消了黏菌。

一、生物学性状

(一) 形态结构

真菌形态分单细胞和多细胞两类。单细胞真菌主要为酵母和类酵母菌。多细胞真菌由菌丝和孢子组成,一般称为真菌(mold)。有些真菌因生活环境(尤其是温度)的改变,其菌体形态和菌落形态等发生互变。在体内或含动物蛋白的培养基上37℃培养时呈酵母型,光镜下为单细胞形态;在普通培养基上25℃培养时呈丝状型,光镜下为多细胞形态。此称为二相性真菌(dimorphic fungus),如组织胞质菌、皮炎芽生菌等。

1. 单细胞真菌　圆形或卵圆形,如酵母型真菌与类酵母型真菌(图 15-1)。

(1) 酵母型真菌:无菌丝,由母细胞以芽生方式繁殖,其菌落与细菌的菌落相似。

(2) 类酵母型真菌:芽生方式繁殖,其延长的芽体可伸进培养基内,称假菌丝(图 15-2)。

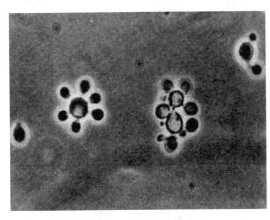

图 15-1　酵母菌

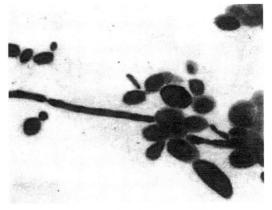

图 15-2　白念珠菌的孢子和假菌丝

2. 多细胞真菌

(1) 菌丝:孢子生出芽管,芽管延长呈丝状,称为菌丝。有的菌丝由隔膜分开,称有隔菌丝;有的菌丝无隔膜,称无隔菌丝。部分菌丝伸入培养基中吸收营养和水分,称营养菌丝;另一部分菌丝向空间生长称气中菌丝,其中能产生孢子的气中菌丝称生殖菌丝。真菌的气中菌丝形状特殊,常呈球拍状、螺旋状、鹿角状、破梳状等,是丝状菌鉴别的依据之一(图15-3)。

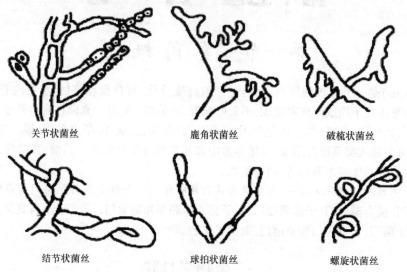

| 关节状菌丝 | 鹿角状菌丝 | 破梳状菌丝 |
| 结节状菌丝 | 球拍状菌丝 | 螺旋状菌丝 |

图15-3 真菌的各种菌丝

(2) 孢子:是真菌的生殖结构,由生殖菌丝产生,孢子分有性孢子和无性孢子。有性孢子是通过不同细胞配合(质配或核配)后生长发育形成的。可分为子囊孢子、接合孢子和担子孢子,多为非致病性真菌具有。无性孢子是病原性真菌繁殖的主要方式,无性孢子分为叶状孢子、分生孢子和孢子囊孢子。叶状孢子系从菌丝细胞直接形成的孢子,如芽生孢子、厚膜孢子及关节孢子;分生孢子由生殖菌丝末端分裂收缩而成,如大分生孢子及小分生孢子;孢子囊孢子系由菌丝末端形成一种囊状结构即孢子囊,内存许多孢子称为孢子囊孢子,成熟后释放出。不同真菌产生不同形态的孢子是鉴定真菌的依据之一(图15-4 ~ 图15-6)。

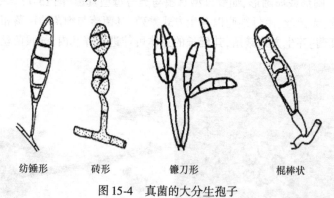

| 纺锤形 | 砖形 | 镰刀形 | 棍棒状 |

图15-4 真菌的大分生孢子

(二) 培养特性

1. 繁殖方式 真菌依靠菌丝与孢子繁殖,无性繁殖是主要的繁殖方式。主要有芽生、裂殖、萌管和隔殖等。

2. 培养 大多数真菌营养要求不高,在不同培养基上生长后菌落及形态差异大,为统一标准,鉴定时常选用含葡萄糖、蛋白胨、氯化钠和琼脂的沙保培养基。真菌菌落一般有三种类型:①酵母型

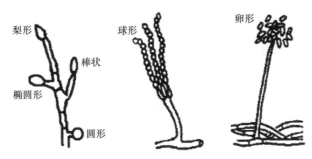

图 15-5　真菌的小分生孢子

菌落,为单细胞真菌的菌落,形态与一般细菌菌落相似,以出芽形式繁殖,如新型隐珠菌。②类酵母型菌落,外观似酵母菌落,但可见伸入培养基中的假菌丝,它是由伸长的芽生孢子形成,如白色念珠菌。③丝状菌落,为多细胞真菌的菌落,由许多菌丝体组成。丝状菌落呈棉絮状、绒球状、粉末状或石膏粉样,并可呈现各种不同色素。

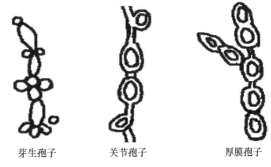

图 15-6　真菌的芽生孢子、关节孢子和厚膜孢子

（三）变异

真菌易发生变异,在人工培养基中多次传代或孵育过久,可出现形态结构、菌落性状、色素及毒力等变异,用不同的培养基或不同温度培养真菌,其性状都有改变。

（四）抵抗力

真菌对干燥、阳光、紫外线及一般化学消毒剂有一定的耐受力,但充分暴露于阳光,紫外线及干燥情况下大多数真菌可被杀死,且对 2.5% 碘酒、10% 甲醛溶液都敏感,一般可用甲醛溶液熏蒸被真菌污染的实验室。对热敏感,一般 60℃ 1h 可杀死真菌。

二、致病性与免疫性

（一）致病性

1. 真菌性感染　①真菌性感染:主要是外源性感染,浅部真菌有嗜表皮角质特性,侵犯皮肤、指甲及须发等。真菌可在这些部位顽强繁殖,发生机械刺激损害,同时产生酶及酸等代谢产物,引起炎症反应和细胞病变。深部真菌感染,可侵犯皮下,内脏及脑膜等处,引起慢性肉芽肿及坏死。②条件致病性真菌感染:主要是内源性感染(如白色念珠菌),亦有外源性感染(如曲霉菌),此类感染与机体抵抗力、免疫力降低及菌落失调有关,常发生于长期应用抗生素、激素、免疫抑制剂、化疗和放疗的患者。

2. 超敏反应　感染或者接触某些真菌后,可发生超敏反应,如支气管哮喘、过敏性鼻炎、农民肺、消化道等超敏反应。

3. 真菌毒素中毒　由生长在食物、农作物、饲料上的真菌在其代谢中产生的毒素引起,人食用含有毒素的食物后引起急慢性中毒。现已发现 100 多种毒素,可损害肝、肾、脑、中枢神经系统及造血组织。如黄曲霉素可引起肝脏变性、肝细胞坏死及肝硬化,并致肝癌。黄绿青霉素引起中枢神经损害,包括神经组织变性、出血或功能障碍等。某些镰刀菌素则主要引起造血系统损害,发生造血组织坏死或功能障碍,引起白细胞减少症等。

(二) 免疫性

1. 非特异性免疫 ①皮肤黏膜的拮抗作用:包括皮肤分泌短链脂肪酸和乳酸的抗真菌作用、血液中转铁蛋白扩散至皮肤角质层的抑真菌作用、正常菌群的拮抗作用。②吞噬作用:中性粒细胞和单核巨噬细胞对真菌有吞噬作用。

2. 特异性免疫 ①细胞免疫:真菌感染中细胞免疫是机体排菌杀菌及康复的关键,T 细胞分泌的淋巴因子对加速表皮角化和皮屑形成,随皮屑脱落,将真菌排除起重要作用;以 T 细胞为主导的迟发型超敏反应,引起免疫病理损伤能局限和消灭真菌,并借以终止感染。②体液免疫:体液免疫对部分深部真菌感染有一定保护作用,但浅部真菌感染中的体液免疫作用有限。

三、微生物学检查

(一) 直接检查

显微镜检查是最简单而重要的方法。浅部感染真菌的病变标本,如毛发、皮屑、甲屑置玻片上,滴加 10% KOH,覆盖玻片微热熔化角质层,再将玻片压紧,用吸水纸吸去周围多余碱液,在显微镜下观察,见标本中有菌丝或孢子,即可初步诊断为真菌感染。深部感染真菌标本,如痰、脑脊液亦可做成涂片,用革兰染色(白念珠菌)或墨汁负染色(隐球菌),观察形态特征,可做出初步诊断。

(二) 培养检查

培养检查可提高检出阳性率,确定菌种,弥补直接检查方法的不足。浅部真菌常用沙保培养基,22～28℃培养。深部真菌可用血琼脂或脑心葡萄糖血琼脂 37℃培养,也可根据不同菌种运用不同培养基,如孢子丝菌可用胱氨酸血液葡萄糖琼脂,必要时运用鉴别培养基和生化反应、同化试验等进行鉴定。

(三) 免疫学试验

近年来有许多方法用于检测深部感染真菌的抗体,辅助诊断荚膜组织胞浆菌、念珠菌、曲霉菌等感染。

四、防治原则

真菌感染尚无特异预防措施,主要注意公共卫生和个人卫生。对足癣等浅部感染可用市售癣药水和药膏治疗,治疗深部感染药物如两性霉素 B、氟胞嘧啶、克霉唑、益康唑、灰黄霉素等,但副作用较大。抗真菌新药酮康唑、伊曲康唑具有抗真菌谱广、毒副作用低等特点,临床上得以广泛应用。

第二节 主要致病性真菌

一、浅部真菌

浅部真菌主要侵犯皮肤、毛发、指甲等角化组织,一般不侵犯内脏和皮下组织,不引起全身感染,分为皮肤癣菌与角层癣菌两类。

（一）皮肤癣菌

寄生于皮肤角蛋白组织的浅部真菌,主要引起皮肤癣。可分为毛癣菌属、表皮癣菌属和小孢子癣菌属,其形态及培养特点为:

1. 毛癣菌　菌落呈绒絮状粉粒状或蜡样,颜色灰白、淡红、红、紫、黄、橙或棕。镜下形态大分生孢子呈细长棒状,壁较薄,数目少或无;小分生孢子丛生,呈葡萄状、梨状或棒状,较常见;厚膜孢子有时可见。菌丝呈螺旋状、球拍状、结节状、鹿角状等。

2. 表皮癣菌　菌落呈绒絮状或粉粒状,黄绿色。大分生孢子呈卵形或粗棒状,壁较薄,数目多;无小分生孢子;厚膜孢子数目较多,菌丝呈球拍状。

3. 小孢子癣菌　菌落呈绒絮状、粉粒状和石膏样,颜色灰白、橘红或棕黄;大分生孢子呈纺锤状,壁较厚,数目多少不一定;小分生孢子呈卵形或棒状,不呈葡萄状,不常见;厚膜孢子比较常见,菌丝呈结节状、梳状和球拍状。

皮肤癣菌的致病性主要由孢子播散传染,常由于接触患癣的人、动物(犬、猫、牛等)及染菌物体而感染。在临床上同一种癣症可由数种不同癣菌引起,而同一种癣菌因侵害部位不同,又可引起不同的癣症(表15-1)。皮肤癣菌主要引起头癣、手足癣、体癣、股癣及甲癣等。

表 15-1　皮肤癣菌的种类及侵犯部位

属　名	种数	侵犯部位		
		皮肤	指甲	毛皮
毛癣菌属（*Trichophyton*）	21	+	+	+
表皮癣菌属（*Epidermophyton*）	1	+	+	-
小孢子癣菌属（*Microsporum*）	15	+	-	+

（二）角层癣菌

寄生于皮肤角层及毛干表面的浅部真菌,引起角质层型和毛发型病变。主要包括秕糠状鳞斑癣菌,引起花斑癣,患者颈、腹、背等处汗渍斑点,故俗称汗斑;阿德毛结节菌,引起硬的黑色结节,使毛干上结节如砂粒状。

二、深部真菌

深部真菌是侵犯皮下组织和内脏,引起全身性感染的真菌。

（一）白假丝酵母菌

1. 生物学性状　本菌革兰染色阳性,细胞呈卵圆形,但着色不均匀。在病灶材料中常见菌细胞出芽生成假菌丝和芽生孢子。

在血琼脂或沙保琼脂上,37℃或室温孵育 2～3 日后,生成灰白色或奶油色菌落,带浓厚酵母香味的典型的类酵母型菌落。若接种于 4% 玉米粉琼脂上,室温孵育 3～5 日可见厚膜孢子,是本菌特点之一。

2. 致病性　白假丝酵母菌俗称白念珠菌,通常存在于正常人口腔、上呼吸道、肠道及阴道,一般不引起疾病,当机体免疫功能下降或菌群失调,本菌则大量繁殖并侵入细胞引起疾病。

（1）皮肤及黏膜感染：好发于皮肤潮湿、皱褶处（腋窝、腹股沟、乳房下、肛门周围等），皮肤潮红、潮湿、发亮，有时盖上一层白色或呈破裂状物，病变周围有小水疱。也可发生于黏膜部位，以鹅口疮、口角炎、阴道炎最多见。在黏膜表面盖有凝乳大小不等的白色薄膜，剥除后，留下潮红基底，并产生裂隙及浅表溃疡。

（2）内脏感染：有肺炎、肠胃炎、心内膜炎、膀胱炎、肾盂肾炎等，也可引起败血症。

（3）中枢神经念珠菌病：可引起脑膜炎、脑炎、脑脓肿等。

3. 微生物学检查 采取检材直接检查，根据孢子和假菌丝形态及类酵母型菌落特点，可做出初步诊断。

4. 防治原则 目前尚无有效预防措施，治疗常用氟康唑，效果较好。

（二）新生隐球菌

新生隐球菌（*Cryptococcus neoformans*）自然界中分布广泛，鸽粪中大量存在，也可存在人的体表、口腔和粪便中。

1. 生物学性状 本菌在组织液或培养物中呈较大球形，直径可达 $5 \sim 20\mu m$，菌体周围有肥厚的荚膜，折旋光性强，一般染料不易着色难以发现，称隐球菌，用墨汁负染后镜检，可见到透明荚膜包裹着菌细胞，菌细胞常有出芽，但不生成假菌丝。

在沙保琼脂及血琼脂培养基上，经25℃及37℃培养，生长良好，数日后生成酵母型菌落，初呈白色小菌落，1周后转淡黄色或棕黄色、湿润黏稠大菌落。

2. 致病性 荚膜多糖是其重要致病物质，具有抗吞噬作用，可降低机体抵抗力。本菌在土壤、鸟粪中大量存在，多数可引起外源性感染，一般经呼吸道感染，在肺部引起轻度炎症，亦可由破损皮肤及肠道传入。当机体免疫功能下降时向全身播散，主要侵犯中枢神经系统，导致脑膜炎、脑炎、脑肉芽肿等，此外该菌可侵入骨骼、肌肉、淋巴结、皮肤黏膜引起慢性炎症和脓肿。

3. 微生物学检查 实验检查可取脑脊液直接镜检，标本用墨汁负染后，可见圆形壁厚并有宽厚荚膜的菌细胞。在沙保培养基上分离培养后，再做形态及生化鉴定，小白鼠脑内及腹腔接种，观察是否导致其死亡。用血清学方法检出隐球菌荚膜多糖抗原，对该病诊断可提供重要帮助。

4. 防治原则 预防本菌感染，除应增强机体免疫力外，避免创口感染土壤及鸟粪等。治疗肺部和皮肤病变用氟胞嘧啶、酮康唑、伊曲康唑等有效，中枢神经系统可选用两性霉素 B、庐山霉素滴注或伊曲康唑口服。

除上述深部感染真菌外，申克孢子丝菌、曲霉菌、毛霉菌、卡氏肺孢子菌等也常引起相应的皮下或脏器感染。

思考题：

1. 简述真菌的基本结构和培养特点。
2. 常见的浅部感染真菌有哪些？分别引起何种疾病？
3. 常见的深部感染真菌有哪些？举例说明其所致疾病？

（陈 晓）

第十六章 病 毒

病毒(virus)是最微小、结构最简单的微生物,由蛋白衣壳包裹一段 DNA 或者 RNA 作为遗传物质,具有细胞感染性。病毒可在人、动物、植物、真菌和细菌中寄居并引起感染。病毒结构简单,无完整的细胞结构,它必须要在活细胞内才能显示生命活性,利用宿主的细胞系统进行自我复制,无法独立生长。与其他寄生性的微生物不同的是,病毒进入活细胞之后,不是进行细菌样的二分裂繁殖,而是依靠其内部的核酸,大量复制出病毒的子代,并导致细胞发生多种病变。病毒也可以在细胞外保持极强的生命力,能感染所有的具有细胞的生命体。

第一个已知的病毒是烟草花叶病毒,由荷兰微生物学家马丁乌斯·贝杰林克于 1899 年发现并命名,如今已有超过 5000 种类型的病毒得到鉴定。由于病毒只有一种核酸作为遗传物质,必须在活细胞内显示其生命活性,又没有完整的细胞结构。因此,病毒被列为一个独立的生物类型,研究病毒的科学被称为病毒学,是微生物学的一个分支。病毒学在医学微生物学中占有十分重要的地位,在致病微生物引起的疾病中,由病毒引起的约占 75%,常见病毒感染的疾病有病毒性肝炎、流行性感冒、急慢性腹泻、非典型性肺炎、艾滋病等,都具有传染性强、流行广泛、病患症状相似等特点,并且少有特效药。除了急性传染外,病毒还可以引起持续性感染,研究发现,有些肿瘤疾病、自身免疫疾病也与病毒有关。医学病毒学(medical virology)是研究病毒与人类疾病关系的一门科学,承担研究人类病毒的生物学特性、致病性、免疫性以及诊断和防治方法的任务。如何防治病毒疾病,研究病毒的生物学特性、致病机制,并研发能控制和消灭病毒传染病的生物制品,是病毒学的主要任务。

第一节 病毒的形态结构及化学组成

一、病毒的形态与结构

(一)病毒的形态

完整的成熟病毒颗粒称为病毒体(virion),是细胞外的结构形式,测量病毒体大小的单位为纳米(nm,1/1000μm)。病毒颗粒大约是细菌大小的 1%,其大小不一,差别悬殊,最大的约 300nm,如痘病毒,最小的只有 20~30nm,如脊髓灰质炎病毒。病毒的形态各异,从简单的螺旋形和正 20 面体形到复合型结构,多数呈球形和近似球形,还有子弹形、杆状等形态(图 16-1)。

(二)病毒的结构

病毒的主要结构由核心和衣壳构成核衣壳,结构最简单的病毒仅由核衣壳构成,也称为裸露病毒,而有些病毒的核衣壳外有包膜包裹。

二、病毒的化学组成

病毒的核心主要由核酸分子组成。病毒为单一核酸,即 DNA 或 RNA,DNA 病毒核酸多为双股,RNA 病毒核酸多为单股。病毒的核酸携带病毒全部遗传信息,是病毒的基因组,控制病毒的遗传变异、复制增殖及感染性。

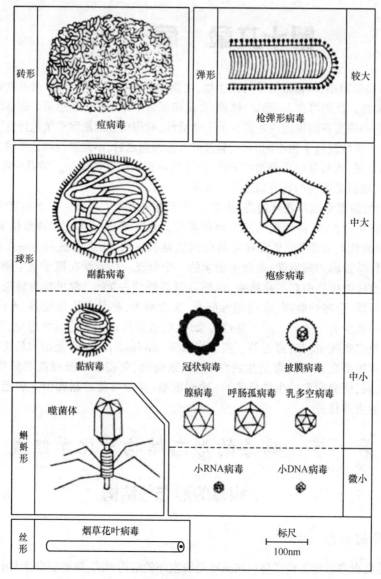

图 16-1　病毒的形态

　　病毒的衣壳包围在病毒核心外面,由一定数量的壳粒组成。壳粒是衣壳的亚单位,有多种排列形式。衣壳可以保护核酸免受核酸酶及其他理化因素的破坏,并可作为病毒鉴定及分类的依据,它还能决定病毒感染细胞的种类。衣壳蛋白具有抗原性,可诱发机体产生特异性免疫。

　　病毒的包膜包裹在病毒衣壳外,是一层由双层脂质、多糖和蛋白质组成的膜结构,有些病毒的包膜表面有刺突。病毒包膜维护病毒结构的完整性,并参与病毒的感染过程,具有抗原性。

第二节　病毒增殖与分类

　　病毒必须在活细胞内才能进行生命活动和增殖,这是由病毒的寄生性决定的。病毒的增殖方式是以基因组为模板,借 DNA 多聚酶或 RNA 多聚酶以及其他必要因素,经过复杂的生化合成过程,复制成新的基因组。在此过程中,宿主细胞的生化合成受到抑制,病毒基因组经过转录、翻译过程,产生大量的病毒蛋白质,再经过装配,释放出子代病毒。

一、病毒的增殖

(一) 病毒增殖的方式

1. 自我复制　病毒这种以核酸分子为模板进行增殖的方式称为自我复制(self replication)。

2. 复制周期　感染性病毒颗粒从进入宿主细胞开始到最后产生许多子代病毒并释放的过程称为病毒的复制周期,可分为吸附、穿入、脱壳、生物合成、装配与释放五个阶段(图16-2)。

(1) 吸附:感染的起始期,病毒附着于敏感细胞的表面,通过病毒的包膜或无包膜病毒衣壳表面的配体位点与细胞表面的特性受体结合。可分为非特异性吸附和特异性吸附,特异性吸附决定病毒的组织亲嗜性和感染宿主的范围,不同病毒的受体不同,有各自不同的易感细胞。

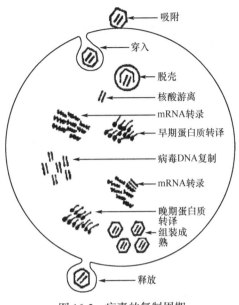

图 16-2　病毒的复制周期

(2) 穿入:病毒体吸附在宿主细胞后,病毒核酸或感染性核衣壳穿过细胞进入胞质,可通过三种方式穿入细胞:

1) 融合:在细胞膜表面病毒包膜与细胞膜融合,病毒的核衣壳进入胞质。

2) 胞饮:细胞膜内陷使整个病毒被吞饮入细胞内。

3) 直接进入。

(3) 脱壳:病毒进入细胞后必须脱去衣壳,其核酸才能在宿主细胞中发挥指令作用。多数病毒在穿入时已在细胞的溶酶体酶的作用下脱壳并释放出病毒的基因组。

(4) 生物合成:包括病毒核酸复制及蛋白质合成两个方面。在此期间,用血清学方法和电镜检查,不能从细胞内检出病毒体,称为隐蔽期。病毒基因组的类型不同,其蛋白质合成的方式各异;可分成早期蛋白质合成与晚期蛋白质合成两个阶段;早期蛋白是一些功能性蛋白质,又称为非结构蛋白;晚期蛋白为结构蛋白。

1) 双股DNA病毒的复制:病毒基因的 mRNA 转录与翻译(早期转录)──→病毒核酸复制──→晚期 mRNA 转录和翻译──→晚期蛋白质。

2) 单股正链 RNA 病毒的复制:病毒 RNA 的碱基序列与 mRNA 完全相同者,称为正链 RNA 病毒;病毒 RNA 直接附着于宿主细胞核糖体上,翻译出大分子蛋白质;以亲代 RNA 为模板形成一双链结构(复制型)──→互补的负链复制出多股子代正链 RNA。

3) 负链 RNA 病毒的复制:病毒 RNA 碱基序列与 mRNA 互补者,称为负链 RNA 病毒;病毒体中含有依赖 RNA 的 RNA 聚合酶,从亲代 RNA 转录出 mRNA,翻译出病毒结构蛋白和酶,同时又可作为模板,在依赖 RNA 的 RNA 聚合酶作用下合成子代负链 RNA。

4) 反转录病毒复制:病毒体含有正链 RNA、tRNA 及依赖 RNA 的 DNA 多聚酶(反转录酶)者,称为反转录病毒(retrovirus);复制过程分两个阶段:

以亲代 RNA 为模板──在依赖 RNA 的 DNA 多聚酶和 tRNA 引物的作用下──合成 RNA:DNA──RNA 被降解──以 cDNA 为模板形成 DNA:DNA──转入细胞核内──与宿主 DNA 整

合——前病毒。

前病毒 DNA——转录出病毒 mRNA——翻译出病毒蛋白质;前病毒 DNA 转录出病毒 RNA——子代病毒核酸。

(5) 装配与释放:子代病毒核酸与结构蛋白合成后,可在宿主细胞内一定部位装配成子代病毒的核衣壳。病毒的种类不同,在细胞内复制时进行装配的部位也不同,DNA 病毒大多数在胞核内装配,RNA 病毒多数在胞质内装配。而释放子代病毒体的方式也不完全一样,有包膜的病毒,装配成核衣壳后以出芽释放,无包膜的病毒装配成的核衣壳即为成熟的病毒体,直接破胞释放。

二、病毒的分类

病毒的分类依据有很多,根据其寄生宿主可分为动物病毒、植物病毒、细菌病毒(噬菌体)和昆虫病毒。国际病毒分类委员会提出了初步分类原则,主要根据病毒生物学性状和理化特性进行分类:

1. 根据病毒基因组特性分类 包括核酸类型(DNA 或 RNA);单链或双链;线状或环状;是否分节段;基因组大小(kb);核酸占病毒体总量的百分比;核苷酸序列及特异结构等。

2. 根据病毒体形态学分类 包括形态大小和结构、衣壳的对称型、衣壳壳粒数目及核衣壳直径和刺突。

3. 根据病毒体的生理学特性分类 包括分子大小、浮密度、pH 稳定性、末端稳定性,对乙醚、消毒剂等理化因素的敏感性。

4. 根据病毒蛋白质特性分类 包括蛋白含量、结构蛋白、非结构蛋白特异活性(转录酶、反转录酶、神经氨酸酶等)、氨基酸序列、变性(糖基化、磷酸化、烷化)。

5. 根据组织培养生长特性分类 包括对细胞种类的敏感性、复制方式、复制过程(生物合成、装配及释放方式),包涵体形成等。

6. 根据生物特性分类 包括自然宿主范围、传播方式及传播媒介、流行病学特征、致病性和病理学特点、组织亲嗜性等。

第三节 病毒的感染与免疫

一、病毒对机体的致病作用

病毒的致病性在于病毒会通过一定的途径,进入到机体的易感细胞,释放其核酸,并在宿主细胞内表达,导致宿主细胞发生病理变化或遗传性改变。

(一) 病毒的感染方式

病毒感染分为水平感染和垂直感染。水平感染指个体之间的感染,如通过呼吸道、消化道、皮肤(注射、昆虫叮咬或动物咬伤)或黏膜(眼结膜、泌尿生殖道黏膜)接触从某一个体传给另一易感者的感染。垂直感染指某些病毒经胎盘或产道由孕妇传给出生前子代的感染,如感染风疹病毒的孕妇,可以造成胎儿畸形,因为风疹病毒可以通过胎盘传给胎儿,在胚胎发育过程中发生致病作用(表 16-1)。

表 16-1 人类病毒的感染途径

感染途径	传播方法及媒介	所见病毒种类
呼吸道感染	飞沫、痰、唾液、皮屑	流感、副流感、腺病毒、鼻病毒、麻疹、水痘及腮腺炎等病毒
消化道感染	饮食(粪便污染)	脊髓灰质炎病毒、甲肝病毒及其他肠道病毒、轮状病毒
经皮肤(虫媒)感染	昆虫叮咬、动物咬伤、注射输血、刺破皮肤	脑炎等虫媒病毒、狂犬病、疱疹病毒、人类免疫缺陷病毒、乙型及丙型肝炎病毒
眼及泌尿生殖道感染	面盆、澡盆、毛巾、产妇分娩、尿液	单纯疱疹病毒、腺病毒、巨细胞病毒、人类免疫缺陷病毒、乙型肝炎病毒
胎内与产道感染	经胎盘或出生时经产道感染	风疹、巨细胞、单纯疱疹(2型)等病毒

(二)病毒的播散过程

病毒在体内感染后,要进行播散,可以分为细胞间、细胞外和细胞核播散。细胞间播散为病毒通过细胞间桥或细胞融合从感染细胞到另一易感细胞,没有胞外过程;细胞外播散是病毒在易感细胞内增殖、裂解细胞后,大量病毒释放到细胞外,并立即吸附进入其他易感细胞内增殖;细胞核播散是病毒核酸整合到宿主细胞染色体上,随宿主细胞分裂而传至子代细胞。在上述过程中,只有在细胞外播散的病毒会受到抗体等免疫分子的影响。

(三)病毒感染对细胞的影响

不同类型的病毒与宿主细胞相互作用,可表现为不同的结果,多数情况为宿主细胞死亡。

1. 杀细胞效应 病毒在感染细胞内增殖,引起细胞溶解死亡的作用,称为杀细胞效应。主要是病毒在感染细胞内阻断了宿主细胞自身蛋白质合成和核酸复制,或者病毒的结构蛋白对宿主细胞的直接毒性作用,导致细胞死亡。还有一种"溶细胞感染",是由于细胞膜通透性或溶酶体膜功能改变,细胞内钠离子浓度升高、钾离子浓度下降、细胞肿胀、溶酶体外漏等引起的细胞自溶。脊髓灰质炎病毒、柯萨奇病毒及鼻病毒等无囊膜的小 RNA 病毒感染属于这一类。杀细胞效应常常作为病毒增殖的指标之一。

2. 引起细胞膜变化 有些病毒在感染细胞内增殖,成熟之后以出芽的方式从感染细胞逐个释放出来,再感染临近细胞,可引起宿主细胞膜的改变,出现细胞融合。麻疹病毒和副流感病毒能使感染的细胞膜发生改变,而导致感染细胞与邻近未感染细胞发生融合。细胞融合(cell fusion)的结果是形成多核巨细胞(polykaryocyte)合胞体(syncytium)。这是这类病毒感染细胞的病理特征。

3. 包涵体出现 包涵体(inclusion body)是病毒感染细胞中独特的形态学变化,是病毒合成的场所,在病毒感染细胞后,细胞内出现一定形态学特征,光学显微镜下可见的斑块。各种病毒的包涵体形态各异,单个或多个,或大或小,圆形、卵圆形或不规则形,位于核内或胞质内,嗜酸性或嗜碱性。根据病毒包涵体的形态、染色性及存在部位,对某些病毒有一定的诊断价值。

4. 引起细胞染色体变化或基因表达异常 某些病毒感染在一定条件下可引起宿主细胞染色体变化,如断裂、易位、粉碎等,这些变化与病毒的致畸、致突变、致癌有密切的关系。有些 DNA 病毒的全部或部分 DNA 以及反转录病毒合成的 cDNA 插入宿主细胞基因中,形成前病毒(provirus),导致细胞遗传性状的改变,称为整合感染(integrated infection)。整合的宿主细胞不复制期间为潜伏感染,偶尔复制出完整病毒时为复发感染。在适宜条件下细胞也可转化为癌细胞,细胞膜上出现肿瘤抗原。HTLV-1、EBV、HPV、HBV 均可造成这一类型的感染。

二、病毒的感染类型

病毒感染机体一方面取决于病毒的毒力或致病力,一定的数量和合适的侵入门户;另一方面取决于机体的免疫力。毒力一般指同一病毒不同毒株所致疾病的严重程度。致病力是指不同病毒所致疾病的严重程度。因此,病毒的特性及机体免疫应答状态决定了病毒感染机体的类型和结局。机体感染病毒之后,可表现出不同的临床类型:

(一) 根据有无症状可分类

根据有无症状可分为隐性感染(inapparent infection)和显性感染(apparent infection)。

1. 隐性感染 病毒进入机体后,对组织细胞造成轻微损伤很快被机体修复或损伤低于功能性损伤的界限,不出现临床症状的感染,又称亚临床感染(subclinical infection)。这种情况与病毒的种类、毒力较弱和机体的免疫力较强有关,病毒不能大量繁殖,对组织细胞的损伤不明显。病毒的隐性感染特别常见,由于不会出现临床症状,往往被漏诊和误诊,但是病毒在体内仍可增殖并向外传播,成为新的传染源。隐形感染者也称为病毒携带者(viral carrier),这部分隐性感染者也可以获得对该种病毒的免疫力,从而终止感染。

2. 显性感染 指病毒进入机体,到达靶细胞后大量增殖,使细胞损伤,致使机体出现临床症状的感染类型,分为急性感染与持续性感染。

(二) 根据病毒在机体内感染过程、滞留的时间可分类

根据病毒在机体内感染过程、滞留的时间可分为急性感染和持续性感染。后者又可分为慢性感染、潜伏性病毒感染、慢发病毒感染和急性感染的迟发并发症。

1. 急性感染 机体感染病毒后,潜伏期短,发病急,病程短,痊愈后病毒完全从机体中排除,恢复后机体会获得特异性免疫。临床所见的绝大多数病毒感染,如麻疹、乙型脑炎、流感、脊髓灰质炎、水痘等都为急性感染。病毒侵入机体内,在一种组织或多种组织中增殖,并经局部扩散,或经血流扩散到全身。经 2~3 天以至 2~3 周的潜伏期后,病毒繁殖到一定水平,由于局部或组织广泛损伤,引起临床感染。从潜伏期起,宿主动员了非特异性和特异性免疫,除致死性疾病外,宿主一般能在症状出现后 1~3 周内,消除体内的病毒。通常在症状出现前后的一段时间内及病后数天到 2 周,从组织或分泌物中能分离出病毒。

2. 持续性感染 显性或隐性感染后,病毒在机体内可以存在数月至数年,甚至数十年,可出现症状也可不出现症状而成为长期带病毒者,引起慢性进行性疾病,成为重要的传染源,是病毒感染的一种重要类型。持续感染有下述四种类型:

(1) 潜伏性病毒感染(latent viral infection):经急性或隐性感染后,病毒长期潜伏在组织或细胞内,不产生有感染性的病毒颗粒,也不表现临床症状,经过若干年后,由于生理性或病理性因素影响,使潜伏病毒激活而发生增殖,产生病毒颗粒,出现临床症状。例如,水痘-带状疱疹病毒感染。

(2) 慢性病毒感染(chronic viral infection):显性或隐性感染后,病毒长期在体内未被完全清除,可持续地存在于血液或组织中并经常或间歇地增殖并排出病毒,病程长达数月至数年。例如,乙型肝炎病毒引起的慢性肝炎。

(3) 慢发病毒感染(slow viral infection)或称迟发病毒感染:病毒感染后潜伏期达数月、数年甚至数十年之久。此时机体无症状,也分离不出病毒。一旦症状出现,多表现亚急性进行性过程,最终造成死亡。例如,引起 AIDS 的 HIV。

(4) 急性病毒感染的迟发并发症:急性感染后 1 年或数年,发生致死性的病毒病,如亚急性硬化

性全脑炎(subacute sclerosing panencephalitis,SSPE)。

(三) 根据病毒在体内的传播方式分类

又可以分为局部感染和全身感染。

1. 局部感染(local infection)　病毒仅在入侵部位的组织细胞中繁殖,扩散到邻近细胞或直接通过细胞间桥从一个细胞进入另一个细胞,病毒没有远距离扩散的能力,限于局部表面感染,引起局部或全身症状。例如,流感、副流感、呼吸道合胞病毒、腺病毒及轮状病毒的感染。

2. 全身感染(systemic infection)　病毒从被感染的细胞释放出细胞外,再感染邻近细胞,并且往往通过血流传播至全身。脊髓灰质炎病毒从肠道侵入,先在肠道黏膜以及肠系膜淋巴结中增殖,进入血流形成第一次病毒血症,病毒随血液流入全身淋巴结及脾等合适部位增殖,形成第二次病毒血症,然后侵犯靶器官——中枢神经系统。

三、病毒感染引起的免疫病理损伤

病毒感染病灶中最多见的是淋巴细胞和单核吞噬细胞浸润,它是特异性的细胞免疫反应,如麻疹和疱疹的皮疹、流感的黏膜炎症和肺炎。另一类炎症类型就是抗原抗体补体复合物引起的多形核粒细胞及单核细胞浸润,如急性黄疸型肝炎。免疫病理损伤是Ⅱ、Ⅲ、Ⅳ型变态反应及自身免疫所致。病毒感染偶尔会引起自身免疫,如变态反应性脑炎、多发性神经炎、变态反应性血小板减少性紫癜等。

1. 病毒对免疫系统的直接损伤　许多人类病毒可以感染人的淋巴细胞,从而直接影响免疫功能,诱发或促进某种疾病,甚至是肿瘤的发生。

2. 病毒稳定感染,诱发免疫应答　有些病毒感染细胞后,呈稳定感染状态,即病毒感染细胞后,不杀死宿主细胞,病毒的增殖和释放与宿主细胞生长繁殖同时存在。这种感染可以使细胞失去激发机体免疫应答,或通过抗体介导,或激活补体,或通过细胞免疫造成免疫损伤。

3. 免疫复合物引起的损伤　在免疫应答反应中,血流中形成的抗原抗体复合物在一定条件下发生沉积,激活补体引起Ⅲ型超敏反应,如肾小球肾炎、关节炎。

4. 抗体增强病毒感染作用　机体中的抗体在中和病毒时,不足以和病毒完全中和,其 Fab 段结合抗原,Fc 段则与具有 Fc 受体的单核吞噬细胞结合,有利于增加受感染的细胞数量。当感染细胞膜表面出现大量病毒抗原,激发机体免疫应答,细胞释放多种酶类,并激活补体等,从而引起一系列相应的病理变化,出现出血和休克等症状。

5. 自身免疫应答引起的损伤　病毒感染可以引起细胞表面成分的改变,出现自身抗原。自身抗原诱导机体产生自身抗体或致敏淋巴细胞,通过自身免疫应答造成组织细胞损伤。

6. 病毒感染引起的暂时性免疫抑制　麻疹病毒感染能使病儿结核菌素阳性转为阳性反应,持续 1~2 个月,以后逐渐恢复。近 10~20 年来,观察到许多病毒感染都能引起暂时性免疫抑制,如流感、流行性腮腺炎、麻疹、风疹、登革热、委内瑞拉马脑炎、单纯疱疹、巨细胞病毒感染等,急性期和恢复期患者外周血淋巴细胞对特异性抗原和促有丝分裂原(PHA、ConA)的反应都减弱。

四、宿主的抗病毒免疫

(一) 非特异性抗病毒免疫

主要包括血脑屏障、胎盘屏障、巨噬细胞的吞噬作用及干扰素的抗病毒作用。

1. 血脑屏障　是由软脑膜和脉络丛的脑毛细血管壁内皮细胞基膜及壁外星状神经胶质细胞形成的胶质膜组成，能阻挡病毒经血流进入中枢神经系统。婴幼儿由于血脑屏障尚未发育完善，故易患由病毒感染所致的脊髓灰质炎、脑炎等。腮腺炎病毒、水痘-带状疱疹病毒感染时也常突破血脑屏障，导致病毒性脑炎或脑膜炎。

2. 胎盘屏障　由子宫内膜的基蜕膜和胎儿绒毛膜滋养层细胞组成。可以保护胎儿免受母体内感染病毒（主要是发生病毒血症）的侵害。单纯疱疹病毒、乙肝病毒、巨细胞病毒、风疹病毒及人类免疫缺陷病毒可通过胎盘造成垂直感染。胎盘屏障的保护作用与妊娠时期有关。妊娠 3 个月以内，由于胎盘屏障尚未发育完善，在此期间，孕妇若感染以上几种病毒，极易通过胎盘感染胎儿，引起先天性畸形、流产或早产。

3. 巨噬细胞（macrophage，Mφ）　分为两大类，一类是大吞噬细胞，称为单核-巨噬细胞系统，包括骨髓中的前单核细胞，血液中单核细胞和淋巴结、脾、肝、肺内的巨噬细胞以及神经系统内的小胶质细胞等；另一类是小吞噬细胞，包括中性粒细胞和嗜酸粒细胞。巨噬细胞对入侵的病毒有吞噬和清除的作用。但在非免疫的机体，吞噬后不能迅速灭活，病毒反而可在其中增殖，甚至由其带至全身，此为不完全吞噬。中性粒细胞能吞噬病毒，但无杀灭作用，病毒在其中增殖，可将病毒扩散到全身。

4. 自然杀伤细胞（natural killer cell，NK）　在形态上属于大颗粒淋巴细胞，直接来源于骨髓，能直接杀伤许多病毒感染的靶细胞，在机体的抗病毒细胞免疫中发挥重要的作用。因其不需要抗原预先致敏，也不需要抗体协助，而能杀伤靶细胞，故称为自然杀伤细胞。

5. 干扰素（interferon，IFN）　是由病毒或其他干扰素诱生剂等刺激单核吞噬细胞、巨噬细胞、淋巴细胞以及体细胞等多种细胞所产生的一种糖蛋白，是后天获得的非特异性免疫成分。由人类细胞诱生的干扰素，根据其抗原性不同分为 α、β、ω、γ 四种。每一种又可根据其氨基酸顺序不同而分为若干亚型。α、β、ω 干扰素属于 Ⅰ 型干扰素。由 T 细胞接受抗原或其他非特异性刺激物（PHA）刺激诱生的干扰素为 γ 干扰素，属于 Ⅱ 型干扰素，又称免疫干扰素。

干扰素的抗病毒的作用不直接作用于病毒，而是诱导宿主细胞合成抗病毒蛋白，包括蛋白激酶、2′,5′腺嘌呤核苷合成酶、磷酸二酯酶及蛋白激酶，这些蛋白具有降解 mRNA，控制病毒蛋白质合成的作用。也就是说，干扰素虽然具有广谱的抗病毒活性，但只是抑制病毒并无杀灭病毒的作用。干扰素的抗病毒作用无种属特异性，但对使用者有种属特异性，即小鼠产生的干扰素不能作用于人细胞。另外，抗病毒蛋白作用于病毒，对宿主蛋白质的合成没有影响。其机制尚不清楚。干扰素的生物学活性具有较严格的种属特异性。Ⅰ 型干扰素的抗病毒作用较强，而 Ⅱ 型干扰素则具有较强的抑制肿瘤细胞增殖和免疫调节作用。

（二）特异性抗病毒免疫

1. 体液免疫的抗病毒作用　机体受病毒感染或接种疫苗后，体内出现特异性抗体，包括中和抗体（neutralizing antibodies，NTAb）、补体结合抗体（complement fixation antibodies，CFAb）和血凝抑制抗体（heamagglutination inhibition antibodies，HIAb）。而具有保护作用的主要是中和抗体。中和抗体能与病毒结合后消除病毒的感染能力，它阻止病毒吸附和穿入易感细胞，保护细胞免受病毒感染，还可有效地防止病毒通过血流播散，在杀灭细胞外的游离病毒中起主要作用。中和抗体不能直接灭活病毒，但可以与病毒结合，这种保护作用称为病毒中和作用。补体的参与可以明显地促进病毒中和作用。中和抗体对于已经进入细胞内的病毒不能发挥作用。因此，在病毒性感染中，免疫血清主要用于预防而不是治疗。

2. 细胞免疫的抗病毒作用　由于中和抗体对细胞内的病毒不能发挥作用，因此，对已经进入细胞内的病毒，只能依靠细胞免疫加以清除。一般来说，机体主要通过杀伤性 T 细胞（T_c 或 CTL）和 T

细胞释放的淋巴因子发挥抗病毒作用。

3. 免疫病理作用 病毒诱生的免疫应答除引起免疫保护作用外,还可引起一定的免疫病理作用。抗病毒的抗体如果因为亲和力下降或与抗原比例不当,可在体内形成抗原抗体复合物,其沉积可以引起Ⅲ型超敏反应。例如,有些感染了病毒的患者发生了肾小球肾炎,就是这种免疫病理作用所致。

五、病毒的诊断治疗与防治原则

(一) 病毒的诊断

1. 标本的采集与送检 所用标本应采集患者急性期标本,来用于分离病毒或检测病毒及其核酸。根据不同病毒感染采取不同部位的标本,常见的呼吸道感染一般采取鼻咽分泌物或痰液、病毒血症采取血液、脑内感染采取脑脊液、消化道感染采取粪便等;病毒具有在室温中容易灭活的特点,在采集和运送标本中注意冷藏。对于血清学检查的标本,应采取双份血清,在发病初期和病后 2 ~ 3 周分别采取一份,能检查出抗体效价的变化。

在流感病毒的分离培养中,最敏感的是鸡胚接种,用血凝和血凝抑制试验以鉴定病毒,此外,还可以进行细胞培养。在对于狂犬病病毒及乙型脑炎病毒的分离鉴定中还要应用动物接种以鉴定病毒种类。

2. 病毒感染的快速诊断 病毒的分离培养和传统的血清学方法费时费力,不能及时做出诊断,只能用于回顾性诊断或进行流行病学调查研究,促使新的快速诊断方法问世。由此,出现了固相免疫电镜,能从小儿腹泻的粪便中发现轮状病毒,从乙型肝炎患者血清中发现病毒。免疫酶技术也成为快速诊断的主要方法之一,如 ELISA 等。

(二) 病毒的治疗

1. 抗病毒药物或制剂的应用 病毒具有必须进入宿主细胞才能显示其生命活性的特性,所以此类抗病毒药物或制剂分别从病毒感染细胞的吸附、穿入及脱衣壳、病毒核酸复制、装配释放等各个环节设计。在 20 世纪 60 年代研究的金刚烷胺可用于抑制甲型流感病毒的脱衣壳,虽有一定的预防作用,但是副作用很大。现在的研究热点是可以抑制病毒基因复制、转录及翻译的药物和制剂,并已取得良好效果,如核苷类药物、病毒蛋白酶抑制剂、干扰素及其诱生剂、细胞因子 IL-12、TNF。一些中草药,如黄芪、鱼腥草、板蓝根、大青叶等天然药物也有很好的抗病毒作用。

2. 免疫制剂 病毒感染机体并引起疾病是病毒与机体相互作用的结果,抗病毒治疗应采取既针对病毒又针对机体的综合治疗措施。选择一些提高机体免疫应答、促进消灭病毒感染的药物也能达到抗病毒的目的。由于病毒的中和抗体可阻断病毒进入易感细胞,抗病毒的特异免疫球蛋白不仅可以用于预防,也可以用于治疗。治疗性疫苗在我国发展很快,如在临床中已经应用了单纯疱疹病毒、乙型肝炎病毒及 HIV 的治疗性疫苗。

(三) 病毒感染的预防

目前,针对病毒的治疗药物的临床效果远不如抗生素治疗细菌,对病毒的预防就显得更加重要。一些抗病毒疫苗的应用比较广泛,其中,减毒活疫苗可以在体内增殖诱发免疫应答,接种量和接种次数比灭活疫苗少,目前应用广泛。但是,很多病毒中还没有获得稳定而有强免疫原性的减毒活毒株,这些疫苗只能采取灭活病毒。与人类病毒抗原性有交叉免疫原性的动物病毒也可以作为减毒活疫苗,牛痘苗预防天花就是这类疫苗成功运用的范例。

1. 基因工程疫苗 此类疫苗产品必须有病毒学和免疫学的研究基础,才能算是成功的重组疫苗产品,它表达的是病毒蛋白质,本质就相当于灭活疫苗。迄今为止,广泛应用的只有乙型肝炎重组疫苗。

表 16-2 我国常见的病毒疫苗

疫苗名称	疫苗种类
脊髓灰质炎疫苗	减毒活疫苗(人二倍体,Vero)
麻疹疫苗	减毒活疫苗(鸡胚细胞)
流行性腮腺炎疫苗	减毒活疫苗(鸡胚细胞)
风疹疫苗	减毒活疫苗(人二倍体细胞)
甲型肝炎疫苗	减毒活疫苗(人二倍体细胞)
乙型肝炎疫苗	基因工程疫苗(酵母菌表达)
人用狂犬疫苗	灭活疫苗(地鼠肾细胞)
乙型脑炎疫苗	灭活疫苗(地鼠肾细胞)

2. 核酸疫苗 包括 DNA 疫苗和 RNA 疫苗,是由载体(质粒蛋白 DNA)和编码病原体某种抗原的 cDNA 和 mRNA 组成。核酸疫苗的优点是便于制备,易于储存和运输,可以诱发体液免疫和细胞免疫、免疫应答时间稳定持久等。

3. 其他类型疫苗 合成肽疫苗、抗独特型疫苗、表达多种病毒表位的联合多价疫苗等,还处于实验室研究阶段,发展到成熟产品还需一定时间。我国常见的病毒疫苗,见表 16-2。

思考题:

1. 简述病毒的基本结构和特殊结构。

2. 病毒的遗传物质有哪些特点,病毒的增殖方式与其他微生物有何不同?

(田　昕)

第十七章　常见致病病毒

第一节　呼吸道病毒

呼吸道病毒是指一类能侵犯呼吸道,引起呼吸道局部病变或仅以呼吸道为侵入门户,主要引起呼吸道以外组织器官病变的病毒。呼吸道病毒主要介绍流感病毒、呼吸道合胞病毒、水痘-带状疱疹病毒、麻疹病毒、腮腺炎病毒、风疹病毒等。在临床疾病中,90% 以上急性呼吸道感染是由病毒引起。此外,肠道病毒中的柯萨奇病毒、埃可病毒、巨细胞病毒等也能引起呼吸感染。

一、流行性感冒病毒

流行性感冒病毒(influenzavirus),简称流感病毒属正黏病毒科,有甲(A)、乙(B)、丙(C)三型,引起人和动物(猪、马、海洋哺乳动物和禽类等)流行性感冒(简称流感)。

(一) 生物学性状

1. 形态与结构　流行性感冒病毒多数呈球形或丝状,球形直径80～120nm,新分离株丝状多于球形,有时可达4000nm 左右,有核衣壳和包膜构成。流感病毒的核衣壳呈螺旋对称,有胞膜,单链分片段 RNA 病毒。病毒核蛋白为可溶性抗原,抗原性稳定,未发现变异,具有型特异性。

流感病毒的包膜有两层结构,内层为病毒基因编码的基质蛋白 M1,它的存在增加了包膜的硬度和厚度,并可促进病毒装配。M 蛋白抗原性稳定,亦具有型特异性。包膜外层为来自宿主细胞的脂质双层膜,甲型和乙型流感病毒包膜上面镶嵌有两种由病毒基因编码的糖蛋白刺突,即血凝素(hemagglutinin,HA)和神经氨酸酶(neuraminidase,NA),两者数量之比为 5：1。它们是划分流感病毒亚型的依据,抗原性极易变异(图 17-1)。

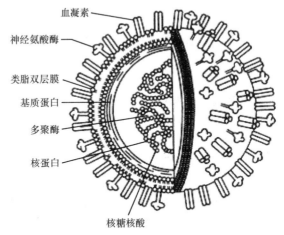

图 17-1　流行性感冒病毒结构

2. 分类　根据 M 蛋白抗原性的不同可将流感病毒分为甲、乙、丙三型;甲型又可根据 HA 和 NA 抗原性不同,再区分为若干亚型,目前从禽类已鉴定出 15 个 HA 亚型(H1～H15),9 个 NA 亚型(N1～N9)。近一个世纪的时间,在人类流行的多属于 H1、H2、H3 及 N1 和 N2 亚型,乙型、丙型流感病毒至今尚未发现亚型,而甲型流感病毒已经历过数次重大变异。研究表明,所有哺乳动物的流感病毒均来源于禽类(如鸡、鸭)。而猪和某些哺乳动物在新亚型的出现中起关键作用,猪对人、哺乳动物和禽类流感病毒均敏感,这给各种亚型流感病毒在猪中进行基因重组创造了条件。

3. 培养特性　流感病毒可在鸡胚和培养细胞中增殖。初次分离接种羊膜腔阳性率较高,传代适应后可移植于尿囊腔。也可以在人胚肾、犬肾细胞或猴肾细胞中培养,需用红细胞凝集试验或红细胞吸附试验及免疫学方法证实病毒的存在。流感病毒不耐热,56℃,30min 被灭活,0～4℃能存活数周，-70℃以下可长期保存；对干燥、紫外线、乙醚、甲醛、乳酸等敏感。

（二）致病性与免疫性

1. 致病性　患有流感的患者为传染源，病毒经飞沫或污染的手、用具等传播，温带冬天为流行季节。流感病毒传染性强，最严重者可致病毒性肺炎，但 50% 感染后无症状。病毒侵入易感者的呼吸道，在上皮细胞内增殖，引起细胞空泡变性，纤毛丧失最终坏死脱落。潜伏期 1～3 天，突然发病，有畏寒、发热、头痛、肌痛、厌食、乏力、鼻塞、流涕、咽痛和咳嗽等症状。体温可高达 38～40℃，持续 1～5 天，平均 3天。病毒仅在局部增殖，一般不入血。全身症状与病毒感染刺激机体产生的干扰素和免疫细胞释放的细胞因子有关。小儿体温比成人高，可迅速发生抽搐或谵妄，呕吐、腹痛、腹泻较常见。免疫力低下、心肺功能不全者和婴幼儿在感染后 5～10 天，易发生细菌性继发感染，特别是肺炎，病死率很高。

2. 免疫性　人类对流感病毒普遍易感染，感染后可获得对同型病毒的免疫力，一般可以维持 1～2年。特异性抗体主要是呼吸道局部的 SIgA。血清抗-HA 中和抗体可持续十几年，对同型病毒有牢固免疫力。细胞免疫中主要靠细胞毒性 T 细胞（Tc 细胞）对感染病毒的靶细胞的杀伤，不需要补体参加，在感染过程中可产生干扰素，阻止病毒的增殖和进一步扩散。新生儿可获得自然被动免疫，但在出生后第 2 个月后显著下降，至第 7 个月完全消失。

（三）微生物学检查法

在流感暴发流行时，根据典型症状即可做出临床诊断。实验室检查主要用于鉴别诊断和分型，特别是监测新变异株的出现、预测流行趋势和提出疫苗预防建议。检查方法包括：

1. 分离病毒　取急性期患者鼻咽部的分泌物，接种鸡胚或细胞培养管，经培养后确认有无病毒。若结果呈阳性，用已知免疫血清做血凝抑制试验，确定类型。血凝抑制试验在流感病毒血清学诊断中最为常用。

2. 检测抗原　用免疫荧光法或酶免疫测定法直接从患者呼吸道分泌物、脱落细胞中检测抗原。

3. 检测病毒核酸与分型　用核酸杂交、PCR 或序列分析检测病毒核酸和进行分型测定。

（四）防治原则

1. 隔离与预防接种　流行期间应尽量避免人群聚集，及时发现和隔离。公共场所每 100m³ 空间可用 2～4ml 乳酸加 10 倍水混匀，加热熏蒸，能灭活空气中的流感病毒。免疫接种是预防流感最有效的方法，但必须与当前流行株的型别基本相同。

2. 中药与化学制剂防治　流感尚无特效疗法，中药板蓝根、大青叶、连翘、金银花、贯众等中草药和桑菊饮、玉屏风散等方剂对流感有一定的防治作用。盐酸金刚烷胺及其衍生物甲基金刚烷胺可用于预防甲型流感，其作用机制主要是抑制病毒的穿入和脱壳。

二、麻 疹 病 毒

麻疹病毒（measles virus）属于副黏病毒科，是麻疹的病原体。麻疹是儿童时期最为常见的急性传染病，以皮丘疹、发热及呼吸道症状为特征，发病率几乎达 100%，常因并发症的发生导致死亡，若无并发症，愈后良好。我国自 20 世纪 60 年代初应用减毒活疫苗以来，儿童的发病率显著下降。但在发展中国家麻疹仍是儿童死亡的一个主要原因。

（一）生物学性状

1. 形态与结构　病毒呈球形，直径只有 100～250nm（1nm = 0.000 001mm），核心为负股 RNA，不

分节段。核衣壳包绕核酸,呈螺旋对称,外有脂蛋白的包膜,表面有两种刺突,即 HA 和溶血素(haemolysin,HL),它们的成分都是糖蛋白,但性质各异。HA 只能凝集猴红细胞,能与宿主细胞受体吸附。HL 具有溶血和使细胞发生融合形成多核巨细胞的作用。HA 和 HL 均有抗原性,产生的相应抗体具有保护作用。麻疹病毒包膜上无神经氨酸酶,结构见图 17-2。

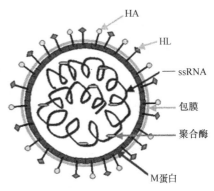

图 17-2　麻疹病毒结构

2. 培养特性　麻疹病毒在外界环境中抵抗力很弱,干燥、日光、高温和一般消毒剂都能杀灭麻疹病毒。在室温下仅存活 2h,能耐寒,4℃ 可存活 5 个月,－15℃ 能存活 5 年。所以麻疹在冬春季节发病率高。麻疹病毒能在人胚肾细胞、人羊膜细胞或猴肾细胞中增殖,并有致细胞病变效应,使细胞互相融合形成多核巨细胞,核内和胞质内形成嗜酸性包涵体。

麻疹病毒只有一个血清型,但自 20 世纪 80 年代以来,各国都有关于麻疹病毒抗原性变异的报道。核苷酸序列分析表明,麻疹病毒存在着基因漂移。

(二) 致病性与免疫性

1. 致病性　人是麻疹病毒的自然宿主,急性期患者为传染源,病毒存在于患者鼻咽和眼的分泌物中,通过飞沫直接或鼻腔分泌物入侵易感者的呼吸道,也可通过眼结膜侵入机体。

发病前的潜伏期为 10～14 天,病毒先在呼吸道上皮细胞内增殖,然后进入血流,出现第一次病毒血症,主要有发热及上呼吸道不适症状,一般发热低到中等度,亦有突发高热伴惊厥者,此称为前驱期,一般从发病到出疹 3～5 日。出疹期为 3～5 日后,全身症状及上呼吸道症状加剧,体温可高达 40℃,精神委靡、嗜睡、厌食。首先于耳后发际出现皮疹,迅速发展到面颈部,一日内自上而下蔓延到胸、背、腹及四肢,2～3 日内遍及手心、足底,此时头面部皮疹已可开始隐退。幼儿常有呕吐、腹泻,在软腭、硬腭弓可出现一过性红色细小内疹。在起病第 2～3 日可于双侧近白齿颊黏膜处出现细砂样灰白色小点,绕以红晕,称麻疹黏膜斑(Koplik 斑)为本病早期特征。皮疹 2～3mm 大小,初呈淡红色,散在,后渐密集呈鲜红色,进而转为暗红色,疹间皮肤正常。出疹时全身淋巴结、肝、脾可肿大,肺部可闻干粗啰音,此过程是病毒随血流侵入全身淋巴组织和单核-吞噬细胞系统,在其细胞内增殖后,再次入血形成第二次病毒血症,表现为细胞融合成多核巨细胞,核内和胞质内形成嗜酸性包涵体等。少数病例病毒尚可侵犯中枢神经系统。恢复期皮疹出齐后按出疹顺序隐退,留有棕色色素斑,伴糠麸样脱屑,存在 2～3 周。随皮疹隐退全身中毒症状减轻,热退,精神、食欲好转,咳嗽改善而痊愈。整个病程 10～14 天。

如果患者抵抗力低下,护理不当,死亡率亦可高至 25% 以上。最严重的并发症为脑炎,发病率为 0.5%～1.0%,其中死亡率为 5%～30%。最常见的并发症为肺炎,占麻疹死亡率的 60%。亚急性硬化性全脑炎(SSPE)是麻疹晚期神经中枢系统并发症,发生率为 (0.6～2.2)/10 万。患者大脑功能发生渐进性衰退,表现为反应迟钝、精神异常,运动障碍,病程 6～9 个月,最后导致昏迷死亡。SSPE 患者血液和脑脊液中有异常高水平的麻疹病毒抗体,但病毒分离困难。

2. 免疫性　麻疹有较强的免疫原性,自然感染后一般免疫力牢固,抗体可持续终生,母亲抗体能保护新生儿,可维持 6～12 个月。其中抗 H 抗体和抗 F 抗体在抵抗麻疹病毒再感染中有重要作用。麻疹的恢复主要靠细胞免疫,T 细胞缺陷者会产生麻疹持续感染,导致死亡。但细胞免疫也是引起麻疹出疹、麻疹后脑炎的原因。此外,麻疹感染(包括麻疹减毒活疫苗)还可引起暂时性免疫抑制,如Ⅳ型超敏反应、OT 试验的阴转和对新抗原免疫应答的减弱。

（三）微生物学检查法

典型麻疹病例无需实验室检查,根据临床症状即可诊断。对轻症和不典型病例则需做微生物学检查以求确诊。由于病毒分离鉴定方法复杂而且费时,至少需 2 周,因此多用血清学诊断。

1. 分离病毒　取患者发病早期的血液、咽洗液或咽拭子经抗生素处理后,接种于人胚肾、猴肾或人羊膜细胞中培养。病毒增殖缓慢,经 7～10 天可出现典型 CPE,即有多核巨细胞、胞内和核内有嗜酸性包涵体,再以免疫荧光技术确认接种培养物中的麻疹病毒抗原。

2. 血清学诊断　取患者急性期和恢复期双份血清,常进行 HI 试验,检测特异性抗体,也可采用 CF 试验或中和试验。当抗体滴度增高 4 倍以上即可辅助临床诊断。除此之外,也可用间接荧光抗体法或 ELISA 检测 IgM 抗体。此外,亦可进行核酸杂交和 PCR。

（四）防治原则

隔离患病人群是首要的防治措施,除此之外,主要采用麻疹减毒活疫苗进行计划免疫,接种对象为 6 个月以上易感儿童,初次免疫成功者即可获得至少 15 年的免疫力。WHO 已将消灭麻疹列入继消灭脊髓灰质炎后的主要目标。我国于 1958 年首次从麻疹患者分离到病原体,1965 年制成减毒活疫苗,仅比世界上第一疫苗株晚 3 年。对接触麻疹的易感者,可紧急用丙种球蛋白或胎盘球蛋白进行人工被动免疫,防止发病或减轻症状。中医药防治麻疹,有丰富的经验,可以根据病患的病情,辨证施治,促使疾病早日痊愈,常用的方剂有竹叶柳蒡汤、紫草甘草汤等。

三、腮腺炎病毒

腮腺炎病毒(mumps virus)属于副黏病毒属,是流行性腮腺炎的病原体。

（一）生物学性状

腮腺炎病毒为球形,直径 80～240nm,RNA 为负单股,核衣壳呈螺旋对称,有包膜。包膜上有血凝素-神经氨酸酶刺突(HN)和融合因子刺突(F)。腮腺炎病毒可在鸡胚羊膜腔或猴肾细胞中增殖,可出现细胞融合,胞质内出现嗜酸性包涵体,仅有一个血清型,与副流感病毒等有共同抗原成分,人是其唯一宿主。腮腺炎病毒抵抗力较弱,56℃ 30min 可被灭活,对紫外线及脂溶剂敏感。

（二）致病性与免疫性

病毒通过患者的唾液和呼吸道分泌物传播,学龄儿童为易感者,好发于冬春季节。病毒侵入呼吸道上皮细胞和面部局部淋巴结内,增殖后进入血流,再通过血液侵入腮腺及其他器官,引起流行性腮腺炎,中医也称为“痄腮”,此病一般春季开始流行,潜伏期 2～3 周,以腮腺、舌下腺、颚下腺肿大为主要症状,并有头痛、发热、肌痛和乏力等症状,一般经过 7～10 天肿消自愈,多见于儿童,青壮年发病大多较重,容易累及睾丸、卵巢、胰腺炎、肾脏和中枢神经系统等并发症。病后或隐性感染可获得牢固的免疫力。

（三）微生物学检查法

典型病例无需实验室检查即可做出诊断。若需要,可取患者唾液、尿液或脑脊液进行病毒分离。常用豚鼠红细胞进行血吸附试验证实病毒增殖。血清学诊断包括检测病毒特异性的 IgM 或 ≥4 倍上升的 IgG。血凝抑制试验、ELISA 和免疫荧光亦可检测病毒抗原或抗体。

（四）防治原则

及时隔离患者,防止传播。目前我国可接种流行性腮腺炎减毒活疫苗,疫苗接种是唯一有效的预防措施,可产生长期免疫效果,在疾病流行期间,可注射丙种球蛋白。很多国家已将腮腺炎病毒、麻疹病毒、风疹病毒组成了三联疫苗(MMR)。

四、呼吸道合胞病毒

呼吸道合胞病毒(respiratorysyscytialvirus,RSV)简称为合胞病毒,属于副黏病毒科,肺炎病毒属。在婴幼儿中可以引起严重呼吸道感染,典型的是细支气管炎和细支气管肺炎,但在较大儿童和成人主要引起上呼吸道感染。

（一）生物学性状

呼吸道合胞病毒呈多形性,大小为 80～150nm,RNA 为负股,衣壳呈螺旋对称,有包膜。合胞病毒的结构蛋白为 L、G、M、P、NP、VP、F,其中 G 和 F 为糖蛋白,构成包膜上的刺突,F 能使病毒包膜与细胞膜融合,也能使受感染细胞相互融合,有利于病毒穿入宿主细胞进行增殖。

呼吸道合胞病毒不具有血凝和神经氨酸酶活性,能在人或猴肾原代细胞或者其他传代细胞内增殖,并形成多核巨细胞病变,胞质内出现嗜酸性包涵体。RSV 对理化因素抵抗力很弱,4℃仅能存活数小时,如果悬浮于甘油之类的保护剂中,或快速冷冻真空干燥才能存活较久。

（二）致病性与免疫性

呼吸道合胞病毒通过手、污染物品和呼吸道传播,每年冬季均有流行,至 4 岁时,几乎每个人都受过感染,人工喂养的婴幼儿发病率较高,对较大儿童和成人可引起轻微的上呼吸道感染。病毒感染局限于呼吸道,在其黏膜细胞内增殖,引起细胞融合,不产生病毒血症。此病毒致病机制为婴幼儿呼吸道缺乏 SIgA,感染后的病毒侵入下呼吸道,与来自母体的或自身感染产生的血清中的 sIgG 结合,形成免疫复合物,并沉积在肺毛细血管壁的基底膜上,激活组织细胞的花生四烯酸代谢途径,产生血栓素和白三烯,引起支气管的强烈收缩。支气管和细支气管坏死物与黏液、纤维等结集在一起,很易阻塞婴幼儿狭窄的气道,导致严重的细支气管炎和肺炎,造成死亡。呼吸道合胞病毒也是医院内感染的重要病原体。

呼吸道合胞病毒感染后,免疫力不强,自然感染不能防止再感染。母体通过胎盘传给胎儿的抗体亦不能防止婴儿感染。至今未有安全有效的预防疫苗。

（三）微生物学检查法

微生物学诊断可分离病毒,近年来利用鼻咽分泌物脱落细胞及血清中 IgM 抗体的间接法免疫荧光技术、ELISA、碱性磷酸酶抗碱性磷酸酶桥联酶标法(APAAP)、生物素抗生物素 ELISA 法、单克隆抗体荧光法等都能进行合胞病毒感染的快速诊断。目前尚无特效药物可以防治,主要针对症状处理。

（四）防治原则

要特别重视一般治疗,注意隔离,防止继发细菌或其他病毒感染,只需对症治疗或采用支持疗法。本病一般较轻,单纯病例 6～10 日临床恢复,X 线阴影多在 2～3 周消失。单纯合胞病毒性肺炎极少死亡。

五、腺病毒

腺病毒(adenovirus)分布很广,在 1953 年被分离到,在淋巴样和腺样细胞中引起潜伏感染和在啮齿动物细胞中引起转化感染,对啮齿类动物有致癌能力。腺病毒能在人类呼吸道、肠黏膜上皮细胞中引起溶解性感染,并不产生致癌性。

(一) 生物学性状

腺病毒为双链 DNA 无包膜病毒,直径 70～90nm,核心含 dsDNA,约含 50 个基因。衣壳有 252 个壳粒,呈 20 面体对称排列,其中 240 个壳粒各自与 6 个壳粒相邻,称为六邻体,20 面体的 12 个顶角的壳粒各自与 5 个壳粒相邻,称为五邻体。每个顶角壳粒的基底,伸出一根末端有顶球的纤维,称为纤维突起,纤维突起含有病毒吸附蛋白和型特异性抗原,还具有血凝性。其早期基因产物 E1A 能与抑癌基因 p53 结合,阻断细胞凋亡,促进细胞转化。

腺病毒约有 100 个血清型,其中能感染人类的至少有 42 个型别,分 A～F 6 个亚组。

(二) 致病性与免疫性

腺病毒对人体的感染主要通过呼吸道、眼结膜、胃肠道和密切接触,从人传播到人,可通过手将病毒传播到眼,消毒不充分的游泳池可引起腺病毒感染的暴发流行。腺病毒可在咽部或眼结膜等易感细胞中增殖,亦可入血流称为病毒血症,通过胃进入肠道,然后可以随粪便排出。腺病毒主要感染儿童,大多无症状,成人感染不常见。与腺病毒感染相关的临床病症主要是 3 岁以下小儿的急性咽炎和较大儿童的眼结膜炎,多见于暴发流行;还见于急性呼吸道感染和病毒性肺炎、滤泡性结膜炎、与职业有关的流行性角膜结膜炎、胃肠炎与腹泻。15% 急性胃肠炎住院患者是由腺病毒引起的。此外,还能导致其他一些临床疾病,如小儿的急性出血性膀胱炎。

腺病毒能编码产生几种早期蛋白以逃避宿主的防御机制,这可能与病毒潜在的致癌能力有关,已经证明有少数腺病毒(12、18 型等)可引起细胞转化和动物肿瘤。病后,机体产生的相应抗体对同型病毒具有保护作用。

(三) 微生物学检查法

常用病毒分离法。取急性期患者咽拭、眼结膜分泌物,接种原代人胚胎肾细胞后传代 HeLa 细胞等上皮样细胞,根据细胞肿胀、变圆、聚集成葡萄串状等典型病变再进行鉴定。此外,亦可采用血清学诊断。其他免疫学方法或分子生物学试验进行诊断。目前尚无理想疫苗。

(四) 防治原则

用于预防腺病毒,可以应用甲醛灭活疫苗,现在有用人二倍体细胞培养减毒活疫苗的研究,因为腺病毒对动物具有致癌作用,出于对全病毒疫苗安全性的考虑,其应用范围有限。因此,预防显得格外重要,加强游泳池和浴池水的消毒,做眼的检查时应严格无菌操作,对所用设备充分灭菌,都可以控制流行性结膜炎的发生。目前对腺病毒感染的治疗仍无有效药物。

六、风疹病毒

风疹病毒(rubella virus),属披盖病毒科(Togaviridae),是人类重要的致畸病毒之一,也是风疹(又名德国麻疹)的病原体。

（一）生物学性状

风疹病毒呈球形,直径 50~70nm,为单正链 RNA 病毒,核衣壳为 20 面体,螺旋形对称,有包膜,包膜刺突有血凝性和溶血活性,能在人羊膜、原代兔肾细胞内增殖,致细胞脱落,胞质内出现嗜酸性包涵体。1962 年首次分离成功,风疹病毒只有一个血清型,人是病毒唯一的自然宿主。

（二）致病性与免疫性

风疹病毒主要侵犯 15 岁以下儿童,经呼吸道传播,在局部淋巴结增殖后,经病毒血症播散全身,引起风疹。儿童是主要易感者,潜伏期 12~14 天,前驱症状为发热、咽痛、咳嗽,麻疹样出疹,但较轻,伴耳后和枕下淋巴结肿大。成人感染症状较严重,除出疹外,还有关节炎和关节疼痛、血小板减少、出疹后脑炎等。风疹病毒感染最严重的问题是能垂直传播导致胎儿先天性感染。我国约 5% 的育龄期妇女在儿童期未感染过风疹病毒,但仍为易感者。孕妇在妊娠期 20 周内感染风疹病毒对胎儿危害最大,病毒可经胎盘感染胎儿,引起胎儿畸形(先天性风疹综合征)。胎儿细胞的正常生长,有丝分裂和染色体结构可因感染风疹病毒而发生变化,引起胎儿死亡,或出生后表现为先天性心脏病、先天性耳聋、白内障等畸形及其他风疹综合征,如黄疸性肝炎、肝大、肺炎、脑膜脑炎等。

风疹病毒自然感染后可获得持久免疫力,孕妇血清抗体有保护胎儿免受风疹病毒感染的作用。

（三）防治原则

风疹减毒活疫苗接种是预防风疹的有效措施,常与麻疹、腮腺炎组合成三联疫苗(MMR)使用。我国自己研制的风疹减毒活疫苗 BRDⅡ免疫原性良好,现已正式投产使用。

七、其他呼吸道病毒

（一）副流感病毒

副流感病毒(parainfluenza virus)为球形,直径 100~250nm,RNA 为单股,不分节段。副流感病毒引起轻型流感样症状,对于婴幼儿也可引起严重的下呼吸道感染,一共有四个血清型。

副流感病毒的流行有季节性,通过飞沫或人与人接触传播。初次感染多发生在 5 岁以下,病毒在上呼吸道上皮细胞内增殖,引起病毒血症。约有 25% 的病例病毒可扩散到下呼吸道,引起细支气管炎和肺炎,还有少量患者可引起严重的急性喉气管支气管炎。2 岁以下婴幼儿易引起下呼吸道感染,成人则以上呼吸道感染多见。

急性喉气管支气管炎哮喘常由 1 型、2 型引起,3 型引起的下呼吸道感染发病率仅次于呼吸道合胞病毒,4 型一般不引起严重疾病。1 型和 3 型是医院内感染的重要病原体。

保护性免疫包括细胞免疫和 SIgA,但持续时间短,再次感染的现象比较常见。

（二）鼻病毒

鼻病毒(rhinovirus)属于小 RNA 病毒科(picornaviridae),呈球形,直径 15~30nm,为单正股 RNA 病毒,核衣壳呈 20 面体立体对称,无包膜。至少有 100 个血清型。能在人二倍体成纤维细胞中生长,最适温度为 33℃。耐醚不耐酸,pH 3.0 迅速失活,该特征能与肠道病毒相区别。

鼻病毒主要能引起普通感冒,也可以引起急性咽炎,有时也引起婴幼儿支气管炎或毛细支气管炎,具有自限性。手是最主要的传播媒介,其次为飞沫传播。病毒经鼻、口、眼进入体内,主要在鼻咽腔中复制。早秋和晚春为发病季节。由于病毒型别多和存在抗原漂移现象,鼻病毒的免疫非常短暂,再感染极为常见。

机体感染后可以产生对同型病毒的免疫力,主要靠鼻分泌物中的 SIgA,由于鼻病毒引发疾病的前提是病毒在鼻咽腔内增殖,所以鼻腔具有一定的排毒能力,如果遇到某些诱发因素如受凉、淋雨、过度疲劳等,鼻腔的排毒能力下降,病毒停留在鼻腔内的时间增长,从而得以大量繁殖并侵入人体,就会引发感冒等症。干扰素(IFN)有一定防治作用。

(三)冠状病毒

冠状病毒(coronavirus)又称日冕病毒,属于冠状病毒科,呈球形,大小为 90 ~ 160nm,单正链RNA,核衣壳呈螺旋对称,有包膜,包膜上有排列间隔较宽的刺突,使整个病毒颗粒外形如日冕或花冠。冠状病毒含有三种主要蛋白:一种衣壳蛋白和两种包膜蛋白。冠状病毒至少有三个血清型。常规细胞培养分离病毒困难,最适温度为 33 ~ 35℃,冠状病毒对热敏感,紫外线、来苏水、0.1% 过氧乙酸等都可在短时间内将病毒杀死。

冠状病毒引起10% ~30% 普通感冒和咽炎,其重要性仅次于鼻病毒,居第二位,各年龄组均可发病,成人感染发病较轻,老人感染可造成慢性支气管炎,婴幼儿感染可引起下呼吸道感染。冠状病毒通过呼吸道分泌物排出体外,经唾液、喷嚏、接触传染,并通过空气飞沫传播,感染高峰在冬季和早春。病毒仅侵犯上呼吸道,引起轻型感染,但可使原有呼吸道感染急性加重,甚至引起肺炎。

病后虽然可以产生中和抗体,但免疫力不强,甚至同型病毒可再次感染。有学者研究,冠状病毒还与人类腹泻和胃肠炎有关。可引起人流行性腹泻,为婴幼儿重要病原之一。

第二节 肠道病毒

肠道病毒属于小 RNA 病毒科,为裸露病毒,不同肠道病毒可引起相同的症状,同一种病毒可引起不同临床表现。肠道病毒多见隐性感染,可引起轻微上呼吸道感染、腹部不适和腹泻等症状。偶尔侵犯中枢神经系统,引起弛缓性麻痹。肠道病毒包括脊髓灰质炎病毒、柯萨奇病毒和轮状病毒等。

肠道病毒大多数呈球形,颗粒小,呈 20 面立体对称,直径 22 ~ 30nm,不含类脂体,无包膜,基因组为正单股 RNA,耐乙醚和其他脂溶剂,耐酸,对各种抗生素、抗病毒药、去污剂有抵抗作用。56℃30min 可使病毒灭活,对紫外线、干燥敏感;在污水或粪便中可存活数月,多数病毒在细胞培养中产生细胞病变。肠道病毒通常寄生于肠道,仅于少数情况下,进入血流或神经组织。正常的病毒携带者不多见,隐性感染甚为普遍,人感染后出现临床症状的也是少数。主要经粪-口途径传播,临床表现多样化,引起人类多种疾病,如麻痹、无菌性脑炎、心肌损伤、腹泻和皮疹等。

一、脊髓灰质炎病毒

脊髓灰质炎病毒(polio virus)是引起脊髓灰质炎的病毒。该疾病传播广泛,是一种急性传染病。病毒常侵犯中枢神经系统,损害脊髓前角运动神经细胞,导致肢体松弛性麻痹,多见于儿童,故又名小儿麻痹症。

(一)生物学性状

1. 结构形态 脊髓灰质炎病毒属于微小核糖核酸(RNA)病毒科的肠道病毒属。其在电镜下呈球形,颗粒相对较小,直径 20 ~ 30nm,呈立体对称 12 面体。病毒颗粒中心 RNA 为单股正链核糖核酸,外围 32 个衣壳微粒,形成外层衣壳,此种病毒核衣壳体裸露无包膜。核衣壳含四种结构蛋白:

VP1、VP3 和由 VP0 分裂而成的 VP2 和 VP4。VP1 为主要的外露蛋白至少含两个表位（epitope），可诱导中和抗体的产生，VP1 对人体细胞膜上受体（可能位于染色体 19 上）有特殊亲和力，与病毒的致病性和毒性有关。VP0 最终分裂为 VP2 与 VP4，为内在蛋白与 RNA 密切结合，VP2 与 VP3 半暴露具抗原性，见图 17-3。

2. 培养特性　脊髓灰质炎病毒可在猴肾、人胚肾、人羊膜等灵长类来源的细胞培养中增殖，在胞质内复制，有很强的杀细胞效应，引起细胞坏死与脱落。已知脊髓灰质炎病毒有三个血清型，这三型之间中和试验无交叉反应，但有共同的补体结合抗原，同型异株也有抗原差异。脊髓灰质炎病毒在污水和粪便中可存活数月，在食品中可保存数周，50% 甘油中 4℃ 可存活数月，耐

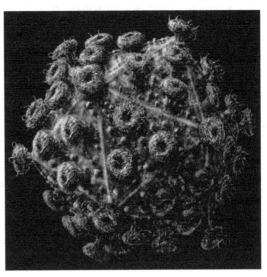

图 17-3　脊髓灰质炎病毒结构

醚、耐 70% 乙醇，不易被胃酸或胆汁灭活，对氧化剂敏感，56℃ 30min 被灭活。

（二）致病性与免疫性

1. 致病性　脊髓灰质炎病毒侵犯人体主要通过消化道传播。患者和无症状的携带者是传染源，脊髓灰质炎病毒的传播速度极快，尤其是在居住环境拥挤和卫生条件差的情况下，直接或间接污染病毒的双手、用品、玩具、衣服及苍蝇等皆可成为传播媒介，饮水污染常引起暴发流行。当一个家庭里出现第一个患者时，所有体内没有特异性抗体的家庭成员都可能感染。在易感人口多，气候温暖、潮湿的地区，最可能发生脊髓灰质炎的暴发流行。脊髓灰质炎病毒自口、咽或肠道黏膜侵入人体后，1 天内即可到达局部淋巴组织，如扁桃体、咽壁淋巴组织、肠壁集合淋巴组织等处生长繁殖，并向局部排出病毒。若此时人体产生多量特异抗体，可将病毒控制在局部，形成隐性感染；否则病毒进一步侵入血流（第一次病毒血症）；在第 3 天到达各处非神经组织，如呼吸道、肠道、皮肤黏膜、心、肾、肝、胰、肾上腺等处繁殖，在全身淋巴组织中尤多；于第 4～7 日再次大量进入血循环（第二次病毒血症），如果此时血循环中的特异抗体已足够将病毒中和，则疾病发展至此为止，形成顿挫型脊髓灰质炎，仅有上呼吸道及肠道症状，而不出现神经系统病变。

大约有 85% 由脊髓灰质炎病毒 1 型引起，少数疾病由 2 型或 3 型引起，多见于儿童，病毒侵犯脊髓前角运动神经细胞，严重者导致弛缓性肢体麻痹。至少 90% 的感染者表现为隐性感染；约 5% 的感染者只出现发热、头痛、乏力、咽痛和呕吐等非特异性症状并迅速恢复；1%～2% 的感染者产生非麻痹型脊髓灰质炎或无菌性脑膜炎，可有颈项强直、肌肉痉挛；只有 0.1%～2.0% 的感染者产生严重结局，包括暂时性或永久性弛缓性肢体麻痹；极少数患者发展为延髓麻痹，导致呼吸、心脏衰竭而死亡。麻痹型脊髓灰质炎特征为非对称性弛缓性肢体麻痹，伴感觉完全丧失。轻者可能只累及数组肌肉，重者可四肢完全麻痹。暂时性肢体麻痹患者少数数日恢复，多数在 6 个月至 2 年内恢复。人体血循环中是否有特异抗体，其出现的时间早晚和数量是决定病毒能否侵犯中枢神经系统的重要因素。多种因素可影响疾病的转归，如受凉、劳累、局部刺激、损伤、手术（如预防注射、扁桃体截除术、拔牙等）以及免疫力低下等，均有可能促使瘫痪的发生，孕妇如患病易发生瘫痪，年长儿和成人患者病情较重，发生瘫痪者多。儿童中男孩较女孩易患重症，多见瘫痪。

2. 免疫性　由于中和抗体在机体内的维持时间长，故感染后可以获得对同型病毒较牢固的免疫力，血清中最早出现特异型 IgM。母体抗体可通过胎盘或初乳传给新生儿，但仅能维持数月，5 个

月至 5 岁的小孩血清抗体阳性率很低,是人工自动免疫的主要对象。

(三) 微生物学检查法

取病患的粪便标本,早期可取咽喉漱液或口中唾液,经抗生素处理后,接种于人胚肾或人胚皮肌等细胞,置于 37℃培养 7～10 天,若出现细胞病变,用中和抗体进一步鉴别型别。也可以用血清学试验,发病早期和恢复期双份血清进行中和试验,若血清抗体中有 4 倍或以上增长,则有诊断意义。此外,核酸杂交、PCR 等分子生物学方法可检测病毒基因组的存在而进行快速诊断。

(四) 防治原则

自 20 世纪 50 年代中期以来,一直采用 Salk 灭活疫苗及 Sabin 减毒活疫苗,免疫效果良好,极大地降低了脊髓灰质炎的发病率,接种对象主要为 2 个月到 7 岁的小儿。Salk 疫苗由三型病毒经甲醛灭活后混合制成,肌内注射,可诱导机体产生中和抗体。

Sabin 疫苗是用减毒变异株制成,采用口服,方法简便,不但可使机体产生抗体,还能刺激肠壁浆细胞产生分泌型 IgA,对野毒株有消灭作用,从而切断其在人群中的传播,因而 Sabin 疫苗的免疫效果更好。但减毒活疫苗不耐热,保存及运输均需冷藏,而且有恢复毒力的危险,在免疫缺陷人体内易致麻痹。目前世界上大多数国家(包括中国)已将单价脊髓灰质炎活疫苗免疫改为三价活疫苗免疫法,即免疫对象口服 3 次三价活疫苗糖丸,每次间隔 6～8 周。其优点是不会漏服,服用次数少,免疫效果好。

二、柯萨奇病毒

柯萨奇病毒(coxsachievirus)是一种肠病毒,因在美国的 Coxsachie 地区发现,故得名。

(一) 生物学性状

柯萨奇病毒为单股正链小 RNA 病毒,病毒的毒粒为 20 面体,立体对称,呈球形状,裸露的核衣壳,直径 23～30nm,无包膜,无突起,病毒由核酸和蛋白质组成。构成衣壳的每个壳微粒都有四种壳蛋白,即 VP1、VP2、VP3 和 VP4,均有抗原活性。

(二) 致病性与免疫性

1. 致病性 柯萨奇病毒主要经过消化道感染,也可经过呼吸道感染。病毒在肠壁或咽部的细胞中增殖,可以通过血流侵犯多种器官组织,是一类常见的经呼吸道和消化道感染人体的病毒,感染后人会出现发热、打喷嚏、咳嗽等感冒症状。妊娠期感染可引起非麻痹性脊髓灰质炎性病变,并致胎儿宫内感染和致畸。

2. 免疫性 柯萨奇病毒据其生物学特点分为 A、B 两型。柯萨奇病毒 A 型感染潜伏期 1～3 天,表现为上呼吸道感染,起病急,流涕、咳嗽、咽痛、发热,全身不适。典型症状为疱疹性咽峡炎,即在鼻咽部、会厌、舌和软腭部出现小疱疹,黏膜红肿,淋巴滤泡增生、渗出,扁桃体肿大,伴吞咽困难,食欲下降。柯萨奇病毒 B 型感染引起特征性传染性胸肋痛,可合并脑膜脑炎、心肌炎、发热、Guillain-Barré 综合征、肝炎、溶血性贫血和肺炎。常见的由柯萨奇病毒感染所引起的疾病还包括出疹性热病,表现为发热,出疹,有斑疹、斑丘疹、荨麻疹、疱疹、瘀点等,不痒,不脱屑。主要分布于躯干外周侧、背部、四肢背面,呈离心性分布,尤以面部、手指、足趾、背部皮疹多见,亦称手足口病。

(三) 微生物学检查法

柯萨奇病毒感染患者的体液(脑脊液、疱疹液、心包液、胸腔积液等)中可以分离出病毒。恢复期血清出现抗体,或双份血清抗体效价增高 4 倍以上,也可以协助诊断。

(四)治疗方法

目前尚缺乏有效的抗病毒药。嘱咐患者注意休息,对症治疗。预防继发感染。做好粪便管理,搞好环境及饮食卫生,养成良好个人卫生习惯。近些年有在常规治疗的基础上加用干扰素注射的研究报道。中草药具有清热解毒作用,如板蓝根、大青叶、金银花、贯众等具有一定效果,可用水煎服。

三、轮 状 病 毒

轮状病毒(rota virus)是人和动物感染性腹泻的重要病原体。是引起婴幼儿腹泻的主要病原体之一,其主要感染小肠上皮细胞,从而造成细胞损伤,引起腹泻。

(一)生物学性状

轮状病毒呈球形,直径 60~80nm,核酸为双链 RNA,外层为双层衣壳,内层壳呈放射状排列,与薄而光滑的外层衣壳形成车轮状,故名轮状病毒。其结构稳定,耐热,耐酸碱。表面有血凝素,可被胰酶破坏,培养较困难。

根据抗原性和核酸电泳图形轮状病毒至少分为七组(A~G),其中 A、B、C 三组既可以引起人类腹泻,也可以引起动物腹泻,而 D~G 组仅引起动物腹泻,其中引起小儿秋冬腹泻的主要是 A 组。A 组轮状病毒能耐乙醚及弱酸,在室温中传染性可保持 7 个月,-20℃能长期保存(图 17-4)。

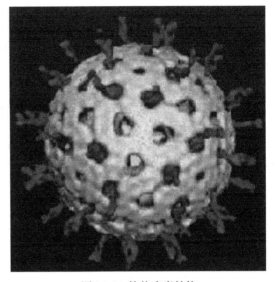

图 17-4 轮状病毒结构

(二)致病性与免疫性

1. 致病性 轮状病毒每年在夏、秋、冬季流行,感染途径为粪-口途径,借由与接触弄脏的手、表面以及物体来传染,而且有可能经由呼吸路径传染,临床表现为急性胃肠炎,呈渗透性腹泻病,病程一般为 7 天,发热持续 3 天,呕吐 2~3 天,腹泻 5 天,严重出现脱水及电解质紊乱。轮状病毒主要在十二指肠黏膜细胞中增殖,影响肠道对盐和水分的正常吸收,从而引起腹泻。腹泻物常常为绿色或白色,严重者出现脱水或酸中毒。机体感染后很快产生特异性抗体,肠道局部出现 SIgA,有中和病毒的作用。成人对 A 组轮状病毒有抵抗力,但对 B 组轮状病毒易感。人体感染轮状病毒后,病毒在 3~5 日后最活跃,因此患者初发症状未必是腹泻,可能有发热、咳嗽、咽部疼痛等感冒症状,有的患者会每日排便数次,且伴有呕吐、腹痛,容易被误诊为胃肠型感冒。不过,一旦出现脱水,就要引起注意。

2. 免疫性 感染轮状病毒后,机体可以产生型特异性抗体 IgM 和 IgG,对同型病毒有保护作用,特别是肠道分泌型 IgA,对异型仅有保护作用。

(三)微生物学检查法

检查轮状病毒 A 种一般采用酶素免疫分析法对病患的粪便做病毒识别。另外,电子显微镜法或是凝胶电泳法多在实验室中采用。反转录聚合酶连锁反应(RT-PCR)可以检测并识别所有血清型的人类轮状病毒。

(四) 防治原则

对于感染轮状病毒而发生腹泻的婴幼儿患者,目前没有快速有效的药物治疗。不可以乱用抗生素治疗,以防引起不良后果。接种轮状病毒疫苗是常用的预防措施,该疫苗是减毒重组的活疫苗,接种对象主要为2个月至5岁婴幼儿。不过,轮状病毒有很多种类,目前的检验设备只能验出有该病毒,无法查出病毒属于哪一类型,因此注射疫苗后仍有机会感染。

第三节 肝炎病毒

肝炎病毒是指引起病毒性肝炎的病原体。病毒性肝炎是当前危害人类健康的疾病之一。目前公认的病毒性肝炎至少有五种,即甲型、乙型、丙型、丁型和戊型病毒,它们的特性、传播途径、临床表现均不完全相同,但它们均能引起肝炎病变。

一、甲型肝炎病毒

1973年Feinslone首先用免疫电镜技术在急性期患者的粪便中发现甲型肝炎病毒(hapatitis A virus,HAV),属微小RNA病毒科。人类感染HAV后,大多表现为亚临床或隐性感染,仅少数人表现为急性甲型肝炎。一般可完全恢复,不转为慢性肝炎,亦无慢性携带者。

(一) 生物学性状

1. 形态与结构 病毒呈球形,直径约为27nm。无囊膜。衣壳由60个壳微粒组成,呈20面体立体对称,有HAV的特异性抗原(HAVAg),每一壳微粒由4种不同的多肽,即VP1、VP2、VP3和VP4所组成。在病毒的核心部位,为单股正链RNA。除决定病毒的遗传特性外,兼具信使RNA的功能,并有传染性。HAV的单股RNA,其长度相当于7400个核苷酸。在RNA的3′末端有多聚的腺苷序列,在5′末端以共价形式连接一由病毒基因编码的细小蛋白质,称病毒基因组蛋白(viral protein,genomic,VPG)。它在病毒复制过程中,能使病毒核酸附着于宿主细胞的核蛋白体上进行病毒蛋白质的生物合成。

2. 培养特性 黑猩猩和狨猴对HAV易感,且能传代,经口或静脉注射可使动物发生肝炎,并能在肝细胞中检出HAV。在潜伏期和急性期的早期,HAV可随粪便排出。恢复期血清中能检出HAV的相应抗体。病毒在组织培养细胞中虽可增殖。但不引起细胞病变,且增殖与细胞释放均甚缓慢。应用免疫荧光试验,可检出组织细胞中的HAV,亦可用放射免疫方法,白细胞溶解物中检出HAV。初步实验证明,HAV对乙醚、60℃加热1h均有相对的抵抗力(在4℃可存活数月)。但100℃加热、5min后用甲醛溶液、氯等处理,可使之灭活。非离子型去垢剂不破坏病毒的传染性。

(二) 致病性与免疫性

1. 致病性 甲型肝炎病毒主要通过粪-口途径传播,传染源多为病人。甲型肝炎的潜伏期为15～45天,病毒常在患者转氨酶升高前5～6天就存在于患者的血液和粪便中。发病2～3周后,随着血清中特异性抗体的产生,血液和粪便的传染性也逐渐消失。长期携带病毒者极罕见。HAV随患者粪便排出体外,通过污染水源、食物、海产品(如毛蚶等)、食具等传播可造成散发性流行或大流行。也可通过输血或注射方式传播,但由于HAV在患者血液中持续时间远较乙型肝炎病毒为短,故此种传播方式较为少见。

甲型肝炎病毒多侵犯儿童及青年,发病率随年龄增长而递减。临床表现多从发热、疲乏和食欲缺乏开始,继而出现肝大、压痛、肝功能损害,部分患者可出现黄疸。多数情况下,无黄疸病例发生率要比黄疸型高许多倍,但大流行时黄疸型比例增高。40 岁以上成人中,80% 左右均有抗 HAV 抗体。HAV 经粪-口途径侵入人体后,先在肠黏膜和局部淋巴结增殖,继而进入血流,形成病毒血症,最终侵入靶器官肝脏,在肝细胞内增殖。由于在组织培养细胞中增殖缓慢并不直接引起细胞损害,故推测其致病机制,除病毒的直接作用外,机体的免疫应答可能在引起肝组织损害上起一定的作用。现可应用狨猴作为实验感染模型以研究 HAV 的致病机制。动物经大量病毒感染后 1 周,肝组织呈轻度炎症反应和有小量的局灶性坏死现象。此时感染动物虽然肝功能异常,但病情稳定。可是在动物血清中出现特异性抗体的同时,动物病情反而转剧,肝组织出现明显的炎症和门静脉周围细胞坏死。由此推论早期临床表现是 HAV 本身的致病作用,而随后发生的病理改变是一种免疫病理损害。

2. 免疫性　在甲型肝炎的显性感染或隐性感染过程中,机体都可产生抗 HAV 的 IgM 和 IgG 抗体。前者在急性期和恢复期出现,后者在恢复后期出现,并可维持多年,对同型病毒的再感染有免疫力。另外有活力的 NK 细胞、特异性细胞毒 T 细胞在消灭病毒及控制 HAV 感染中亦很重要。

（三）微生物学检查法

无论从临床表现还是从肝功能检查,都无法将急性甲型肝炎病毒感染与其他类型的肝炎病毒感染相鉴别,因此病原学检查对于诊断急性甲型肝炎病毒感染十分重要。

1. 抗 HAV IgM　HAV 感染后早期产生 IgM 抗体,是新近感染的证据,是早期诊断甲型肝炎最简便而可靠的血清学标志。在发病后数天即可阳性,一般持续 8 ~ 12 周,少数可延续 6 个月。临床上多采用酶联免疫吸附试验(ELISA)检测。

2. 抗 HAV IgG　出现稍晚,于 2 ~ 3 个月达到高峰,是过去感染的标志,可持续多年或终身。其他检测方法有:免疫电镜观察和鉴定 HAV 颗粒、体外细胞培养分离病毒、检测 HAV RNA 等,一般只见于实验研究用。

（四）防治原则

HAV 的预防应搞好饮食卫生,保护水源,加强粪便管理,并做好卫生宣教工作。注射丙种球蛋白及胎盘球蛋白,应急预防甲型肝炎有一定效果。我国生产的甲肝活疫苗只注射一次即可获得持久免疫力。基因工程疫苗研制亦已成功。

甲型肝炎以急性肝炎为主,无慢性化,预后好。同时感染或重叠感染其他嗜肝病毒时,病情可加重甚至可以发生重型肝炎。重型肝炎占全部甲肝病例的 0.2% ~ 0.4%,病死率高。患过甲肝或隐性感染者,可获得持久的免疫力。

二、乙型肝炎病毒

乙型肝炎病毒(HBV)简称乙肝病毒,是一种 DNA 病毒,属于嗜肝 DNA 病毒科(hepadnaviridae)。根据目前所知,HBV 就只对人和猩猩有易感性,引发乙型病毒性肝炎(简称乙肝)。

（一）生物学性状

1. 形态与结构　HBV 在感染者血清中主要以三种形式存在:①小球形颗粒,直径约22nm;②管状颗粒,直径约22nm,长度 100 ~ 1000nm,它和小球形颗粒均由与病毒包膜相同的脂蛋白(即乙型肝炎表面抗原,HBsAg)组成,不含核酸,无传染性;③大球形颗粒,即完整的 HBV 颗粒,又称 Dane 颗粒,直径约42nm,分为包膜和核心两部分。包膜含 HBsAg、糖蛋白和细胞脂肪,厚7nm,核心直接

28nm,内含核心蛋白(即乙型肝炎核心抗原,HBcAg)、环状双股 HBV-DNA 和 HBV-DNA 多聚酶。

HBV 的抗原主要有三种,即表面抗原(HBsAg)、核心抗原(HBcAg)和 e 抗原(HBeAg)。表面抗原大量存在于感染者血液中,是 HBV 感染以及检测的主要标志。它具有抗原性,可诱导机体产生特异保护性的抗-HBs,也是制备疫苗的最主要成分;核心抗原由 183 个或 185 个氨基酸组成,高度磷酸化,是乙肝病毒核心颗粒的唯一结构蛋白。正由于它存在于 Dane 颗粒核心结构表面,被表面抗原覆盖,故不易在血循环中检出。核心抗原具有强免疫原性,可诱导很强的体液免疫和细胞免疫,刺激机体产生抗-HBc;e 抗原为可溶性蛋白质,传染性强,游离存在于血液中,虽然很早就被发现,在病理上认为是 HBV 复制并具有强感染性的一个指标,但其功能尚不清楚。抗-HBe 的出现,是预后良好的征象。

2. 培养特性　HBV 的组织培养尚未成功。HBV 具有顽强的抵抗力,乙醇、高温不能杀乙肝病毒,乙肝病毒在外环境中具有很强的抵抗力,通常在 37℃ 下能稳定 60min,一般的化学消毒剂或加热到 60℃ 4h 均不能将其消灭,在-20℃储存 20 年以上仍具有抗原性及传染性。

(二) 致病性与免疫性

1. 致病性　乙肝的主要传染源是患者和 HBV 抗原携带者。在潜伏期和急性期,患者血清均有传染性。尤其是 HBsAg 携带的时间长,作为传染源的危害性比患者更大。HBV 的传染性很强,可通过多种途径传播:

(1) 血液传播:血液传播是乙肝传播途径中最常见的一种,如输血过程中被感染,但是随着医学的进步,此现象得以有效控制,但是尚未杜绝。

(2) 医源性传播:医源性传播也就是说在就医的过程中被感染,目前多数存在的是微量注射或接种而引起的感染,因此要特别注意注射、接种、文身等使用的各种医疗器具。

(3) 母婴传播:患急性乙肝或携带乙肝表面抗原的母亲可将乙肝病毒传给新生儿,尤其携带乙肝表面抗原的母亲为主要的感染类型。值得一提的是,乙肝免疫球蛋白可以有效地抑制乙肝母婴或父婴传播,有效率可达90% 以上。

(4) 性传播:乙肝病毒的性传播是性伙伴感染的重要途径,这种传播亦包括家庭夫妻之间的传播。

乙肝病毒的活动受到机体免疫系统的控制,因此总是此消彼长的过程。总的来说,免疫系统漠视病毒的存在,保持免疫耐受状态时是一个免疫平衡;免疫系统强大到控制病毒又是另一个平衡;而双方反复搏斗的过程就会造成肝脏损伤。

2. 免疫性　20 世纪 50 年代末,Baruch Blumberg 为了研究具有遗传变异性的血液蛋白成分,开始从世界各地收集血液样本。经过几年的努力,他终于确定了最先在澳大利亚土著人血液中发现的抗原性物质为乙肝病毒表面抗原(HBsAg)即澳抗。此后更多的研究相继发现了抗-HBs(乙肝病毒表面抗体)、HBeAg(乙肝病毒 e 抗原)、抗 HBe(乙肝病毒 e 抗体)和抗-HBc(乙肝病毒核心抗体)。

HBeAg 是以隐蔽形式存在 HBV 核心中的一种可溶性蛋白,其编码基因相互重叠,是 HBcAg 的亚成分。在感染 HBV 后,HBeAg 可与 HBsAg 同时或稍后出现于血中,其消失则稍早于 HBsAg。HBeAg 阳性者,通常伴有肝内 HBV DNA 的复制,血中存在较多 Dane 颗粒和 HBV DNA 聚合酶活性增高。HBeAg 阳性是病毒活动性复制的重要指标,传染性高。急性肝炎患者若 HBeAg 持续阳性 10 周以上,则易于转为持续感染。

抗-HBe 在 HBeAg 消失后很短时间内即在血中出现,其出现表示病毒复制已减少,传染性降低。但抗-HBe 阳性者的血清中仍可查到少数 Dane 颗粒,且在患者肝细胞核内可检出整合的 HBV DNA 片段。抗－HBe 在临床恢复后尚可持续存在 1～2 年。

（三）微生物学检查法

血清 HBV DNA 水平与传染性和疾病进展密切相关，是病毒复制活动最直接和最可靠的标志，是目前评价 HBV 复制情况的"金标准"，HBV DNA 检测是唯一能帮助确诊隐匿性 HBV 感染和隐匿性慢性乙型肝炎的实验室检测指标。而 HBV DNA 定量检测对血清学非典型的慢性 HBV 感染者诊断至关重要，对非活动性 HBsAg 携带状态的判定（血清 HBV DNA<2000IU/ml）有重要意义，也是了解 HBeAg 阴性慢性乙型肝炎病毒复制水平主要指标。慢性感染各个时期具有明显不同的病毒学特征和宿主免疫反应状态和肝脏病理损伤。

HBV DNA 实验室定量检测有助于确定感染者的状态，对确定是否开展抗病毒治疗及适宜抗病毒治疗方案的选择至关重要。

（四）防治原则

乙型肝炎治疗上比较肯定的药物为 α-干扰素（interferon-α，IFN-α），它能阻止病毒在宿主肝细胞内复制，且具有免疫调节作用。近年来，对乙肝疫苗的研制及应用十分活跃，并取得可喜的结果，乙型肝炎的预防才是控制乙型肝炎最重要的环节。

三、丙型肝炎病毒

1974 年 Golafield 首先报告输血后非甲非乙型肝炎。1989 年美国科学家迈克尔·侯顿找到了病毒的基因序列，克隆出了丙型肝炎病毒，并命名本病及其病毒为丙型肝炎（hepatitis C）和丙型肝炎病毒（HCV）。由于 HCV 基因组在结构和表型特征上与人黄病毒和瘟病毒相类似，将其归为黄病毒科 HCV。

（一）生物学性状

HCV 病毒体呈球形，直径小于 80nm（在肝细胞中为 36～40nm，在血液中为 36～62nm），为单股正链 RNA 病毒，在核衣壳外包绕含脂质的囊膜，囊膜上有刺突。对氯仿、甲醛、乙醚等有机溶剂敏感。

根据 HCV 毒株基因序列的差异，可将 HCV 分为不同的基因型。其中欧美各国流行株多为 I 型；亚洲地区流行 II 型为主，III 型为辅；IV 型和 V 型主要在东南亚，我国以 II 型为主，这种 HCV 复制产生的病毒较多，较难治疗。

（二）致病性与免疫性

1. 致病性　丙型肝炎的发病机制仍未十分清楚。当 HCV 在肝细胞内复制引起肝细胞结构和功能的改变或干扰肝细胞蛋白合成时，可造成肝细胞变性坏死，表明 HCV 在直接损害肝脏而导致发病中起一定作用。丙型肝炎病毒有很多传播途径，包括以下五种：①血液及血制品传播，输入被丙肝感染的血液或血液制品后，可引起输血后丙肝的发生。②生活密切接触传播，据统计丙肝感染者中约有 40% 没有明显的输血、血制品注射史，其中大部分是通过生活密切接触传播的，如日常生活中共用剃须刀、牙刷等极易引起丙肝传播。③性传播，精液和唾液中存在有丙肝病毒，因此性接触传播不容忽视。④母婴传播，若母亲为丙肝患者，婴儿感染丙肝的概率约为 10%。⑤昆虫叮咬传播，有关资料显示，蚊子细胞能结合复制丙肝病毒。

由上述丙肝的传播途径可知，一般工作、日常生活，发生乙肝传播的概率是很低的，如共用办公用品、交换钱币、公共用餐等，一般不会造成传播。

2. 免疫性 T细胞免疫在HCV感染的免疫和免疫病理损害中起重要作用,从有输血史的慢性患者外周血淋巴细胞中克隆出一株T细胞毒细胞,能特异地溶解自体或异体被HCV感染的肝细胞。干扰素在HCV免疫中也起重要作用,既能通过其诱生物直接参与HCV免疫,也能通过调节免疫系统的功能和改变靶细胞的抗原表达。

(三)微生物学检查法

丙型肝炎病毒RNA为丙型肝炎早期诊断的最有效方法。在急性丙型肝炎时,血清丙型肝炎病毒RNA可以从阳性转为阴性,而多数慢性感染者,其RNA可持续阳性。所以,可以给患者做抗-HCV和HCV RNA的检查。丙型肝炎病毒含量的多少与丙型肝炎的严重程度、预后以及抗病毒的治疗等都有非常密切的关系,所以丙型肝炎病毒定量检查可以对预后进行较准确的估计,对临床的治疗有着重要的意义。

聚合酶链反应测试(PCR)是丙型肝炎病毒定量检查的一种方法,这是检测血液中丙型肝炎病毒的实际存在情况,这个测试是用来确定存在于血液中的病毒总量,为临床治疗提供有力的信息。

(四)防治原则

丙型肝炎的预防方法基本与乙型肝炎相同,重点是对献血人员的管理,加强消毒隔离制度,防止医源性传播。疫苗预防正在研究中,干扰素治疗丙型肝炎可缓解病情。

四、丁型肝炎病毒

1977年意大利学者Rizzetto用免疫荧光法在慢性乙型肝炎患者的肝细胞核内发现一种新的病毒抗原,并称为δ因子。它是一种缺陷病毒,必须在HBV或其他嗜肝DNA病毒的辅助下才能复制增殖,现已正式命名为丁型肝炎病毒(hepatitis D virus, HDV)。

(一)生物学性状

HDV体形细小,直径35~37nm,核心含单股负链共价闭合的环状RNA和HDV抗原(HDAg),其外包以HBV的HBsAg。经核酸分子杂交技术证明,HDV RNA与HBV DNA无同源性,也不是宿主细胞的RNA。HDV RNA的直径为35~40nm,这决定了HDV的缺陷性,不能独立复制增殖。

HDAg具有良好的抗原性,能刺激机体产生抗-HD抗体。

(二)致病机制与免疫性

1. 致病性 丙型肝炎病毒的传播方式主要通过输血或使用血制品,也可通过密切接触与母婴间垂直感染等方式传播。高危人群包括药物依赖(药瘾)者及多次受血者。动物实验与临床研究表明,HDV的感染需同时或先有HBV或其他嗜肝DNA病毒感染的基础。HDV与HBV的同时感染称为共同感染(coinfection);发生在HBV先感染基础上的感染称为重叠感染(superinfection)。许多临床表明,HDV感染常可导致HBV感染者的症状加重与病情恶化、因此在暴发型肝炎的发生中起着重要的作用。例如,HBsAg携带者重叠HDV感染后,常可表现为急性发作,病情加重,且病死率高。

2. 免疫性 HDAg可刺激机体产生特异的抗-HDV,先是IgM型,随后是IgG型抗体的出现。在慢性感染过程中所检出的抗体常以IgG为主。

(三)微生物学检查法

丁型肝炎的早期,HDAg主要存在于肝细胞核内,随后出现HDAg血症,可用免疫荧光、放射免疫或酶联免疫吸附试验以及核酸杂交技术进行检测。但患者标本应先经去垢剂处理,除去表面的HBsAg以暴露出HDAg,才能检测到。

(四)防治原则

对HDV感染尚无特效治疗药物,切断HDV的传播途径是主要预防措施之一,如尽量避免反复输血或使用血制品,戒除药物依赖,严格注射器、针头与针灸针的消毒,认真做好患者的早期诊断与隔离,患者排泄物与用品的消毒等。此外,防止医源性传播对本病的预防也甚重要。

丁型肝炎病毒是种缺陷病毒,不能单一感染人体而发病,患者不可能单独患丁型肝炎,其患病必然是与乙型肝炎病毒同时感染或先后重叠感染,有HDV必有HBV的感染,有HBV不一定有HDV。因乙型肝炎在临床上较为多见,常掩盖或漏诊了丁型肝炎的诊断,故在临床上的诊断率不高。同时感染乙型和丁型两种肝炎病毒时,病情常较重或突然加重,病死率亦较高,故对乙型肝炎患者若病情突然恶化加重,应警惕有无HDV感染,可加强相关检查,以早期明确诊断,在治疗和预防疫苗方面尚无特效措施。

五、戊型肝炎病毒

戊型肝炎(hepatitis E)是一种经粪-口传播的急性传染病,1955年印度由水源污染发生了第一次戊型肝炎大暴发以来,先后在印度、尼泊尔、苏丹、吉尔吉斯斯坦及我国新疆等地都有流行。1989年9月东京国际HNANB及血液传染病会议正式将其命名为戊型肝炎,其病原体戊型肝炎病毒(hepatitis E virus,HEV)在分类学上属于杯状病毒科。

(一)生物学性状

HEV是单股正链RNA病毒,呈球形,直径27～34nm,无囊膜,核衣壳呈20面体立体对称。目前尚不能在体外组织培养,但黑猩猩、食蟹猴、恒河猴、非洲绿猴、须狨猴对HEV敏感,可用于分离病毒。

HEV在碱性环境中稳定,有镁离子、锰离子存在情况下可保持其完整性,对高热敏感,煮沸可将其灭活。

(二)致病性与免疫性

1. 致病性　HEV随患者粪便排出,通过日常生活接触传播,并可经污染食物,水源引起散发或暴发流行,发病高峰多在雨季或洪水后。潜伏期为2～11周,平均6周,临床患者多为轻中型肝炎,常为自限性,不发展为慢性HEV,主要侵犯青壮年,65%以上发生于16～19岁年龄组,儿童感染表现亚临床型较多,成人病死率高于甲型肝炎,尤其孕妇患戊型肝炎病情严重,在妊娠的后3个月发生感染病死率达20%。

2. 免疫性　HEV感染后可产生免疫保护作用,防止同株甚至不同株HEV再感染。有人报告绝大部分患者康复后血清中抗HEV抗体持续存在4～14年,肠道内可出现IgM和分泌性IgA。

(三)微生物学检查法

实验诊断可通过电镜从粪便中找病毒颗粒,RT-PCR检测粪便胆汁中HEV-RNA,及用重组HEV-谷胱甘肽-S-转移酶融合蛋白做抗原,进行ELISA检查血清中抗HEV IgM、IgG抗体等。

(四)防治原则

原则主要以预防为主,改善卫生设施,管理被粪便污染的环境,特别是要保护水源。注意饮食饮水卫生,发病后可以采用中西医对症治疗。

第四节 人类免疫缺陷病毒

人类免疫缺陷病毒(human immunodeficiency virus,HIV)是一种感染人类免疫系统细胞的慢病毒(lentivirus),属反转录病毒的一种。1981 年,人类免疫缺陷病毒在美国首次发现,该病毒破坏人体的免疫能力,导致免疫系统失去抵抗力,而导致各种疾病及癌症得以在人体内生存,这就是艾滋病(获得性免疫缺陷综合征)。

一、生物学性状

(一) 形态与结构

人类免疫缺陷病毒直径约 120nm,大致呈球形。病毒外膜是类脂包膜,来自宿主细胞,并嵌有病毒的蛋白 gp120 与 gp41;gp41 是跨膜蛋白,gp120 位于表面,并与 gp41 通过非共价作用结合。向内是由蛋白 p17 形成的球形基质,以及蛋白 p24 形成的半锥形衣壳,衣壳在电镜下呈高电子密度。衣壳内含有病毒的 RNA 基因组、酶(反转录酶、整合酶、蛋白酶)以及其他来自宿主细胞的成分(如 tR-NAlys3,作为反转录的引物)。

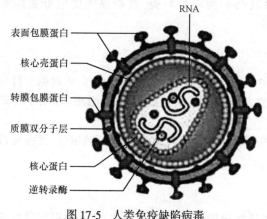

图 17-5 人类免疫缺陷病毒

病毒基因组是两条相同的正链 RNA,每条 RNA 长 9.2 ~ 9.8kb。两端是长末端重复序列(long terminal repeats,LTR),含顺式调控序列,控制前病毒的表达。已证明在 LTR 有启动子和增强子并含负调控区。LTR 之间的序列编码了至少 9 个蛋白,可分为三类:结构蛋白、调控蛋白和辅助蛋白,见图 17-5。

(二) 培养特性

HIV 不耐热,56℃ 30min 被灭活,但于室温条件下,可存活 7 天,75% 乙醇、1% 戊二醛、0.5% 来苏水和 0.2% 次氯酸钠作用 5min,均可被灭活。

二、致病性和免疫性

(一) 致病性

1. 传染源 HIV 感染者是传染源,曾从血液、精液、唾液、尿液、阴道分泌液、眼泪、乳汁等分离得 HIV。

2. 传播途径 分以下几种:

(1) 性接触传播:HIV 存在于感染者精液和阴道分泌物中,性行为很容易造成细微的皮肤黏膜破损,病毒即可通过破损处进入血液而感染,性接触都会导致艾滋病的传播。

(2) 血液传播:人体被输入含有 HIV 的血液或血液制品、静脉吸毒、移植感染者或患者的组织器官都有感染艾滋病的危险性。

(3) 母婴传播:感染了 HIV 的妇女在妊娠及分娩过程中,也可将病毒传给胎儿,感染的产妇还可通过母乳喂养将病毒传给吃奶的孩子。

下列途径一般不会传播，如握手、拥抱、接吻、游泳、蚊虫叮咬、共用餐具、咳嗽或打喷嚏、日常接触等。

3. 致病机制　HIV 选择性的侵犯带有 CD4 分子的细胞，主要有 T4 淋巴细胞、单核巨噬细胞、树突状细胞等。细胞表面 CD4 分子是 HIV 受体，通过 HIV 囊膜蛋白 gp120 与细胞膜上 CD4 结合后，gp120 构象改变使 gp41 暴露，同时 gp120-CD4 与靶细胞表面的趋化因子 CXCR4 或 CXCR5 结合形成 CD4-gp120-CXCR4/CXCR5 三分子复合物。gp41 在其中起着桥的作用，利用自身的疏水作用介导病毒囊膜与细胞膜融合。最终造成细胞被破坏。

艾滋病病毒进入人体后，首先遭到巨噬细胞的吞噬，但艾滋病病毒很快改变了巨噬细胞内某些部位的酸性环境，创造了适合其生存的条件，并随即进入 T-CD4 淋巴细胞大量繁殖，最终使后一种免疫细胞遭到完全破坏。

（二）免疫性

HIV 感染后可刺激机体生产囊膜蛋白（Gp120、Gp41）抗体和核心蛋白（P24）抗体。在 HIV 携带者、艾滋病患者血清中测出低水平的抗病毒中和抗体，其中艾滋病患者水平最低，HIV 携带者最高，说明该抗体在体内有保护作用。但抗体不能与单核巨噬细胞内存留的病毒接触，且 HIV 囊膜蛋白易发生抗原性变异，原有抗体失去作用，使中和抗体不能发挥应有的作用。在潜伏感染阶段，HIV 前病毒整合入宿主细胞基因组中，免疫会把 HIV 忽略不被免疫系统识别，自身免疫无法清除。

三、微生物学检查法

1. 抗体检测　初筛试验主要有酶联免疫吸附试验（ELISA）和免疫荧光试验（IFA）。确证试验可做蛋白印迹法（Western blotting，WB）进一步确证。

抗 HIV 阴性对一般人来讲表明未感染 HIV，但若感染 HIV2 型或者感染初期尚未产生抗体的人群则不能排除 HIV 感染。经确证试验，HIV 抗体阳性说明感 HIV。

2. 抗原检测　用 ELISA 检测 P24 抗原，在 HIV 感染早期尚未出现抗体时，血中就有该抗原存在。由于 P24 量太少，阳性率通常较低。现有用解离免疫复合物法或浓缩 P24 抗原，来提高敏感性。

3. 核酸检测　用 PCR 法检测 HIV 基因，具有快速、高效、敏感和特异等优点，目前该法已被应用于 HIV 感染早期诊断及艾滋病的研究中。

4. 分离培养　常用方法为共培养法，即用正常人外周血液分离单个核细胞，加 PHA 刺激并培养后，加入患者单个核细胞诊断及艾滋病的研究中。

将患者自身外周或骨髓中淋巴细胞经 PHA 刺激 48～72h 作体外培养（培养液中加 IL-2）1～2 周后，病毒增殖可释放至细胞外，并使细胞融合成多核巨细胞，最后细胞破溃死亡。亦可用传代淋巴细胞系如 HT-H9、Molt-4 细胞做分离及传代。

四、临床表现

艾滋病病毒侵入人体后一部分人一直无症状，直接进入无症状期。艾滋病潜伏期的长短个体差异极大，这可能与入侵艾滋病病毒的类型、强度、数量、感染途径以及感染者自身的免疫功能、健康状态、营养情况、年龄、生活和医疗条件、心理因素等有关，一般为 6～10 年。但是有 5%～15% 的人在 2～3 年内就进展为艾滋病，称为快速进展者，另外还有 5% 的患者其免疫功能可以维持正常达 12 年以上，称为长期不进展者。

艾滋病患者由于免疫功能严重缺损,常合并严重的机会感染,最后导致无法控制而死亡,另一些病例可发生卡波西肉瘤(Kaposi 肉瘤)或恶性淋巴瘤。此外,感染单核巨噬细胞中 HIV 呈低度增殖,不引起病变,但损害其免疫功能,可将病毒传播全身,引起间质肺炎和亚急性脑炎。

五、防治原则

(一) 预防 HIV 感染

1. 传染源的管理 高危人群应定期检测 HIV 抗体,医疗卫生部门发现感染者应及时上报,并应对感染者进行 HIV 相关知识的普及,以避免传染给其他人。感染者的血液、体液及分泌物应进行消毒。

2. 切断传播途径 避免不安全的性行为,严格筛选供血人员,严格检查血液制品,推广一次性注射器的使用。严禁注射毒品,尤其是共用针具注射毒品。不共用牙具或剃须刀。不到非正规医院进行检查及治疗。

3. 保护易感人群 提倡婚前、孕前体检。对 HIV 阳性的孕妇应进行母婴阻断。医务人员严格遵守医疗操作程序,避免职业暴露。出现职业暴露后,应立即向远心端挤压伤口,尽可能挤出损伤处的血液,再用肥皂液和流动的清水冲洗伤口;污染眼部等黏膜时,应用大量生理盐水反复对黏膜进行冲洗;用 75% 乙醇溶液或 0.5% 碘附对伤口局部进行消毒,尽量不要包扎。然后立即请感染科专业医生进行危险度评估,决定是否进行预防性治疗。

如需用药,应尽可能在发生职业暴露后最短的时间内(尽可能在 2h 内)进行预防性用药,最好不超过 24h,但即使超过 24h,也建议实施预防性用药。还需进行职业暴露后的咨询与监测。

(二) 并发症的预防

对于并发症最好的预防就是及时抗 HIV 治疗。

1. CD4$^+$T 淋巴细胞($<2\times10^8$/L)的患者 应口服复方磺胺甲噁唑 2 片/日预防肺孢子菌肺炎,至 CD4$^+$T 淋巴细胞升至(2×10^8/L)以上 3~6 个月。

2. 弓形体脑病 避免生食或食用未熟透的肉类,避免接触猫及其排泄物。弓形虫抗体 IgG 阳性、CD4$^+$T 淋巴细胞低于(1×10^8/L)者可口服复方磺胺甲噁唑预防,至 CD4$^+$T 淋巴细胞升至(2×10^8/L)以上 3 个月。

3. 接触开放性结核的患者 用异烟肼预防。

(三) 抗 HIV 治疗

高效抗反转录病毒治疗(highly active antiretroviral therapy,HAART)是艾滋病最根本的治疗方法。分为核苷类反转录酶抑制剂、非核苷类反转录酶抑制剂和蛋白酶抑制剂,而且需要终生服药。治疗目标就是最大限度地抑制病毒的复制,保存和恢复免疫功能,降低病死率和 HIV 相关性疾病的发病率,提高患者的生活质量,减少艾滋病的传播。

第五节 其他病毒

一、狂犬病病毒

狂犬病病毒为弹状病毒科(rhabdoviridae)狂犬病病毒属(lyssavirus)中血清/基因 1 型病毒,而 2~

6 型称"狂犬病相关病毒",目前仅在非洲和欧洲发现。狂犬病病毒在野生动物(狼、狐狸、鼬鼠、蝙蝠等)及家养动物(犬、猫、牛等)与人之间构成狂犬病的传播环节。人主要被病兽或带毒动物咬伤后感染。一旦受染,如不及时采取有效防治措施,可导致严重的中枢神经系统急性传染病,病死率高,在亚非拉发展中国家中每年有数万人死于狂犬病。

(一) 生物学性状

1. 形态与结构 病毒外形呈子弹状(60~400)nm×(60~85)nm,一端纯圆,一端平凹,有囊膜,内含衣壳呈螺旋对称。核酸是单股不分节负链 RNA。狂犬病病毒仅一种血清型,但其毒力可发生变异。从自然感染动物体内分离的病毒株称野毒株或街毒株,致病力强,自脑外接种易侵入脑组织及唾液腺。将野毒株在家兔脑内连续传50代后,家兔致病潜伏期逐渐缩短,2~4周缩短至4~6日,如再继续传代不再缩短,称固定毒株,固定毒株对人及动物致病力弱,脑外接种不侵入脑内增殖,不引起狂犬病,巴斯德首先制成减毒活疫苗来预防狂犬病。

2. 培养特性 狂犬病病毒宿主范围广,可感染鼠,家兔、豚鼠、马、牛、羊、犬、猫等,侵犯中枢神经细胞(主要是大脑海马回锥体细胞)中增殖,于细胞质中可形成嗜酸性包涵体(内基小体 Negri body)。在人二倍体细胞、地鼠肾细胞、鸡胚、鸭胚细胞中增养增殖,借此可用于制备组织培养疫苗。

狂犬病病毒对热、紫外线、日光、干燥的抵抗力弱,加温50℃ 1h、60℃ 5min 即死亡,也易被强酸、强碱、甲醛、碘、乙酸、乙醚、肥皂水及离子型和非离子型去污剂灭活。于4℃可保存1周,如置50%甘油中,在室温下可保持活性1周。

(二) 致病性与免疫性

1. 致病性 狂犬病是人兽共患性疾病,主要在野生动物及家畜中传播。人狂犬病主要被患病动物咬伤所致,或与患病动物密切接触有关。也可能通过不显性皮肤或黏膜而传播,如犬舔肛门,宰犬、切犬肉等引起感染。并有角膜移植引起感染的报告。在大量感染蝙蝠的密集区,其分泌液造成气雾,可引起呼吸道感染。

人被咬伤后,病毒进入伤口,先在该部周围神经背根神经节内,沿着传入感觉神经纤维上行至脊髓后角,然后散布到脊髓和脑的各部位内增殖损害。在发病前数日,病毒从脑内和脊髓沿传出神经进入唾液腺内增殖,不断随唾液排出。潜伏期1~2个月,短者5~10天,长者1年至数年。潜伏期的长短取决于咬伤部位与头部距离的远近、伤口的大小及深浅、有无衣服阻挡,以及侵入病毒的数量。有人认为病毒在犬群多次传播后毒力增强,可缩短潜伏期。人发病时,先感不安,头痛,发热,侵入部位有刺痛或出现爬蚁走的异常感染。继而出现神经兴奋性增强,脉速、出汗、流涎、多泪、瞳孔放大,吞咽时咽喉肌肉发生痉挛,见水或其他轻微刺激可引起发作,故又名"恐水病"。最后转入麻痹、昏迷、呼吸及循环衰竭而死亡,病程5~7日。

2. 免疫性 机体感染病毒后产生的抗体除中和、补体介导溶解和抗体依赖细胞毒作用外,特异性 IgG 抗体还能提高和调节 T 细胞对狂犬病病毒抗原反应,是接触狂犬病病毒后同时注射特异性抗体和疫苗的重要依据。细胞免疫也是抗狂犬病病毒主要免疫之一,如杀伤性 T 淋巴细胞针对靶抗原 G、N 蛋白可溶解病毒、单核细胞产生 IFN 和 IL-2 对抑制病毒复制和抵抗病毒攻击起重要作用。

(三) 微生物学检查法

将咬人的犬捕获,观察10~14天,不发病,则可认为未患狂犬病。若观察期间发病,将它杀死,取脑做病理切片检查包涵体,或用荧光标记抗狂犬病病毒血清染色,检查抗原,如为阴性,则用10%脑悬液注射小白鼠脑内,发病后取脑组织同上检测包涵体和抗原,可提高阳率,但需时较长约28天。如于发病前用同位素标记的合成寡核苷酸探针检测狂犬病病毒 RNA,于1~2天就出结果。

患者可采取唾液沉渣涂片,荧光抗体染色检查细胞内病毒抗原。也可在发病后 2~3 天做睑、颊皮肤活检,用荧光抗体染色,于毛囊周围神经纤维中可找见病毒抗原。亦可将狂犬病病毒固定毒株感染细胞制成抗原片,加入不同稀释患者血清阻止荧光抗体染色以测定抗体,一般 24h 可出结果。

(四) 防治原则

捕杀野犬,加强家犬管理或口服兽用减毒活疫苗(与食物混合喂食)。预防家畜及野生动物的狂犬病是防止人狂犬病的重要根本措施,其任务涉及面广,需要全社会的配合支持与理解。

人被疑似狂犬咬伤时,立即用 15% 肥皂水冲洗和浸泡伤口,再涂 75% 乙醇溶液或碘酒,然后用碳酸氢钠冲洗。用人狂犬病免疫球蛋白(20IU/kg)或抗狂犬病马血清(40IU/kg),以 1/2 时在伤口周围浸润注射,其余肌内注射。同时立即肌内注射人二倍体成纤维细胞狂犬病疫苗 1 次,于第一次注射后 3、7、14、28 天再行注射,共 5 次,可防止发病。

狂犬病的潜伏期一般较长,人被咬伤后若及早接种疫苗,可预防发病。有接触病毒危险的人员,亦因应用疫苗预防感染。

二、人乳头瘤病毒

人乳头瘤病毒是一种属于乳多空病毒科的乳头瘤空泡病毒 A 属,是球形 DNA 病毒,能引起人体皮肤黏膜的鳞状上皮增殖。表现为寻常疣、生殖器疣(尖锐湿疣)等症状。随着性病中尖锐湿疣的发病率急速上升和宫颈癌、肛门癌等的增多,人乳头瘤病毒(HPV)感染越来越引起人们的关注。

(一) 生物学性状

人乳头瘤病毒是一种小的 DNA 病毒,直径 45~55nm,衣壳呈 20 面体立体对称,含 72 个壳微粒,没有囊膜,完整的病毒颗粒在氯化铯中浮密度为 1.34g/ml,在密度梯度离心时易与无 DNA 的空壳(密度 1.29g/ml)分开。

(二) 致病性与免疫性

1. 致病性 HPV 主要通过直接或间接接触污染物品或性传播感染人类。病毒侵入人体后,停留于感染部位的皮肤和黏膜中,不产生病毒血症。临床常见的有:①寻常疣(主要为 1、2、4 型)称刺瘊,可发生于任何部位,以手部最常见。②跖疣(主要为 2、4 型)生长在胼胝下面,行走易引起疼痛。③扁平疣(主要为 3、10 型)好发于面部,手、臂、膝为多发性。④尖性湿疣(主要为 6、11 型),好发于温暖潮湿部位,以生殖器湿疣发病率最高,传染性强,在性传播疾病中有重要地位,且有恶性变的报道。

近年研究资料证明人乳头瘤病毒与宫颈癌、喉癌、舌癌等发生有关。如 HPV16、18、33 等型与宫颈癌的发生关系密切,用核酸杂交方法检出癌组织中 HPV DNA 阳性率 60% 以上。

2. 免疫性 有关 HPV 免疫反应研究较少。在感染病灶出现 1~2 个月内,血清内出现抗体,阳性率为 50%~90%,病灶消退后,抗体尚维持持续数月到数年,但无保护作用。用白细胞移动抑制和淋巴细胞转化等试验检测细胞免疫(CMI)的结果不一致,有人观察到病灶消退时 CMI 增强。

(三) 微生物学检查法

1. 染色镜检 将疣状物作组织切片或生殖道局部黏液涂片,用帕尼科拉染剂染色后,光镜下观察到特征性空泡细胞或角化不良细胞和角化过度细胞,可初步 HPV 诊断。

2. 检测人乳头瘤病毒 DNA 根据不同标本采用点杂交或原位杂交检测 HPV-DNA。亦可选择适当的特异序列,合成引物做 PCR 后进行杂交,PCR 具有敏感,特异及可选择不同型别的引物扩增后分型等优点。

3. 血清学试验　应用重组技术表达抗原检测患者血清中 IgG 抗体。或抗原免疫动物制备免疫血清或单克隆抗体检测组织或局部黏液中 HPV 抗原。

(四) 防治原则

目前尚无特异预防方法,可根据 HPV 传染方式,切断传播途径,是有效的预防措施。

小的皮肤疣有自行消退的可能,一般无需处理。尖性湿疣病损范围大,可施行手术,但常规外科切除有较高复发率。一些物理疗法如电烙术、激光治疗、液氮冷冻疗法,有较好的治疗效果。用干扰素治疗生殖器人乳头瘤病毒感染,结合上述一些辅助疗法,认为有广阔前景。

三、水痘-带状疱疹病毒

水痘-带状疱疹病毒(varicella-zoster virus,VZV),在儿童初次感染时主要引起水痘,痊愈后,此病毒会潜伏在脊髓后根神经节和颅神经的感觉神经节,少数病人长大后,病毒再次发作而引起带状疱疹,故被称为水痘-带状疱疹病毒。

(一) 生物学性状

1. 形态与结构　水痘-带状疱疹病毒仅有一个血清型。基因组有 71 个基因,编码 67 个不同蛋白,包括 6 种糖蛋白(gpⅠ ～ gpⅥ),现统一分别命名为 gE、gB、gH、gI、gC 和 gL。在受感染的细胞中,糖蛋白 gE、gB 和 gH 极为丰富,在病毒体的胞膜中也存在这些糖蛋白。

2. 培养特性　培养 VZV,可以在人成纤维细胞中培养,3 天至 2 周出现典型的细胞病变,病毒在细胞与细胞间扩散,能缓慢引起局灶性的细胞核病变,受感染的细胞可以出现嗜酸性核内包涵体和形成多核巨细胞。

(二) 致病性与免疫性

1. 致病性　对于水痘-带状疱疹病毒来说,人是唯一自然宿主,皮肤是病毒的主要靶器官。VZV 感染人有两种类型,即原发感染水痘和复发感染带状疱疹。

水痘的传染源主要是患者,具有高度传染性。2 ～ 6 岁的儿童是此病的高发人群,患者急性期水痘内容物及呼吸道分泌物内均含有病毒。病毒经呼吸道黏膜或结膜进入机体,经两次病毒血症,致使病毒大量复制,约经 2 周的潜伏期,因上皮细胞肿胀、气球样变、组织液的积累,全身皮肤出现丘疹、水疱,有的因感染发展成脓疱疹。皮疹呈向心性分布,躯干比面部和四肢多。

成人水痘症状较严重,常并发肺炎,死亡率较高。对于免疫缺陷的儿童和无免疫力的新生儿来说,水痘很可能是一种致死性感染。如孕妇患水痘除病情严重外,并可导致胎儿畸形、流产或死亡。

带状疱疹是成人、老年人或有免疫缺陷和免疫抑制患者常见的一种疾病。曾患过水痘者,少量病毒潜伏于体内,外伤、发热等因素能激活潜伏在神经节内的病毒,活化的病毒经感觉神经纤维轴突下行至所支配的皮肤区,增殖后引起带状疱疹。初期局部皮肤有瘙痒、疼痛等异常感,进而出现红疹、疱疹,串连成带状,以躯干和面额部为多见,呈单侧分布,病程约 3 周,少数可达数月之久。同时,并发症多见,主要有脑脊髓炎和眼结膜炎等。

临床上还可以见到某些特殊部位或特殊类型的带状疱疹,如眼带状疱疹、耳带状疱疹、带状疱疹性脑膜炎、内脏带状疱疹等。

2. 免疫性　VZV 3 个主要糖蛋白诱生的抗体均能中和病毒。特异性体液免疫和细胞免疫以及细胞因子(如干扰素),对限制 VZV 扩散以及水痘和带状疱疹痊愈起主要作用,但不能阻止带状疱疹的发生。水痘病后可获终身免疫。

(三) 微生物学检查法

有临床典型的水痘或带状疱疹,一般不需要实验室诊断。如果症状不典型的,可应用疱疹液做电镜快速检查,或细胞培养来分离病毒;也可应用免疫荧光试验检测疱疹底基部材料涂片和活检组织切片的疱疹病毒抗原;或应用 PCR 扩增脑脊液的 VZV DNA。这些方法都有助于明确诊断。

(四) 防治原则

注射水痘-带状疱疹免疫球蛋白(VZIG)或高效价 VZV 抗体制品,能在一定程度上阻止新生儿、未免疫妊娠接触者或免疫低下接触者的感染和疾病的发展,但没有治疗价值。

水痘减毒活疫苗已在日本、德国、美国等国家应用多年。免疫接种 1 岁以上未患过水痘的儿童和成人,产生的特异性抗体能在体内维持 10 年之久,保护率较高。我国对 1 岁以上儿童也接种水痘疫苗。

对于带状疱疹,可以采用阿昔洛韦、泛昔洛韦、伐昔洛韦等抗病毒药物,疗效好,副作用小。如果未能及时发现和及时用药,仍有可能遗留较明显的后遗神经痛,可配合中药、针灸、光疗等方法。外用可以选择炉甘石洗剂、阿昔洛韦霜、喷昔洛韦霜等均可使用。

思考题:

1. 麻疹病毒是如何致病的?
2. 五种肝炎病毒中,哪些是经消化道传播的?
3. 人类免疫缺陷病毒的传播途径有哪些?

(田 昕)

第三篇 免 疫 学

第十八章 免疫学概论及抗原

第一节 免疫学的起源及基本概念

一、免疫学的起源

人类对免疫的认识首先是从与传染病作斗争中开始的。免疫 immunity 一词是从拉丁语免除税赋,免除差役"immunitas"而演变为免于疫患,免除瘟疫。而免疫学概念的诞生得益于防治天花疫苗的成功运用。18 世纪后叶,英国医生 Edward Jenner 观察到挤牛奶的女工被患牛痘的牛传染牛痘疱疹,但不会患天花,即在 8 岁男孩身上进行了接种"牛痘"预防天花的实验,取得成功。而疫苗一词也正是首见于 1798 年 Jenner 发表"Vaccination"的论文(Vacca 在拉丁语中是牛的意思,意为接种牛痘)。

而我国早在 16 世纪明朝隆庆年间已有采用"鼻苗法"种痘预防天花的确凿记载,即将天花康复后的皮肤痂皮磨成粉,吹入未患病的儿童鼻腔。后经陆地丝绸之路西传至欧亚各国,经海上丝绸之路东传至日本及东南亚国家,18 世纪传入英国。中医种痘预防天花的历史早于牛痘预防天花足足200 多年,而且据考证,Jenner 在提出牛痘接种之前就是一位人痘接种师。因而如果把有计划地大规模预防接种和进行免疫干预(有确切文字记载)作为免疫学产生的一个经验性阶段或标志,则应当首推 16 世纪中国实施的人痘接种。

二、免疫学的基本概念

医学免疫学是研究人体免疫系统结构和功能的科学,其阐明免疫系统识别抗原后发生免疫应答及其清除抗原的规律,并探讨免疫功能异常所致病理过程和疾病机制。

免疫是机体识别"自己(self)",排除"异己(non-self)"抗原,从而维持内环境(internal environment)稳定的生理性防御功能。机体识别非己抗原,对其产生免疫应答(immune response)并清除之,机体对自身组织成分则不产生免疫应答,即维持自身耐受。而免疫应答是免疫系统接受抗原刺激发生的一系列反应,并以排除或分解该抗原为目的的过程。

正常情况下,免疫功能具有保护作用,异常情况下,亦导致某些病理过程的发生和发展。

免疫功能可概括为:①免疫防御,防止外界病原体的入侵及清除已入侵的病原体及其他有害物质,该功能过低,可发生免疫缺陷病;过强亦导致超敏反应。②免疫监视,发现和清除体内出现的"非己"("非正常")成分,如肿瘤细胞和衰老凋亡细胞,该功能低下,可导致肿瘤的发生和持续性病毒感染。③免疫自身稳定,通过免疫耐受和免疫调节达到免疫系统内环境稳定,该功能失衡,易导致自身免疫病和过敏性疾病。

第二节 免疫系统

免疫系统是机体承担免疫功能的物质基础,免疫系统包括免疫器官(中枢免疫器官和外周免疫器官)、免疫细胞(T细胞、B细胞、NK细胞、抗原提呈细胞和粒细胞等)和免疫分子(免疫球蛋白、补体、细胞因子和膜分子等)。

一、免疫器官

(一) 中枢免疫器官

中枢免疫器官是淋巴细胞发生、分化、发育和成熟的场所,由骨髓和胸腺组成。

1. 骨髓(bone marrow) 是重要的造血器官,是成年人和动物所有血细胞的发源地,各种免疫细胞也是骨髓中多能造血干细胞(hematopoietic stem cell,HSC)发育而来的。HSC在骨髓中首先分化为髓样祖细胞(myeloid progenitor)和淋巴样祖细胞(lymphoid progenitor)。前者进一步分化成熟为粒细胞、单核细胞、树突状细胞、红细胞等;后者则发育为各种淋巴细胞(T细胞、B细胞、NK细胞)的前体细胞。该前体细胞一部分随血液进入胸腺,发育为成熟T细胞;另一部分在骨髓中继续分化为成熟B细胞或自然杀伤细胞(NK细胞),成熟的B细胞和NK细胞随血液循环迁移并定居于外周免疫器官。同时骨髓也是发生再次免疫应答的主要部位。

2. 胸腺 位于胸骨后、心脏上方,是T细胞分化成熟的场所。胸腺由胸腺细胞和胸腺基质细胞(thymic stromal cell,TSC)组成,前者为处于不同分化阶段的未成熟T细胞;后者包括胸腺上皮细胞、巨噬细胞、树突状细胞等,TSC通过与胸腺细胞的直接接触和分泌多种细胞因子,参与胸腺细胞的发育和免疫调节。从骨髓迁入胸腺的前T细胞(胸腺细胞),经过复杂的选择发育(阳性选择和阴性选择)获得自身耐受和MHC限制性识别能力。发育成熟的初始T细胞(naïve T cell)进入血循环,定位于外周淋巴器官。

(二) 外周免疫器官

外周免疫器官是成熟淋巴细胞(T细胞、B细胞)定居的场所,也是免疫应答发生的场所,包括淋巴结、脾和黏膜相关淋巴组织。

1. 淋巴结 分为皮质区和髓质区,靠近被膜下为浅皮质区,是B细胞定居的场所。浅皮质区与髓质区之间为深皮质区,是T细胞定居的场所。髓质区由髓索和髓窦组成,髓窦内富含巨噬细胞(macrophag,Mφ),有较强的滤过作用。淋巴结是免疫应答发生的场所,并参与淋巴细胞再循环,即淋巴细胞在血液、淋巴液、淋巴器官或组织间反复循环的过程。

2. 脾 由白髓和红髓组成,白髓内沿中央动脉分布的动脉周围淋巴鞘(periarteriolar lymphoid sheaths,PALS)主要由T细胞组成,PALS周围的淋巴小结含有大量B细胞。红髓包括脾索和脾血窦,脾索中含有大量的巨噬细胞和树突状细胞具有较强的吞噬所用,可清除血液中的病原体等;而脾血窦充满血液,因此脾亦是储存红细胞的血库。脾是机体对血源性抗原产生免疫应答的场所。

3. 黏膜相关的淋巴组织(mucosal associated lymphoid tissue,MALT) 主要包括呼吸道、消化道黏膜及黏膜下存在的淋巴组织,是执行局部特异性免疫功能的主要场所。其特点包括:分泌分泌型IgA;含有下调免疫功能的调节性T细胞,导致口服抗原易诱导耐受;具有定向细胞运输系统,使黏膜滤泡中诱发的细胞迁移至黏膜上皮下淋巴组织中。

抗原和携带抗原的抗原提呈细胞及淋巴细胞经淋巴循环及血液循环,进入外周淋巴器官,激活T细胞和B细胞分别产生细胞免疫应答和体液免疫应答,清除异物并产生效应细胞(效应T细胞)和效应分子(抗体),随淋巴液和血流定向迁移至病原异物处发挥免疫效应。

二、免 疫 细 胞

免疫细胞泛指所有参与免疫应答或与免疫应答有关的细胞及其前体,包括淋巴细胞、抗原提呈细胞及其他免疫相关细胞。

(一) 淋巴细胞

淋巴细胞可分为许多表型与功能均不同的群体,如T细胞、B细胞、NK细胞等,T细胞和B细胞还可进一步分为若干亚群。

1. B细胞

(1) B细胞的分化发育:B细胞在骨髓内分化发育过程中的主要事件是功能性B细胞受体(B cell receptor,BCR)的表达和自身免疫耐受的形成。B细胞通过BCR识别抗原,启动特异性免疫应答。编码BCR的胚系基因以分隔、数量众多的基因片段组成,发生重排后,可产生数量巨大特异的BCR,每一个B细胞克隆可表达一种特异性BCR,人体内B细胞克隆的总数在$1×10^{12}$ ~ $1×10^{14}$之多,利于B细胞很好识别自然界众多的抗原物质。在骨髓中B细胞BCR经基因重排后形成功能性BCR后,首先分化为未成熟B细胞,如受自身抗原刺激,非但不能活化增殖,反而发生凋亡,形成自身免疫耐受。成熟B细胞又称初始B细胞(naïve B cell),离开骨髓,定居外周免疫器官,介导对外来抗原的特异性体液免疫应答。

(2) B细胞表面分子:B细胞表面有众多的膜分子,除了BCR外,还含有大量的白细胞分化抗原(leukocyte differentiation antigen)及其他受体。白细胞抗原是不同谱系白细胞在正常分化、成熟的不同阶段及活化过程中,出现或消失的细胞表面标志,国际协作组织会议决定以分化群(cluster of differentiation CD)代替其命名。B细胞表面重要的CD分子包括CD40、CD80等在B细胞介导的体液免疫应答中发挥重要作用。

(3) B细胞亚群:根据是否表达CD5分子,可将人B细胞分为B1($CD5^+$)和B2细胞($CD5^-$)细胞。其中B1细胞主要识别TI-2抗原,参与非特异性免疫应答。B2细胞是通常所称的B细胞,是参与特异性体液免疫应答的主要细胞。

2. T细胞

(1) T细胞的分化发育:T细胞在胸腺内发育的重要事件包括功能性T细胞受体(T cell receptor,TCR)形成(同BCR)、阳性选择和阴性选择。其中TCR的多样性及形成机制同BCR,T细胞只能识别抗原提呈细胞呈递的抗原肽与MHC分子复合物。阳性选择,即TCR能识别自身MHC分子的双阳性T细胞($CD4^+CD8^+$)则发育为单阳性T细胞($CD4^+$或$CD8^+$),不能识别的发生凋亡。阴性选择,即单阳性T细胞如能识别自身抗原肽和MHC分子复合物的T细胞发生凋亡,不能识别的继续发育成为对自身抗原耐受的成熟的T细胞,出胸腺定居于外周免疫器官。

(2) T细胞表面分子:T细胞表面有众多的膜分子,除了TCR外,还含有大量的CD抗原及其他受体。其中重要的表面分子有T细胞特有的标志CD3分子,还有介导细胞免疫应答中发挥重要作用的CD28、CD40L分子及CD4和CD8分子。

(3) T细胞亚群:根据TCR双肽链的构成不同,可将T细胞分为TCRαβT细胞和TCRγδ T细胞,前者占总T细胞的90% ~95%,诱导特异性细胞免疫应答;后者占总T细胞的5% ~10%,参与非特异性免疫应答。根据CD分子表达不同,成熟T细胞分为$CD4^+$T细胞和$CD8^+$T细胞,$CD4^+$T细胞根据其分泌细胞因子种类及介导的免疫效应不同分为 Th1 细胞、Th2 细胞和 Th17 细胞。细胞因子(cytokin,CK)是由免疫原、丝裂原或其他因子刺激细胞所产生的低分子量可溶性蛋白质,具有调节免疫应答、促进造血,以及刺激细胞活化、增殖和分化等功能,通过结合细胞表面的相应受体发挥生物学作用。

(二)抗原提呈细胞

抗原提呈细胞(antigen-presenting cell,APC)是指能够加工、处理抗原,并将抗原信息提呈 T 细胞的一类细胞。APC 分为两类:①专职 APC,包括巨噬细胞、树突状细胞和 B 细胞,它们可组成性表达 MHC-Ⅱ类分子。②非专职 APC,包括内皮细胞、上皮细胞等,它们在某些因素刺激下可表达 MHC-Ⅱ类分子,并具有一定的抗原提呈功能。另外,所有表达 MHC-Ⅰ类分子的靶细胞属于一类特殊的非专职 APC。

第三节 抗原的概念与特性

一、抗原的概念

抗原(antigen,Ag)是指能与 T 淋巴细胞、B 淋巴细胞的 TCR 或 BCR 结合,促其增殖、分化、产生抗体或致敏淋巴细胞,并与之结合,进而发挥免疫效应的物质。抗原具有两个重要特性:一是免疫原性(immunogenicity),即抗原刺激机体产生免疫应答、诱导产生抗体或致敏淋巴细胞的能力;二是抗原性(antigenicity),即抗原与其所诱导产生的抗体或致敏淋巴细胞特异性结合的能力。同时具备上述两种特性的物质称为完全抗原,如大多数的蛋白质和各类病原微生物等;仅具有抗原性的物质称为半抗原(hapten),如化学药物等小分子化合物。半抗原若与蛋白质载体(carrier)交连或结合也可成为完全抗原,如青霉素为一种半抗原,其与血清蛋白结合可成为完全抗原。

二、抗原的异物性

抗原免疫原性的本质是异物性。异物即非己物质,亲缘关系越远、组织结构差异越大,异物性越强,免疫原性越强。具有异物性的物质包括异种物质、同种异体物质、改变自身抗原及胚胎期未与免疫活性细胞充分接触而被隔离的物质,外伤等因素溢出后获得免疫原性。

三、抗原的特异性

抗原特异性是免疫应答中最重要的特点,也是免疫学诊断和免疫学防治的理论依据。抗原的特异性是指抗原刺激机体产生免疫应答及其与应答产物发生反应所显示的专一性。即特定抗原只能刺激机体产生特异性的抗体或致敏淋巴细胞,且仅能与该抗原或淋巴细胞发生特异性结合。决定抗原特异性的结构基础是存在与抗原分子中的抗原表位。

(一)抗原表位的概念

抗原分子中决定抗原特异性的特殊化学基团,称为抗原表位(epitope),又称抗原决定簇(antigenic determinant,AD)。它是与 TCR、BCR 或抗体特异性结合的基本单位,通常由 5~17 个氨基酸残基或 5~7 个多糖残基或核苷酸残基组成。抗原表位的性质、数目、位置和空间构象决定抗原表位的特异性。

(二) 抗原表位的类型

根据抗原表位的结构特点,可将其分为线性表位(linear epitope)和构象表位(conformational epitope),前者是有连续性线性排列的短肽构成;后者指短肽或多糖残基在空间上形成特定的构象。

根据 T 细胞、B 细胞识别抗原表位不同,可将其分为 T 细胞表位和 B 细胞表位。T 细胞表位为线性表位,可位于抗原分子任意部位,需由抗原提呈细胞将抗原处理为小分子多肽并与 MHC 结合后才被 TCR 识别;B 细胞表位既可是构象表位也可是线性表位,只能位于抗原分子表面,不经加工直接被 BCR 识别,见图 18-1。

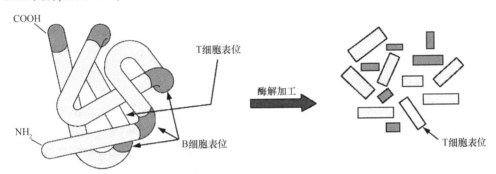

图 18-1　B 细胞表位与 T 细胞表位

(三) 表位与载体

表位(半抗原)为简单分子,与蛋白质载体偶联,可产生抗半抗原的抗体。在免疫应答中,B 细胞的 BCR 识别半抗原表位,并提呈载体中 T 细胞表位提供给 T 细胞的 TCR 识别,B 细胞和 T 细胞须识别同一抗原分子(不同表位)才能相互作用。

(四) 共同抗原表位与交叉反应

抗原分子中一般含有多种抗原表位,不同抗原之间含有相同或相似的抗原表位,称为共同抗原表位(common epitope)。而交叉反应即是抗体或致敏淋巴细胞对具有相同和相似表位不同抗原的反应,见图 18-2。其生物学意义在于:某些情况下,针对病原微生物的免疫应答可导致对人体的免疫损伤(见异嗜性抗原);在进行诊断或鉴定时,须排除交叉抗原可能产生的干扰。

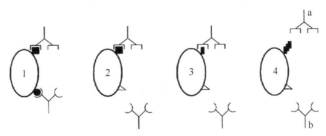

图 18-2　共同抗原表位与交叉反应

四、影响抗原诱导免疫应答的因素

（一）抗原分子的理化性质

1. 分子大小 一般相对分子质量在 10 000 以才具有免疫原性，且相对分子质量越大，含有抗原表位越多，结构越复杂，免疫原性越强。

2. 化学组成 天然抗原多为大分子有机物，一般来说蛋白质是良好的抗原，复杂的多糖、多肽和核酸也具有一定免疫原性。免疫原性物质还需具备复杂的化学组成与特殊的化学基团，含芳香族氨基酸的抗原较直链氨基酸的抗原免疫原性强。

3. 易接近性 因分子构象及氨基酸侧链位置不同，其更接近淋巴细胞抗原受体的表位，免疫原性越强。

4. 物理性状 一般聚合状态的蛋白质免疫原性较单体强，颗粒性抗原免疫原性较可溶性抗原强。

（二）宿主因素对抗原反应性的影响

个体遗传基因不同，对同一抗原免疫应答与否及应答的程度也不同，其中 MHC 基因是控制个体免疫应答质量的关键因素。宿主的性别、年龄、健康状况、心理状态均影响免疫应答的强弱。而且抗原进入机体的数量（适中）、途径（皮内>皮下>肌肉>腹腔>静脉）及是否应用佐剂都会影响机体对抗原的应答，而抗原剂量太低或太高、口服等情况容易诱导耐受。

第四节 抗原的分类

一、根据诱生抗体时是否需要 Th 细胞参与分类

（一）胸腺依赖性抗原

胸腺依赖性抗原（thymus dependent antigen TD-Ag）刺激 B 细胞产生抗体依赖 T 细胞辅助，同时具有 T 细胞表位和 B 细胞表位，绝大多数蛋白质抗原属于 TD-Ag，如病原微生物、血细胞、血清蛋白等。

（二）胸腺非依赖性抗原

胸腺非依赖性抗原（thymus independent antigen，TI-Ag）刺激机体产生抗体无需 T 细胞辅助，可分为 TI-1Ag 和 TI-2Ag。TI-1Ag 含有丝裂原，具有 B 细胞多克隆激活作用，如细菌脂多糖（LPS）等，成熟或未成熟 B 细胞均对其产生免疫应答。而 TI-2Ag 表面含有多个重复 B 细胞表位，如肺炎球菌假膜多糖等，仅能刺激成熟 B 细胞。

二、根据抗原与机体的亲缘关系分类

（一）异嗜性抗原

异嗜性抗原（heterophilic antigen）是一类与种属无关，存在与人、动物及微生物之间的共同抗原。例如，溶血性链球菌表面与人肾小球基底膜及心肌组织之间有共同抗原，故该菌感染后，其刺激机体

产生的抗体可与具有共同抗原的心、肾组织发生交叉反应。

（二）异种抗原

异种抗原（xenoantigen）是来源于另一物种的抗原性物质，如病原微生物及产物，用于治疗目的的动物抗血清及异种器官移植物等。

（三）同种异体抗原

同种异体抗原（allogenic antigen）是同一种属不同个体间存在的抗原，常见的有血型（红细胞）和组织相容性抗原（人主要是 HLA）。

（四）自身抗原

自身抗原（autoantigen）是在感染外伤等因素影响下，隔离抗原释放或改变了的自身组织细胞，可诱导机体免疫系统对其产生免疫应答。

三、根据抗原是否在抗原提呈细胞内合成分类

（一）内源性抗原

内源性抗原是指在抗原呈递细胞内新合成的抗原，如病毒感染细胞合成的病毒蛋白、肿瘤细胞内合成的肿瘤抗原等。其在细胞内加工处理后，与 MHC-Ⅰ类分子结合，被 $CD8^+T$ 细胞 TCR 识别的抗原。

（二）外源性抗原

外源性抗原是指并非 APC 合成，而是来源于 APC 外的抗原，如被吞噬的细胞或细菌等，被 APC 摄取加工后，与 MHC-Ⅱ类分子结合，被 $CD4^+T$ 细胞 TCR 识别的抗原。

四、非特异性免疫刺激剂

（一）超抗原

超抗原（superantigen，SAg）只需极低浓度即可激活 2% ~20% T 细胞克隆，产生极强的免疫应答。无须抗原加工与递呈，其一端直接与抗原提呈细胞表面 MHC-Ⅱ类分子抗原结合凹槽外侧结合，另一端与 TCR VβCDR3 外侧区结合，以完整蛋白的形式激活 T 细胞，不涉及 VβCDR3 及 TCRα 的识别，也不受 MHC 的限制。SAg 所诱导的细胞应答，其效应并非针对超抗原本身，而是通过分泌大量细胞因子参与病理生理过程的发生与发展。SAg 主要有外源性超抗原和内源性超抗原。前者如金黄色葡萄球菌肠毒素 A-E；后者如小鼠乳腺肿瘤病毒蛋白等。

（二）佐剂

预先或与抗原同时注入体内，可增强机体对该抗原的免疫应答或改变免疫应答类型的非特异性免疫增强性物质，称为佐剂（adjuvant）。佐剂的种类很多，包括：生物佐剂（卡介苗等）、无机化合物（氢氧化铝等）、合成佐剂（双链多聚核苷酸等）、油剂（羊毛脂等）及其他新型佐剂，如热休克蛋白（HSP）、免疫刺激复合物（ISCOMs）、中药成分、纳米佐剂等。其中，弗氏完全佐剂和弗氏不完全佐剂是目前实验动物中常用的佐剂。弗氏不完全佐剂主要是矿物油，而弗氏完全佐剂包括矿物油和卡介

苗(BCG),可协助抗原刺激机体产生体液免疫应答和细胞免疫应答。

佐剂的生物学作用包括增强特异性免疫原性,用于预防接种及制备动物抗血清;作为非特异性免疫增强剂,用于抗肿瘤与抗感染的辅助治疗。其作用机制包括:改变抗原的物理性状,延长抗原在体内的潴留时间;刺激单核-吞噬细胞系统,增强其对抗原的处理和提呈能力;刺激淋巴细胞的增殖分化,从而增强和扩大免疫应答能力。

(三) 丝裂原

丝裂原(mitogen)可与某一类淋巴细胞表面相应受体结合,刺激静止淋巴细胞转化为原淋巴细胞(淋巴母细胞),可认为是一种非特异性的淋巴细胞多克隆激活剂。T、B细胞表面表达多种丝裂原受体。作用人和小鼠的T细胞的丝裂原包括刀豆蛋白A(ConA)、植物血凝素(PHA)等,作用于人B细胞的丝裂原主要是商陆丝裂原(PWM),而小鼠B细胞丝裂原主要是脂多糖(LPS)。

思考题:

1. 简述机体的三大免疫功能。
2. 简述中枢免疫器官和外周免疫器官的组成和功能。
3. 简述T细胞亚群及主要功能。
4. 试述T细胞表位与B细胞表位的异同点。
5. 试述接种人痘和牛痘预防天花的原理。
6. 试比较TD-Ag和TI-Ag的特点。
7. 试述佐剂的概念及作用。

(肖　凌)

第十九章 免疫球蛋白

抗体(antibody,Ab)是B细胞接受抗原刺激后增殖分化为浆细胞所产生的糖蛋白,通过与相应抗原特异性结合,发挥体液免疫功能。血清电泳时,抗体活性主要在γ球蛋白区,也有少量可延伸到β区和α₂区,故抗体又称为丙种球蛋白。1968年和1972年世界卫生组织(WHO)和国际免疫学联合会的专门委员会先后决定,将具有抗体活性或化学结构与抗体相似的球蛋白称为免疫球蛋白(immunoglobulin,Ig)。免疫球蛋白可分为分泌型(secreted Ig,sIg)和膜型(membrane Ig,mIg)。前者主要存在与血液及组织液中,具有抗体的各种功能;后者构成B细胞膜上的抗原受体(BCR)。

第一节 免疫球蛋白的结构

一、免疫球蛋白的基本结构

Ig由四肽链分子组成的"Y"形结构,由两条相同的重链和两条相同的轻链借二硫键连接而成,重链和轻链近氨基端1/4或1/2氨基酸序列变化大,为可变区,其他部分氨基酸序列相对恒定,为恒定区,如图19-1。

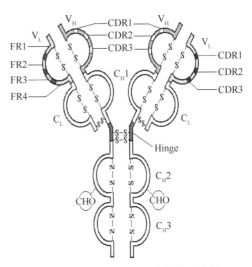

图19-1 免疫球蛋白基本结构示意图

(一)重链和轻链

1. 重链(H链) 450~550个氨基酸,根据重链恒定区氨基酸组成和排列顺序(抗原性)不尽相同,可将免疫球蛋白分为五类:IgM、IgD、IgG、IgA和IgE,相应重链分别为μ、δ、γ、α和ε链。

2. 轻链(L链) 约214个氨基酸,根据轻链恒定区抗原性不同,分为κ和λ两型,一个Ig分子上两条轻链型别相同。不同种属生物体内两型轻链的比例不同,正常人血清Igκ:λ约为2:1。

(二)可变区和恒定区

1. 可变区(V区) 位于Ig分子N端,占轻链1/2和重链1/4;不同抗体其IgV区氨基酸组成和排列有较大差异,并决定抗体与抗原结合的特异性。在V_L和V_H中,各有3个区域的氨基酸组成排列顺序高度可变,称为高变区(HVR),亦可称为互补决定区(CDR)。V_H和V_L的3个CDR共同组成Ig的抗原结合部位,决定抗体的特异性,负责识别和结合抗原。V区中CDR之外区域的氨基酸组成和排列相对不易变化称为骨架区(FR),V_H和V_L各有4个FR,如图19-1。

2. 恒定区(C区) 位于Ig分子的C端,占轻链1/2和重链3/4(IgA、IgD)或4/5(IgM、IgE)。同一种属的个体,所产生针对不同抗原的同一类别Ig,V区各异,C区恒定。抗人IgG,可与针对不同抗原产生的人IgG抗体结合,针对同一抗原表位的不同类别Ig,V区相同,C区不同。

（三）铰链区

铰链区位于 C_H1 和 C_H2 之间可转动的区,含丰富的脯氨酸,易伸展弯曲,有利于两臂同时结合两个抗原表位;对蛋白酶敏感。

（四）结构域

Ig 的多肽链分子可折叠为数个球形结构域。每个结构域具有相应功能,形成"β 桶状"二级结构,亦称免疫球蛋白折叠,具有这类独特折叠结构的分子统称为免疫球蛋白超家族(IgSF)。

二、免疫球蛋白其他成分

（一）J 链

J 链是一富含半胱氨酸的多肽链,由浆细胞合成,主要功能是将单体 Ig 分子连接成二聚体或多聚体。IgA 的二聚体和 IgM 的五聚体均含有 J 链。IgD、IgG 和 IgE 为单体,不含 J 链。

（二）分泌片

分泌片(SP)是分泌型 IgA 分子的辅助成分,由黏膜上皮细胞合成和分泌,并结合于 IgA 二聚体上,具有保护分泌型 IgA 免受酶的降解,促其从黏膜下转运至黏膜表面。

三、免疫球蛋白的水解片段

（一）木瓜蛋白酶水解片段

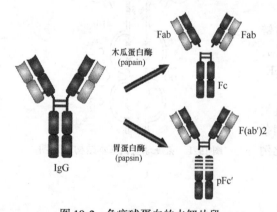

图 19-2　免疫球蛋白的水解片段

木瓜蛋白酶水解片段水解 Ig 的部位在铰链区二硫键连接的重链近 N 端,将 Ig 裂解为两个相同的 Fab 段和一个 Fc 段,如图 19-2。Fab 段,即抗原结合片段,由一条完整的轻链和重链的 V_H 和 C_H1 结构域组成。一个 Fab 为单价,可与抗原结合但不形成凝集反应或沉淀反应。Fc 段,即可结晶片段,相当于 IgG 的 C_H2 和 C_H3 结构域,无抗原结合活性,是 Ig 与效应分子或细胞相互作用的部位,如图 19-2 所示。

（二）胃蛋白酶水解片段

胃蛋白酶水解片段水解 Ig 的部位在铰链区二硫键连接的重链近 C 端,将 Ig 裂解为一个 F(ab')2 和一个些小片段 pFc',如图 19-2。F(ab')2 是由两个 Fab 及铰链区组成,是双价的,可同时结合两个抗原,因而形成凝集反应或沉淀反应。pFc'最终被降解,不能发挥生物学效应,如图 19-2 所示。

四、免疫球蛋白的异质性与血清型

（一）免疫球蛋白的异质性

免疫球蛋白异质性表现在:不同抗原表位诱生的同一类型的免疫球蛋白,其识别抗原的特异性不同(V区不同),C区相同;同一抗原表位刺激所产生不同类型的免疫球蛋白分子,重链类别和轻链型别不同(C区不同),V区相同。

1. 抗体可变区的异质性　自然界存在千变万化的抗原分子和抗原表位,抗原刺激机体后,其所含的每一种表位均可选择表达相应BCR的B细胞,使其增殖分化并产生针对该表位的特异性抗体。因此,天然抗原免疫动物后,机体可产生针对该抗原不同表位的多种抗体。

2. 抗体恒定区的异质性　根据恒定区免疫球蛋白免疫原性不同,可将其分为不同类、亚类、型和亚型。

(1) 类:同一种属所有个体,Ig重链C区所含抗原表位不同,据此可将重链分为γ、μ、α、δ和ε链五种。与此对应Ig分为五类,即IgG、IgM、IgA、IgD和IgE。

(2) 亚类:同一类免疫球蛋白其重链的抗原性及二硫键数目和位置不同,据此可将Ig分为亚类。人IgG有IgG1～IgG4四个亚类;IgA有IgA1和IgA2两个亚类;IgM有IgM1和IgM2两个亚类。

(3) 型:同一种属内,根据轻链C区抗原表位不同,将Ig轻链分为κ链和λ链两种。与此对应的免疫球蛋白分为两型,即κ型和λ型。

(4) 亚型:同一型免疫球蛋白中,根据其轻链C区N端氨基酸排列差异,又可分为亚型,其中κ型有亚型。

(二) 免疫球蛋白的血清型

免疫球蛋白可与相应的抗原发生特异性结合,其本身也作为抗原,免疫异种动物、同种异体动物或在自身体内激发特异性免疫应答。根据Ig不同抗原决定基存在部位及在异种、同种异体或自体中产生免疫的差别,分为三类,如图19-3。

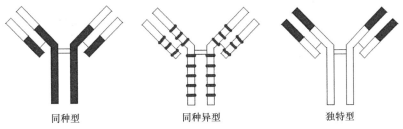

同种型　　　　　同种异型　　　　　独特型

图19-3　免疫球蛋白血清型示意图

1. 同种型　指同一种属所有个体Ig分子共有的抗原特异性标志,即同一种属所有个体同一类或同一型Ig的C区氨基酸组成和排列顺序绝大多数是相同的,可刺激异种动物产生相应抗体。

2. 同种异型　指同一种属不同个体间Ig分子所具有的不同的抗原特异性标志,即同一种属不同个体同一类或同一型Ig的C区有极少数氨基酸组成和排列顺序不同,可刺激异种、同种异体产生相应抗体。

3. 独特型　指每个免疫球蛋白分子所特有的抗原特异性标志,存在于Ig的V区,可刺激异体、同种异体,甚至同一个体产生相应抗体。

第二节　免疫球蛋白的功能

一、免疫球蛋白V区和C区的功能

免疫球蛋白的功能与其结构密切相关,V区和C区的作用,构成了免疫球蛋白的生物学功能,如图19-4。

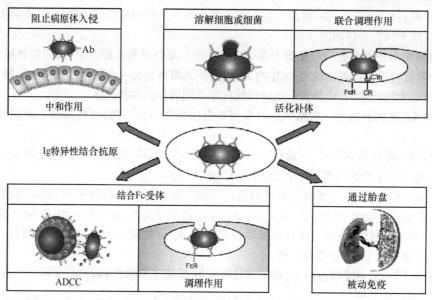

图 19-4　免疫球蛋白的主要生物学功能

（一）免疫球蛋白 V 区的功能

识别并特异性结合抗原是免疫球蛋白的主要功能,这种特异性结合是由 IgV 区特别是 CDR 的空间构型所决定。抗原结合价是 Ig 结合抗原表位的个数,Ig 单体可结合 2 个抗原表位为双价;分泌型 IgA 为 4 价,五聚体 IgM 理论上为 10 价,由于立体构型的空间位阻,一般为 5 价。抗体通过 V 区结合相应抗原分子,发挥中和毒素,阻断病原入侵,清除病原微生物等免疫防御功能。B 细胞膜表面 IgM 和 IgG 构成 B 细胞抗原识别受体,特异性识别抗原分子。在体外可发生抗原抗体结合反应,利于抗原或抗体的检测和功能判断。

（二）免疫球蛋白 C 区的功能

1. 激活补体　IgM、IgG1 ~ IgG3 与相应抗原结合后,可因构型改变,使 C_H2 和 C_H3 结构域内补体结合位点暴露,从而通过经典途径激活补体系统,其中 IgM 补体激活能力强于 IgG1 和 IgG3,而 IgG2 较弱。凝聚的 IgA、IgE 或 IgG4 能通过旁路途径激活补体系统。

2. 结合 Fc 段受体　①调理作用:IgG 的 Fc 段与吞噬细胞表面 FcR 结合,从而增强吞噬细胞吞噬作用。②抗体依赖细胞介导的细胞毒作用(ADCC):具有杀伤活性的细胞(如 NK 细胞)通过其表面的 Fc 受体识别结合于靶抗原上抗体的 Fc 段,直接杀伤靶抗原。③介导 Ⅰ 型超敏反应:IgE 通过 Fc 与肥大细胞和嗜碱粒细胞表面 FcεR 结合,当相同变应原再次进入,与 V 区结合,发挥效应。

3. 穿过胎盘和黏膜　人类 IgG 是唯一能从母体通过胎盘转移到胎儿体内的免疫球蛋白;IgG 通过选择性与胎盘母体侧的滋养细胞表达的新生 Fc 段受体(nenatal FcR,FcRn)结合,转移至滋养层细胞内,并进入胎儿血循环,属于重要的自然被动免疫。SIgA 能穿过呼吸道、消化道黏膜,是黏膜局部免疫的重要因素。

二、各类 Ig 的特性与功能

（一）IgG 的特性和功能

出生后 3 个月开始合成,3 ~ 5 岁接近成人水平;是血清和细胞外液中含量最高的抗体(75% ~

80%);半衰期长(20～23 天),再次免疫应答产生的主要抗体;多数抗菌、抗病毒、抗毒素抗体均属IgG 类。IgG 是唯一能通过胎盘的 Ig,发挥自然被动免疫功能。具有活化补体经典途径的能力(IgG3>IgG1>IgG2),具有调理作用及 ADCC 作用。其 Fc 段与葡萄球菌蛋白 A(SPA)结合,借之可纯化抗体,并用于免疫诊断。可参与Ⅱ型、Ⅲ型超敏反应,某些自身免疫病的抗体也属 IgG。

(二) IgM 的特性和功能

IgM 占血清 Ig 的 5%～10%,单体以膜型表达于 B 细胞表面,构成 BCR。分泌型为五聚体,相对分子质量最大,称为巨球蛋白,不能通过血管壁,主要存在血清中。IgM 比 IgG 更易激活补体,天然血型抗体是 IgM,血型不符的输血可发生严重的溶血反应。个体发育中最先出现的 Ig 是 IgM,胚胎晚期即能产生,脐带血 IgM 增高提示宫内感染(如风疹病毒、巨细胞病毒感染等)。抗原初次刺激机体时,是体内最先产生的 Ig;血清 IgM 升高说明有近期感染。未成熟 B 细胞仅表达 mIgM,记忆 B 细胞 mIgM 消失。

(三) IgA 的特性和功能

IgA 分为单体的血清型(占血清 Ig 总量的 10%～15%)和二聚体的分泌型 IgA(SIgA)。SIgA 存在于胃肠道和支气管分泌液、初乳、唾液和泪液,是外分泌液中主要抗体,参与黏膜局部抗感染免疫,在黏膜表面可有中和毒素作用。婴儿可从母亲初乳中获得 SIgA,发挥自然被动免疫作用。

(四) IgD 的特性和功能

IgD 血清含量低,占血清 Ig 总量的 0.3%,IgD 分为两型:①血清型 IgD,生物学作用尚不清楚。②膜结合型 IgD(mIgD),构成 BCR,是为 B 细胞分化成熟标记,未成熟 B 细胞仅表达 mIgM,成熟 B 细胞同时表达 mIgM 和 mIgD,被称为初始型 B 细胞(naïve B cell),活化的 B 细胞和记忆 B 细胞 mIgD 消失。

(五) IgE 的特性和功能

IgE 是血清中含量最低的 Ig,约占血清 Ig 总量的 0.02%;主要由黏膜下淋巴组织中的浆细胞分泌。属嗜细胞抗体,可与肥大细胞、嗜碱粒细胞表面 FcεR 结合,当结合再次进入机体的抗原后可介导 Ⅰ 型超敏反应。此外,IgE 可能与机体抗寄生虫免疫有关。

第三节 免疫球蛋白基因及抗体的多样性

一、免疫球蛋白胚系基因结构

人 Ig 重链基因定位于第 14 号染色体长臂,由编码可变区的 V 基因片段(variable gene segment)、D 基因片段(diversity gene segment)、J 基因片段(joining gene segment)以及编码恒定区的 C 基因片段组成。人轻链基因分为 κ 基因和 λ 基因。分别定位于第 2 号染色体长臂和第 22 号染色体短臂。轻链 V 区基因只有 V、J 基因片段。

轻重链每种基因片段是以多拷贝的形式存在,其中编码重链 V 区的 V_H、D_H 和 J_H 的基因片段数分别为 65、30 和 6 个;编码 κ 轻链 V 区的 Vκ 和 Jκ 基因片段数分别是 50 和 5 个;编码 λ 轻链 V 区的 Vλ 和 Jλ 基因片段分别是 30 和 4 个;重链 C 基因片段有 9 个,其排列顺序是 5´-Cμ-Cδ-Cγ3-Cγ1-Cα1-Cγ2-Cγ4-Cξ-Cα2-3´。

二、免疫球蛋白基因重排

Ig 的胚系基因是以被分隔开的基因片段的形式存在,通过重组酶的作用,可以从众多的 $V(D)J$ 基因片段中将 1 个 V 片段、1 个 D 片段(轻链无 D 片)和 1 个 J 片段重排在一起,形成 $V(D)J$ 连接,再与 C 基因片段连接,才能编码完整的 Ig 多肽链。

三、抗体多样性产生的机制

引起抗体多样性机制主要包括:组合多样性、连接多样性和体细胞高频突变。组合多样性产生于胚系基因库中众多 V、D、J、C 基因家族成员极端多样性的排列组合;Ig 基因在 V-D-J 重排过程中可出现不同的连接点,以及同一连接点上发生核苷酸的缺失、插入和倒转,可形成连接多样性;体细胞高频突变则是已成熟的 B 细胞受抗原刺激后,在发育过程中重排的基因所发生的突变,这种突变可促进抗体亲和力成熟。

四、抗体类别转换

B 细胞在 IgV 区基因重排完成后,其子代细胞均表达同一个 IgV 区基因,但 IgC 基因(恒定区基因)的表达在子代细胞受抗原刺激而成熟并增殖的过程中是可变的。B 细胞接受抗原刺激后,首先分泌 IgM,但随后可表达 IgG、IgA 或 IgE,而其 V 区不发生改变,可变区不变(结合抗原的特异性相同),但其重链类别(恒定区)发生改变的过程称为抗体类别转换(class switch)。其遗传学基础是同一 V 区基因与不同重链 C 基因的重排。

第四节 人工制备抗体

一、多克隆抗体

天然抗原含有多种不同抗原特异性抗原表位,用该抗原物质免疫动物,刺激多个 B 细胞克隆被激活,产生针对不同抗原表位的免疫球蛋白,是为多克隆抗体(polyclonal antibody,pAb)。主要来源于动物免疫血清,恢复期患者血清或免疫接种人群。其特点是来源广泛,制备容易,特异性不高。

二、单克隆抗体

解决多克隆抗体特异性不高的理想方法是制备单一表位特异性抗体。Kohler 和 Milstein 将可产生特异性抗体但短寿的 B 细胞与无抗原特异性但长寿的恶性骨髓瘤细胞融合,建立可产生单克隆抗体的 B 淋巴细胞杂交瘤细胞,且在体外能无限增殖。每个杂交瘤细胞由一个 B 细胞融合,而每个 B 细胞克隆仅识别一种抗原表位,故经筛选和克隆化的杂交瘤细胞仅能合成及分泌抗单一抗原表位的特异性抗体,即单克隆抗体(monoclonal antibody,mAb)。其特点是纯度高、特异性强、可大量生产。

三、基因工程抗体

　　由于单克隆抗体是鼠源性的,虽可广泛用于免疫学检测领域,但用于免疫学治疗时,可引起人抗小鼠抗体的产生。DNA 重组技术发展,使得有可能通过基因工程技术制备基因工程抗体(genetic engineering antibody),如人-鼠嵌合性抗体、人源化抗体、双特异性抗体及小分子抗体。基因工程基本思路是将部分或全部人源抗体的编码基因,克隆到真核或原核表达系统中,体外表达人-鼠嵌合抗体或人源化抗体,或转基因至剔除自身抗体编码基因又敲入人 Ig 基因的小鼠体内,抗原免疫,小鼠脾脏中 B 细胞产生特异性人抗体,再将免疫小鼠 B 细胞与人骨髓瘤细胞融合,可获得分泌特异性完全抗体的杂交瘤,通过规模化培养获得大量特异性人抗体。

思考题:↘

1. 试述免疫球蛋白的基本结构。
2. 简述免疫球蛋白的水解片段。
3. 简述抗体多样性产生的机制。
4. 试述免疫球蛋白 V 区和 C 区的功能。
5. 试述各类免疫球蛋白的异同点。
6. 试述乙肝疫苗刺激机体产生的抗体如何发挥免疫保护作用。
7. 简述单克隆抗体的概念。

(肖　凌)

第二十章 补体系统

补体(complement,C)是由30余种广泛存在于血清、组织液和细胞膜表面,具有精密调控机制的蛋白质反应系统。其活化过程表现为一系列丝氨酸蛋白酶的级联酶解反应。多种微生物成分、抗原-抗体复合物以及其他外源性或内源性物质可通过三条既独立又交叉的途径激活补体,所形成的活化产物具有调理吞噬、溶解细胞、介导炎症、调节免疫应答和清除免疫复合物等生物学功能。

补体不仅是机体天然免疫防御的重要部分,也是抗体发挥免疫效应的主要机制之一,并对免疫系统的功能具有调节作用。补体缺陷、功能障碍或过度活化与多种疾病的发生和发展过程密切相关。

第一节 补体系统的组成

一、补体系统的组成

补体系统由补体固有成分、补体受体、血浆及细胞膜补体调节蛋白等蛋白质组成。

1. 补体固有成分 是指存在于血浆及体液中,构成补体基本组成的蛋白质,包括经典激活途径的C1q、C1r、C1s、C2和C4;旁路激活途径的B因子、D因子和备解素(P因子);甘露聚糖结合凝集素激活途径(MBL途径)的MBL和MBL相关丝氨酸酶(MASP);补体活化的共同组分有C3、C5、C6、C7、C8和C9。

2. 补体调节蛋白 指存在于血浆中和细胞膜表面,通过调节补体激活途径中关键酶而控制补体活化强度和范围的蛋白分子,包括血浆中H因子、I因子、C1-INH、C4bp、S蛋白、Sp40/40、羧肽酶N(过敏毒素灭活因子)、H因子样蛋白(FHL)、H因子相关蛋白(FHR);存在于细胞膜表面的衰变加速因子(DAF)、膜辅助蛋白(MCP)、CD59等。

3. 补体受体(CR) 指存在于不同细胞膜表面,能与补体激活过程中形成的活性片段相结合,介导多种生物效应的受体分子。目前已发现CR1、CR2、CR3、CR4、CR5、C3aR、C4aR、C5aR、C1qR、C3eR、H因子受体(HR)等。

二、补体系统的理化性质

补体系统各组分均为糖蛋白,但有不同的肽链结构。各成分相对分子质量变动范围很大,最低者仅25 000(D因子),高者可达400 000(C1q)。血清中补体蛋白占总蛋白的5%~6%,总含量相对稳定,在某些疾病情况下可有波动。各成分中以C3含量最高,达1200mg/L,以D因子最低,仅1~2mg/L。多数补体分子属β球蛋白,少数属α(如C1s及D因子)及γ球蛋白(如C1q和C8)。某些补体固有成分对热不稳定,经56℃温育30min即灭活,在室温下很快失活,在0~10℃中活性仅能保持3~4天,故补体应保存在-20℃以下。紫外线照射、机械振荡或某些添加剂均可能使补体破坏。

第二节 补体的激活与调节

补体固有成分以非活性形式存在于体液中,其通过级联酶促反应而被激活,产生具有生物学活性的产物,已发现的有三条补体激活途径,即经典途径、旁路途径和MBL途径,它们有共同的终末反应过程。

一、经典激活途径

免疫复合物(immune complex,IC)依次活化 C1q、C1r、C1s、C4、C2、C3,形成 C3 与 C5 转化酶,这一激活途径称为经典途径,又称第一途径或第一前端反应。它是抗体介导的体液免疫反应的主要效应方式。

(一) 激活物与激活条件

经典途径从 C1 激活开始。在生理情况下,体内存在着低水平的 C1 自发激活,其效能很低。免疫复合物(IC)是经典途径的主要激活物。C1 与 IC 中抗体分子的 Fc 段结合是经典途径的始动环节,其触发 C1 活化的条件为:①C1 仅与 IgM 的 C_H3 区或某些 IgG 亚类(IgG1、IgG2 和 IgG3)的 C_H3 区结合才能活化。②每一个 C1 分子必须同时与两个以上 Ig 的 Fc 段结合,由于 IgM 分子为五聚体,含 5 个 Fc 段,故单个 IgM 分子即可结合 C1q 并有效地启动经典途径。但 IgG 是单体,需要两个或两个以上 IgG 分子凝集后才能与 C1q 结合。③游离或可溶性抗体不能激活补体,只有在抗体与抗原或细胞表面结合后,抗体的 Fc 段发生构象改变,C1q 才可与抗体 Fc 段的补体结合点接近,从而触发补体激活过程。在无 IC 的情况下,某些多聚分子(如肝素、多核苷酸)、某些糖类(如硫酸葡聚糖)、某些蛋白质(如 C 反应蛋白、鱼精蛋白复合物)、脂质体(liposome)以及含胆固醇的微脂粒、心肌线粒体等也可激活经典途径,其意义与机制尚不清楚。

(二) 固有成分及激活顺序

参与经典途径的固有成分包括 C1(C1q、C1r、C1s)、C2、C4 和 C3,整个激活过程可分为两个阶段:

1. 识别阶段　抗原抗体结合后,抗体铰链区发生构型改变,使 Fc 段的补体结合部位暴露,补体 C1 与之结合并被激活,这个过程称为补体激活的启动或识别。

C1 是一个大的多聚体分子复合物,由一个 C1q 分子以钙离子依赖方式与两个 C1r 和两个 C1s 分子相连而成。C1q 是最大的补体组分,由 6 个相同的亚单位组成对称的六聚体。每个亚单位的氨基端呈束状,共同构成 C1q 分子的中心部分。亚单位的羧基端为球形,呈放射状排列,构成 C1q 分子的头部,后者即为 C1q 与 Ig 结合的部位。C1r 和 C1s 均为单链蛋白质,均属丝氨酸蛋白酶。在 Ca^{2+} 存在的情况下,它们以 C1s-C1r-C1r-C1s 的顺序连接成四聚体,缠绕在 C1q 分子的头部(图 20-1)。当两个以上的 C1q 头部被 IC 中 IgM 或 IgG Fc 段固定后,C1q 6 个亚单位的构象即发生改变,导致 C1r 激活并裂解成两个片段,小片段即激活的 C1r,依次可裂解 C1s 成为两个片段,其中小分子片段($\overline{C1s}$)也具有蛋白酶活性,并作用于其后的固有成分 C4 与 C2。

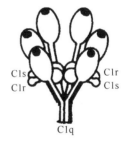

图 20-1　C1 分子结构示意图

2. 活化阶段　活化的 $\overline{C1s}$ 依次酶解 C4、C2,形成具有酶活性的 C3 转化酶,后者进一步酶解 C3 并形成 C5 转化酶。此即经典途径的活化阶段。C4 分子由 α、β、γ 三条多肽链经二硫键连接而成。$\overline{C1s}$ 作用于 C4,产生一个小片段,即 C4a,释放入液相。大分子片段为 C4b,其 α 链断端上暴露的硫酯键高度不稳定,可与细胞表面的蛋白质或糖形成共价酰胺键或酯键。上述过程有助于 C4b 附着于与抗体结合的细胞表面,并保证补体稳定而有效地激活。

C2 为单链多肽,在 Mg^{2+} 存在的情况下可与附有 C4b 的细胞表面结合,继而被 $\overline{C1s}$ 裂解为小分子的 C2a 和大分子的 C2b。C2b 释放入液相,而 C2a 与 C4b 形成 $\overline{C4b2b}$ 复合物,后者即是经典途径 C3 转化酶。$\overline{C4b2b}$ 中的 C4b 可与 C3 结合,C2a 可水解 C3。

C3 是由 α 和 β 链借二硫键联结的异二聚体。在 C3 转化酶作用下,C3α 链裂解出一个小片段即 C3a,余下的片段为 C3b。大部分 C3b 与水分子作用,变为无溶血活性的 $\overline{C4b2a}$ 副产物,不再参与补体级联反应。但有 10% 左右的 C3b 分子可与细胞表面或与结合有 $\overline{C4b2b}$ 的 Ig 分子形成共价键,从而产生一个新的 $\overline{C4b2a3b}$ 复合物,后者即是经典途径的 C5 转化酶,可进而裂解 C5。补体激活经典途径的全过程见图 20-2。

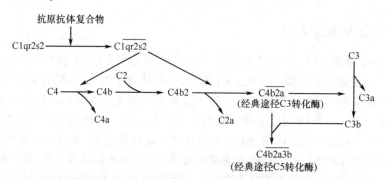

图 20-2　补体激活的经典途径示意图

二、旁路激活途径

(一)"激活"物

旁路途径(alternative pathway)没有 C1、C4、C2 参与,首先激活 C3,故又称为 C3 途径或旁路途径。替代途径的激活剂有细菌细胞壁成分(脂多糖)、酵母多糖、葡聚糖、某些蛋白水解酶、IgG4 和 IgA 的聚合物等。参与的物质有 B 因子、D 因子、P 因子,还有 C3、C5 ~ C9。

(二)固有成分及"激活"顺序

在旁路途径的启动及其后的级联反应过程中,C3 起着关键的作用。在经典途径中产生或自发产生的 C3b 在 Mg^{2+} 存在下,可与一种单链蛋白质 B 因子结合形成 C3bB。血清中的 D 因子可将结合状态的 B 因子裂解成 Ba 和 Bb。大片段的 Bb 仍附着于 C3b,所形成的 $\overline{C3bBb}$ 复合物即为旁路途径的 C3 转化酶,其中的 Bb 片段具有蛋白酶活性,可裂解 C3。$\overline{C3bBb}$ 极不稳定,可被迅速降解。血清中的备解素(properdin,P 因子)可与 $\overline{C3bBb}$ 结合,并使之稳定。

旁路途径 C3 转化酶水解 C3 生成 C3a 和 C3b,后者沉积在颗粒表面并与 $\overline{C3bBb}$ 结合形成 $\overline{C3bBb3b}$(或 $\overline{C3bnBb}$),该复合物即旁路途径 C5 转化酶,其功能与经典途径 C5 转化酶 $\overline{C4b2b3b}$ 类似,能够裂解 C5,引起相同的末端效应。旁路途径全过程见图 20-3。

三、MBL 激活途径

MBL 途径(MBL pathway)又称凝集素途径(lectin pathway),指由血浆中甘露糖结合的凝集素(MBL)直接识别多种病原微生物表面的 N 氨基半乳糖或甘露糖,进而依次活化 MASP1、MASP2、C4、C2 和 C3,形成与经典途径中相同的 C3 转化酶与 C5 转化酶的级联酶促反应过程。

MBL 激活途径的主要激活物为含 N 氨基半乳糖或甘露糖基的病原微生物。MBL 分子结构类似于 C1q 分子。在 Ca^{2+} 存在条件下,MBL 可与多种病原微生物表面的 N 氨基半乳糖或甘露糖结合,并

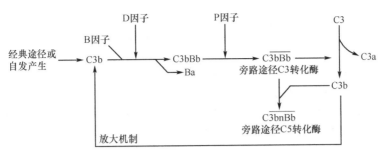

图 20-3　补体旁路激活途径示意图

发生构型改变,导致 MBL 相关的丝氨酸蛋白酶(MASP)活化。MASP 有两类:①活化的 MASP2 能以类似于 C1s 的方式裂解 C4 和 C2,生成类似经典途径的 C3 转化酶 $\overline{C4b2a}$,进而激活后续补体成分;②活化的 MASP1 能直接裂解 C3 生成 C3b,形成旁路途径 C3 转化酶 $\overline{C3bBb}$,参与并加强旁路途径正反馈环路。因此,MBL 途径对补体经典途径和旁路途径活化具有交叉促进作用。

四、补体系统的调节

补体系统激活时,对机体既有保护作用,又可产生损伤作用。正常情况下机体有一系列调节机制控制补体的激活,以防止补体组分过度消耗和对自身组织的损伤。这种调控可通过补体成分自身衰变以及血清中和细胞膜上存在的各种调节因子来实现。当这些调节因子出现缺陷时,就会引起相应的病症。

1. 自身衰变的调节　补体激活过程中许多片段如 C4b、C3b、C5b 等一旦形成要立即结合到细胞膜上,才能发挥作用使后续补体成分活化,如单独游离存在极易衰变失活,即自身衰变。当 C2a 形成时,必须与结合在胞膜表面的 C4b 分子结合形成稳定的复合物,才具酶活性,否则也易自发衰变。C3 转化酶、C5 转化酶也易衰变失活,从而阻断补体的连锁反应。

2. 抑制物和灭活物的调节作用　C3 的活化是补体两条活化途径的关键,所以补体的调节也是以抑制 C3 活化为中心。

(1) C$\overline{1}$ 酯酶抑制因子(C1 inhibator,C$\overline{1}$INH):对 C$\overline{1}$ 有抑制作用。它是一种蛋白质,可与 C1s 结合,从而抑制了 C$\overline{1}$ 活性,使其不能裂解 C4 和 C2 形成 C3 转化酶,防止了 C4、C2 过度消耗。遗传性 C$\overline{1}$ 抑制物缺乏或功能低下时,液相中可持续存在 C$\overline{1}$,导致 C4、C2 无控制活化,产生的 C4a 使血管通透性增加。这种患者常在外伤、手术或严重应激状态下发生以急性及暂时性局部水肿为特征的遗传性血管神经性水肿。

(2) C4 结合蛋白:能竞争性地抑制 C2a 与 C4b 结合,并能增强 I 因子对 C4b 的灭活作用,使 C3 转化酶形成减少。

(3) I 因子(C3b 灭活因子,C3b inactivator,C3bINA):I 因子具酶活性,能裂解 C3b 的 α 链,形成无活性的 iC3b,再进一步裂解为 C3c 和 C3d,亦能裂解 C4b α 链产生 C4c 和 C4d,由此抑制补体活化。

(4) H 因子(C3b 灭活促进因子):H 因子可促进 I 因子灭活 C3b。

(5) S 蛋白:又称 MAC 抑制因子,同 C5b67 结合防止 MAC 插入类脂膜,使不能溶解靶细胞。

第三节　补体的生物学功能

补体的生物学功能主要包括 MAC 裂解细胞和补体水解片段的生物效应。

一、细胞裂解作用

补体介导裂解外源性微生物是宿主抗感染的重要防御机制。当微生物与其特异性抗体结合后，其表面抗体激活补体，因 MAC 形成而导致微生物裂解。实际上主要是对革兰阴性菌裂解和对病毒的中和溶解作用。此外，无特异抗体参与，某些微生物可直接激活替代途径，导致裂解。有些微生物逃避宿主免疫防御机制之一，就是获得了补体介导裂解耐受性。

二、调理作用和免疫黏附作用

补体裂解产物 C3b、iC3b 与细菌、病毒等颗粒物质结合，可促进吞噬细胞对其吞噬，称补体的调理作用。C3b 形成后其 N 端残基吸附于靶细胞表面，C 端有较稳定的结合部位，可与某些吞噬细胞（中性粒细胞、巨噬细胞等）表面的 C3b 受体结合，有利于吞噬细胞对其吞噬。

C3b 与免疫复合物或病毒结合后，通过 C3b 介导也可与具有 C3b 受体的细胞，如人红细胞、血小板等结合，形成较大的聚合物，此现象称为免疫黏附作用。这种较大的聚合物，便于吞噬细胞捕获、吞噬清除，在机体抗感染免疫中起重要作用。

三、溶解和清除免疫复合物作用

补体成分的存在，可减少免疫复合物的产生，并能使已生成的复合物溶解，这是机体自我稳定机制之一，借以避免因免疫复合物过度生成和沉积所造成的损伤。经典途径以及替代途径正反馈环路生成大量 C3b，嵌入免疫复合物网格中的抗体重链上，降低了抗原抗体间亲和力，阻碍了复合物分子间结合，使一部分抗原与抗体分离，导致复合物变小，易于排出或降解。

此外，免疫复合物可通过 C3b 介导的免疫黏附作用结合于红细胞，随血流进入肝和脾，经其中的巨噬细胞吞噬清除。清除免疫复合物后，红细胞仍具有生命力，可参加再循环。循环中的红细胞数量大，受体丰富，因而是清除循环中免疫复合物的重要手段。

四、炎症介质作用

补体活化裂解的小分子片段 C2b、C3a、C4a、C5a 都对炎症有重要作用，主要表现激肽样作用、过敏毒素和趋化作用。

1. 激肽样作用 C2b、C4a 有激肽样活性，可增高血管通透性，引起炎性渗出、水肿。

2. 过敏毒素 C5a、C3a、C4a 作为过敏毒素，能使肥大细胞和嗜碱粒细胞脱颗粒，释放组胺等活性物质，引起血管扩张，毛细血管通透性增加，平滑肌收缩等。其中 C5a 作用最强，C4a 最弱。C5a 亦可最直接作用于血管内皮细胞，增加其通透性而不需依赖肥大细胞释放组胺。

3. 趋化作用 C5a 亦具有趋化因子活性，能招引吞噬细胞向炎灶部位聚集，并增强其氧化代谢、脱颗粒和黏附能力。

思考题：

试述三条补体激活途径的异同点。

（沈　昕）

第二十一章　主要组织相容性复合体

主要组织相容性复合体(major histocompatibility complex,MHC)是位于哺乳动物某一染色体上的一组紧密连锁的多态性基因群,其表达产物存在于多种细胞表面,构成移植排斥反应的物质基础,并在细胞间的相互识别和免疫应答的调节方面发挥重要作用。

MHC 的发现与研究,始于 20 世纪 40 年代的近交系小鼠组织移植实验。不同近交系小鼠之间进行皮肤移植,移植物的排斥由多基因决定,这些基因分布在不同的染色体上。其中定位在第 17 染色体的 *H-2* 基因具有两个特点:一是在组织不相容引起的移植物排斥中起主要作用;二是结构上为基因复合体。因此把小鼠的 *H-2* 基因称为主要组织相容性复合体。

随后发现,不同的哺乳动物有各自的 MHC,除小鼠的称 H-2 系统外,其他物种则多以白细胞抗原命名,如人类的 HLA 复合体、恒河猴的 RhLA 复合体、犬的 DLA 复合体及豚鼠的 GPLA 复合体等。其中,人类 MHC(HLA 基因复合体)位于第 6 对染色体的短臂上,约 4000kb,4 分摩(即在每次减数分裂时,MHC 内部基因交换频率为 4%),传统分为 Ⅰ、Ⅱ、Ⅲ 三类基因并确定基因位点 100 余个,HLA 复合体中已发现的复等位基因达 2641 多个。将其编码产物称为 HLA 分子或 HLA 抗原。

MHC 编码的蛋白质称为 MHC 分子(MHC 抗原),且由于抗原种类繁多统称为主要组织相容性抗原系统(MHS)。表达相同 MHC 分子的不同个体间,可以相互接受移植,但若各自表达的 MHC 分子明显不同,则发生排斥反应。排斥反应本质上是一免疫应答过程,介导这一过程的 MHC 分子又称组织相容性抗原(移植抗原)。MHC 在免疫应答调节中起到重要的作用,并逐渐发现其与许多疾病的发生密切相关。

第一节　MHC 结构、分布与功能

一、MHC 分子的结构和分布

(一) Ⅰ类分子

1. 结构　Ⅰ类分子又称Ⅰ类抗原,包括 HLA-A、HLA-B、HLA-C 等各位点编码的所有抗原,是一组糖蛋白,由两条多肽链组成。一条为重链(α 链),相对分子质量约为 44 000,穿过细胞膜,其氨基端暴露在细胞外,细胞外部分分别由大约 90 个氨基酸残基构成。α_1、α_2 和 α_3 三个功能区,其中分子顶部的 α_1 和 α_2 区连接处形成一深槽,是分子的可变区和抗原性多肽识别部位。α 链的羧基端穿过细胞膜插入胞质。另一条为轻链(β 链),又称 β_2 微球蛋白(β_2m),非 HLA 复合体表达产物,而系第 15 对染色体编码产生,相对分子质量约 12 000,通过非共价键与重链的 α_3 区结合。β_2m 不具同种异体特异性,但有种属特异性。

2. 分布　Ⅰ类分子广泛分布于各组织的有核细胞膜上,以淋巴细胞表面的密度最高(1000 ~ 10 000 分子/细胞)。血小板及网织红细胞亦含此类抗原。血清及其他体液中也可存在少量可溶性Ⅰ类分子。

3. 功能　Ⅰ类分子的主要功能有以下三个方面:①在移植排斥反应中作为主要靶抗原诱导免疫应答;②Ⅰ类分子 α_1 和 α_2 区与抗原结合并将其递呈给 T 细胞;③Ⅰ类分子中的 α_3 区含有 CD8 结合部位,故对细胞毒性 T 细胞识别和杀伤特异性靶细胞有着重要作用(Ⅰ类基因的限制性)。

(二) Ⅱ类分子

1. 结构　Ⅱ类分子又称Ⅱ类抗原,都是由两条非共价结合的多肽链组成,且两条链的结构相似。其中 α 链相对分子质量 32 000 ~ 34 000,略大于 β 链(29 000 ~ 32 000),两条链的羧基端伸入细胞内,暴露在膜外部分包括多肽结合区和免疫球蛋白样区,系由 $α_1$、$α_2$、$β_1$ 和 $β_2$ 四个结构域构成。Ⅱ类分子的同种异型特异性主要表现在 β 链上,因不同个体Ⅱ类分子的氨基酸组成及排列而异,而 α 链及两条链的糖基侧链均与特异性关系不大。

2. 分布 Ⅱ类分子的分布较窄,主要分布在 B 细胞、巨噬细胞、树突状细胞及其他抗原递呈细胞、血管内皮细胞、活化的 T 细胞及精子上。有些组织细胞在病理情况下亦可表达此类抗原,如 1 型糖尿病的胰岛细胞等。

3. 功能 Ⅱ类分子主要有两方面的作用:①与免疫应答的调节有关,是 T 细胞活化的必需信号,它参与外源性抗原的递呈并制约着 T 细胞、B 细胞和巨噬细胞的相互作用(Ⅱ类分子限制性);②Ⅱ类分子也是引起移植排斥反应的重要靶抗原。

(三) Ⅲ类分子

至少有 36 个基因定位于Ⅲ类区内的 680kb DNA 的长度内,编码与免疫系统有关的蛋白质分子(包括 C4、C2、Bf、TNF 及 HSP70)和与免疫无明显关联的缬氨酰 tRNA 合成酶、类固醇 21-羟化酶和一些富含脯氨酸的蛋白质等分子。Ⅲ类分子不是表达于细胞表面的膜分子,而是分布于血清及其他体液中的可溶性分子。

二、MHC 分子的遗传学特点

(一) MHC 的多态性

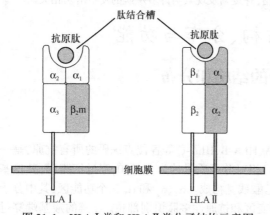

图 21-1　HLA Ⅰ类和 HLA Ⅱ类分子结构示意图

1. 多态性的基本概念 多态性指一个基因座位上存在多个等位基因。对一个基因座一个个体最多只能有两个等位基因,分别出现在来自父母双方的同源染色体上。如图 21-1 所示,一个细胞可表达(也就是一个个体可拥有)的经典Ⅰ类、Ⅱ类等位基因及其产物最多可有 12 种。然而,MHC 的多态性是一个群体概念,指群体中不同个体在等位基因拥有状态上存在差异。多态性和前面提及的多基因性,是从不同水平对 MHC 的多样性进行描述:多基因性指在同一个个体中 MHC 基因座位在数量和结构上的多样性,而多态性指在一个群体中各基因座位的等位基因及其产物在数量构成上的多样性。

2. 多态性形成的机制 MHC 多态性形成的机制至今尚未完全清楚。一般认为,是生物体在长期进化过程中,通过 MHC 分子的基因突变、基因重组和基因转换等机制,导致其基因结构发生变异,再通过自然选择在群体中积累而成。多态性现象的表现是由于 MHC 分子的多数基因座位存在复等位基因以及等位基因共显性表达所致。

(1) 复等位基因众多:在群体中,位于同一基因座位的不同基因系列称为复等位基因。表现 MHC 多态性的主要原因是 MHC 分子的多数基因座位存在为数众多的复等位基因。已知 HLA 是人体多态性最丰富的基因系统。截至 2006 年 7 月,已确定的 HLA 复合体等位基因总数达到 2641 个,其中等位基因数量最多的座位是 HLA-B(805 个)和 HLA-DRB1(527 个)。这表明,非亲缘关系个体拥有的两个 B 座位等位基因,如果是从包含有 805 个基因的多态性中随机取样,则相同的机会定然不高。

另外,非经典 HLA 基因中也有一些显示多态性,然而除 MIC A 座位外,等位基因数却是十分有限的。

对 HLA 系统基因的命名,星号(*)前为基因座位,星号后为等位基因。例如,HLA-A * 0103 代表 HLA Ⅰ类基因 A 座位的第 103 号等位基因;HLA-DRB1 * 1102 代表 HLA Ⅱ类基因 DRB1 座位第 1102 号等位基因。

(2) 等位基因共显性表达:共显性指一对等位基因同为显性,均能编码表达出相应的产物。在 HLA 分子中,每一对等位基因均为共显性。等位基因的共显性表达大大增加人群中 HLA 表型的多样性。

3. 多态性的生物学意义 HLA 等位基因及其产物结构上存在的差异亦即多态性,主要表现在构成抗原结合槽的氨基酸残基在组成和序列上的不同。前已提及,参与构成抗原结合槽的结构域,在Ⅰ类分子中是 α_1 和 α_2,在Ⅱ类分子中是 α_1 和 β_1。为此,采用 PCR 技术针对性地扩增相应的基因片段之后,可通过测序或采用显示等位基因特异性的探针与之杂交,确定不同个体的等位基因特异性,即从 2000 多种 HLA 等位基因中找出属于该个体的 12 种Ⅰ、Ⅱ类分子编码基因,称为 HLA 基因分型。这对于寻找合适的器官移植供者和受者、分析疾病易感基因和在法医学上进行亲子鉴定都是十分重要的。

(二) MHC 的连锁不平衡和单体型

HLA 不同基因座位的各种等位基因在人群中以一定的频率出现。例如,分属于 HLA-DRB1 和 HLA-DQB1 座位的两个等位基因 DRB1 * 0901 和 DQB1 * 0701 在北方汉族人中的频率分别是 15.6% 和 21.9%。按随机分配的规律,这两个等位基因同时出现在一条染色体上的概率应是上述两个频率的乘积(0.156×0.219＝0.034),即 3.4%,然而实际上两者同时出现的频率是 11.3%,为理论值的 3.3 倍。此现象称为连锁不平衡,意指分属两个或两个以上基因座位的等位基因,同时出现在一条染色体上的概率高于随机出现的频率。这表明,处于连锁不平衡状态中的等位基因往往经常地连在一起,由此引入单体型的概念。单体型指的是染色体上 MHC 不同座位等位基因的特定组合。这样,某些单体型在群体中有可能呈现较高的频率,并较之单一座位的 HLA 基因型别更能显示出人种和地理族的群体基因结构特点。而且,检测单体型比分析单一的等位基因频率,更有助于从无血缘关系的人群中搜寻 HLA 相匹配的器官移植供者。

多态性主要为经典的Ⅰ类基因和Ⅱ类基因所有,这与Ⅰ类、Ⅱ类基因产物提呈抗原肽这一功能有关。不同的 MHC 等位基因产物可以提呈结构不同的抗原肽,并诱发出特异性和强度不同的免疫应答,因而 MHC 分子在结构和抗原提呈能力上的差异,往往表现在这个水平,因为不同个体所遗传的 MHC 等位基因往往不同。这意味着,MHC 多态性从基因的储备上,可以造就各式各样的个体,他(她)们对抗原(病原体)入侵的反应性和易感性并不一致。这一现象的群体效应,是赋予物种极大的应变能力,使之能对付多变的环境条件及各种病原体的侵袭。应该说,这是 MHC 高度多态性具有强大生命力的体现,是长期自然选择的结果。

三、MHC 分子的生物学功能

MHC 分子是参与免疫应答和免疫调控的重要分子,具有多种重要功能:

(一) 作为抗原提呈分子参与适应性免疫应答

经典的 MHC Ⅰ类和Ⅱ类分子通过提呈抗原肽而激活 T 淋巴细胞,参与适应性免疫应答。因而 MHC 是抗原提呈分子的编码基因。这是 MHC 主要的生物学功能。由此派生出特异性免疫应答中和这一功能相关的一系列表现。

1. 识别与抗原提呈 识别并提呈抗原是 MHC 最重要的功能。抗原在抗原提呈细胞内被加工成抗原肽后,MHC Ⅰ类分子能识别内源性抗原肽(如肿瘤抗原和病毒抗原),将其嵌入抗原结合槽中,形成抗原肽-MHC Ⅰ类分子复合物,进而转运至抗原提呈细胞的表面,提呈给 CD8$^+$T 细胞;MHC Ⅱ类分子能识别并提呈外源性抗原肽(如细菌抗原)给 CD4$^+$T 细胞。

抗原结合槽与抗原肽的结合虽有一定选择性,但并不像抗原和抗体结合那样有高度特异性,只要抗原肽上有 2~3 个关键的氨基酸能和槽内特定的部位结合,抗原肽即可结合到抗原结合槽上,对抗原肽上其他序列氨基酸的要求并不严格,所以每种 MHC 分子能结合并提呈多种抗原肽。

2. T 细胞以其 TCR 实现对抗原肽和 MHC 分子的双重识别　CD4$^+$Th 细胞识别 Ⅱ类分子提呈的外源性抗原肽;CD8$^+$CTL 识别 Ⅰ类分子提呈的内源性抗原肽。由此形成 T 细胞在抗原识别和发挥效应功能中的 MHC 限制性。

3. 辅助 T 细胞活化　在抗原刺激 T 细胞活化的过程中,MHC Ⅰ类或 MHC Ⅱ类分子的非多态区与 CD8$^+$T 细胞表面的 CD8 分子或 CD4$^+$T 细胞表面的 CD4 分子结合后,可辅助 T 细胞抗原受体向细胞内转导活化信号,促进 T 细胞活化。

4. 被 MHC 分子结合并提呈的成分　可以是自身抗原,甚至可以是 MHC 分子本身。因此,MHC 参与构成自身免疫性,参与对非己 MHC 抗原的应答,并参与 T 细胞在胸腺中的选择和分化。

5. MHC 是疾病易感性个体差异的主要决定者　最初在小鼠中确认 MHC 中存在调控特异性免疫应答的免疫应答基因(*Ir* 基因)和免疫抑制基因(*Is* 基因),以及近代确认的疾病关联原发成分,都属于特定的 MHC 等位基因(或与之紧密连锁的疾病易感基因)或其产物。这些基因发挥作用和 MHC 分子的抗原提呈功能密切相关。

6. MHC 参与构成种群基因结构的异质性　由于不同 MHC 分子加工提呈的抗原肽往往不同,这一特点赋予不同个体抗病能力的差异。这在群体水平有助于增强物种的适应能力,推动生命的进化。

7. 诱导移植排斥反应　在基因型不同个体的器官或组织移植时,供者的 MHC Ⅰ类和 Ⅱ类分子呈现很强的免疫原性,可活化受者的 CD8$^+$细胞毒 T 细胞和 CD4$^+$T 细胞,且能刺激 B 细胞分化为浆细胞并分泌相应的抗体,活化的细胞毒 T 细胞及 IL-2、IFN-γ、TNF-α 等攻击移植物细胞而发生移植排斥反应。

(二) 作为调节分子参与固有免疫应答

MHC 中的免疫功能相关基因参与对固有免疫应答的调控,主要表现在以下方面:

(1) 经典的 Ⅲ类基因为补体成分编码,参与炎症反应,对病原体的杀伤和免疫性疾病的发生。

(2) 非经典 Ⅰ类基因和 MIC A 基因产物可作为配体分子,以不同的亲和力结合激活性和抑制性受体,调节 NK 细胞和部分杀伤细胞的活性。

(3) 炎症相关基因参与启动和调控炎症反应,并在应激反应中发挥作用。

(4) 参与免疫应答的遗传控制和免疫调节:人类的不同个体对某一抗原免疫应答的强弱受 MHC 基因调控。目前认为其机制可能是:MHC 呈现高度多态性,群体中不同个体携带的 MHC 型别不同,其所编码的 MHC 分子上抗原结合槽的结构、与抗原肽的亲和力也有差别。若 MHC 分子的抗原结合槽能与某一抗原肽结合,则机体可对该抗原发生免疫应答,反之则不发生免疫应答;若抗原结合槽与抗原肽的亲和力强,介导的免疫应答强,否则介导的免疫应答弱。此外,MHC 分子是提呈抗原、诱发特异性免疫的关键分子,其表达水平的高低也直接影响免疫应答的强弱。可通过调控 MHC 分子的表达而发挥免疫调节作用。

(5) 参与非特异性免疫应答:MHC 中的免疫功能相关基因参与对非特异性免疫应答的调控,如编码补体成分的基因和炎症相关基因编码的分子均参与非特异性免疫应答。

应该指出,从功能上把 MHC 基因划分成参与适应性和固有免疫的两个部分并非绝对。例如,对于非经典 Ⅰ类基因及 MIC 家族基因,它们和经典性 Ⅰ类基因有相似性;既带有一定程度的多态性,也可以递呈抗原肽,但不出现传统的抗原加工过程。另外,免疫功能相关基因中也有一组基因如前面提到的 PSMB 和 TAP,其产物和抗原提呈有关,参与适应性免疫应答。

第二节　HLA 分子的生物学意义

HLA 以数量极大的基因产物赋予机体适应多变内外环境的巨大潜力,是构成机体免疫应答及其调控的遗传基础。它在群体内的个体水平上表现的多态性和疾病易感性的差异,显示了其在医学上的重要作用。

一、HLA 与器官移植

器官移植是近代临床治疗的重要手段之一,限制其发展的最大阻力是在 ABO 血型相符情况下,受体、供体的 HLA 不同所导致的排异反应。而在人群中,除同卵双胎外,很难在不相关群体中找到 HLA 完全相同的两个个体。因此,除了在移植前进行常规组织配型,以尽量选择与受者 HLA 部分相同的供体外,诱导受体对 HLA 的特异性免疫耐受已成为研究的热点和急待解决的问题。

二、HLA 与免疫调控

1. *Ir* 基因　20 世纪 60 年代初,Benacerraf 通过豚鼠试验,首先说明机体的免疫应答能力是受遗传控制的,提出决定免疫应答能力差别的免疫应答基因(immune response gene,*Ir* 基因)的概念,且已证明 *Ir* 基因座落在 MHC 中。

2. 三分子复合体与 MHC 限制性　不同功能的 T 细胞亚群要受自身不同类别 MHC 分子的约束。例如,CTL 只能识别靶细胞上结合于自身 I 类 MHC 分子上的病毒抗原或肿瘤抗原;而 Th 细胞所识别的抗原多肽必须结合在自身 II 类 MHC 分子上,方能表达其辅助效应。

三、HLA 与疾病

某些疾病的发生与个体特定的 HLA 表现型或 HLA 异常表达相关。前者一般是通过将 HLA 作为遗传标记,以寻找与某些疾病相关的 HLA 型别,即研究疾病发生的遗传背景或倾向。目前,经群体调查和家系遗传调查分析发现,有数十种疾病可以找出相关最明显的 HLA 基因成分或表现型。

四、HLA 在法医学中的应用

HLA 复合体多基因座位的多态性,是个体性的终生遗传标记。在无血缘关系的人群中,HLA 表现型完全相同者极为罕见,且同一家族内 HLA 以单倍型方式遗传,可以通过基因分型和表现型的检测做亲子鉴定或验明个人身份,在法医学中应用广泛。

五、HLA 在人类学研究中的应用

由于 HLA 分型所提供的多态性标志在等位基因和单倍型的组成及频率上有着明显的差异,可为人类的源流、迁移的研究提供资料。

思考题:

简述 MHC 分子的主要生物学功能。

（沈　昕）

第二十二章　免疫应答

免疫应答(immune response)是指机体免疫系统接受抗原刺激后发生一系列反应以排除该抗原的应答过程。免疫应答的启动者是抗原,其本质是机体识别"自己"和"非己",排除"非己"抗原,维持机体内环境稳定的保护性反应。包括抗原的处理、识别,免疫细胞的活化、转化、增殖、分化以及产生一系列免疫分子。其效应大多是生理性的,但在某些情况下亦可发生病理现象,使免疫应答的结果表现为功能障碍和组织损伤甚至引起疾病,如超敏反应性疾病、自身免疫病等。

第一节　免疫应答的类型及基本过程

一、免疫应答的类型

1. 根据在免疫应答中起主要作用的免疫活性细胞不同分类　分为 T 细胞介导的细胞免疫(cellular immunity 或 cell-mediated immunity,CMI)和 B 细胞介导的体液免疫(humoral immunity)两大类。

2. 按抗原进入体内的时间、次数不同分类　分初次应答和再次应答。

3. 根据免疫应答是否表现出效应分类　分为:①正免疫应答,即抗原刺激后产生抗体或效应细胞,导致对机体有利或不利的效应;②负免疫应答,即抗原刺激后无任何效应产生。负免疫应答又称免疫耐受(immune tolerance),机体并非无免疫应答能力,而是机体在某些情况下,对某种抗原的特异性不反应状态。

二、免疫应答的基本过程

免疫应答的全部过程是相当复杂的,为了便于理解,人为地将其分为识别阶段、活化阶段和效应阶段(图 22-1)。

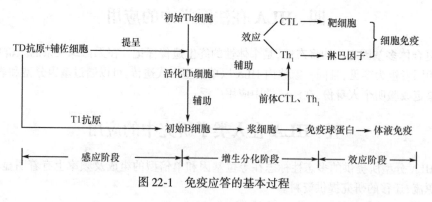

图 22-1　免疫应答的基本过程

1. 识别阶段(recognition phase)　又称感应阶段(inductive stage),是 Mφ 等 APC 对进入体内的抗原进行摄取、降解和递呈给 Th 及其他淋巴细胞识别的阶段。

2. 活化阶段(activation phase)　是 T、B 细胞增殖、分化阶段。Th 细胞经抗原刺激,并在黏附分子和 Mφ 等分泌的 IL-1 影响下活化,活化 Th 细胞与抗原特异性 B 细胞相互作用,使之增殖分化为浆细胞;活化 Th 细胞作用于经抗原刺激的 Tc 细胞,使之增殖分化为具有杀伤功能的效应细胞。活化 Th 细胞本身也可释放多种细胞因子,发挥效应。

3. 效应阶段(effect phase) 浆细胞分泌抗体,产生体液免疫应答;活化 Tc 细胞和 Th 细胞分别通过直接杀伤作用和释放细胞因子,引起细胞免疫应答或迟发型超敏反应性炎症。免疫应答的前两个阶段主要在外周免疫器官中进行,产生的抗体和(或)致敏淋巴细胞经血流运至抗原存在部位,发挥免疫效应。

第二节 B 细胞介导的体液免疫应答

B 细胞介导的体液免疫应答是指 B 细胞识别抗原后活化、增殖、分化为浆细胞,并由其分泌的抗体发挥特异性免疫效应的过程。抗体主要存在于体液中,故将此类应答称为体液免疫应答。

B 细胞既可识别 T 细胞依赖抗原(TD-Ag),也可识别 T 细胞非依赖抗原(TI-Ag),但对两类抗原的体液免疫应答机制、应答过程及其产生的抗体的性质等均不相同,B 细胞对 TD 抗原的应答需要 Th 细胞的辅助。

一、TI-Ag 诱导的体液免疫应答

某些抗原,如细菌多糖、多聚蛋白质及脂多糖等属 T 细胞非依赖性抗原(TI-Ag),能直接激活初始 B 细胞而无需 Th 细胞的辅助并产生抗体。根据激活 B 细胞方式的不同,TI 细胞又可分为 TI-1 抗原和 TI-2 抗原两类。

1. B 细胞对 TI-1 抗原的应答 TI-1 抗原被称为 B 细胞丝裂原。高剂量的 TI-1 抗原(如 LPS)是 B 细胞的多克隆活化剂,其表位与 B 细胞表面的抗原受体结合,其丝裂原结构与 B 细胞表面的丝裂原受体结合,通过丝裂原的作用,使 B 细胞多克隆活化,产生非特异性的低亲和力 IgM 类抗体。但是,低剂量 TI-1 抗原只能激活表达特异性 BCR 的 B 细胞。例如 LPS,当其浓度为多克隆激活剂量的 $1/10^5 \sim 1/10^3$ 时,只有相应 B 细胞的 BCR 可竞争性结合到低浓度 LPS 而被激活,产生特异性抗-LPS 的低亲和力 IgM 类抗体。

2. B 细胞对 TI-2 抗原的应答 TI-2 抗原的结构特点是其表位重复显现并呈线性排列,如细菌荚膜多糖、多糖鞭毛蛋白。此类抗原与 BCR 亲和力强,且在体内不易降解,可持久存在,使特异性 B 细胞的 BCR 广泛交联而引起 B 细胞活化,产生特异性抗体。

3. B 细胞对 TI 抗原应答的意义 TI 抗原主要激活 $CD5^+B1$ 细胞。TI 抗原可被 APC 摄取,但不被加工处理,不能与 MHC Ⅱ类分子结合,因此 B 细胞对 TI 抗原的应答不需 Th 细胞辅助。由于无特异性 T 细胞辅助,故不能诱导抗体类型转换、抗体亲和力成熟、无记忆性 B 细胞形成,所以产生的抗体主要为低亲和力 IgM,也不能引起再次应答。B 细胞对 TI 抗原的应答缺少辅助性 T 细胞致敏与扩增的过程,所以发生迅速,使机体在感染初期,即依赖 T 细胞的免疫应答发生之前就能产生特异性抗体,发挥抗感染作用。

某些胞外菌的荚膜多糖使细菌能够抵抗吞噬细胞的吞噬,不仅逃避了吞噬细胞的吞噬清除,也使巨噬细胞不能对抗原加工处理,从而阻断了 T 细胞应答。而 B 细胞针对此类 TI-2 抗原所产生的抗体,可发挥调理作用,促进吞噬细胞对细菌的吞噬消化,并有利于巨噬细胞将抗原提呈给特异性 T 细胞,促进细胞免疫应答的发生。

二、TD-Ag 诱导的体液免疫应答

对 TD 抗原的体液免疫应答需要 APC、Th 细胞和 B 细胞参与。其中的抗原提呈细胞主要是 DC

细胞,DC可辅助初始Th细胞活化,而FDC可提呈未加工处理的天然抗原给B细胞;B细胞既是抗体形成细胞,又是抗原提呈细胞,但必需Th细胞(通常为Th2细胞)辅助才可完成应答过程。

(一)识别阶段

进入体内的抗原通常先被Mφ或其他APC(如树突状细胞、朗格汉斯细胞和B细胞等)吞噬,在吞噬小泡内受蛋白酶作用部分降解,其抗原有效片段在小泡内结合于MHCⅡ类分子,共同表达于APC表面,供CD4$^+$识别。

BCR是B细胞识别特异性抗原的受体。BCR识别抗原对B细胞的激活有两个相互关联的作用:BCR特异性结合抗原,产生B细胞活化的第一信号;B细胞内化与其BCR结合的抗原,并进行加工处理,形成抗原肽-MHCⅡ类分子复合物,提呈给抗原特异性Th细胞识别,而活化的Th细胞通过表达的CD40L与B细胞上的CD40结合,又可提供B细胞活化的第二信号。

BCR对抗原的识别与TCR识别抗原有所不同:①BCR不仅能识别蛋白质抗原,还能识别多肽、核酸、多糖类、脂类和小分子化合物;②BCR可特异性识别完整抗原的天然构象,或识别抗原降解所暴露的表位的空间构象;③BCR识别的抗原无需经APC的加工和处理,也无MHC限制性。

(二)活化阶段

1. Th细胞活化 TD-Ag必须经Th细胞辅助才能活化B细胞。Th细胞通过其高度特异性的TCR和APC递呈的抗原多肽及MHC-Ⅱ类分子形成三分子复合体,TCR分子和CD3分子非共价键结合,由CD3分子向细胞内传输抗原刺激信息,促使细胞活化。

黏附分子(adhesion molecule)对免疫细胞的活化或发挥效应是不可缺少的。Th细胞上的主要黏附分子有CD4、淋巴细胞功能相关抗原-1(lymphocyte function associated antigen-1,LFA-1)、CD2(SRBC受体,T11)和CD28等,分别与分布于APC表面相应的MHC-Ⅱ类分子、细胞间黏附分子-1(intercellular adhesion molecule-1,ICAM-1,CD54)、淋巴细胞功能相关抗原-3(LFA-3)和B7等结合,加强TCR与细胞相应抗原间的特异性相互作用。

细胞因子如Mφ分泌的IL-1作用于Th细胞,使之活化,分泌IL-2,并在细胞膜上表达IL-2R,IL-2与IL-2R结合,进一步激活Th细胞,产生更多IL-2及IL-4、IL-5、IL-6和IFNγ等,使Th细胞不断增殖,其中一部分中途停止增殖,成为记忆性Th细胞。

2. B细胞的活化 B细胞是一种高效APC,通过其mIg能与浓度甚低(1～100μg/L)抗原物质结合,集中摄入细胞内,经处理后将多肽片段结合于MHCⅡ类分子,表达于细胞表面;Th细胞因识别这种经B细胞处理、递呈的抗原成分而结合于B细胞。

在B细胞活化过程中,细胞表面的一些黏附分子也参与作用。首先是Th细胞上的LFA-1和B细胞上的ICAM-1结合,使Th细胞上的CD28和CD2分子表达增加,分别同B细胞上的B7和LFA-3分子结合。这些分子的结合不仅使T、B细胞之间的结合更加牢固,而且CD28和B7结合产生的信号诱导T细胞产生细胞因子。同时,B细胞膜上CD40、CD72分子与活化Th细胞上表达的CD40L、CD5分子结合,信息传入B细胞,使之活化成为对Th细胞产生的细胞因子具有反应能力的B细胞。

Th细胞分泌细胞因子在B细胞活化、增殖、分化过程中起重要作用。IL-1和IL-4使B细胞活化,产生IL-2和其他细胞因子受体,IL-2、IL-4和IL-5(鼠)促B细胞增殖,在IL-4、IL-5(鼠)、IL-6、IL-10和IFN$_γ$作用下,B细胞分化成为抗体产生细胞(antibody-forming cell,AFC),即浆细胞。

3. B细胞的增殖与分化 活化的B细胞可表达多种细胞因子受体,在Th细胞分泌的相应细胞因子的作用下增殖分化。其中IL-2、IL-4和IL-5可促进B细胞增殖;IL-4、IL-5、IL-6、IL-10、IFN-γ等可促进B细胞分化为浆细胞。

抗原特异性B细胞活化和增殖后,进入两条不同的发育途径:①分化为浆细胞,部分抗原特异性

B细胞迁移至淋巴组织的髓质,增殖、分化为浆细胞。这部分浆细胞多在2周内凋亡,其分泌的特异性IgM抗体提供短暂的体液免疫效应。此即B细胞对TD抗原的初次应答过程。②在生发中心分化成熟,另一部分B细胞迁移至附近的初级淋巴滤泡,迅速增殖形成生发中心(次级淋巴滤泡)。生发中心是一个适合B细胞发育的微环境,也是对TD-Ag再次应答的重要场所。活化的B细胞在生发中心经历克隆增殖、Ig可变区的体细胞高突变、抗原受体编辑、Ig类别转换与Ig亲和力成熟等过程,最终分化为分泌各类高亲和力抗体的浆细胞及长寿命的记忆性B细胞。生发中心主要由增殖的B细胞组成,并有少数抗原特异性T细胞和滤泡树突状细胞(FDC)。FDC通过其表面Fc受体、补体受体,将抗原和免疫复合物长期滞留在表面,持续向B细胞提供抗原信号;B细胞摄取、处理提呈抗原使Th细胞激活;活化的Th细胞表达CD40L,并分泌多种细胞因子,辅助B细胞增殖和分化。因此,B细胞在生发中心的分化成熟是B细胞、Th细胞和DC细胞间相互作用的结果。③生发中心成熟B细胞的转归,在生发中心经历上述过程的成熟B细胞或分化为浆细胞,或分化为记忆B细胞,离开生发中心。浆细胞迁移至骨髓,其寿命较长,但停止分化,可高效率、长时间、持续性分泌高亲和力抗体。

记忆性B细胞离开生发中心后多数进入淋巴细胞再循环,介导再次体液免疫应答。记忆性B细胞寿命长,可在体内较长期存在,当其再次遇到同一抗原时,可迅速活化、增殖、分化,产生大量高亲和力特异性抗体。

4. 抗体的合成与释放 在浆细胞内Ig的重链和轻链分别在不同的核糖体上合成,于粗面内质网中装配成Ig。通过高尔基复合体时糖基化,并向细胞膜移动,分泌出完整的Ig分子。

(三) 抗体的免疫效应

抗体通过与其相应抗原特异性结合发挥免疫效应。

(1)细菌抗体和细菌结合,虽不能直接杀灭细菌或抑制其生长繁殖,但可以通过激活补体杀伤、裂解细菌或调理促进吞噬细胞的吞噬作用。

(2)病毒抗体和病毒结合,掩盖了病毒与易感细胞结合部位,阻止病毒吸附于易感细胞。

(3)抗毒素能使外毒素的毒性消失。

(4)IgG类抗体可介导NK细胞和Mφ等的ADCC作用,消灭病毒感染细胞或肿瘤细胞等靶细胞。

三、抗体产生的一般规律

(一) 初次免疫应答

初次免疫应答是指特定外来抗原第一次进入机体所引起的免疫应答。在初次应答中,机体产生抗体的过程可依次分为以下四个阶段:①潜伏期,指抗原进入机体始至血清中出现特异性抗体前的阶段,此期可持续数小时至数周,一般为5～15天,其长短取决于抗原的性质、抗原进入机体的途径、所用佐剂类型及宿主机体的状态等。此期血清内不能检测出抗体。②对数期,此期抗体量呈指数增长,抗原剂量及抗原性质是决定抗原量增长速度的重要因素。③平台期,此期血清中抗体的浓度基本维持在一个相当稳定的较高水平。到达平台期所需的时间和平台的高度及其维持时间,依抗原不同而异,有的平台期只有数天,有的可长至数周。④下降期,由于抗体被降解或与抗原结合而被清除,血清中抗体浓度慢慢下降,此期可持续几天或几周。

初次免疫应答产生的抗体主要是IgM类,IgG出现迟于IgM,而且抗体滴度低、维持时间短、抗体亲和力低。许多因素能影响初次免疫应答,如抗原的性质、剂量、性状、注射途径等。

（二）再次免疫应答

机体再次受同种抗原刺激时,由于初次应答后免疫记忆细胞的存在,机体可迅速产生高效、特异的再次应答。较初次应答,再次应答的过程有如下特点:①潜伏期短,大约为初次免疫应答潜伏期的一半,抗体产生快;②抗体浓度增加快,快速到达平台期,平台高(有时可比初次应答高10倍以上);③抗体维持时间长;④诱发再次应答所需抗原剂量小;⑤下降期平缓,抗体持续存在。

再次免疫应答产生的抗体主要是IgG类,其滴度、维持时间、亲和力均显著高于初次应答。初次应答和再次应答的差异主要是参与细胞的不同所致。参与初次应答的是初始B细胞和初始Th_2细胞,参加再次应答的则是记忆B细胞和记忆Th_2细胞。

初次免疫应答及再次免疫应答抗体产生的一般规律如下图22-2:

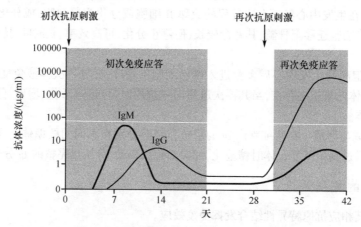

图22-2　初次应答与再次应答的一般规律

了解抗体产生规律具有实际意义。在预防接种时,应采取复种,使机体产生抗体量多且维持时间长,达到对机体的保护作用。如果某病原的IgM类抗体升高,可早期诊断该病原感染。应用血清学试验诊断传染病时,需在疾病初期和晚期采两份血清,动态观察某抗体的增长情况,如第二次血清抗体水平比第一次高4倍以上,有诊断意义。

此外,初次应答与再次应答的比较见表22-1:

表22-1　初次应答与再次应答的比较

	初次应答	再次应答
潜伏期	长(5~15天)	短(2~3天)
抗体量	少	多
抗体持续时间	短	长
抗体亲和力	低	高
占优势的Ig类型	IgM	IgG

四、体液免疫的生理功能

1. 中和作用　发挥中和作用的一般是高亲和力的IgG和IgA类抗体,故称其为中和抗体。血液中IgG可与外毒素的结合亚单位结合,阻止外毒素结合宿主细胞相应受体,使其不能发挥毒性作用;

呼吸道、消化道和泌尿生殖道黏膜表面的 SIgA 可与病毒或细菌等微生物的表面结构结合,阻止病毒吸附或细菌黏附于宿主黏膜上皮细胞,从而阻断感染。

2. 调理作用 是指抗体、补体等促进吞噬细胞吞噬细菌等颗粒性抗原的作用。抗体的调理作用主要是指 IgG 抗体(特别是 IgG1 和 IgG3)的促吞噬作用。IgA 也具有调理作用。

抗体的 Fab 段与细菌等颗粒性抗原结合,其 Fc 段与吞噬细胞表面 FcR 结合,可激活吞噬细胞,从而增强吞噬细胞的吞噬能力,此即抗体介导的调理作用。

3. 激活补体 IgG1 ~ IgG3 和 IgM 类抗体与抗原结合后,可通过经典途径激活补体系统,产生多种效应。如补体介导的裂解细菌、细胞的作用、补体介导的调理作用等。

4. 抗体依赖性细胞介导的细胞毒作用(ADCC) IgG 的 Fab 段与靶细胞膜表面抗原结合,Fc 段与 NK 细胞、巨噬细胞、中性粒细胞表面 IgG Fc 受体(FcγR)结合,而介导其对靶细胞的杀伤作用,成为 ADCC。此作用在杀伤肿瘤细胞、清除病毒感染细胞等方面尤为重要。

5. 免疫损伤作用 抗体也参与多种免疫病理过程的发生,如超敏反应(Ⅰ、Ⅱ、Ⅲ型)、某些自身免疫病、移植排斥反应,以及作为封闭因子阻碍 CTL 杀伤肿瘤细胞,促进肿瘤生长等。

第三节 T淋巴细胞介导的细胞免疫应答

T淋巴细胞介导的免疫应答也称细胞免疫应答,是清除细胞内寄生物最有效的防御反应,也是排斥同种移植物或肿瘤抗原的有效手段,是一个连续的过程。其免疫应答过程亦可分为三个阶段:①T 细胞特异性识别抗原阶段;②T 细胞活化、增殖和分化阶段;③效应性 T 细胞的产生及效应阶段。

未与特异性抗原接触的成熟 T 细胞一般被称之为初始 T 细胞。这些在胸腺内发育成熟的初始 T 细胞随血液循环到达外周淋巴器官,并周而复始地在体内循环,以便随时识别进入机体的抗原。初始 T 细胞通过其细胞膜表面的 TCR 与抗原提呈细胞(APC)表面的抗原肽-MHC 分子复合物特异结合后,在其他辅助因素作用下,活化、增殖并分化为效应 T 细胞,进而完成对抗原的清除,以及对免疫应答的调节。在免疫应答过程中,还有部分活化 T 细胞分化为记忆 T 细胞。

一、识别阶段

靶细胞或可溶性蛋白质及其他外来化学物质经 APC 摄入、处理,供特异性 Th 细胞识别。APC 可以是分布在皮肤表层的朗格汉斯细胞、组织中的 Mφ 或毛细血管内皮细胞,因抗原种类及其进入途径而不同。

1. APC 向 T 细胞提呈抗原 一般诱导细胞免疫应答的抗原是 TD 抗原。根据蛋白质抗原的来源不同,可分为外源性抗原和内源性抗原。

外源性抗原进入机体后,经淋巴液引流至淋巴结或经血液转运入脾脏等外周免疫器官,被其中的 APC 摄取、加工、处理成小分子肽,以抗原肽-MHC Ⅱ类分子复合物形式运送至 APC 表面,供特异性 CD4+T 细胞识别。

内源性抗原是指在靶细胞(宿主细胞)内合成的蛋白质分子,如病毒感染细胞所合成的病毒蛋白和肿瘤细胞所合成的肿瘤抗原,经宿主的 APC 加工处理为小分子肽,以抗原肽-MHC Ⅰ类分子复合物的形式转运至靶细胞表面,供特异性 CD8+T 细胞识别。

2. APC 与 T 细胞的相互作用

(1) T 细胞与 APC 的非特异性结合:初始 T 细胞进入淋巴结的副皮质区,利用其表面的黏附分子(LFA-1、CD2)与 APC 表面相应配体(ICAM-1、LFA-3)结合,可促进和增强 T 细胞表面 TCR 特异性识别和结合抗原肽的能力。上述黏附分子结合是可逆而短暂的,未能识别相应的特异性抗原肽的 T 细胞随即与 APC 分离,并可再次进入淋巴细胞循环。

(2) T 细胞与 APC 的特异性结合:在 T 细胞与 APC 的短暂结合过程中,若 TCR 识别相应的特异性抗原肽-MHC 复合物(pMHC)后,则 T 细胞可与 APC 发生特异性结合,并由 CD3 分子向胞内传递特异性抗原刺激信号,导致 LFA-1 分子构象改变,并增强其与 ICAM-1 结合的亲和力。从而稳定并延长 T 细胞与 APC 间结合的时间,以便有效地诱导抗原特异性 T 细胞激活和增殖。增殖的子代 T 细胞仍可与 APC 黏附,直至分化为效应细胞。T 细胞表面 CD4 和 CD8 分子是 TCR 识别抗原的辅助受体,在 T 细胞与 APC 的特异性结合中,CD4 和 CD8 可分别识别和结合 APC 或靶细胞表面的 MHC II类分子和 MHC I 类分子,增强 TCR 与 pMHC 结合的亲和力。

二、活化、增殖和分化阶段

1. T 细胞的活化　初始 T 细胞的活化有赖于双信号和细胞因子的作用。T 细胞活化的第一信号来自其 TCR 与 pMHC 的特异性结合,即 T 细胞对抗原识别信号,由 CD3 分子将此信号转入胞内;第二活化信号来自协同刺激分子,即 APC 表达的协同刺激分子与 T 细胞表面的相应受体或配体相互作用介导的信号。

(1) Th 细胞活化:Th 细胞以三分子复合体和 APC 结合,黏附分子的协同作用及 APC 分泌的 IL-1 等作用使 Th 活化,由于自分泌性(autocrine)和旁分泌性(paracrine)IL-2 的作用而分裂增殖,并分泌细胞因子引起效应。

(2) Tc 细胞活化:机体内靶细胞如病毒感染细胞或肿瘤细胞,在内质网内病毒蛋白或肿瘤抗原多肽片段与新合成的 MHC-I 类分子结合形成复合物,表达于细胞表面,供 CD8$^+$T 细胞选择。

Th 细胞从胸腺释出时尚未完全分化成熟,它已表达 α、β 型 TCR 分子并能识别抗原,但无杀伤活性,称前细胞毒性 T 细胞(pre-Tc)。Pre-Tc 经带有特异性抗原的靶细胞作用而活化,表达 IL-2 受体,再受 CD4$^+$T 细胞释放的 IL-2 作用,增殖分化为具有溶细胞活性的 Tc 细胞。IL-4、IFNγ 和 IL-6 等细胞因子也对 Th 细胞分化成熟有作用。分化成熟过程需 5~10 天。

2. T 细胞的增殖和分化

(1) T 细胞的增殖:通常体内识别某一特异性抗原的初始 T 细胞数量甚少,只占 T 细胞总数的 $1/10^5$~$1/10^4$。活化信号传递至 T 细胞内后,激活相关基因,可表达多种细胞因子及其受体,这些细胞因子与相应受体结合,即推动 T 细胞进入分裂周期。通过有丝分裂可在数天之内使 T 细胞克隆扩增 1000 倍以上,而使特异性 T 细胞克隆达到免疫应答所需的数量。

(2) T 细胞的分化:T 细胞经迅速增殖 4~5 天后,分化为功能各异、高表达各种效应分子的效应 T 细胞亚群。部分活化的 T 细胞可分化为记忆性 T 细胞,在再次免疫应答中发挥作用。

三、效 应 阶 段

细胞免疫效应有两种基本形式:一种是 CD8$^+$CTL 介导的特异性杀伤靶细胞效应,即细胞毒效应;另一种是 CD4$^+$Th$_1$ 细胞介导的以单个核细胞浸润为主的炎症反应,即迟发型超敏反应。

(一) 迟发型超敏反应

活化 Th$_1$ 细胞释放多种细胞因子,引起以单个核细胞浸润为主的炎症反应,即迟发型超敏反应(DTH)。引起迟发型超敏反应的 T 细胞相当于 Th,称炎症性 T 细胞。

DTH 中起作用的主要细胞因子及其作用如下:

1. IL-2　不仅引起抗原活化 T 细胞增殖，而且高浓度 IL-2 可刺激"旁观者"T 细胞活化增殖。有人证明，抗原攻击部位所发生的明显淋巴细胞浸润，其中 90% 以上的活化 T 细胞对该抗原是非特异的。IL-2 还可增强 CD4$^+$T 细胞合成 IL-2、IFNγ、TNFβ。

2. TNFα 和 TNFβ　作用于局部小静脉内皮细胞，引起一系列变化，是 DTH 炎症的重要原因：①产生前列腺素（PGl$_2$）等血管扩张物质，引起血流增加，有利于血细胞在炎症部位集中；②内皮细胞先后增加表达白细胞黏附分子-1（ELAM-1）、ICAM-1 及血管细胞黏附分子-1（VCAM-1），导致中性粒细胞、淋巴细胞和单核细胞黏附；③分泌致炎因子 IL-8 和单核细胞趋化蛋白-1（MCP-1），刺激结合在内皮细胞上的白细胞，使之游出血管；④TNF 和 IFNγ 协同引起细胞变形及基底膜改变，有利于大分子漏出和白细胞游出。血浆大分子特别是纤维蛋白原的漏出是形成硬结的基础。游出血管的白细胞活化后，表达黏附分子增加，使白细胞黏附于细胞外间质如纤维粘连蛋白以及层粘连蛋白，滞留于局部。

3. IFNγ　作用于炎症部位的单核-巨噬细胞，活化其清除抗原的能力。IFNγ 是最强有力的巨噬细胞活化因子，可增强单核-巨噬细胞的吞噬功能，增加表达 MHC 分子和高亲和性 Fc 受体，诱导产生活性氧，增强细胞内杀伤活性，促使活化的巨噬细胞产生短效炎症介质如血小板激活因子、前列腺素以及白三烯等，加强急性炎症反应。

综上所述，DTH 是机体免疫系统消除异己抗原物质的细胞免疫应答的一种形式，是抗细胞内寄生菌感染的重要免疫机制。但由于应答结果引起局部细胞浸润、增生和渗出等炎症反应，强烈反应造成组织细胞变性、坏死。因此，机体的细胞免疫应答和迟发型超敏反应是同一机制下的两种表现，根据抗原刺激条件、强度和机体状态如敏感性和反应性的差异可导致不同结果。

（二）细胞毒效应

Tc 细胞介导的细胞毒效应（cytotoxic or cytolytic effect）在清除病毒感染、同种移植排斥和肿瘤排斥等方面都有重要作用。

CTL 大多数是 CD8$^+$T 细胞，仅约 10% 为 CD4$^+$T 细胞。CD8$^+$CTL 对靶细胞的杀伤作用具有抗原特异性并受 MHC I 类分子的限制，即只杀伤表达特异性抗原肽-MHC I 类分子复合物的靶细胞，而不损害其他组织细胞。CTL 发挥杀伤作用必须与靶细胞直接紧密接触，结合作用除三分子复合体外，还有黏附分子的相互黏附，如 CD8 和 MHC I 类分子、CD2 和 LFA-3、LFA-1 和 ICAM-1、CD28 和 B7，形成强有力的活化信号传输至 Tc 细胞内，促使 Tc 细胞对靶细胞实行"致死性打击（lethal hit）"，但其杀伤靶细胞后本身不受损伤，并可连续攻击其他表达相应抗原的靶细胞。CD8$^+$T 细胞杀伤靶细胞的过程包括识别与结合靶细胞、胞内细胞器重新定向、颗粒外胞吐和靶细胞崩解。

1. 效-靶细胞结合　CD8$^+$T 细胞在外周淋巴组织内增殖、分化为效应性 CTL，在趋化因子作用下离开淋巴组织向感染灶或肿瘤部位集聚。效应性 CTL 高表达黏附分子（如 LFA-1、CD2 等），可有效结合表达相应配体（ICAM-1、LFA-3 等）的靶细胞。一旦 TCR 识别特异性抗原，TCR 的激活信号可增强效-靶细胞表面黏附分子与其相应配体结合的亲和力，并在细胞接触部位形成紧密、狭小的空间，使 CTL 分泌的效应分子在局部形成很高的浓度，从而选择性杀伤所接触的靶细胞，而不影响邻近正常细胞。

2. CTL 的极化　CTL 的 TCR 识别靶细胞表面抗原肽-MHC I 类分子复合物后，TCR 及其辅助受体向效-靶细胞接触部位聚集，导致 CTL 内某些细胞器的极化，如细胞骨架系统（肌动蛋白、微管等）、高尔基复合体及胞质颗粒等均向效-靶细胞接触部位重新排列和分布，从而保证 CTL 分泌的效应分子有效作用于所接触的靶细胞。

3. 致死性攻击　CTL 主要通过下列两条途径杀伤靶细胞。

（1）穿孔素/颗粒酶途径：穿孔素是储存于胞质颗粒中的细胞毒素，其生物学效应类似于补体激活所形成的攻膜复合物(MAC)。穿孔素单体可插入靶细胞膜,在 Ca^{2+} 存在的情况下,多个穿孔素聚合成内径约为 16nm 的孔道,使水、电解质迅速进入引起细胞肿胀,导致靶细胞崩解死亡。颗粒酶是一类重要的丝氨酸蛋白酶。颗粒酶随 CTL 脱颗粒而分泌到细胞外,循穿孔素在靶细胞膜所形成的孔道进入靶细胞,通过激活凋亡相关的酶系统而介导靶细胞凋亡。该机制类比为"谋杀"。

(2) Fas/FasL 途径:效应 CTL 可表达膜型 FasL 以及可溶型 FasL(sFasL),并分泌 TNF-α、LTα。这些效应分子可分别与靶细胞表面的 Fas 和 TNF 受体结合,通过激活胞内胱天蛋白酶参与的信号转导途径,诱导靶细胞凋亡。该机制类比为"诱导自杀",即分泌一种细胞毒素进入靶细胞内,诱发自身的核酸内切酶活化,可引起核质变性断裂,引起靶细胞的程序性死亡,也称凋亡(apoptosis)。

4. CTL 效应机制的意义　保护机体,阻断病毒感染等重要意义。由于靶细胞的内源性 DNA 内切酶无种属特异性,靶细胞凋亡过程中激活内源性 DNA 内切酶,在裂解靶细胞 DNA 的同时也可降解靶细胞内复制的病毒 DNA,从而阻止细胞死亡所释放的病毒再度感染邻近的正常细胞。而且在清除靶细胞时,因细胞结构破坏,无细胞内容物(如溶酶体酶等)外漏,可保护正常细胞免遭损害。

效应 CTL 杀死靶细胞后即与其分离,并再次识别结合表达相同抗原的靶细胞,通过上述机制将其杀伤。即一个 Tc 细胞可连续杀伤数十个靶细胞而自身不受损伤,Tc 细胞还可以增殖、繁衍出许多具有共同杀伤功能的 Tc 细胞。如此,一个 CTL 可循环往复、连续、高效的杀伤靶细胞而自身不受损伤。

四、细胞免疫生理功能

1. 抗感染作用　细胞免疫在抗病毒、真菌和细胞内寄生菌感染中起主要作用。上述病原微生物感染特点是在宿主细胞内寄生,抗体或其他机制不易发挥作用,而细胞免疫可通过杀伤被寄生细胞或引起迟发型超敏反应性炎症等方式,将病原微生物杀灭。

2. 抗肿瘤免疫　肿瘤细胞常表达不同于正常组织的抗原性,机体对其产生细胞免疫应答,可通过 CTL 的特异性细胞毒作用、细胞因子直接杀伤瘤细胞,或活化巨噬细胞、NK 细胞发挥杀瘤效应等销毁肿瘤细胞。

3. 同种反应性(alloreactivity)　是效应性 T 细胞对同种异体的组织相容性抗原所发生的细胞免疫应答。此种细胞免疫应答的特点有:①不需事先致敏便存在高频率的同种反应细胞,占淋巴细胞总数的 1%~6%,远远高于普通抗原反应的细胞数;②应答的范围仅限于同种异体 MHC 编码抗原,如果供者与受者的关系越过了同种的界限,同种反应细胞出现频率就会随之减少,其与"亲缘关系越远抗原性越强"的规律相反;③T 细胞进行抗原识别时只需识别非己的 MHC 分子,不需识别自身的 MHC 分子,因此不存在 MHC 限制性。

(沈　昕)

第二十三章 免疫病理

第一节 超敏反应

一、超敏反应的概念和分型

超敏反应(hypersensitivity)又称变态反应(allergy)是指机体受到某些抗原持续刺激或同一抗原再次刺激后,产生的生理功能紊乱和组织损伤。超敏反应是一种异常的适应性免疫应答。

Gell 和 Coombs 根据超敏反应发生的机制和临床特点,将其分为四型:I 型,即速发型超敏反应;II 型,即细胞毒型或细胞溶解型超敏反应;III 型,即免疫复合物型或血管炎型超敏反应;IV 型,即迟发型超敏反应。临床上超敏反应性疾病的发生,并非只限于某一型,而是以某一型为主,多种机制参与。

二、各型超敏反应的发病机制及常见疾病

(一) I 型超敏反应

I 型超敏反应又称过敏反应(anaphylaxis)。引起超敏反应的抗原为变应原,即能够选择性诱导机体产生特异性 IgE 抗体应答的物质。常见的变应原包括花粉、屋尘、动物皮屑、异种动物免疫血清以及一些动物性蛋白和青霉素等药物。机体受变应原刺激后产生 IgE,吸附于肥大细胞和嗜碱粒细胞等效应细胞表面,这个过程是致敏阶段。当再次接触相同抗原,两个或两个以上相邻的 IgE 分子和抗原结合形成桥联,启动活化信号,导致细胞合成新介质并脱颗粒,释放组胺、5-羟色胺、白三烯(LTs)等生物活性介质,这个过程为激发阶段。活性介质作用于效应器官后,导致平滑肌收缩、毛细血管扩张、通透性增加、腺体分泌增加以及产生嗜酸粒细胞浸润等,这个过程为效应阶段。根据效应发生的快慢和持续时间的长短,可分为速发型和迟发型两种类型。前者通常在接触变应原后数秒钟内发生,可持续数小时,后者在刺激后数小时内发生持续数天或更长。常见的疾病有全身性的(如青霉素过敏性休克)和局部性的(如过敏性鼻炎、胃肠炎、荨麻疹等)。

(二) II 型超敏反应

介导 II 型超敏反应的抗体多属 IgG,IgM 较少,当抗体与靶细胞表面相应抗原结合后,在补体、吞噬细胞和 NK 细胞参与下,引起靶细胞的溶解和被杀伤。抗原可以是自身细胞表面的抗原成分,或由于理化、药物或微生物等因素的影响,抗原性改变的自身抗原;亦可以是外来的半抗原,如药物、微生物的某些成分与自身细胞蛋白质结合成为的抗原。抗体产生后,与细胞表面的抗原决定簇结合,通过以下三条途径损伤靶细胞:①激活补体经典途径形成 MAC 复合物,导致靶细胞溶解;②膜抗原抗体复合物通过抗体 Fc 段与吞噬细胞表面 Fc 段结合或通过活化补体后产生的片段 C3b 与吞噬细胞表面的 C3b 受体结合,介导吞噬细胞吞噬、杀伤靶细胞;③NK 细胞、巨噬细胞等表面的 Fc 受体与靶细胞膜抗原-抗体复合物的 Fc 段结合,通过 ADCC 效应杀伤靶细胞。

常见的疾病有 ABO 血型不符的输血反应、新生儿溶血病、肺出血-肾炎综合征、自身免疫性溶血性贫血和自身免疫性血小板减少性紫癜等。

（三）Ⅲ型超敏反应

参与Ⅲ型超敏反应的抗体多为 IgG，也有 IgM 和 IgA。抗原是多样性的，可以是微生物产物、药物、异种血清，亦可是自身抗原。一般情况下抗原和抗体形成的免疫复合物（IC）可被吞噬而清除，但当抗原大量持续存在，以致 IC 不断形成、蓄积并沉积于血管壁，即可导致组织损伤。其机制主要为：①激活补体，其中过敏毒素（C3a、C5a）作用于肥大细胞和嗜碱粒细胞，使释放组胺等活性介质，引起渗出性反应；而趋化因子（C3a、C5a、C567）吸引中性粒细胞在 IC 沉积部位聚集，释放溶酶体酶，引起组织损伤。②血小板受到肥大细胞等释放的活性物质作用后凝聚和激活，释放血管活性胺类，加剧局部水肿，同时可形成微血栓，引起局部缺血和出血。

以Ⅲ型超敏反应发病机制为主的疾病有：局部免疫复合物病（Arthus 反应）、全身性免疫复合物病、血清病、链球菌感染后肾小球肾炎、类风湿关节炎（RA）和系统性红斑狼疮（SLE）等。

（四）Ⅳ型超敏反应

Ⅳ型超敏反应是抗原诱导的一种细胞性免疫应答，其发生机制与抗体和补体无关，主要是 T 细胞介导的免疫损伤。首先，外来抗原进入机体后，刺激 T 细胞增殖分化为特异性效应 T 细胞，这个阶段为 T 细胞致敏阶段。当外来抗原再次进入机体并与致敏 T 细胞再次接触后，刺激其激活并释放淋巴因子，由此趋化单个核细胞汇聚炎症区域，产生炎症性损伤，此阶段为效应阶段。由于在效应阶段，致敏 T 细胞的激活以及趋化足够多的单个核细胞需要一定的时间，此型超敏反应一般于再次接触抗原后 48~72h 发生，故为迟发型超敏反应。

在炎症损伤的过程中，一方面，T 细胞释放多种细胞因子和趋化因子等，形成局部单核巨噬和淋巴细胞浸润，活化巨噬细胞释放溶酶体酶，导致组织损伤；另一方面，CTL 直接杀伤靶细胞，导致组织损伤。常见的Ⅳ型超敏反应见于结核菌素试验、结核病（如肺局部坏死、液化及空洞形成）、接触性皮炎和移植排斥反应等。

第二节　自身免疫与自身免疫病

正常情况下，机体对自身成分一般不产生免疫应答，或仅产生微弱的免疫应答。但在某些条件下，这种自身耐受遭到破坏，机体免疫系统对自身抗原的免疫应答过强或持续不断的对其进行免疫攻击，破坏自身正常组织引起相应的临床症状时，即引起自身免疫病（autoimmune disease，AID）。这类患者体内都存在有针对自身抗原的自身抗体和（或）自身反应性 B/T 细胞。

一、自身抗体引起的自身免疫性疾病

正常人血清中有多种自身抗体，其检出效价很低，称为生理性自身抗体，不足以对机体造成损伤。这些生理性自身抗体可以协助清除机体自身衰老蜕变的成分，并参与独特型免疫应答，构成免疫调节网络。但是某些自身抗体可以直接导致疾病的发生，即为病理性的自身抗体。包括参与桥本甲状腺炎的器官特异性抗体（抗甲状腺球蛋白抗体和抗甲状腺微粒体抗体），以及参与类风湿关节炎和系统性红斑狼疮等多种疾病的非器官特异性抗体（抗核抗体等）。

二、自身反应性 B/T 细胞引起的自身免疫病

克隆选择的观点认为针对自身淋巴细胞克隆在胚胎发育期即被清除或被禁锢，但是事实上，

自身反应性的淋巴细胞存在于正常人体内,但不主动对机体发动攻击。但在自身内环境发生变化的情况下,如果自身反应性 T 细胞主动对机体发动攻击即成为自身攻击性 T 细胞,导致 AID 的发生。

三、自身免疫病发病的相关因素

目前尚不能确切了解发病机制,但在研究中发现有以下的相关因素:

1. 免疫隔离部位释放的抗原进入血液或淋巴系统 刺激可能存在的自身反应性淋巴细胞发生免疫应答。

2. 自身组织抗原性质的改变 在各种生物和理化因素影响下,机体的免疫系统对发生变化的自身抗原产生免疫应答。

3. 分子模拟和表位扩展 微生物感染人体后,其所含有的与人体自身组织成分相似的抗原表位能激发机体产生针对自身抗原的免疫应答。此外,在持续性的免疫应答过程中,对抗原产生免疫应答的免疫细胞不断增加,或者免疫系统可能不断对新的抗原表位产生免疫应答,导致 AID 的持续和不断进展。

4. 自身免疫病的遗传因素 自身免疫病有遗传倾向,已有部分证据证明多基因控制的遗传与发病关系密切。

四、自身免疫病发病的共同特征

AID 的种类较多,临床表现多种多样,但具有以下的部分共同特征:①某些自身免疫病有明显诱因,但是多数病因不清;②血清中有高效价的自身抗体或针对自身抗原的致敏淋巴细胞;③患者以女性多见,发病率随年龄而增高,有遗传倾向;④病变部位以淋巴细胞和浆细胞浸润为主;⑤对肾上腺皮质激素等免疫抑制药物治疗有反应;⑥有其他自身免疫病同时存在;⑦有遗传倾向。

五、自身免疫病分类

实际上没有统一的分类原则。目前常用的有两种:一种分类是将其分成系统性(非器官特异性)自身免疫病和器官特异性自身免疫病;另一种是按受累组织系统分类。亦可按照自身抗原分布的范围分类或按照病程分类。

六、自身免疫病的治疗原则

1. 替代治疗 对于 AID 导致某些重要生理活性物质减少的情况可以补充相应的成分。例如,自身免疫性甲状腺炎患者可采用甲状腺替代疗法,糖尿病患者补充胰岛素,恶性贫血患者服用维生素 B_{12} 等。

2. 免疫抑制疗法 应用免疫抑制剂,如环孢素 A 能有效地抑制 T 细胞介导的细胞免疫反应,使 T 细胞的扩增和分化受阻。其他的非特异性免疫抑制剂,如环磷酰胺和皮质激素等,亦在临床上作为常规免疫抑制剂,治疗一些自身免疫病。

3. 免疫生物疗法 通过清除自身反应性 T 细胞、阻断共刺激信号、口服自身抗原诱导耐受以及同种异体造血干细胞移植等多种方式调节和抑制过强的免疫应答。

第三节 免疫缺陷病

免疫缺陷病(immunodeficiency disease,ID)是由遗传或后天损伤造成的免疫系统发育或免疫应答障碍而引起的一种或多种免疫功能不全的综合征。因遗传缺陷导致的免疫缺陷病称原发性免疫缺陷病(primary immunodeficiency disease,PID);由多种诱发因素导致的免疫缺陷病称为获得性或继发性免疫缺陷病(acquired or secondary immunodeficiency disease,AID 或 SID)。根据主要累及的免疫系统成分不同,可分为体液免疫缺陷、细胞免疫缺陷、联合免疫缺陷、吞噬细胞缺陷和补体缺陷等。

免疫缺陷病的主要临床特点是:①对病原体的易感性明显增加;②免疫缺陷病患者有发生恶性肿瘤的倾向;③免疫缺陷的临床和病理复杂多样。因为大部分免疫缺陷病,涉及免疫系统的不同成分,临床表现各异,并可累及多系统、多器官,从而出现复杂的功能障碍和症状。另外,不同的免疫缺陷病可涉及相同细胞或分子,而不同症状的患者可患同样疾病。

一、原发性免疫缺陷病

原发性免疫缺陷病主要是免疫系统遗传基因异常,如常染色体显性/隐性遗传或 X 连锁隐性遗传,导致淋巴细胞、吞噬细胞和补体成分及有关功能缺陷。不同疾病免疫成分功能缺陷和缺乏机制各不相同。

主要的原发性免疫缺陷病包括以下四种:

1. 原发性 B 细胞缺陷　此病是由于 B 细胞发育缺陷或由于 B 细胞对 T 细胞传递的信号反应低下所导致的抗体生成障碍,以体内免疫球蛋白的水平降低或缺失为主要特征。患者外周血 B 细胞可减少或缺陷,T 细胞数目正常,主要的临床表现为反复化脓性感染以及对某些病毒的易感性增加。

2. 原发性 T 细胞缺陷　此病涉及 T 细胞发育、分化和功能障碍。以 T 细胞缺陷为主的疾病包括原发性 $CD4^+T$ 或 $CD8^+T$ 细胞缺乏症、原发性 T 细胞缺乏症、IL-2 缺乏症、多种细胞因子缺乏症和信号转导缺陷。同时效应 T 细胞的缺陷也间接导致单核-巨噬细胞和 B 细胞功能障碍。因此,多数 T 细胞功能缺陷者常伴体液免疫功能缺陷。临床上,严重的 T 细胞缺陷常表现为联合免疫缺陷,患者易感染各类寄生菌,同时过敏性疾病、自身免疫病和淋巴瘤发生率也远较正常人为高。

3. 原发性联合免疫缺陷　联合免疫缺陷病(CID)是一类因 T、B 细胞均出现发育障碍或功能紊乱。可由于原发性淋巴细胞发育异常或伴随其他先天性疾病而发生,多见于新生儿和婴幼儿。

4. 补体系统缺陷　此病多为常染色体隐性遗传,少数为显性遗传。人类补体系统的所有成分均可单独发生遗传性缺陷。补体固有成分的缺陷容易导致机体抗感染能力低下;而补体的调节蛋白或补体受体缺陷者,除了抗感染能力下降外还可出现某些特有的症状和体征,如 C1 INH 缺陷患者毛细血管通透性增高,可出现皮肤和黏膜水肿。

二、继发性免疫缺陷病

继发性免疫缺陷病(SID)是出生后,在某些疾病和理化因素作用下导致的。发病的诱发因素也多,也较明确,如射线、高温、化学试剂(含药物),以及病毒、理化和生物因素。此外,一些重症疾病和肿瘤患者也发生 SID。SID 发病率比 PID 高得多。抗肿瘤药物和各种免疫抑制剂的广泛使用,已成为医源性免疫缺陷病的重要原因。SID 的共同特征是:①多种诱发因素可引发同一种 SID,不同种 SID 也可由一种诱发因素引起;②诱发因素解除后,绝大多数 SID 患者可自行恢复;③除艾滋病外,几乎所有 SID 都无明显的特异病因。

　　获得性免疫缺陷综合征(acquired immunodeficiency syndrome,AIDS)又称为艾滋病。发病率逐年快速增加,AIDS 是由人类免疫缺陷病毒(HIV)引起的一种综合征。HIV 属于反转录病毒,主要侵犯 $CD4^+T$ 淋巴细胞。HIV 损伤免疫细胞的机制为:①损伤宿主细胞,HIV 在体内感染的主要靶细胞是 $CD4^+T$ 淋巴细胞,通过在细胞内的大量复制,诱导宿主细胞的凋亡,诱导特异性 CTL 杀伤 HIV 感染细胞等机制导致 $CD4^+T$ 淋巴细胞数量减少,$CD4^+/CD8^+$ 比例倒置(0.5 以下),$CD4^+$ 功能障碍;HIV 亦可感染单核-巨噬细胞,导致抗原处理和递呈能力以及趋化能力下降;B 细胞异常活化,表现为多克隆激活,引起血清 Ig 水平增高。②导致机体免疫功能紊乱,HIV 的外膜蛋白 gp120 能够干扰 T 细胞识别抗原和激活以及诱导自身免疫应答;HIV 感染可以导致机体免疫系统持续活化,从而加速免疫系统耗竭并产生免疫抑制。此外,HIV 可通过多种机制逃避免疫系统的识别和攻击,从而导致病毒在体内长期存活。其主要临床特点是 CD_4^+T 淋巴细胞减少,同时伴持续性的体重减轻、间歇热、慢性腹泻、全身淋巴结肿大,以及反复的机会感染、恶性肿瘤和中枢神经系统退行性病变。最常见的并发症为卡氏肺囊虫性肺炎,其次是 Kaposi 肉瘤。

　　目前针对 AIDS 的免疫学治疗可以通过抗反转录病毒治疗的方法,抑制和终止病毒感染,促进免疫系统的部分重建和恢复,给予细胞因子扩增 $CD4^+T$ 淋巴细胞等。AIDS 疫苗虽然是预防 HIV 感染最有前景的治疗方法,但目前并没有真正有效的疫苗。

第四节　肿瘤免疫

　　肿瘤是严重危害人类健康的疾病。其发生、发展受着机体内外多种因素的影响,其发生机制尚不十分清楚。目前,免疫监视(immunosurveillance)和免疫编辑理论(immunoediting)被广泛应用于解释肿瘤的发生、发展以及与机体免疫系统间的相互作用。免疫监视学说认为由于遗传和环境因素,体内产生肿瘤细胞,机体的免疫系统可以有效地将其识别并清除。免疫编辑理论近一步发展了这种理论,该学说认为免疫系统和肿瘤的相互作用在经历了免疫监视阶段后,如果未能将其彻底清除,则进入免疫相持阶段,表现为免疫系统对肿瘤的杀伤和肿瘤的生长处于动态平衡。如果肿瘤继续借助于某些机制逃避了免疫系统的攻击则进入免疫逃逸阶段,在机体内进行性生长,甚至导致宿主死亡。

一、肿瘤抗原以及机体对肿瘤抗原的免疫应答

　　肿瘤抗原(tumour antigens)是由肿瘤细胞产生和分泌的新抗原以及过度表达的抗原物质,为肿瘤的标志物,是刺激机体对肿瘤发生免疫应答的先决条件。根据其分布可分为肿瘤特异性抗原和肿瘤相关抗原两大类。肿瘤特异性抗原(tumour specific antigens,TSA)亦称独特的肿瘤抗原(unique tumour antigens)。TSA 只表达于肿瘤细胞,而不存在于正常细胞的新抗原。肿瘤相关抗原(tumour associated antigen,TAA)是指非肿瘤细胞所特有的抗原成分,亦可少量地存在于正常细胞,但在细胞发生癌变时异常表达增加。TAA 包括胚胎抗原和分化抗原两种主要类型。肿瘤抗原产生的机制尚不十分清楚。根据其性质多为复合蛋白质,推测它也受核内染色体 DNA 的控制,其产生可能是 DNA 突变的结果,包括:①物理致癌剂;②化学致癌剂;③病毒致癌。

　　当肿瘤发生后,机体可以产生针对肿瘤抗原的特异性免疫应答。①体液免疫应答:机体产生针对肿瘤抗原的特异性抗体,通过激活补体系统溶解肿瘤细胞、抗体的调理作用与吞噬细胞表面的 Fc 受体结合加强吞噬细胞的吞噬作用,以及通过 ADCC 效应发挥细胞毒效应等。但是,体液免疫在肿瘤的免疫过程中并不是抗肿瘤的重要因素,细胞免疫在抗肿瘤的免疫效应中发挥了更重要的作用。②细胞免疫应答:T 细胞介导的细胞免疫在机体的抗肿瘤效应中起了重要的作用。APC 将肿瘤抗原

提呈给 CD4⁺T 淋巴细胞后,活化的 CD4⁺ CTL 可以直接杀伤瘤细胞,CD4⁺T 淋巴细胞可以辅助 CD8⁺ CTL 激活和固有免疫细胞 NK 细胞等的活化。进而发挥更广泛的抗瘤效应。

二、肿瘤的免疫逃逸

虽然肿瘤抗原能激发特异性的免疫应答,但是肿瘤可通过多种机制和途径逃避免疫系统的攻击。①下调激发免疫应答所需的成分:通过减少肿瘤抗原的表达或仅表达免疫原性很弱的抗原使得难以刺激机体产生足够强度的免疫应答。②分泌免疫抑制分子:肿瘤细胞能通过分泌免疫抑制因子 IL-10 和 TGF-β 等抑制 DC 的成熟和 T 细胞的分化增殖,从而抑制机体的抗肿瘤效应。③激活免疫抑制细胞:肿瘤可诱导机体产生免疫抑制细胞,对机体抗肿瘤免疫应答起着负性调节作用。CD4⁺CD25⁺调节性 T 细胞(Treg)是目前研究最多的肿瘤相关的抑制性细胞,通过与靶细胞直接接触或分泌抑制性细胞因子 IL-10 和 TGF-β 而发挥效应,其在肿瘤组织内已被证实显示出了很强的免疫抑制作用。④抑制具有抗肿瘤效应的免疫细胞:NK 细胞在活化后能直接杀伤肿瘤细胞,但是某些肿瘤细胞能通过下调表面激活性受体的配体及分泌可溶性分子封闭 NK 细胞表面的活性受体,达到抑制 NK 细胞活化的作用。⑤诱导免疫细胞凋亡或自身抵抗凋亡,从而削弱机体抗肿瘤免疫应答能力。

三、肿瘤的免疫学诊断和免疫治疗

至今未能获得纯化的 TSA,故肿瘤的免疫诊断主要限于检测 TAA。可以通过检测血清中的肿瘤相关标志物,目前常联合分析数种肿瘤标志物,如 CA19-9、CA50 和 CEA 用于提高胰腺癌的检出率。此外,直接对可疑的肿瘤组织部位进行免疫组织化学法检测 TAA 也可以用于肿瘤的诊断。

免疫治疗指的是通过激发和增强机体的免疫功能,来控制和清除肿瘤细胞。常常与手术、化疗、放疗等常规方法联合应用。①主动免疫治疗:通过给机体注射具有抗原性的瘤苗或经过基因工程改造过的含有辅助刺激分子以及某些细胞因子基因的修饰瘤苗。②被动免疫治疗:给机体输入外源性的免疫效应物质如肿瘤特异性单抗以及能发挥免疫效应的细胞。此外,通过输入 IL-2、IFN-α、IFN-γ 等调节和增强机体的抗肿瘤免疫的细胞因子,亦能发挥良好的抗瘤效应。

第五节 移 植 免 疫

移植是指健康的自体或异体的细胞、组织和(或)器官来替换病变的以及功能缺损的细胞、组织和(或)器官,借以维持和重建机体生理功能的医疗手段,包括细胞移植、组织移植和器官移植。提供健康细胞、组织或器官的个体称供体(donor)。接受细胞、组织或器官者称受体(recipient)或宿主(host)。移植后,如果移植物表达与受者不同的抗原,就会发生排斥反应(rejection)。受者的免疫系统可以对移植物抗原发生免疫应答,而移植物中的免疫系统也会对受者的抗原发生免疫应答,而自体移植和同种同基因移植通常不会引起免疫排斥反应。

一、移植排斥反应的类型

根据排斥反应发生的时间、免疫机制和组织病理改变等,排斥反应可分为以下三类:

(1)超急性排斥反应:于移植物血循环建立后几分钟内即出现移植物脉管血栓堵塞,血栓的形成早于炎症的发生。

（2）急性排斥反应：发生于移植后数周到1年内，包括急性体液排斥反应和急性细胞排斥反应。

（3）慢性排斥反应：一般发生于移植后数月至数年，病程进展缓慢。上述三类排斥反应皆属受体对供体的排斥反应，即宿主抗移植物反应（HVGR）。在骨髓移植时，由于移植的骨髓亦含有丰富的免疫细胞，且受体处于严重的免疫抑制状态，因而对供者骨髓表现免疫无能，以致供者骨髓得以在受者机体生长，此时供者骨髓中的免疫细胞则可以以宿主细胞为抗原，产生免疫应答，攻击受者，发生移植物抗宿主反应（GVHR）。

根据移植供体、受体间免疫遗传背景的差异，将移植分为四类：①自体移植，是指将来自同一个体的组织从身体的一个部位移植至另一部位。例如，自体腹部的皮肤移植至脸部；自身的脚趾移植至残断的手指等。此类移植易成功。②同种同基因移植，是指遗传基因完全相同的同种属不同个体之间的移植。例如，同卵双生间的移植或同种纯系动物间的移植。这些移植一般也能成功。③同种不同基因移植，即通常所指的同种异体移植，移植的供体、受体为同一种属具有不同遗传基因型的不同个体。同种异体移植是临床上最常见的移植类型，若不施用免疫抑制剂，移植后易发生排斥反应。④异种移植，是指不同种属间的移植，移植后往往出现强烈反应，如将动物的器官或组织移植给人。这样移植尚未成功，但由于供体来源方便，仍为医学工作者研究的重要课题。

二、引起移植排斥反应的抗原

引起移植免疫排斥反应的抗原称为移植抗原或组织相容性抗原。在人体，受供体间组织细胞上表达的主要组织相容性抗原（HLA Ⅰ、Ⅱ类抗原）差异越大，排斥反应越强烈，移植也越不容易成功。即使主要组织相容性抗原完全相同，如果次要组织相容性抗原（mH抗原）不同，仍可能发生程度较轻、较缓慢的排斥反应。mH抗原表达与细胞表面，也可以被MHC分子提呈。此外人类ABO血型抗原以及组织特异性抗原等亦参与了排斥反应。

三、移植排斥反应的效应机制

如同对其他外来抗原的免疫应答一样，移植排斥反应也涉及对移植物发生的细胞免疫和体液免疫，不同的效应细胞免疫和分子，介导排斥反应的机制亦不一样。

（一）直接识别机制

同种反应性T细胞是参与同种异体排斥反应的关键效应细胞，在受者体内大量存在。它们能直接识别移植物中供者APC表面的同种异型MHC分子。因此，受者的同种反应性T细胞直接识别供者的APC表面的MHC分子或抗原肽-MHC分子复合物无需经过受者APC处理。在体外的混合淋巴细胞反应中，供者、受者间的MHC分子存在差异，导致供者、受者的淋巴细胞能直接识别对方淋巴细胞表面的异型MHC分子，从而发生增殖和活化。因此，直接识别导致的排斥反应速度快、强度大，在移植早期的急性排斥反应中起重要作用。

（二）间接识别机制

间接识别指受者的APC进入移植物内，可以摄取供者移植物脱落的细胞或MHC抗原经过加工和处理后，以供者抗原肽-受者MHC分子复合物的形式提呈给受者的CD4⁺T细胞，使之活化。随后CD4⁺T细胞可以分泌多种细胞因子、介导迟发型超敏反应性炎症和（或）激活特异性CTL等方式导致移植排斥的发生。虽然间接识别在急性移植排斥反应的早期和直接识别一同发挥了作用，但是在急性移植排斥反应的中晚期和慢性排斥反应中发挥了更为重要的作用。

（三）抑制排斥反应的细胞免疫应答和体液免疫应答

1. 细胞免疫应答　经过移植抗原活化后的 CD4$^+$T 细胞分泌多种细胞因子并通过趋化作用吸引大量的单个核细胞浸润到移植物局部进一步释放多种炎症性细胞因子,参与局部组织的炎症损伤。

2. 体液免疫应答　移植抗原活化后的 CD4$^+$T 淋巴细胞通过分泌细胞因子等方式活化 B 细胞,使其分化并分泌多种针对移植抗原的抗体,这些特异性的抗体通过 ADCC 效应、激活固定补体以及调理作用等损伤血管内皮细胞、溶解移植物的组织细胞并释放炎症性细胞因子等导致组织损伤。

思考题:

1. Ⅰ、Ⅱ、Ⅲ和Ⅳ型超敏反应的发生机制及其常见疾病有哪些?
2. 原发性免疫缺陷病的最常见症状有哪些?
3. 简述肿瘤抗原的分类方法。
4. 简述肿瘤细胞逃逸机体免疫系统监视以及杀伤的主要机制。
5. 移植排斥反应的基本类型是什么?

（汪　蕾）

第二十四章　免疫学应用

第一节　免疫学预防

人类很早即采用免疫的方法来预防传染病,接种牛痘苗预防天花是免疫预防成功的最早实例。免疫预防(immunoprophylaxis)所采取的传统方法为"人工免疫",它是将抗原(疫苗、类毒素等)或抗体(免疫血清、丙种球蛋白等)接种于人体,使其获得特异性免疫能力。应用抗原性物质的人工免疫称为人工主动免疫(artifical active immunity);应用抗体(抗血清、免疫球蛋白)等的人工免疫称为人工被动免疫(artifical passive immunity),主要用于治疗和紧急预防。由于现代免疫学的发展,免疫预防已不局限于预防传染病,还包括预防肿瘤以及自身免疫性疾病等,在未来疫苗的内涵和应用将会进一步扩大。

一、人工主动免疫

人工主动免疫通过激发机体免疫系统产生特异性的免疫应答达到预防感染的目的。国内将用于自动免疫预防的细菌制剂称为菌苗,立克次体、螺旋体、病毒等制剂称为疫苗。在国际上,将以上的制剂统称为疫苗(vaccine)。

1. 灭活疫苗　也称为死疫苗,用物理或化学方法将免疫原性强的病原微生物灭活制成。主要是诱导机体产生针对病原体的特异性抗体。死疫苗在机体内对人体免疫作用较弱,为获得强而持久的免疫力,必须多次接种,接种后反应较重。而且其不能进入宿主细胞内繁殖,难以通过内源性抗原途径加工提呈,不能诱导机体产生杀伤性 T 淋巴细胞,免疫效果存在一定的局限性。但死疫苗稳定,无毒力回复和突变的危险。比较常见的有乙型脑炎疫苗和狂犬病疫苗等。

2. 减毒活疫苗　用人工变异或筛选的方法制成的毒力显著减弱或基本无毒的活病原微生物。活疫苗接种后可在机体内生长繁殖,产生轻型感染或类似的隐性感染,一般只需接种一次,接种后的不良反应较小。多数活疫苗的免疫效果良好、持久,能够诱导体液免疫和细胞免疫应答。某些经自然途径接种的活疫苗除了诱导机体产生循环抗体外,还可诱导产生 SIgA,形成黏膜局部免疫。不足之处是稳定性较差,有毒力回复突变可能,但十分的罕见。比较常见的减毒活疫苗有卡介苗和脊髓灰质炎疫苗等。

3. 类毒素　用 0.3% ~0.4% 甲醛溶液处理细菌的外毒素,使其失去毒性,保留免疫原性,接种后能诱导机体产生抗毒素。常见的类毒素有白喉类毒素和破伤风类毒素。类毒素常与死疫苗混合使用,如白喉类毒素和破伤风类毒素及百日咳杆菌联合疫苗。

4. 亚单位疫苗　去除病原体中与激发保护性免疫无关甚或有害的成分,但保留有效免疫原成分。例如,口服幽门螺杆菌亚单位疫苗,就是利用该菌表面蛋白脲酶作为免疫原的有效成分经过口服后诱导黏膜免疫应答。

5. 合成肽疫苗　根据有效免疫原的氨基酸序列而设计与合成的多肽疫苗。将具有免疫保护作用的人工合成抗原肽结合到载体上,再加入佐剂制成的制剂。没有毒力回复突变可能,可以大量生产,是目前研制新型疫苗的重要方向之一。

6. 基因工程疫苗　使用 DNA 重组生物技术,把天然或人工合成的编码病原生物有效抗原组分的 DNA 片段(目的基因)定向插入细菌、酵母菌或哺乳动物细胞中,随宿主细胞的分裂而扩增,使之充分表达,经纯化后而制得的疫苗。例如,针对乙型肝炎病毒 HBsAg 的基因工程疫苗。

7. 核酸疫苗 将编码某种抗原蛋白的外源基因(DNA 或 RNA)插入到质粒 DNA 中,再直接导入机体细胞内,并通过宿主细胞的表达系统合成抗原蛋白,诱导宿主产生针对该抗原蛋白的免疫应答,达到免疫接种效果。但人们对 DNA 免疫的作用机制不十分清楚。而且外源 DNA 进入体内后,存在诱导宿主细胞发生恶性转化和诱导自身免疫反应的可能性,因此安全性有待进一步的研究。

8. 转基因植物疫苗 是指将病原微生物的抗原编码基因导入植物基因里,在植物的生长过程中,被导入的抗原即可在植物中表达累积,人或动物通过食用含有该种抗原的转基因植物,达到免疫接种的目的。转基因植物疫苗与传统疫苗相比,具有可食用性、生产成本低、使用安全以及能诱导黏膜免疫应答等优点。但是也存在口服时可能被消化失效等缺点。

二、人工被动免疫

1. 抗毒素 用细菌外毒素或类毒素免疫动物后,分离纯化得到的免疫血清,能够中和外毒素的毒性,主要用于治疗和紧急预防外毒素所致疾病。常见的有破伤风抗毒素和白喉抗毒素等。需要注意的是异种动物的血清含有异种蛋白,有引起超敏反应的可能。

2. 人免疫球蛋白 从人的混合血浆以及胎盘血中分离浓缩制备的免疫球蛋白。主要用于预防麻疹、脊髓灰质炎、甲型和丙型肝炎等传染病,以及原发性和继发性免疫缺陷病的治疗。如果人免疫球蛋白来源于感染了特定病原微生物的病人的血浆,则含有高效价的特异性抗体可用于特定病原微生物的预防。

3. 细胞因子与单克隆抗体 某些细胞因子和单克隆抗体注射体内后可调节、增强一种或多种免疫细胞的功能,有望在抗肿瘤和治疗艾滋病等方面发挥治疗作用。

三、佐　剂

免疫佐剂(adjuvant)为与抗原同时或预先注射于机体能增强机体对抗原的免疫效应的辅助物质。根据佐剂的来源,可分为细菌性、非细菌性、微生物性、细胞因子类以及合成体类等。根据理化性质,可分为颗粒性、凝胶性、乳胶佐剂等。常见的免疫佐剂有卡介苗、枯草分枝杆菌、百日咳杆菌、脂多糖、细胞因子、氢氧化铝、液状石蜡、磷酸铝、表面活性剂、羊毛脂、藻酸钙、磷酸钙、多聚核苷酸、左旋咪唑和异丙肌苷等。在动物实验中经常使用的有弗氏佐剂卡介苗和脂质体等。其中弗氏佐剂分为完全弗氏佐剂(液状石蜡+羊毛脂+卡介苗)和不完全弗氏佐剂(液状石蜡+羊毛脂)两种。

此外还有一些新型佐剂不断产生,比如:①免疫刺激复合物 ISCOMs,由抗原物质、由皂树皮提取糖苷和胆固醇按比例混合后形成的脂质小泡。ISCOM 除了具有疫苗缓释配方的作用外还具有抗原递呈的功能,对机体的多种免疫细胞具有较全面的增强作用。目前应用于多种细菌、病毒的亚单位疫苗和遗传工程疫苗。而且 ISCOM 能通过黏膜给药,从而有效的应用于预防呼吸道感染。②CpG寡核苷酸基序属于细菌 DNA 序列,对于免疫系统而言是一种危险信号,能被机体免疫系统的细胞识别,活化树突状细胞、NK 细胞、巨噬细胞等多种免疫细胞,释放细胞因子。在进入机体的途径上,新型疫苗佐剂的给予方式多样,除了传统的注射给药外,部分还可以通过黏膜途径给药。

佐剂增强免疫应答的机制主要有:在局部通过浓缩抗原使得抗原更易被巨噬细胞吞噬、加工处理和呈递;改变抗原物理性状,使抗原在体内缓慢释放,延长抗原与免疫细胞作用时间;诱导细胞因子产生并释放调节从而刺激淋巴细胞增生、分化并调节增强淋巴细胞的功能。

四、计划免疫

计划免疫(planed immunization)是根据某些特定传染病的疫情监测和人群免疫状况分析,有计划、有组织地利用疫苗进行免疫接种,以提高人群对相应传染病的免疫水平,达到预防、控制乃至最终消灭相应传染病而采取的措施。世界卫生组织早在1974年就提出"要在2000年使人人享有卫生保健"。1978年,又具体地提出,要在1990年前对全世界儿童提供有关疾病的免疫预防。

我国自新中国成立后,在全国范围内开展了大规模的牛痘、鼠疫、霍乱等疫苗的接种运动。20世纪70年代中期,在全国范围内开始实行计划免疫,使得绝大多数疫苗针对的传染病得到了有效控制。目前我国儿童预防接种常用疫苗分为两类:计划内疫苗是国家规定纳入计划免疫,是从出生后必须进行接种的疫苗,属于免费疫苗,见表24-1(仅供参考);除国家规定必须接种的疫苗外,其他需要接种的疫苗都属于推荐疫苗,也就是计划外疫苗可以有选择性的进行接种,如流感疫苗、肺炎疫苗、轮状病毒疫苗等。

表 24-1　计划内疫苗

年龄	接种疫苗	可预防的传染病
出生24小时内	乙型肝炎疫苗	乙型病毒性肝炎
	卡介苗	结核病
1个月龄	乙型肝炎疫苗	乙型病毒性肝炎
2个月龄	脊髓灰质炎糖丸	脊髓灰质炎(小儿麻痹)
3个月龄	脊髓灰质炎糖丸	脊髓灰质炎(小儿麻痹)
	百白破疫苗	百日咳、白喉、破伤风
5个月龄	百白破疫苗	百日咳、白喉、破伤风
6个月龄	乙型肝炎疫苗	乙型病毒性肝炎
8个月龄	麻疹疫苗	麻疹
1.5~2岁	百白破疫苗(加强)	百日咳、白喉、破伤风
	脊髓灰质炎糖丸(部分)	脊髓灰质炎(小儿麻痹)
4岁	脊髓灰质炎疫苗(加强)	脊髓灰质炎(小儿麻痹)
7岁	麻疹疫苗(加强)	麻疹
	白破二联疫苗(加强)	白喉、破伤风
12岁	卡介苗(加强,农村)	结核病

注:本表仅供参考,具体见各地计划免疫表

接种疫苗的禁忌参考如下:①发热、腹泻和严重皮肤病应缓种卡介苗。结核病、急性传染病、心肾疾患、免疫功能不全的禁种卡介苗。②在1周内腹泻,或1天腹泻超过4次者,以及发热、患有急性病应该暂缓接种脊髓灰质炎三价混合疫苗。有免疫缺陷症或使用免疫抑制剂(如激素)者禁用。③发热、患有急性病或慢性病急性发作期应缓种百白破疫苗,中枢神经系统疾病(如癫痫)以及严重过敏体质等情况下禁用。④正在发热或有活动性结核或有过敏史(特别是对鸡蛋过敏)禁用麻疹疫苗。此外对于乙型脑炎疫苗、流行性脑脊髓膜炎疫苗、乙肝疫苗、甲肝疫苗等都有相应的禁忌。疫苗虽经灭活或减毒处理,但作为具有抗原性的其他物质,可能对人体产生刺激作用导致出现疫苗反应,应该与休克以及局部感染等相区别。

第二节 免疫学诊断

免疫学诊断是研究疾病诊断的免疫学原理、技术及其应用的免疫学分支学科。免疫诊断技术已经越来越广泛地应用于临床检验和生物学研究。在临床应用中可应用于免疫相关疾病、传染性疾病、肿瘤和其他临床各科疾病的诊断、病情的监测以及发病机制的研究等,如检查诊断免疫缺陷病、自身免疫病、输血反应、移植排斥反应、肿瘤、超敏反应以及对病原体相关抗原和抗体的快速检测等。免疫学检测技术的检测涉及以下内容:①分子水平的检测,对抗原、抗体、补体以及细胞因子表面黏附分子进行定性和定量的检测;②细胞水平的检测,在体内外通过检测各类细胞膜表面所表达的特异性标志及其功能来判断不同细胞及其亚群的免疫学功能;③基因水平的检测,检测免疫应答相关基因的表达、调控和基因型的分析。本章重点介绍常用的免疫诊断技术的相关原理、基本步骤和应用。

一、抗原或抗体的检测

(一)抗原抗体反应的原理

抗原和抗体通过各自可变区结构互补结合,在体外观察两者特异结合后出现的各种现象,对样品中的抗原或抗体进行定性、定量和定位的检测。

1. 抗原与抗体结合的特异性 抗原决定簇和抗体分子可变区构型互补,造成两分子间有较强的亲和力。空间构型互补程度不同,抗原和抗体分子之间结合力强弱也不同。互补程度高,则亲和力强。此外,反应温度、酸碱度和离子浓度对抗原和抗体分子上各基因的解离性和电荷特性也有重要的影响,抗体与抗原决定簇之间的结合力大小可用亲和力来表示。高亲和力的抗体与抗原的结合力强,即使抗原浓度很低时也有较多的抗体结合抗原形成免疫复合物。

2. 抗原或抗体形成复合物的可见性 抗原与抗体反应只有当两者浓度比例适当时才出现可见反应。原因在于天然抗原分子表面一般有多种抗原决定基,每种抗原决定基又可以有多个能结合多个抗体分子。单体的抗体分子有两个 Fab,能结合两个相同的抗原决定基。在抗原抗体比例相当或抗原稍过剩的情况下,抗体分子的两个 Fab 分别结合两个抗原分子,相互交叉形成网格状,免疫复合物沉淀最多、最大。而当抗原抗体比例超过此范围时,反应速度和沉淀物量都会迅速降低无法出现明显的沉淀物。

(二)抗原或抗体检测的方法

根据检测方法中所用的抗原性质不同,参与反应的成分不同,出现的结果不同,将其进行分类。

1. 凝集反应 细菌、红细胞或表面带有抗原的乳胶颗粒等都是不溶性的颗粒抗原,当与相应抗体结合后形成凝集团块,这一反应称为凝集反应。

(1)直接凝集:是将细菌或红细胞与相应抗体结合产生的细菌凝集或红细胞凝集现象。可用于在玻片上观察血细胞凝集现象以便检查血型、鉴定细菌。还可以在试管中稀释血清、加入已知的抗原检测抗体,如诊断伤寒病的肥达反应。

(2)间接凝集:可溶性抗原包被在乳胶颗粒或红细胞表面,与相应抗体混合出现的凝集现象。例如,用 γ 球蛋白包被乳胶颗粒检测类风湿关节炎患者血清中的类风湿因子,用甲状腺球蛋白包被乳胶颗粒用于检测甲状腺球蛋白的抗体;或者将抗体吸附到乳胶颗粒上检查临床标本中的抗原。因此,凝集反应可测定抗原或抗体,方法简便、敏感。抗球蛋白试验为间接凝集试验。在诊断自身免疫溶血性贫血症时,抗 Rh 抗体是 IgG 只有两个结合价,分子较小,与 Rh$^+$红细胞结合后,很难直接引起 Rh$^+$红细胞凝集,如果加入抗 IgG 的二抗后,就可把抗 Rh 的抗体和红细胞复合物相互连接,形成凝集红细胞。

2. 沉淀反应 可溶性抗原与抗体结合,在两者比例合适时,可形成不溶性免疫复合物。在反应扩散体系中出现不透明的沉淀物,这种抗原抗体反应称为沉淀反应。

(1) 单向免疫扩散试验:在含有抗体的琼脂糖凝胶内,打孔并将抗原加入其中。孔中待测样品的抗原呈辐射状向含抗体的胶内扩散,出现以小孔为中心的圆形沉淀圈,一定条件下沉淀环的直径或面积与相应的抗原含量成正比。常用于测定人或动物血清 IgG、IgM、IgA 等,但观察结果需要较长时间。

(2) 双向免疫扩散试验:是在琼脂板上相邻的两孔内分别放入抗原和抗体材料。当抗原和抗体向四周凝胶中自由扩散并相遇后,在两孔间出现沉淀线,通过判断沉淀线的数量和形状来判断反应体系中所含的抗原抗体系统种类。

(3) 免疫比浊法:在一定抗体浓度下加入样品,随着加入抗原增多,形成的免疫复合物增多,浊度相应加强。用光散射浊度计测量反应液体的浊度,并根据标准曲线来推算样品中的抗原含量。本法快速简便,可取代单向扩散法定量测定免疫球蛋白的浓度。

3. 免疫电泳 先将待测血清标本做琼脂糖凝胶电泳,将抗原各成分依电泳速度不同分散开。然后在适当的位置沿电泳方向挖一直线形槽,于槽内加入含有针对各种抗原的混合抗体,与各抗原成分做双向免疫扩散,可形成多条沉淀线。通过与正常血清形成沉淀线进行比较来分析标本中的抗原。常用此法对血清的蛋白种类进行分析。对于免疫球蛋白缺损或增多的疾病的诊断或鉴别诊断有重要意义,如骨髓瘤的诊断。

4. 补体参与的反应 抗体与红细胞表面抗原相遇,形成红细胞-抗体复合物即可激活反应体系中的补体,导致红细胞溶解,通过观察溶血现象来判断结果。在敏感的抗原、抗体检测方法(如酶标方法)出现之前此方法曾广泛用于检测各种细菌、病毒或螺旋体(如梅毒)的抗原或抗体,由于本试验操作繁琐以及影响因素多导致结果不稳定,现已被其他方法代替。

5. 用标记抗体或抗原进行的抗原抗体反应 用荧光素、同位素或酶标记抗体或抗原,用于检测抗原或抗体是目前广泛应用的最广泛的免疫学技术。上述标记物与抗原或抗体连接之后提高了检测方法的灵敏度,而且不改变后者的免疫特性。本方法可用于定性、定量或定位检测。

(1) 免疫荧光技术:用化学方法将抗体进行荧光素标记,再与组织或细胞中的相应抗原结合,在显微镜下观察抗原抗体复合物所发出的荧光,从而对标本中的待测抗原进行定性定位检查。常用的荧光素有异硫氰荧光素(FITC)、罗丹明(TMRITC)、红外荧光素 Alexa Fluor 488 以及 Alexa Fluor 647 等。

1) 直接荧光法:用荧光素标记抗体后直接对细胞涂片或组织切片进行染色,经抗原抗体反应后,洗去未结合的荧光抗体,在荧光显微镜下观察到标本发荧光的部位,即提示有相应抗原存在。本法的缺点是检查多种抗原,就需分别制备相应的多种标记抗体。

2) 间接荧光法:将组织或细胞上的抗原直接与第一抗体(不标记荧光)结合,再加入荧光标记的能与第一抗体特异结合的第二抗体,观察结果与直接法相同。间接法比直接法敏感性高。

免疫荧光技术能检测细菌、病毒、螺旋体等感染性疾病的抗原或抗体。除微生物学方面的应用外,还可利用荧光素偶联的单克隆抗体标记淋巴细胞表面的不同抗原,用流式细胞仪(FACS)检测相应的荧光信号和强度,以此鉴定淋巴细胞的亚类。

(2) 酶免疫分析法(EIA):将酶对底物的高效催化作用与抗原抗体反应的特异性结合起来,通过酶标仪检测酶作用于底物后显色的颜色变化来判断试验结果。通过标准曲线的计算和分析对待测物做定量分析,敏感度可达 ng/ml 和 pg/ml 水平。常用于标记的酶有辣根过氧化物酶和碱性磷酸酶等,与抗体结合不影响抗体的活性。目前常用的方法有酶联免疫吸附法和酶标免疫组化法。前者主要测定可溶性抗原或抗体;后者可测定细胞表面抗原或组织内的抗原。在酶免疫分析法中,应用最广泛的是酶联免疫吸附试验(ELISA)基本原理为将抗原或抗体吸附在固相载体表面。抗原抗体反应以及形成的抗原抗体复合物都位于固相表面,随后洗涤去除液相中的游离成分。

常用的有以下几种方法:①双抗体夹心法,可定量测定抗原。将已知的抗体包被在固相载体上,加入待检标本,标本中的抗原即可与载体上的抗体结合,洗去未结合的材料后加入该抗原的酶标记抗体,加底物显色。②间接法,常用于检查特异抗体。将已知抗原包被于固相载体,加入待检标本,再加入酶标二抗,经加底物显色。③免疫组化技术,用标记物标记的抗体与组织或细胞的抗原反应,结合形态学观察对组织切片或细胞标本中的某些抗原成分进行定性、定位或定量研究。④BAS-ELISA,生物-酶标亲和素系统(BAS-ELISA),作为指示剂系统进一步提高检测的敏感度。可用来检测多种抗原抗体。一个抗体分子可偶联数十个生物素分子,通过生物素又可连接多个亲和素。两者都可与酶、荧光素和抗体等分子结合,因此大大提高检测的敏感度。比如,用已知抗体包被固相,依次加入样品,生物素标记的抗体以及酶标记的亲和素,最后加入底物显色。⑤酶联免疫斑点试验,利用酶联免疫吸附技术在单细胞水平检测细胞分泌细胞因子的情况。用抗体捕获培养中的细胞分泌的细胞因子,并以酶联斑点显色的方式将其表现出来。例如,淋巴细胞在 ELISPOT 培养板中(一般选择 PVDF 膜作为固相)孵育,在分泌细胞因子的细胞局部位置,特异性细胞因子抗体即能捕获相应的细胞因子,随后加入酶标记的二抗,经过底物显色后形成不溶的颜色产物即斑点(spot),一个斑点表示一个分泌相应细胞因子的细胞。ELISPOT 比 ELISA 灵敏度高,不仅能分析细胞因子分泌的总量变化,还能分析计算出分泌某种细胞因子细胞的频率。

(3)放射免疫分析法:放射性核素标记抗原(或抗体)后与相应抗体(或抗原)结合,通过测定抗原抗体结合物的放射活性来判断待测抗原或抗体的含量。

(4)免疫印迹法:又称为 Western 印迹法,将高分辨率凝胶电泳和免疫化学分析术相结合的杂交技术。包括三个步骤:蛋白质通过 SDS-聚丙烯酰胺凝胶电泳(SDS-PAGE)分离;通过电转移将凝胶上已经分离的蛋白质条带转移到固体膜上,并用非特异性,非反应活性分子封闭固体膜上未吸附蛋白质区域;将印有蛋白质条带的固体膜依次与特异性抗体和酶标第二抗体作用后,经过显色条带的位置可判断有无待测的蛋白质。

二、免疫细胞的检测

(一)免疫细胞的分离与纯化

根据免疫细胞的理化性状、功能,以及细胞表面标志等的差异设计了多种分离方法。黏附分离法、尼龙毛柱分离法等主要根据细胞的黏附功能不同,将黏附细胞与非黏附或黏附力较小的细胞分离开,黏附的细胞可通过洗脱收集。葡聚糖-泛影葡胺密度梯度离心法和 Percoll 不连续密度梯度离心法等是根据细胞的大小及比重的差异进行细胞分离。此外可以利用特异性单克隆抗体标记结合表达特定表面标志物的细胞,再通过流式细胞术分离法,以及免疫磁珠法分离细胞,能得到纯度很高的某种淋巴细胞或淋巴细胞亚群。

(二)细胞因子的检测

细胞因子的检测包括免疫学检测和生物学活性检测。通过抗细胞因子的单抗或多抗,可对细胞因子进行免疫检测,主要的方法为酶联免疫吸附试验(ELISA),但是不能证明细胞因子是否具有生物活性。生物学检测能判断细胞因子特定的生物学活性,主要原理为将能对相应细胞因子发生反应的细胞株与细胞因子共同培养,通过测定细胞增殖并与相应标准品进行比较来判断待测样品中某一种细胞因子的活性。还可以通过集落形成试验、细胞毒活性试验、细胞病变抑制法、化学趋化和细胞因子分泌性的抑制试验等来判断细胞因子的生物学活性。

第三节　免疫学治疗

应用免疫学理论与方法干预和调控机体免疫系统及其功能,达到治疗相关疾病的生物治疗策略,包括免疫增强和免疫抑制治疗。免疫增强疗法在治疗肿瘤的实践中显示出来广阔的应用前景,免疫抑制疗法主要应用于抑制排斥反应、自身免疫病、超敏反应和炎症等。以下重点介绍肿瘤的免疫学治疗。

一、分　子　治　疗

分子治疗包括使用抗体、细胞因子等以调节机体的特异性免疫应答。

目前应用的抗体主要有单克隆抗体与基因工程抗体,人源化程度高免疫原性低。其发挥作用的机制主要为识别表达特定表面分子的免疫细胞,在补体的参与下使细胞溶解或者通过 ADCC 效应导致肿瘤细胞被杀伤;通过中和抗体与特定的细胞因子及受体结合,减轻炎症因子的效应;通过基因工程方法构建的小分子抗体片段可运载放射性同位素、药物或毒素,在到达肿瘤局部后,用于肿瘤的诊断和治疗。此外还可以构建具有双功能特异性抗体,两个 Fab 段分别结合肿瘤细胞和效应细胞,增强效应细胞杀伤肿瘤细胞的功能。

重组细胞因子主要通过调节免疫功能发挥抗肿瘤作用,临床常用的有 IL-2、TNF-α、IFN-γ和 CSF 等。例如,IL-2 可以增强机体对具有不同免疫原性的肿瘤的免疫应答,促进 T 细胞的增殖及 B 细胞的增殖和分化,诱导生成淋巴因子激活的杀伤细胞(LAK),以及增强 NK 细胞的杀伤功能。

二、细　胞　治　疗

细胞治疗包括细胞过继免疫治疗、干细胞移植和肿瘤细胞疫苗等。

细胞过继免疫疗法也称为生物免疫疗法中的细胞治疗方法,通过提取患者体内不成熟的免疫细胞,在体外培养,活化增殖后回输患者体内。例如,在体外经过 IL-2 诱导培养的从实体肿瘤分离出来的淋巴细胞或者经过多种细胞因子诱导培养的外周血淋巴细胞,这些细胞具备免疫杀伤作用,对肿瘤细胞进行主动攻击,杀灭体内的肿瘤细胞。除了直接输入具有杀伤能力的淋巴细胞外也可以输入特定的抗原提呈细胞来激活特异性抗肿瘤免疫应答。例如,分离出单核细胞后在体外培养诱导生成树突状细胞,并负载相应的肿瘤抗原,将负载肿瘤抗原的树突状细胞输入患者体内,刺激体内的肿瘤杀伤性淋巴细胞增殖,发挥免疫监视和特异性杀伤功能。

干细胞移植也属于细胞治疗方法。目前造血干细胞移植广泛应用于各类血液病、遗传性疾病和某些实体瘤治疗。造血干细胞是指具有自我复制和自我更新能力的干细胞,可以分化形成各种造血细胞和免疫细胞。在患者接受超剂量化(放)疗后,将自体或异体造血干细胞移植给患者,以替代原有的病理性造血干细胞,使其重建正常造血及免疫系统。除了造血干细胞以外,其他组织具有多种分化潜能、自我更新能力和增殖能力的细胞也被用来进行诱导分化和移植。因此,干细胞的研究和应用具有重要的理论意义和应用前景。

肿瘤细胞疫苗包括灭活瘤苗和基因修饰的瘤苗等。灭活瘤苗指机体的肿瘤细胞,经射线或药物灭活处理后保持其免疫原性的瘤苗,能够诱导机体产生抗肿瘤免疫应答。基因修饰的瘤苗在灭活瘤苗的基础上,经过基因修饰方法改变其生物学功能。

(一) 诱导和增强免疫应答的细胞因子

将 IL-2、IFN-γ 和 GM-CSF 等的基因导入或者转染相应的瘤苗,来增强瘤苗的免疫效果和增强机体针对肿瘤抗原的特异性免疫应答。有时候单一细胞因子基因转染不能诱导很强的免疫应答,则将多个细胞因子的 cDNA 共同导入靶细胞,治疗作用更加显著。

(二) 诱导共刺激分子的表达

将编码共刺激分子的基因导入肿瘤疫苗,B7 是 T 细胞活化的第二信号,是一个重要非特异性的共刺激分子,通过与 T 细胞表面的 CD28 相互作用,传入刺激信号。多种人类肿瘤缺乏 B7 等辅助刺激分子的表达,无法有效活化 $CD4^+$ 的 Th 细胞,最终无法有效生成大量的发挥效应的肿瘤特异性的杀伤性 T 淋巴细胞,可能是机体抗肿瘤免疫应答缺陷的重要原因之一。因此,将 B7 或其他共刺激分子的编码基因转染制备肿瘤疫苗可诱导机体产生对该肿瘤的特异免疫监视和应答。

(三) 诱导靶蛋白的表达

即为制备核酸疫苗,是将含有编码的蛋白基因序列的质粒载体导入宿主体内,通过宿主细胞表达编码蛋白,诱导宿主细胞产生对该蛋白的免疫应答,以达到预防和治疗疾病的目的,目前以 DNA 疫苗为主。DNA 疫苗导入宿主体内后,被宿主的细胞摄取并在细胞内表达编码的蛋白质抗原,随后刺激机体产生细胞免疫和体液免疫。DNA 以核苷酸形式进入机体,其本身没有致病性,DNA 免疫原性较低,一般不会诱生抗 DNA 抗体。同时作为基因载体的质粒诱导含有一些免疫刺激序列,通过刺激机体产生细胞因子促进免疫应答,具有很好的佐剂作用。

三、基因治疗

1993 年美国 FDA 指出基因治疗是“基于修饰活细胞遗传物质而进行的医学干预”。基因治疗是一种以预防和治疗疾病为目的改变遗传物质为基础的生物医学治疗。基因治疗的基本策略有基因置换、基因修正、基因修饰、基因抑制和基因封闭等。其基本原理为应用正常或野生型基因纠正、置换致病的基因或者导入其他有治疗作用的基因,从而诱导某种基因的表达、抑制或者封闭某种肿瘤相关基因的异常表达、诱导机体产生特异性的抗肿瘤免疫应答或者增强肿瘤对化疗药物的敏感性。

基因治疗的靶细胞主要有体细胞和生殖细胞。生殖细胞的基因治疗是将正常基因直接引入生殖细胞,以纠正缺陷基因。不仅可使遗传疾病在当代得到治疗,而且还能将新基因传给患者后代,使遗传病得到根治。目前采用较多的是体细胞基因治疗。体内具有分裂能力和自我更新能力的细胞都是靶细胞候选者。要保证被转入的基因有效和长期的在体内表达,从而发挥治疗效果,干细胞、前体细胞都是理想的转基因治疗靶细胞。一些疾病如腺苷脱氨酶基因缺乏症、珠蛋白生成障碍性贫血、镰状细胞贫血、苯丙酮尿症、溶酶体储积病等都有望得到治愈。例如,1991 年美国进行的第一个对遗传病进行体细胞基因治疗的方案,将一个 4 岁患有严重复合免疫缺陷综合征 (SCID) 女孩的白细胞在体外培养后,通过含有正常人腺苷脱氨酶基因的反转录病毒载体转染患者的白细胞,将这种基因导入其中。在经过 IL-2 刺激细胞增殖后再经静脉重新输入患者体内。反复多次治疗后,患者体内腺苷脱氨酶的表达水平显著升高。相对于体细胞的治疗而言,生殖细胞的基因治疗涉及技术复杂,牵涉到伦理问题,但仍然具有广阔的应用前景和潜力。

四、免疫生物治疗亟待解决的问题

　　虽然免疫生物治疗显示出来有效性,但是总体上仍然处于实验室的研发阶段和临床前期试验阶段,同时存在很多的问题,真正成为常规性的治疗手段需要更多的研究。首先体外扩增免疫细胞,会增加感染和细胞变异的风险。如果被病原微生物污染会增加患者感染的风险。而且很多疾病的发病机制并不十分清楚,有众多的因素和基因参与,因此导致难以确定关键性的目标靶分子。携带有外源基因的免疫细胞,进入人体之后有可能遭到自身免疫细胞的排斥。对于外源性导入的细胞在机体内激发后,免疫应答的具体机制还有待进一步研究,同时免疫生物治疗存在一定的毒副作用,而且治疗剂量也存在个体差异。

思考题:↘

1. 免疫预防的主要途径是什么?
2. 不同肿瘤免疫治疗途径的基本原理是什么?

（汪　蕾）

第四篇 生物化学与分子生物学

第二十五章 物质代谢

第一节 糖 代 谢

一、概 述

（一）糖的主要生理功能是氧化供能

食物中的糖是机体的一种重要能量来源。此外，糖还是机体重要的碳源，糖代谢的中间产物可转变成其他的含碳化合物，糖也是组成机体组织结构的重要成分。糖的磷酸衍生物可以形成很多重要的生物活性物质。

（二）糖的消化吸收主要在小肠进行

食物中的糖一般以淀粉为主，而淀粉的消化主要在小肠内进行。在胰液 α-淀粉酶作用下，淀粉被水解为麦芽糖、麦芽三糖、异麦芽糖和 α-临界糊精。寡糖进一步在小肠黏膜刷状缘被酶降解为单糖，单糖在小肠被吸收，再经门静脉入肝。

（三）糖代谢的概况

葡萄糖吸收入血后，在体内代谢首先是依赖一类葡萄糖转运体进入细胞。其分解代谢的方式受供氧状况影响：在供氧充分的情况下，葡萄糖彻底氧化成 CO_2 和 H_2O；在缺氧时，经过糖酵解生成乳酸。葡萄糖也可合成糖原储存在肝和肌肉中。

二、糖的无氧氧化

在机体缺氧条件下，葡萄糖经一系列酶促反应生成丙酮酸进而还原生成乳酸的过程称为糖酵解（glycolysis），亦称糖的无氧氧化（anaerobic oxidation），见图 25-1。

糖无氧氧化反应过程分为糖酵解途径和乳酸生成两个阶段。

1. 葡萄糖经糖酵解途径分解为 2 分子丙酮酸

（1）葡萄糖磷酸化为 6-磷酸葡萄糖（G-6-P）：葡萄化糖进入细胞后发生磷酸化反应，生成 6-磷酸葡萄糖。磷酸化后的葡萄糖不能自由通过细胞膜逸出细胞，催化此反应的是己糖激酶，为不可逆反应。

（2）6-磷酸葡萄糖转化为 6-磷酸果糖（F-6-P）：这是由磷酸己糖异构酶催化的醛糖与酮糖间的异构反应生成 6-磷酸果糖，为可逆反应。

（3）6-磷酸果糖转变为1,6-二磷酸果糖(F-1,6-2P)：此反应由6-磷酸果糖激酶-1(PFK-1)催化,需ATP的非平衡反应。

（4）磷酸已糖裂解成2分子磷酸丙糖：此反应可逆,由醛缩酶催化,生成磷酸二羟丙酮和3-磷酸甘油醛。

（5）磷酸二羟丙酮转变为3-磷酸甘油醛：3-磷酸甘油醛和磷酸二羟丙酮是同分异构体,在磷酸丙糖异构酶催化下互相转变。

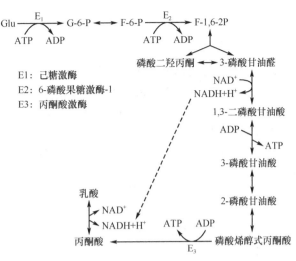

E1：己糖激酶
E2：6-磷酸果糖激酶-1
E3：丙酮酸激酶

图25-1　糖酵解的代谢途径

上述五步反应为糖酵解途径中的耗能阶段,1分子葡萄糖代谢消耗了2分子ATP,产生2分子3-磷酸甘油醛。在以后的五步反应中,磷酸丙糖转变为丙酮酸,总共生成4分子ATP。

（6）3-磷酸甘油醛氧化为1,3-二磷酸甘油酸：此反应由3-磷酸甘油醛脱氢酶催化,以NAD^+为辅酶接受氢和电子。

（7）1,3-二磷酸甘油酸转变成3-磷酸甘油酸：磷酸甘油酸激酶C催化磷酸基从羧基转移到ADP,形成ATP和3-磷酸甘油酸,反应可逆,需消耗1分子ATP。

（8）3-磷酸甘油酸转变为2-磷酸甘油酸：磷酸甘油酸变位酶催化磷酸基从C_3转移到C_2,反应可逆。

（9）2-磷酸甘油酸脱水生成磷酸烯醇式丙酮酸：烯醇化酶催化生成磷酸烯醇式丙酮酸(PEP)。

（10）磷酸烯醇式丙酮酸将高能磷酸基转移给ADP形成ATP和丙酮酸：由丙酮酸激酶催化。

2. 丙酮酸被还原为乳酸　这一反应由乳酸脱氢酶(LDH)催化,丙酮酸还原成乳酸所需氢原子由$NADH^+H^+$,由第六步反应提供。在缺氧情况下,这对氢用于还原丙酮酸生成乳酸,$NADH^+H^+$重新转变成NAD^+,糖酵解才能继续进行。

3. 糖酵解的调控是对3个关键酶活性的调节　糖酵解途径中有3个非平衡反应,己糖激酶、6-磷酸果糖激酶-1和丙酮酸激酶催化反应是基本不可逆的,分别受变构剂和激素的调节。糖酵解是葡萄糖分解功能的重要途径,对绝大多数组织,特别是骨骼肌,当耗能多时细胞内ATP/AMP比例降低,6-磷酸果糖激酶-1和丙酮酸激酶均被激活,加速葡萄糖分解。反之,ATP储存丰富,通过糖酵解分解的葡萄糖就少。肝的情况不同,正常进食,仅氧化少量葡萄糖,进食后胰岛素分泌增加,2,6-磷酸果糖合成增加,加速糖酵解,生成乙酰CoA以合成脂酸;饥饿时,胰高血糖素分泌增高,抑制2,6-磷酸果糖合成,抑制糖酵解,促进糖异生,维持血糖水平。

糖酵解最主要的生理意义在机体缺氧的情况下快速供能,这对肌收缩更为重要。糖酵解时1mol葡萄糖可生成4mol ATP,共消耗2mol ATP,净得2mol ATP。

三、糖的有氧氧化

葡萄糖在有氧条件下彻底氧化成水和二氧化碳的反应过程称为有氧氧化(aerobic oxidation),是糖氧化功能的主要方式,肌组织进行无氧分解生成的乳酸,最终仍需在有氧时彻底氧化成水和二氧化碳,部位在胞液和线粒体。

（一）糖有氧氧化的反应过程包括糖酵解途径、丙酮酸氧化脱羧、三羧酸循环及氧化磷酸化

1. 葡萄糖循糖酵解途径分解为丙酮酸 见前述。

2. 丙酮酸进入线粒体氧化脱羧生成乙酰CoA 丙酮酸在线粒体经过5步反应生成乙酰CoA，总反应式为：丙酮酸$+NAD^+ +HS-CoA+NADH^+ +H^+ +CO_2$，此反应由丙酮酸脱氢酶复合体催化，整个反应不离开酶复合体。

（1）丙酮酸脱羧生成羟乙基-TPP 羟乙基-TPP由二氢硫辛酰胺转乙酰酶（E_2）催化生成乙酰硫辛酰胺-E_2。

（2）二氢硫辛酰胺转乙酰酶（E_2）将乙酰硫辛酰胺上的乙酰基转移给CoA，生成乙酰CoA，硫辛酰胺上二硫键还原成巯基。

（3）二氢硫辛酰胺转乙酰酶（E_3）使还原型硫辛酰胺重新生成乙酰硫辛酰胺，同时将H传递给FAD，生成$AFDH_2$。

（4）二氢硫辛酰胺转乙酰酶（E_3）将$AFDH_2$上的H转移给NAD^+，形成$NADH^+ +H^+$。

（二）三羧酸循环是以形成柠檬酸为起始物的循环反应系统

三羧酸循环（tricarboxylic acid cycle，TCA cycle，TCA循环）是一个由一系列酶促反应构成的循环反应系统，反应部位在线粒体，在该反应过程中，首先由乙酰CoA（主要来自于三大营养物质的分解代谢）与草酰乙酸缩合生成含3个羧基的柠檬酸，再经过4次脱氢，2次脱羧，生成4分子还原当量（一般是指以氢原子或氢离子形式存在的一个电子或一个电子当量）和2分子CO_2，重新生成草酰乙酸，再重复循环反应的过程称为三羧酸循环，整个反应为不可逆的反应。三羧酸循环生理意义在于它是三大营养素的最终代谢通路，也是三大营养物质相互转化的联系枢纽，还为其他合成代谢提供前体物质。TCA循环中3次脱氢由NAD^+接受，1次由FAD接受，这些电子传递体将电子传给氧时才能生成ATP。而TCA循环本身一次只能以底物水平磷酸化生成1个GTP。总反应为：$CH_3CO-SCoA+3NAD^+ +FAD+GDP+Pi+2H_2O\longrightarrow 2CO_2+3NADH+3H^+ +FADH_2+HS-CoA+GTP$。

（三）糖有氧氧化是机体获得ATP的主要方式

$NADH+H^+$的氢传递给氧时，可生成2.5个ATP；$FADH_2$的氢被氧化时生成1.5个ATP。加上底物水平磷酸化，从丙酮酸脱氢开始计算，共产生12.5分子ATP。1mol的葡萄糖彻底氧化生成CO_2和H_2O，可净生成$7+2\times 12.5=30molATP$。

葡萄糖还可通过磷酸戊糖途径代谢产生磷酸核糖和NADPH，磷酸核糖是合成核苷酸的重要原料。NADPH作为供氢体参与多种代谢反应。磷酸戊糖途径在胞质中进行。此外，葡萄糖经多元醇途径可生成木糖醇、山梨醇等，经糖醛酸途径生成葡萄糖醛酸。

四、糖原的合成与分解

（一）糖原的概念和结构

机体摄入的糖类大部分转变为脂肪（甘油三酯）后储存于脂肪组织内，只有一小部分以糖原形式储存在肝和肌组织中。糖原（glycogen）是动物体内糖的储存形式之一，是机体能迅速动用的能量储备。糖原的结构为葡萄糖单元以α-1,4-糖苷键形成的长链，约10个葡萄糖单元处形成分支，分支处葡萄糖以α-1,6-糖苷键连接，分支增加，溶解度增加。每条链都终止于一个非还原端，非还原端增

多,以利于其被酶分解。

(二) 糖原的合成

葡萄糖先在葡萄糖激酶作用下磷酸化成为 6-磷酸葡萄糖,后者转变成 1-磷酸葡萄糖,再与尿苷三磷酸(UTP)反应生成尿苷二磷酸葡萄糖(UDPG)及焦磷酸(被水解),此反应由 UDPG 焦磷酸化酶催化。最后在糖原合成酶作用下,UDPG 的葡萄糖基转移给糖原引物的糖链末端,形成 α-1,4-糖苷键。所谓糖原引物是指原有细胞内较小的糖原分子,作为 UDPG 上葡萄糖基的接受体。上述反应反复进行,可使糖链不断延长及形成分支。

(三) 糖原的分解

糖原分解习惯上是指肝糖原分解成为葡萄糖,是血糖的重要来源。肝糖原分解的第一步从糖链的非还原端开始,在糖原磷酸化酶作用下分解下一个葡萄糖基,生成 1-磷酸葡萄糖,随后糖链上的葡萄糖基逐个被水解,最后一个被 α-1,6-葡萄糖苷酶水解成游离的葡萄糖。1-磷酸葡萄糖转变为 6-磷酸葡萄糖后,由葡萄糖-6-磷酸酶水解成葡萄糖释放入血。葡萄糖-6-磷酸酶只存在肝、肾中,而不存在于肌肉中,所以只有肝和肾可补充血糖,而肌糖原不能分解成葡萄糖,只能进行糖酵解或有氧氧化。糖原合成与分解的关键酶分别为糖原合成酶及磷酸化酶,两者受共价修饰和变构调节。

五、糖 异 生

(一) 糖异生概述

体内糖原的储备有限,如果没有补充,十几小时肝糖原即被耗尽。事实上禁食 24h,血糖仍保持正常范围,主要依赖糖异生。糖异生是指由乳酸、甘油和生糖氨基酸等非糖化合物转变为葡萄糖或糖原的过程。进行糖异生主要在肝、肾细胞的胞质及线粒体,原料主要有乳酸、甘油、生糖氨基酸。

(二) 糖异生途径

从丙酮酸生成葡萄糖的具体反应过程称为糖异生途径(gluconeogenic pathway)。糖异生途径与糖酵解途径的多数反应是共有的可逆反应,但糖酵解途径中三个关键酶所催化的反应是不可逆的,在糖异生途径中须由另外的反应和酶代替。其一是丙酮酸经丙酮酸羧化酶、磷酸烯醇式丙酮酸羧激酶生成磷酸烯醇式丙酮酸;其二是 1,6-磷酸果糖经果糖二磷酸酶-1 转变为 6-磷酸果糖;第三个是 6-磷酸葡萄糖经葡萄糖-6-磷酸酶水解为葡萄糖。在以上反应过程中,作用物的互变反应分别由不同的酶催化其单向反应,这种互变循环被称为底物循环。糖酵解途径与糖异生途径是方向相反的两条代谢途径,通过 3 个底物循环进行有效的协调。

(三) 糖异生的意义

糖异生的生理意义在于维持血糖水平的恒定,是补充或恢复肝糖原储备的重要途径。长期饥饿时,肾糖异生增强有利于维持酸碱平衡。肌中产生的乳酸运输至肝进行糖异生形成乳酸循环。

六、血 糖 调 节

(一) 血糖的来源和去路是相对平衡的

血糖是指血中的葡萄糖,其正常水平相对恒定在 3.89~6.11mmol/L,这是进入和移出血液的葡萄糖平衡的结果。血糖是肠道吸收、肝糖原分解或肝内糖异生生成葡萄糖入血的。血糖又为周围组织所摄取利用,某些组织氧化供能,肝、肌组织可用于合成糖原;脂肪组织和肝可将其转变为甘油三酯。

(二)血糖水平的平衡主要受激素的调节

1. 降低血糖的激素 胰岛素是体内唯一降低血糖的激素,也是唯一促进糖原、脂肪、蛋白质合成的激素。胰岛素的分泌受血糖的调控,血糖升高即引起胰岛素分泌,血糖降低分泌减少。其降低血糖由多方面作用:促进葡萄糖转运入细胞、加速糖原合成、加速糖有氧氧化、抑制肝糖异生、抑制脂肪动员。

2. 升高血糖的激素 机体在不同状态下有升高血糖的激素。其中胰高血糖素是体内主要升高血糖的激素,当血糖降低或血内氨基酸升高时刺激胰高血糖素分泌,其机制为:促肝糖原分解,抑制糖酵解,增强糖异生,加速脂肪动员。糖皮质激素亦可导致血糖升高,其机制为:促进糖异生,抑制肝外组织摄取葡萄糖。肾上腺素通过加速糖原分解,能有效升高血糖。

(三)血糖水平异常及糖尿病是最常见的糖代谢紊乱

1. 糖耐量 人体对摄入的葡萄糖具有很大的耐受能力,这种表现称为糖耐量。当人体糖代谢发生障碍时可导致高血糖或低血糖。

2. 低血糖 当空腹血糖浓度低于 3.0mmol/L 时称为低血糖。血糖水平过低,会影响脑细胞的功能,导致低血糖休克。

3. 高血糖 临床上将空腹血糖浓度高于 6.9mmol/L 称为高血糖,当血糖浓度超过肾小管重吸收能力(肾糖阈),则葡萄糖从尿中排出,出现尿糖。糖尿病是一种因部分或完全胰岛素缺失、细胞胰岛素受体减少或受体敏感性降低导致的疾病,其特征就是高血糖和尿糖。

(肖 凌)

第二节 脂 代 谢

脂类(lipids)是人体的重要营养素,是一类非均一、物理和化学性质相近,并能为机体利用的有机化合物,是脂肪(fat)和类脂(lipoid)的总称。脂肪即三脂酰甘油(triacylglycerol)由 1 分子甘油和 3 分子脂肪酸构成,也被称为甘油三酯(triglyceride,TG)。其主要功能是储能和氧化供能。类脂包括固醇(sterol)及其酯(ester)、磷脂(phospholipid)及糖脂(glycolipid)等,是生物膜的重要组分,参与细胞识别及信息传递,并是多种生理活性物质的前体,参与物质代谢的调节。

脂肪酸(fatty acids,简称脂酸)包括饱和脂酸(saturated fatty acid)和不饱和脂酸(unsaturated fatty acid)。体内脂肪酸的来源:一是机体自身合成,以脂肪形式储存在脂肪组织中,需要时从脂肪动员。饱和脂酸及单不饱和脂酸主要靠机体自身合成。另一来源系膳食的脂肪供给,特别是某些多不饱和脂酸,人体自身不能合成,需从膳食中摄取,称为必需脂酸。

一、脂类的主要生理功能

1. 甘油三酯的主要生理功能 ①储能和氧化供能:TG 彻底氧化所释能量平均 38.9kJ/g(9.3 kcal/g),约为同等量糖或蛋白质的 2 倍。人空腹时所需能量的 50% 以上由体内储存的脂肪氧化供给,若禁食 1~3 天,所需能量的 85% 来自于脂肪。②防止热量散失:脂肪导热性差,皮下脂肪可防止热量散失而维持体温。③保护作用：以 TG 为主要成分的脂肪组织犹如软垫，可对机械撞击起缓冲作用，减轻内脏和肌肉受撞击时的损伤程度。

2. 类脂的主要生理功能　①维持生物膜的正常结构和功能。生物膜主要由磷脂、胆固醇与镶嵌在膜中的蛋白质组成脂质双分子层，其中类脂参与蛋白细胞识别、信息传递作用。②胆固醇在体内可转变成多种类固醇激素维生素 D_3 及胆汁酸等，花生四烯酸还可转变为前列腺素。

二、脂类的消化和吸收

1. 脂类的消化发生在脂-水界面　膳食中的脂类主要为脂肪，即甘油三酯，此外还含少量磷脂、胆固醇等。由于甘油三酯不溶于水，消化酶为水溶性，因此甘油三酯的消化发生在脂-水界面。甘油三酯形成脂-水界面依赖于胆汁中胆汁酸盐。胆汁酸盐是较强的乳化剂，能降低脂-水界面的张力，使甘油三酯及胆固醇酯等疏水的脂质乳化成细小微团，增加消化酶对脂质的接触面积，有利于脂肪及类脂的消化及吸收。

2. 脂类的消化产物在小肠被吸收　脂类消化产物主要在十二指肠下段及空肠上段吸收。甘油三酯及类脂的消化产物甘油一酯、脂酸、胆固醇及溶血磷脂等可与胆汁酸盐乳化成更小的混合微团。这种微团体积更小、极性更大、易于穿过小肠黏膜细胞表面的水屏障，为肠黏膜细胞吸收，经淋巴进入血液循环。

三、甘油三酯代谢

（一）甘油三酯的分解代谢

1. 脂肪动员是甘油三酯分解的起始步骤　脂肪动员是指储存在脂肪细胞中的甘油三酯，被脂酶逐步水解为游离脂酸（free fatty acid，FFA）和甘油并释放入血，通过血液运输至其他组织氧化利用的过程（图 25-2）。

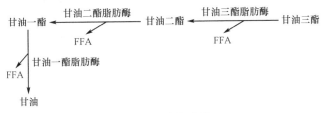

图 25-2　脂肪动员

当脂解激素分泌增加（如肾上腺素、去甲肾上腺素、胰高血糖素等），作用于脂肪细胞膜表面受体，激活腺苷酸环化酶，促进 cAMP 合成，激活依赖 cAMP 的蛋白激酶，使脂肪内甘油三酯脂酶磷酸化而活化。后者使甘油三酯水解成甘油二酯及脂酸。甘油二酯被甘油二酯酶进一步水解成甘油一酯和脂酸，甘油一酯最终被甘油一酯酶水解成甘油和脂酸。甘油三酯脂酶的催化反应是甘油三酯分解的限速步骤，是脂肪动员的限速酶。因其活性受多种激素的调控，故称为激素敏感性甘油三酯脂酶（hormone sensitive triglyceride lipase，HSL）。当抗脂解激素分泌增加（如胰岛素、前列腺素 B 等）则脂肪动员被抑制。

2. 甘油代谢　脂肪动员所产生的甘油经甘油激酶磷酸化后转变为 α-磷酸甘油；再经 α-磷酸甘油脱氢酶脱氢后生成磷酸二羟丙酮（图 25-3）；最后进入糖代谢途径进行分解或异生成糖。因肝、肾细胞的甘油激酶活性最高，脂肪动员产生的甘油主要被肝细胞摄取利用。

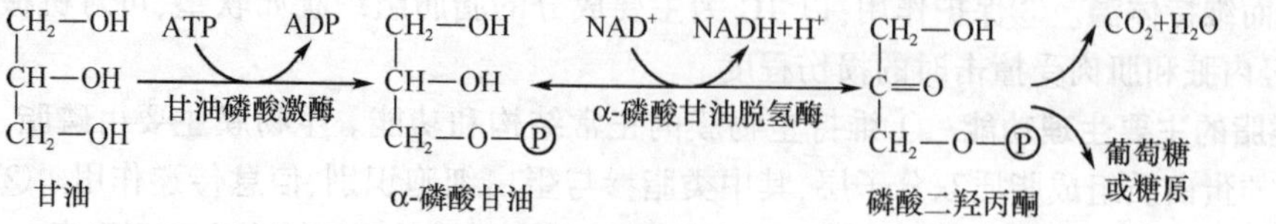

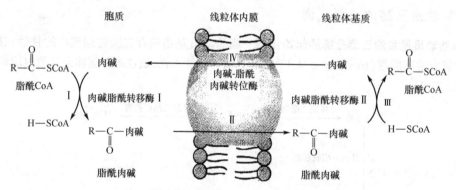

$$CH_2-OH \xrightarrow[\text{甘油磷酸激酶}]{ATP \quad ADP} \quad CH_2-OH \xleftarrow[\text{α-磷酸甘油脱氢酶}]{NAD^+ \quad NADH+H^+} \quad CH_2-OH \xrightarrow{CO_2+H_2O}$$

图 25-3　甘油代谢

3. 脂酸的β-氧化分解　脂酸是人及哺乳类动物的主要能源物质。在 O_2 供给充足的条件下,脂酸可在体内分解成 CO_2 及 H_2O 并释出大量能量,以 ATP 形式供机体利用。除脑组织外,大多数组织均能氧化脂酸,但以肝脏及肌肉最活跃。

(1) 脂酸的活化形式为脂酰 CoA:内质网及线粒体外膜上的脂酰 CoA 合成酶(acyl-CoA synthetase)催化脂酸生成脂酰 CoA。此过程在线粒体外进行,活化后的脂酸才能进行分解代谢。1 分子脂酸活化,实际消耗 2 个高能磷酸键。

(2) 脂酰 CoA 进入线粒体:活化的脂酰 CoA 必须进入线粒体内才能进行分解代谢,而在胞液中生成的脂酰 CoA 不能直接透过线粒体内膜,需通过肉碱(L-β羟-r 三甲氨基丁酸)的转运才能进入线粒体基质。线粒体外膜存在肉碱脂酰转移酶 I,催化胞质中长链脂酰 CoA 与肉碱合成脂酰肉碱,脂酰肉碱在线粒体内膜的肉碱-脂酰肉碱转位酶的作用下,通过内膜进入线粒体基质。此转位酶实际上是线粒体内膜转运肉碱及脂酰肉碱的载体。进入线粒体内的脂酰肉碱,则在位于线粒体内膜内侧面肉碱脂酰转移酶 II 的作用下,转变为脂酰 CoA 并释出肉碱,肉碱在肉碱-脂酰肉碱转位酶的作用下从线粒体基质转运至胞质(图 25-4)。脂酰 CoA 进入线粒体是脂酸β-氧化的主要限速步骤,肉碱脂酰转移酶 I 是脂酸 β 氧化的限速酶。

图 25-4　脂酰 CoA 进入线粒体

(3) 线粒体内脂酸的β-氧化:脂酰 CoA 进入线粒体基质后,经脂酸β-氧化多醇复合体的有序催化下,从脂酰基的β-碳原子开始,进行脱氢、加水、再脱氢及硫解四步连续反应,脂酰基断裂生成 1 分子比原来少 2 个碳原子的脂酰 CoA 及 1 分子乙酰 CoA。脂酸β-氧化的最终产物主要是乙酰 CoA。

脂酸β-氧化的过程(图 25-5):

1) 脱氢:在脂酰 CoA 脱氢酶的催化下,脂酰 CoA 的 α、β 碳原子各脱下一氢原子,生成反 $\triangle^2$ 烯酰 CoA。脱下的 2H 由 FAD 接受生成 $FADH_2$。

2) 加水:反 $\triangle^2$ 烯酰 CoA 在反 $\triangle^2$ 烯酰水化酶的催化下,加水生成 L(+)-β-羟脂酰 CoA。

3) 再脱氢:L(+)-β-羟脂酰 CoA 在 β-羟脂酰 CoA 脱氢酶的催化下,脱下 2H 生成 β-酮脂酰 CoA,脱下的 2H 由 NAD^+ 接受,生成 $NADH+H^+$。

4) 硫解:β-酮脂酰 CoA 在 β-酮脂酰 CoA 硫解酶催化下,加 CoASH 使碳链断裂,生成 1 分子乙酰 CoA 和 1 分子比原来少两个碳原子的脂酰 CoA。

比原来少两个碳原子的脂酰 CoA 可再进行脱氢、加水、再脱氢及硫解反应。如此反复进行,生成 2 分子乙酰 CoA,完成脂酸的 β-氧化。脂酸经 β-氧化后生成大量的乙酰 CoA,一部分在线粒体内通过三羧酸循环彻底氧化,一部分在线粒体中缩合生成酮体,通过血液运送至肝外组织氧化利用。

4. 脂酸氧化提供机体所需的能量 以软脂酸为例,1 分子软脂酸进行 7 次 β-氧化,生成 7 分子 $FADH_2$、7 分子 $NADH+H^+$ 及 8 分子乙酰 CoA。1 分子 $FADH_2$ 经呼吸链氧化产生 1.5 分子 ATP,1 分子 $NADH+H^+$ 氧化产生 2.5 分子 ATP,1 分子乙酰 CoA 经三羧酸循环氧化产生 10 分子 ATP。因此 1 分子软脂酸彻底氧化共生成 $(7×1.5)+(7×2.5)+(8×10)=108$ 分子 ATP。减去脂

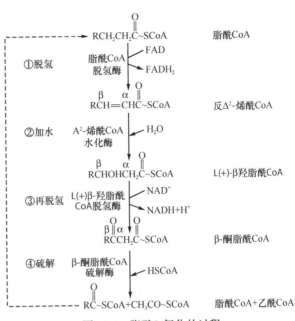

图 25-5 脂酸β-氧化的过程

酸活化时消耗的 2 个高能磷酸键(相当于 2 分子 ATP),净生成 106 分子 ATP 或 $106×30.5=3233kJ/mol$。1mol 软脂酸在体外彻底氧化成 CO_2 及 H_2O 时的自由能为 9791kJ,故软脂酸在体内氧化生成的能量 33% 储存在 ATP 的高能磷酸键中,其余以热能释放。

5. 酮体的生成和利用 在肝细胞中生成的乙酰 CoA 除通过氧化生成 ATP 供能外,还产生特有的中间代谢产物酮体,酮体包括乙酰乙酸、β-羟丁酸及丙酮。

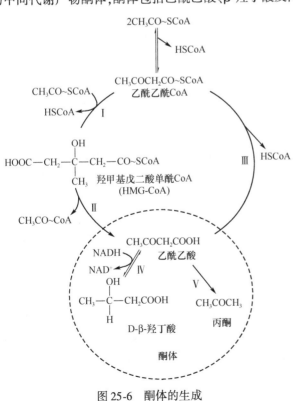

图 25-6 酮体的生成

(1) 酮体在肝细胞中生成:酮体的合成原料是脂酸在肝细胞线粒体中经 β-氧化生成的大量乙酰 CoA,合成部位为肝细胞线粒体,其过程为:2 分子乙酰 CoA 在肝细胞线粒体乙酰乙酰 CoA 硫解酶的作用下,缩合成乙酰乙酰 CoA,并释出 1 分子 CoASH;乙酰乙酰 CoA 在羟甲基戊二酸单酰 CoA(HMG CoA)合成酶的催化下,再与 1 分子乙酰 CoA 缩合生成 HMG CoA,并释出 1 分子 CoASH;HMG CoA 在 HMG CoA 裂解酶的作用下,裂解生成乙酰乙酸和乙酰 CoA。乙酰乙酸在线粒体内膜 β-羟丁酸脱氢酶的催化下,被还原成 β-羟丁酸,所需的氢由 NADH 提供。部分乙酰乙酸可在乙酰乙酸脱羧酶的催化下脱羧而成丙酮(图 25-6)。

肝细胞氧化酮体的酶活性很低,因此肝细胞不能氧化酮体。肝细胞产生的酮体,透过细胞膜进入血液运输到肝外组织进一步分解氧化。

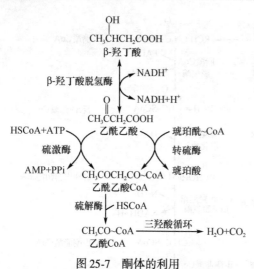

图 25-7　酮体的利用

（2）酮体的利用：肝外许多组织（如心、肾、脑及骨骼肌的线粒体）具有活性很强的利用酮体的酶，可将酮体裂解成乙酰 CoA，并通过三羧酸循环彻底分解氧化供能。β-羟丁酸在 β-羟丁酸脱氢酶的催化下，脱氢生成乙酰乙酸；然后再转变成乙酰 CoA 而被氧化（图 25-7）。正常情况下，丙酮量少，易挥发，经肺排出。总之，肝是生成酮体的器官，但不能利用酮体；肝外组织不能生成酮体，却可以利用酮体。

（3）酮体生成的生理意义：酮体是脂酸在肝内正常的中间代谢产物，是肝输出能源的一种形式。酮体溶于水，分子小，能通过血脑屏障及肌肉的毛细血管壁，是肌肉尤其是脑组织的重要能源。脑组织不能氧化脂酸，却能利用酮体。长期饥饿、糖供应不足时酮体可代替葡萄糖成为脑、肌等组织的主要能源。

正常情况下，血中仅含有少量酮体，为 $0.03 \sim 0.5 mmol/L$（$0.3 \sim 5 mg/dl$）。在饥饿、高脂低糖膳食及糖尿病时，脂酸动员加强，酮体生成增加。尤其在未控制糖尿病患者，血液酮体的含量可高出正常情况的数十倍，这时丙酮约占酮体总量的一半，通过呼吸排出体外。酮体生成超过肝外组织利用的能力，引起血中酮体升高，可导致酮症酸中毒，并随尿排出，引起酮尿。

（二）甘油三酯的合成代谢

人体内的脂肪来源于食物和体内合成，体内由 3-磷酸甘油和脂肪酸合成。肝、脂肪组织及小肠是合成甘油三酯的主要场所，以肝的合成能力最强。

1. 3-磷酸甘油的生成　糖分解代谢产生的磷酸二羟丙酮经脱氢酶催化还原生成 3-磷酸甘油是最主要的来源；脂肪分解产生的甘油主要用于糖异生，很少一部分经脂肪组织外的甘油激酶催化与 ATP 作用生成 3-磷酸甘油。

2. 脂酸的合成　合成脂肪酸的过程不同于 β-氧化的逆过程，是由 7 种酶蛋白和酰基载体蛋白（ACP）组成的多酶复合体完成，合成的产物是软脂酸。碳链延长是在线粒体和内质网中 2 个不同的酶系催化下进行的。

（1）合成部位：脂酸合成酶系存在于肝、肾、脑、肺、乳腺及脂肪等组织，位于线粒体外胞液中。肝是人体合成脂酸的主要场所，其合成能力较脂肪组织大 $8 \sim 9$ 倍。脂肪组织是储存脂肪的场所，它本身可以葡萄糖为原料合成脂酸及脂肪，但主要摄取并储存由小肠吸收的食物脂酸以及肝合成的脂酸。

（2）合成原料：乙酰 CoA 是合成脂酸的主要原料，主要来自葡萄糖。合成脂肪酸的酶系主要在胞液，而糖代谢提供的乙酰 CoA 原料又在线粒体生成，所以线粒体内的乙酰 CoA 需通过转运到胞液才能成为脂酸的合成原料。

（3）合成过程

1）丙二酰 CoA 的合成：乙酰 CoA 羧化成丙二酰 CoA 是脂酸合成的第一步反应。此反应由乙酰 CoA 羧化酶（acetyl CoA carboxylase）所催化，是脂酸合成的限速酶。该酶存在于胞液中，辅基为生物素，Mn^{2+} 为激活剂。柠檬酸、异柠檬酸可使此酶发生变构，由无活性的单体聚合成有活性的多聚体，而软脂酰 CoA 及其他长链脂酰 CoA 则能使多聚体解聚成单体，抑制乙酰 CoA 羧化酶的催化活性。

生物素是乙酰 CoA 羧化酶的辅基，在羧化反应中起着转移羧基的作用。

$$CH_3-\overset{O}{\overset{\|}{C}}\sim SCoA+CO_2 \xrightarrow[\text{乙酰CoA羧化酶}]{\quad ATP \quad ADP+Pi \quad} HO-\overset{O}{\overset{\|}{C}}-CH_2-\overset{O}{\overset{\|}{C}}\sim SCoA$$

乙酰CoA   丙二酸单酰CoA

图 25-8

2）软脂酸的合成：从乙酰 CoA 及丙二酰 CoA 合成长链脂酸，实际上是一个重复加成反应过程，每次延长 2 个碳原子。16 碳软脂酸的生成，需经过连续 7 次重复加成反应（图 25-9）。各种生物合成脂酸的过程基本相似，大肠杆菌中，这种加成过程是由 7 种酶蛋白聚合在一起构成的多酶体系所催化的。

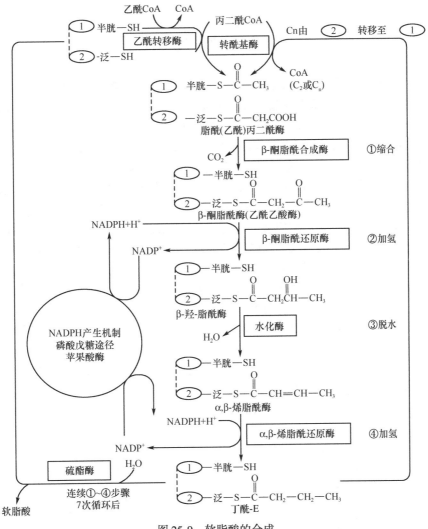

图 25-9 软脂酸的合成

大肠杆菌的脂酸合成酶系中，有酰基载体蛋白（acyl carrier protein，ACP），其辅基与 CoA—SH 相同，是脂酸合成过程中脂酰基的载体，脂酸合成的各步反应均在 ACP 的辅基上进行。

3）碳链的延长：由于体内合成的脂肪酸为软脂酸，它作为更长碳链脂肪酸的前体，在滑面内质网或线粒体的脂肪酸碳链延长酶体系作用下，形成更长碳链的脂肪酸。脂肪酸碳链可通过 β-氧化过程缩短。

4）不饱和脂肪酸的合成：体内有催化硬脂酸与软脂酸去饱和转变为相应的油酸和软油酸的酶

（去饱和酶），但无催化多不饱和必需脂肪酸合成的酶，所以不能合成必需脂肪酸。当人体缺乏必需脂肪酸时，会出现生长缓慢、抵抗力下降、皮肤炎和毛发稀疏等症状。

3. 甘油三酯的合成

（1）甘油一酯途径：是小肠黏膜细胞合成甘油三酯的主要途径，即利用消化吸收的甘油一酯及脂酸再合成甘油三酯。

（2）甘油二酯途径：是肝细胞及脂肪细胞合成甘油三酯的主要途径。葡萄糖经糖酵解途径生成 3-磷酸甘油，在脂酰 CoA 转移酶的作用下，依次加上 2 分子脂酰 CoA 生成磷脂酸。后者在磷脂酸磷酸酶的作用下，水解脱去磷酸生成 1,2-甘油二酯，然后在脂酰 CoA 转移酶的催化下，再加上 1 分子脂酰基生成甘油三酯。

四、磷脂代谢

含磷酸的脂类被称为磷脂。磷脂主要由甘油或鞘氨醇、脂酸、磷酸和含氮化合物等组成。根据磷脂的组成主要分为甘油磷脂和鞘磷脂，由甘油构成的磷脂统称为甘油磷脂；由鞘氨醇或二氢鞘氨醇构成的磷脂称为鞘磷脂。本节以甘油磷脂的代谢作为讨论。

1. 甘油磷脂的合成 人体全身各组织细胞因其内质网均含有甘油磷脂合成酶系，均能合成甘油磷脂，但以肝、肾及肠等组织细胞最活跃。甘油磷脂合成的基本原料为甘油、脂酸、磷酸盐、胆碱、丝氨酸、肌醇（inositol）等。除脂酸、甘油主要由葡萄糖代谢转化而来外，其 2 位的多不饱和脂酸必须从植物油摄取。胆碱可由食物供给，亦可由丝氨酸及甲硫氨酸在体内合成。

（1）甘油二酯合成途径：磷脂酰胆碱（卵磷脂）及磷脂酰乙醇胺主要通过此途径合成。这两类磷脂在体内含量最多，占组织及血液中磷脂的 75% 以上。先由甘油-3-磷酸作为酰化反应的骨架与提供酰基的脂酰 CoA 反应生成磷脂酸，脱磷酸后成甘油二酯（DG）。DG 直接酰化形成 TG 或与 CDP-胆碱或 CDP-乙醇胺反应生成磷脂酰胆碱和磷脂酰乙醇胺。磷脂酰乙醇胺可接受 S-腺苷蛋氨酸提供的—CH_3 而转化成磷脂酰胆碱（图 25-10）。

（2）CDP-甘油二酯合成途径：磷脂酰肌醇、磷脂酰丝氨酸、二磷脂酰甘油（心磷脂）由此途径合成。磷脂酸是两个酸性磷脂合成的直接前体。磷脂酸与 CTP 反应生成 CDP-甘油二酯。CDP-甘油二酯与丝氨酸结合生成磷脂酰丝氨酸；与肌醇结合形成磷脂酰肌醇，或与 1 分子磷脂酰甘油结合生成心磷脂（图 25-11），心磷脂是心肌线粒体内膜的主要磷脂。

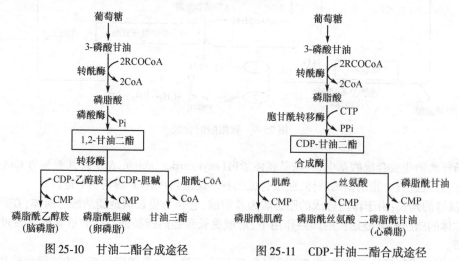

图 25-10　甘油二酯合成途径　　　图 25-11　CDP-甘油二酯合成途径

2. 甘油磷脂的分解　生物体内存在能使甘油磷脂水解的多种磷脂酶类（phospholipase），分别作用于甘油磷脂分子中不同的酯键。作用于甘油磷脂 1,2 位酯键的酶分别称为磷脂酶 A_1 及 A_2；作用于溶血磷脂 1,2 位酯键的酶称为磷脂酶 B_1 及 B_2；作用于 3 位磷酸酯键的酶称为磷脂酶 C；作用磷酸取代基间酯键的酶称为磷脂酶 D（图 25-12）。

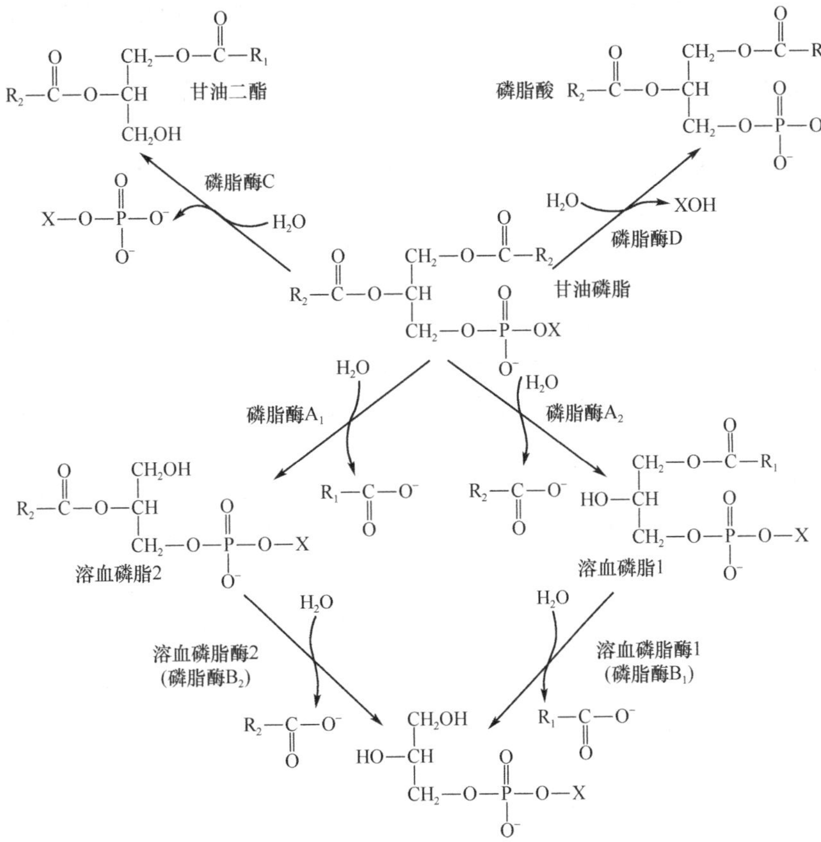

图 25-12　甘油磷脂的分解

磷脂酶 A_1、A_2 水解磷脂生成溶血磷脂，能使红细胞膜等膜破坏，引起溶血。某些蛇毒和微生物含有磷脂酶 A_1，中毒时也出现溶血。但机体内还含有丰富的磷脂酶 B（溶血磷脂酶，包括 B_1、B_2），能迅速水解溶血磷脂，使其失去另一脂肪酰基转变成甘油磷酸胆碱而失去溶血作用。磷脂酶 C 存在于细胞膜及某些细菌中，能特异水解 3 位磷酸酯键，产物为甘油二酯及磷酸胆碱或磷酸乙醇胺甘油等。磷脂水解产物为甘油、脂肪酸、磷酸、胆碱、乙醇胺等。

五、胆固醇代谢

胆固醇广泛分布于全身各组织中，人体约含胆固醇 140g，大约 1/4 分布在脑及神经组织中，约占脑组织的 2%。肝、肾、肠等内脏及皮肤、脂肪组织亦含较多的胆固醇，每 100g 组织含 200 ~ 500mg，其中以肝含量最多。肌组织含量较低，每 100g 组织含 100 ~ 200mg。肾上腺、卵巢等合成类固醇激素的内分泌腺胆固醇含量较高，达 1% ~ 5%。机体所需胆固醇主要通过自身合成，仅从食物（内脏、蛋黄、肉类等）摄取少量，植物类食物中不含胆固醇。

胆固醇是动物细胞膜的基本结构成分之一，但细胞器（organelle）膜含量较少。胆固醇是决定细胞膜性质的一种重要成分。

（一）胆固醇的合成

除脑组织和成熟红细胞外，几乎全身各组织均可合成胆固醇，肝脏的合成能力最强，约占合成总量的 3/4 以上。胆固醇的合成酶系存在于胞液和光面内质网上，因此胆固醇的合成主要在胞液和光面内质网中。乙酰 CoA 是合成胆固醇起始原料，合成过程需 ATP 供能和 NADPH 供氢。每合成 1 分子胆固醇需 18 分子乙酰 CoA、36 分子 ATP 及 16 分子 $NADPH+H^+$。乙酰 CoA 及 ATP 大多来自糖的有氧氧化，而 NADPH 则主要来自磷酸戊糖途径。

1. 胆固醇合成的过程 胆固醇合成过程复杂，有近 30 步酶促反应，大致分为三个阶段（图 25-13）：

（1）甲羟戊酸的合成：2 分子乙酰 CoA 经硫解酶催化缩合成乙酰乙酰 CoA，由 HMG CoA 合成酶催化结合 1 分子乙酰 CoA，生成 β-羟基-β-甲基戊二酸单酰 CoA（HMG CoA），HMG CoA 还原酶（限速酶）催化其生成甲羟戊酸（MVA），消耗 2 分子 NADPH。

（2）鲨烯的合成：甲羟戊酸经磷酸化、脱羧三步酶促反应生成活泼的 5C 异戊烯焦磷酸（IPP）和 5C 二甲基丙烯焦磷酸（DPP）。然后 3 分子活泼的焦磷酸化合物（IPP 及 DPP）缩合成 15C 的焦磷酸法尼酯（FPP）。2 分子 15C 焦磷酸法尼酯在内质网鲨烯合酶的作用下，再缩合、还原，即生成 30C 的多烯烃——鲨烯。

（3）胆固醇的合成：鲨烯结合在胞液中固醇载体蛋白上，经内质网单加氧酶、环化酶等作用，环化生成羊毛固醇，后者再经氧化、脱羧、还原等反应，脱去 3 个甲基（以 CO_2 形式）生成 27C 的胆固醇。

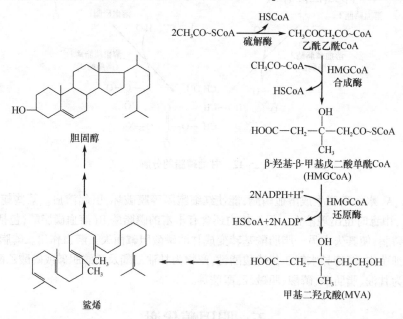

图 25-13 胆固醇的合成

2. 胆固醇合成的调节 调节胆固醇合成的关键酶是 HMG CoA 还原酶。该酶受胆固醇的抑制，同时酶的磷酸化也可调节酶的活性。对于严重的高胆固醇血症，常使用 HMG CoA 还原酶抑制剂；饥饿与饱食、饥饿与禁食可抑制肝合成胆固醇；胰岛素及甲状腺素能诱导肝 HMG CoA 还原酶的合成，从而增加胆固醇的合成，胰高血糖素及皮质醇则能抑制并降低 HMG CoA 还原酶的活性，因而减少胆固醇的合成。甲状腺素除能促进 HMG CoA 还原酶的合成外，同时又促进胆固醇在肝转变为胆汁酸，且后一作用较前者强，因而甲状腺功能亢进时患者血清胆固醇含量反而下降。

(二) 胆固醇的转变

胆固醇的母核是环戊烷多氢菲,在体内不能被降解,但可以转变成许多具有重要生理功能的固醇类物质。

1. 胆汁酸 正常人每天合成 1~1.5g 胆固醇,其中 2/5(0.4~0.6g)在肝中转化为胆汁酸,随胆汁排入肠道,具有促进脂类消化与吸收、抑制胆汁中胆固醇的析出等作用。这是胆固醇代谢的主要去路。

2. 类固醇激素 胆固醇在肾上腺皮质球状带可转变为肾上腺皮质激素,调节糖、脂、蛋白质代谢;在肾上腺皮质网状带可转变雄激素及少量的雌激素;在睾丸和卵巢组织可经睾酮再转变成二氢睾酮或雌二醇后发挥生理作用。

3. 维生素 D_3 胆固醇在肠黏膜细胞内可转变为 7-脱氢胆固醇(维生素 D 前体),经血液运输到皮肤,在紫外线照射下转变成维生素 D_3,继而在肝、肾进行两次羟化生成 1,25-$(OH)_2D_3$,调节钙磷代谢。

4. 胆固醇酯 在肝、肾上腺皮质和小肠等组织中,胆固醇与脂酰 CoA 在脂酰 CoA 胆固醇酰基转移酶(ACAT)作用下,生成胆固醇酯;在血浆中,胆固醇在卵磷脂胆固醇酰基转移酶(LCAT)作用下,接受卵磷脂分子中的脂酰基生成胆固醇酯。

六、血浆脂蛋白代谢

(一) 血脂

血浆所含脂类统称为血脂,包括甘油三酯、磷脂、胆固醇及其酯、游离脂酸等。血脂的来源有两种:一为外源性,从食物摄取的脂类经消化吸收进入血液;二是内源性,由肝、脂肪细胞以及其他组织合成后释放入血。外源性和内源性脂类物质都需经进血液运转于各组织之间。因此,血脂含量可以反映体内脂类代谢的情况(表 25-1)。血脂含量受膳食、年龄、性别、职业以及代谢等的影响,波动范围较大。

表 25-1 正常成人空腹血脂的组成及含量

组成	血浆含量		空腹时主要来源
	mg/dl	mmol/L	
总脂	400~700(500)	—	
甘油三酯	10~150(100)	0.11~1.69(1.13)	肝
总胆固醇	100~250(200)	2.59~6.47(5.17)	肝
胆固醇酯	70~200(145)	1.81~5.17(3.75)	
游离胆固醇	40~70(55)	1.03~1.81(1.42)	
总磷脂	150~250(200)	48.44~80.73(64.58)	肝
卵磷脂	50~200(100)	16.1~64.6(32.3)	肝
神经磷脂	50~130(70)	16.1~42.0(22.6)	肝
脑磷脂	15~35(20)	4.8~13.0(6.4)	肝
游离脂酸	5~20(15)	—	脂肪组织

(二) 血浆脂蛋白

脂类不溶于水,在水中呈乳浊液。血浆脂类物质主要与载脂蛋白等结合形成脂蛋白而可溶,并以脂蛋白形式运输。从脂肪组织动员释放入血的游离脂酸,亦不溶于水,常与血浆中的清蛋白结合而运输,不列入血浆脂蛋白内。

1. 血浆脂蛋白的分类

（1）电泳法:主要根据不同脂蛋白的表面电荷不同,在电场中具不同的迁移率,按其在电场中移

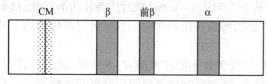

图25-14　血浆脂蛋白琼脂糖凝胶电泳

动的快慢,可分为 α-脂蛋白、前 β-脂蛋白、β-脂蛋白和乳糜微粒（CM）四类。α-脂蛋白泳动最快,相当于 α_1-球蛋白的位置;β-脂蛋白相当于 β-球蛋白的位置;前 β-脂蛋白位于 β-脂蛋白之前,相当于 α_2-球蛋白的位置;血浆中若含有 CM,则留在原点不动（图25-14）。

（2）超速离心法:由于各种脂蛋白含脂类及蛋白质各不相同,因而其密度各不相同。血浆在一定密度的盐溶液中进行超速离心时,其所含脂蛋白因密度不同或漂浮或沉降,可分为:CM 含脂最多,密度小于 0.95,易于上浮而出现在离心管的上部;其余的按密度大小依次为极低密度脂蛋白（VLDL）、低密度脂蛋白（LDL）和高密度脂蛋白（HDL）。分别相当于电泳分离的 CM、前 β-脂蛋白、β-脂蛋白及 α-脂蛋白四类。

2. 血浆脂蛋白的组成　血浆脂蛋白主要由蛋白质、甘油三酯、磷脂、胆固醇及其酯组成。各类脂蛋白都含有这四类成分,但其组成比例及含量却大不相同。各种脂蛋白的密度大小与其组成中的蛋白质比例相关。CM 的颗粒最大,含甘油三酯最多,蛋白质最少,密度最小;HDL 含蛋白质最多,胆固醇及磷脂也不少,密度最高。

3. 血浆脂蛋白的结构　血浆各种脂蛋白具有大致相似的基本结构。疏水性较强的甘油三酯及胆固醇酯均位于脂蛋白的内核,而具极性及非极性基团的载脂蛋白、磷脂及游离胆固醇则以单分子层借其非极性的疏水基团与内部的疏水链相联系,覆盖于脂蛋白表面,其极性基团朝外,呈球状。大多数载脂蛋白如 ApoA Ⅰ、ApoA Ⅱ、ApoC Ⅰ、ApoC Ⅱ、ApoC Ⅲ 及 ApoE 等均具双性 α-螺旋结构。不带电荷的疏水性氨基酸残基构成 α-螺旋的非极性面,带电荷的亲水性氨基酸残基构成 α-螺旋的极性面,这种双性 α-螺旋结构有利于载脂蛋白与脂质的结合并稳定脂蛋白的结构。CM 及 VLDL 主要以甘油三酯为内核,LDL 及 HDL 则主要以胆固醇酯为内核。HDL 的蛋白质/脂类比值最高,故大部分表面被蛋白质分子所覆盖,并与磷脂交错穿插。

4. 血浆脂蛋白的代谢及功能

（1）乳糜微粒:在小肠黏膜细胞内,由甘油三酯、磷脂、胆固醇与由该细胞合成的 ApoB、ApoA 等共同形成新生 CM,CM 经淋巴入血,血中的 CM 在 LPL 的作用下,其内核的甘油三酯水解达90% 以上,水解产物被肝外组织摄取利用,其外层的 ApoA、磷脂及游离胆固醇也脱离 CM,使 CM 变成 CM 残粒。后者被肝组织摄取利用。CM 的功能是运输外源性甘油三酯。正常人血浆的半衰期为 5～15min,故空腹血不含 CM。

（2）极低密度脂蛋白:肝细胞合成的甘油三酯、ApoB、ApoE 以及磷脂、胆固醇等在肝细胞内共同组成 VLDL。VLDL 分泌入血后,从 HDL 获得 ApoE 及 ApoC。在肝外组织,毛细血管内皮细胞的 LPL 水解 VLDL 中甘油三酯,水解产物被摄取利用,故 VLDL 的功能是运输内源性甘油三酯。VLDL 与 HDL 相互交换成分后,转变为中间密度脂蛋白（IDL）。部分 IDL 被肝细胞摄取代谢,未被摄取的 IDL 转变为 LDL。

（3）低密度脂蛋白:由血浆 VLDL 转变而来,即在 LPL 和肝脂肪酶作用下,IDL 中 TG 进一步水解。ApoC、ApoE 转入 HDL,其中所含总胆固醇达40% ～50% 而成为 LDL,故 LDL 的主要功能是转运内源性胆固醇。人成纤维细胞、动脉平滑肌细胞和淋巴细胞表面都有 LDL 受体,可特异识别、结合血浆 LDL,吞入胞内被进一步降解。

（4）高密度脂蛋白：HDL 由肝和小肠黏膜细胞合成，以肝为主。初合成者称新生 HDL。在血中，胆固醇酯进入 HDL 内核逐渐增多，外层的 ApoC 及 ApoE 又转移到 CM 和 VLDL 上，使新生 HDL 转变成成熟 HDL。HDL 与其肝细胞膜受体结合后被摄取利用。故 HDL 的主要功能是把肝外组织的胆固醇转运到肝脏代谢，可降低血中胆固醇。因此，血 HDL 浓度与动脉硬化的发生率呈负相关。

5. 血浆脂蛋白的代谢异常

（1）高脂蛋白血症：血脂水平高于正常范围上限，即为高脂血症（hyperlipidemia）。目前在临床实践中，血浆胆固醇或甘油三酯的升高超过正常范围的上限，称为高胆固醇血症或高甘油三酯血症。由于血脂在血中以脂蛋白形式存在和运输，高脂血症也表现为不同类型的脂蛋白升高。因此，高脂血症也可以认为是高脂蛋白血症。

（2）动脉粥样硬化（atherosclerosis，AS）：指一类动脉壁的退行性病理变化。血浆脂蛋白质与量的变化与 AS 的发生发展密切相关。其中 LDL、VLDL 具有致 AS 作用，而 HDL 具有抗 AS 作用。

（朱　敏）

第三节　核酸代谢

核苷酸是核酸的基本结构单位，人体内的核苷酸主要由机体细胞自身合成。核苷酸在体内的分布广泛。核苷酸是由嘌呤碱或嘧啶碱基、核糖或脱氧核糖以及磷酸三种物质组成的化合物。核糖或脱氧核糖与有机碱结合形成核苷，核苷与磷酸结合形成核苷酸。核苷酸主要参与构成核酸，许多单核苷酸也具有多种重要的生物学功能。根据糖的不同，核苷酸分为核糖核苷酸及脱氧核苷酸两类。根据碱基的不同，又可以将其分为腺嘌呤核苷酸（腺苷酸，AMP）、鸟嘌呤核苷酸（鸟苷酸，GMP）、胞嘧啶核苷酸（胞苷酸，CMP）、尿嘧啶核苷酸（尿苷酸，UMP）、胸腺嘧啶核苷酸（胸苷酸，TMP）及次黄嘌呤核苷酸（肌苷酸，IMP）等。

一、核酸的分解代谢

在生物体内，核酸在生物体内核酸酶、核苷酸酶、核苷酶等的作用下，分解为 CO_2、水、氨、磷酸、尿素等小分子的过程称为核酸的降解代谢。所有生物的细胞都含有与核酸代谢有关的酶类，它们可以分解细胞内的各种核酸，促进核酸的分解更新。核酸与核苷酸的分解简单表示如下：

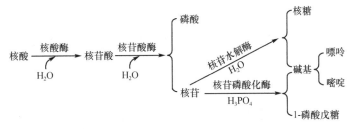

在核酸的分解过程中，产生的核苷酸及其衍生物几乎参与了细胞的所有生化过程。如 ATP（三磷酸腺苷）是生物体内的通用能源；腺苷酸是几种重要辅酶的组成成分；cAMP（环磷酸腺苷）和 cGMP（环磷酸鸟苷）是激素发挥效应的第二信使。

1. 核酸的降解　核酸是由许多核苷酸以 3′,5′-磷酸二酯键连接而成的大分子。核酸降解的第一步是由多种降解核酸的酶协同作用，水解连接核苷酸之间的磷酸二酯键，形成分子量较小的寡核苷酸和单核苷酸。生物体内降解核酸的酶很多，其作用专一性各不相同。作用于核酸磷酸二酯键的酶称为核酸酶(nuclease);水解核糖核酸的酶称为核糖核酸酶(RNase);水解脱氧核糖核酸的酶称为脱氧核糖核酸酶(DNase)。

2. 核苷酸的降解 在生物体内,核苷酸在核苷酸酶的催化下,水解生成核苷和磷酸

$$核苷酸 + H_2O \xrightarrow{核苷酸酶} 核苷 + 磷酸$$

核苷经核苷酶作用分解为含氮碱和戊糖。分解核苷的酶有两类:一类是核苷水解酶;另一类是核苷磷酸化酶。前者使核苷生成含氮碱和戊糖;后者使核苷生成含氮碱和戊糖的磷酸酯

$$核苷 + H_2O \xrightarrow{核苷水解酶} 嘌呤或嘧啶碱 + 戊糖$$

$$核苷 + H_3PO_4 \xrightarrow{核苷磷酸化酶} 嘌呤或嘧啶碱 + 戊糖-1-磷酸$$

核苷酶主要存在于植物和微生物体内,只作用于核糖核苷,对脱氧核糖核苷无作用,反应是不可逆的。核苷磷酸化酶存在比较广泛,催化的反应是可逆的。不同来源的酶对底物要求不一,有的能作用于核苷和脱氧核苷,有的则对戊糖要求严格。这类酶还有嘌呤核苷磷酸解酶与嘧啶核苷磷酸解酶之分。核苷的降解产物嘌呤碱和嘧啶碱还可进一步分解。

3. 嘌呤的降解 嘌呤碱的分解首先是在各种脱氨酶的作用下脱去氨基。在许多动物体内广泛含有鸟嘌呤脱氨酶,可以催化鸟嘌呤水解脱氨生成黄嘌呤。但腺嘌呤脱氨酶含量极少,而腺苷脱氨酶和腺苷酸脱氨酶活性很高。因此,腺嘌呤的脱氨反应是在腺苷酸和腺苷的水平上进行的。其产物为次黄嘌呤核苷酸和次黄嘌呤核苷,它们再进一步分解生成次黄嘌呤。在生物体内嘌呤可进一步分解,不同生物分解嘌呤碱的最终产物不同。次黄嘌呤和黄嘌呤在黄嘌呤氧化酶的作用下,氧化生成尿酸。人类和其他灵长类动物的嘌呤代谢一般止于尿酸,灵长类以外的哺乳动物可生成尿囊素,大多数鱼类则生成尿素,一些海洋无脊椎动物可生成氨;微生物能将嘌呤分解成氨、CO_2 及一些有机酸,如甲酸、乙酸和乳酸等;植物的嘌呤代谢与动物相似。植物组织中存在着与嘌呤代谢有关的酶及其代谢产物,如尿囊素和尿囊酸等。

4. 嘧啶的降解 在生物体内嘧啶也和嘌呤一样,可进一步分解为更简单的含氮化合物。嘧啶的降解也是先脱氨基,由尿嘧啶分解生成的 β-丙氨酸可用于合成辅酶 A,也可经转氨反应生成甲酰乙酸,再转化成乙酸进入三羧酸循环或转化为脂肪酸。动物肝脏内含有可以还原嘧啶的酶,以NADPH 为辅酶;细菌内也有还原嘧啶的酶,不同的是以 NADH 为辅酶;此外在微生物体内还可以通过氧化进行分解。

二、核苷酸的合成代谢

核酸存在于每一个细胞中,是遗传信息的携带者和传递者。核苷酸是合成核酸的组分。生物体内大分子的核酸是以核苷三磷酸为原料聚合而成的。因此生物必须先合成单核苷酸。

(一) 嘌呤核苷酸的生物合成

1. 从头合成途径 生物体在胞液中可以利用 CO_2、甲酸盐、甘氨酸、天冬氨酸、谷氨酰胺以合成嘌呤。嘌呤核苷酸的合成并不是先形成游离的嘌呤,然后生成核苷酸,而是直接形成次黄嘌呤核苷酸(IMP,又称肌苷酸),再由 IMP 转变成 AMP 和 GMP。

IMP 的合成是从 5-磷酸核糖开始的。由 5-磷酸核糖与 ATP 反应,生成 5-磷酸核糖-1-焦磷酸(PRPP),此步反应是核苷酸合成代谢中的关键步骤,在此基础上经过多步酶促反应,生成次黄嘌呤核苷酸(IMP)。磷酸核糖酰胺转移酶是嘌呤核苷酸合成的限速酶。具体过程如下:由谷氨酰胺提供N 元素,生成 5-磷酸核糖胺;由甘氨酸和甲酰四氢叶酸先后提供 C 原子和 N 原子,并闭合成咪唑环;

由 CO_2、天冬氨酸、甲酰四氢叶酸先后提供其他 C 原子,最后形成次黄嘌呤核苷酸。上述一系列反应的总反应式如下:$2NH_3 + 2$ 甲酸 $+CO_2+$ 甘氨酸 $+$ 天冬氨酸 $+$ 5-磷酸核糖 $\rightarrow IMP+$ 延胡索酸 $+9H_2O$。IMP 可以继续转变为其他的嘌呤核苷酸,IMP 由天冬氨酸提供氨基,脱去延胡索酸,则生成 AMP。IMP 氧化生成黄嘌呤核苷酸(XMP),然后再由谷氨酰胺提供氨基,生成 GMP。

嘌呤核苷酸从头合成的调节主要依靠反馈调节。比如 IMP、AMP、GMP、ADP、GDP 抑制 PRPP 合成酶;IMP、AMP、GMP 抑制 PRPP 酰胺转移酶;R-5-P 和 PRPP 则分别增强 PRPP 合成酶、PRPP 酰胺转移酶的活性;ATP 和 GTP 分别正反馈促进 GMP 和 AMP 的合成;ATP 促进 XMP 生成 GMP;GTP 促进 IMP 生成腺苷酸代琥珀酸。通过合成产物对酶反馈抑制的意义在于节省营养物和能量。

嘌呤核苷酸的生物合成过程是在多种酶的催化下进行的。在癌细胞内,核酸的合成比正常细胞进行得频繁,如果能抑制核苷酸的合成,即可抑制癌细胞的生长。对嘌呤核苷酸的合成有抑制作用的物质称为抗代谢物,临床上氨基蝶呤与四氢叶酸结构相似,通过对上述过程反应起竞争性抑制作用,对治疗癌症有效。此外还有一些抗代谢物,如嘌呤类似物和谷氨酰胺类似物。

2. 补救合成途径 生物体除能以简单前体物质从头合成核苷酸外,体内有些组织还能利用体内核酸分解中取得的现成的嘌呤碱或嘌呤核苷,经过简单的反应,合成嘌呤核苷酸,称为补救合成(或重新利用)途径。参与补救合成的酶有腺嘌呤磷酸核糖转移酶(APRT)、次黄嘌呤-鸟嘌呤磷酸核糖转移酶(HGPRT)和腺苷激酶。由 PRPP 提供磷酸核糖,分别催化 AMP、IMP 和 GMP 的补救合成。

AMP 和 IMP 的补救合成

$$腺嘌呤 + PRPP \xrightarrow{APRT} AMP + PPi$$

$$次黄嘌呤(或鸟嘌呤) + PRPP \xrightarrow{HGPRT} IMP(或 GMP) + PPi$$

APRT:腺嘌呤磷酸核糖转移酶

HGPRT:次黄嘌呤-鸟嘌呤磷酸核糖转移酶

其生理意义一方面在于可以节省能量及减少氨基酸的消耗;另一方面对某些缺乏从头合成嘌呤核苷酸的酶系无法进行主要合成途径的组织,如人的脑、骨髓、脾等,具有重要的生理意义,可以通过肝脏来提供嘌呤碱以节约合成代谢所需的能量与氨基酸原料等。例如,Lesch-Nyhan 综合征是由于 HGPRT 的严重遗传缺陷所致。患者表现为尿酸增高及神经异常。如脑发育不全、智力低下、攻击和破坏性行为,常咬伤自己的嘴唇、手和足趾,故亦称自毁容貌症。其尿酸增高是由于 HGPRT 缺乏,使得分解产生的 PRPP 不能被利用而堆积,PRPP 促进嘌呤的从头合成,从而使嘌呤分解产物——尿酸增高。

(二) 嘧啶核苷酸的合成

动物不一定需要食物供给嘧啶类化合物,微生物也不需要外源性的嘧啶类化合物,这是由于嘧啶环可以在生物体内合成。嘧啶类化合物在人体内的合成部位主要是肝脏。其他器官如脑组织中的嘧啶类化合物则是由肝脏合成,再通过血液运输而来的。

1. 从头合成途径 嘧啶核苷酸的合成是先合成嘧啶环,然后与磷酸核糖结合,生成尿嘧啶核苷酸(UMP)。再由 UMP 转化为三磷酸尿苷(UTP),再转变为胞嘧啶核苷酸(CTP)。

$$UMP \xrightarrow[ADP]{ATP} UDP \xrightarrow[ADP]{ATP} UTP$$

$$UTP + NH_3 + ATP \xrightarrow{Mg^{2+}} CTP$$

脱氧胸腺嘧啶核苷酸(dTMP)是由尿嘧啶脱氧核苷酸(dUMP)经甲基化(由 N^5、N^{10} 甲烯四氢叶酸供给一碳单位)生成的。dUDP 先经水解生成 dUMP:$dUDP+H_2O \rightarrow dUMP+Pi$;由胞嘧啶脱氧核苷酸(dCMP)脱氨也可生成 dUMP:dCMP+H_2O→dUMP+NH_3。然后,dUMP 在胸腺嘧啶核苷酸合酶的催化下,以 $N^{5 \cdot 10}$ 亚甲四氢叶酸为一碳供体,生成 dTMP。

从头合成的过程中,天冬氨酸氨基甲酰转移酶是细菌中的主要调节酶;而人和哺乳类动物细胞中嘧啶核苷酸合成的调节酶则主要是 CPS-Ⅱ,UMP 反馈抑制这两种酶的活性。PRPP 合成酶催化产生嘧啶与嘌呤两类核苷酸合成的共同前体,两类核苷酸可反馈抑制其活性。此外,在哺乳类动物细胞中嘧啶核苷酸合成起始和终末的两个多功能酶还可受到阻遏或去阻遏的调节。

2. 补救合成途径 生物体对外源的或核苷酸代谢产生的嘧啶碱和核苷可以重新利用。在嘌呤核苷酸的补救途径中,主要是通过磷酸核糖转移酶反应,直接由碱基形成核苷酸。然而嘧啶核苷激酶在嘧啶的补救途径中却起着重要作用。例如尿嘧啶转变为尿嘧啶核苷酸可以通过以下两种方式:与5-磷酸核糖焦磷酸反应,生成嘧啶核苷酸和焦磷酸;经尿嘧啶与1-磷酸核糖反应产生尿嘧啶核苷,后者在尿嘧啶核苷激酶作用下被磷酸化而形成尿嘧啶核苷酸。

嘧啶核苷酸的抗代谢物有:①嘧啶类似物,主要有5-氟尿嘧啶(5-FU),在体内转变为 FdUMP 或 FUTP 后发挥作用;②氨基酸类似物,同嘌呤抗代谢物;③叶酸类似物,同嘌呤抗代谢物;④阿糖胞苷,能抑制 CDP 还原成 dCDP。

三、三磷酸核苷的合成

三磷酸核苷是 RNA 的合成原料。一磷酸核苷在激酶的作用下从 ATP 获得高能磷酸基团,转变成相应的二磷酸核苷、三磷酸核苷。ATP 则通过底物水平磷酸化或氧化磷酸化反应产生。

$$NMP \xrightarrow[激酶]{ATP \quad ADP} NDP \xrightarrow[激酶]{ATP \quad ADP} NTP \qquad AMP \xrightarrow[激酶]{ATP \quad ADP} ADP \xrightarrow[\substack{底物水平磷酸化\\或氧化磷酸化}]{} ATP$$

四、脱氧核糖核苷酸的合成

三磷酸脱氧核苷是 DNA 的合成原料。脱氧核糖核苷酸是由相应的核糖核苷酸还原生成的,还原在二磷酸核苷水平进行。还原的底物为 ADP、GDP、CDP、UDP,它们是由相应的核苷-磷酸在激酶催化下生成的。核糖核苷酸还原酶为一种变构酶。某一种 NDP 转化成 dNDP 时,受到不同的三磷酸核苷的变构激活与变构抑制,以保持 DNA 所需的四种脱氧核苷酸的恰当比例。dNDP 经过激酶的作用再磷酸化成脱氧三磷酸核苷(dNTP),用于合成 DNA。

$$dNDP+ATP \xrightarrow{激酶} dNTP+ADP$$

$$NMP+ATP \xrightarrow{激酶} NDP+ADP$$

上式中的 N 代表不同的核糖核苷。

核糖核苷二磷酸还原酶含两个亚基 B_1 和 B_2,相对分子质量为 245 000,催化在核糖的 2′位碳上的-OH 基被 H 原子取代,生成相应的脱氧核糖。作为还原剂的是一种小分子蛋白硫氧还蛋白(thioredoxin),相对分子质量为 12 000,含两个—SH 基,氧化后生成二硫桥。它又可在硫氧还蛋白还原酶(thioredoxin reductase)催化下被 NADPH 还原。此还原酶为一黄素蛋白,含 2FAD,相对分子质量为 68 000。在动物体内也发现类似的还原系统,但在其他生物体内的还原系统略有不同。例如,在乳杆菌(Lactobacillus spp)和裸藻(Euglena)内的还原系统用核苷三磷酸作为被还原底物,需要钴酰胺辅酶(维生素 B_{12}),二氢硫辛酸可作为还原剂。

第四节　蛋白质代谢

蛋白质最重要的生理功能是维持组织细胞的生长、更新和修补,此外通过产生一些生理活性物质参与了机体的运输、代谢调节等过程。同时蛋白质也是能源物质,每克蛋白质在体内氧化分解可释放约17kJ(4kcal)能量。生物体内的各种蛋白质经常处于动态更新之中,蛋白质的分解代谢指分解为氨基酸及氨基酸继续分解为含氮的代谢产物、二氧化碳和水并释放出能量的过程。构成蛋白质的氨基酸共有20种,其分解代谢是以氨基酸代谢为中心,故称为蛋白质分解和氨基酸代谢。

一、蛋白质的需要量和营养价值

(一) 氮平衡和蛋白质的需要量

体内蛋白质的代谢情况可以根据实验来评价。蛋白质中氮的平均含量为16%,食物中的含氮物质主要是蛋白质。故通过测定食物中氮的含量可以推算出其中的蛋白质含量;通过测定尿与粪中的含氮量(排出氮)及摄入食物的含氮量(摄入氮)可反映体内蛋白质的代谢概况,称为氮平衡(nitrogen balance)实验。总氮平衡:摄入氮=排出氮,反映正常成人的蛋白质代谢情况。正氮平衡:摄入氮>排出氮,体内蛋白质的合成大于蛋白质的分解,部分摄入的氮用于合成体内蛋白质。儿童、孕妇及恢复期患者属于此种情况。负氮平衡:摄入氮<排出氮,常见于蛋白质摄入量不能满足需要时,蛋白质供应量不足,如长期饥饿或消耗性疾病患者。

根据氮平衡实验计算,在不进食蛋白质时,成人每天最低分解约20g蛋白质。由于蛋白质不可能全部被吸收利用,因此成人每天最低需要30~50g蛋白质。为了长期保持总氮平衡,仍须超过此最低需求量才能满足要求。我国营养学会推荐成人每天蛋白质需要量为80g,相当于每天1~1.2g/kg。婴幼儿与儿童因生长发育需要,应增至每天2~4g/kg。

(二) 蛋白质的营养价值

人体内有8种氨基酸不能合成,这些体内需要而又不能自身合成,必须由食物蛋白质提供的氨基酸,称为营养必需氨基酸(essential amino acid),包括:赖氨酸、色氨酸、苯丙氨酸、甲硫(蛋)氨酸、苏氨酸、亮氨酸、异亮氨酸和缬氨酸,共有8种。此外,组氨酸和精氨酸在婴幼儿和儿童时期因其体内合成常不能满足生长发育的需要,也必须由食物提供,可称为半必需氨基酸。其余12种氨基酸也是机体需要的,可以人体本身合成,不必由食物供给,在营养上称为非必需氨基酸(non-essential amino acid)。

食物蛋白质中所含的各种氨基酸在其含量的比例方面与机体本身的蛋白质存在着差异,因此摄入的氨基酸不可能全部用于合成蛋白质,总有一部分氨基酸不被用来合成机体蛋白质,最后在体内分解。因此,不同食物蛋白质的利用率存在差别,利用率愈高的蛋白质对人体的营养价值愈高。

一般来说,含必需氨基酸种类多而数量足的蛋白质,其营养价值高,反之营养价值低。由于动物蛋白质所含必需氨基酸的种类和比例与人体需要相近,故营养价值高。若将几种生理营养价值较低的蛋白质混合食用,通过必需氨基酸互相补充从而提高营养价值,称为食物蛋白质的互补作用。例如,谷类蛋白质含赖氨酸较少而含色氨酸较多,豆类蛋白质含赖氨酸较多而含色氨酸较少,两者混合食用即可提高营养价值。

(三) 蛋白质的消化、吸收与肠道中的腐败作用

蛋白质的消化部位是胃和小肠(主要在小肠),受多种蛋白水解酶的催化而水解成氨基酸和少

量小肽,然后再吸收。胃蛋白酶的最适 pH 在 1.5～2.5,适于胃内环境,其活性中心含天冬氨酸,属天冬氨酸蛋白酶类。胰蛋白酶、糜蛋白酶和弹性蛋白酶的最适 pH 在 7.0 左右,适于小肠环境,其活性中心含丝氨酸,属丝氨酸蛋白酶类。各种蛋白酶对氨基酸种类均有一定的特异性。

蛋白质消化的终产物为氨基酸和小肽(主要为二肽、三肽),可被小肠黏膜所吸收。但小肽吸收进入小肠黏膜细胞后,即被胞质中的肽酶(二肽酶、三肽酶)水解成游离氨基酸,然后离开细胞进入血循环,因此门静脉血中几乎找不到小肽。氨基酸可以通过耗能需 Na^+ 的主动转运吸收和γ-谷氨酰基循环吸收。

肠道细菌对蛋白质及其消化产物所起的作用,称为腐败作用。腐败作用的大多数产物对人体有害,但也可以产生少量脂肪酸及维生素等可被机体利用的物质。腐败作用主要如下:

1. 胺类的生成 肠道细菌使氨基酸脱羧产生胺。例如,组氨酸脱羧基生成组胺、赖氨酸脱羧基生成尸胺、色氨酸脱羧基生成色胺、酪氨酸脱羧基生成酪胺、苯丙氨酸脱羧基生成苯乙胺等。酪胺和苯乙胺在脑组织可形成 β-羟酪胺(鳝胺)和苯乙醇胺。它们的化学结构与儿茶酚胺类似,称为假神经递质。假神经递质增多,可取代儿茶酚胺,影响神经冲动传递,可使大脑发生异常抑制,这可能与肝性脑病的症状有关。

2. 氨的生成 肠道中的氨主要有两个来源:一是未被吸收的氨基酸在肠道细菌作用下脱氨基而生成;二是血液中尿素渗入肠道,血液中的尿素约有 25% 可渗透进入肠道,受肠菌尿素酶的水解而生成氨被重吸收进入血循环,到达肝脏合成尿素,即为尿素的肠肝循环。自肠道吸收入体内的氨,是体内血氨的重要来源之一。因此,临床上常给予肠道抑菌药物以减少肠道中氨的产生,来预防和处理肝性脑病。

3. 其他有害物质的生成 腐败作用还可产生其他有害物质,如苯酚、吲哚、甲基吲哚及硫化氢等。正常情况下,上述有害物质大部分随粪便排出,只有小部分可被肠道吸收,经肝的代谢转变处理后解毒。

二、氨基酸的一般代谢

食物蛋白质在消化道内水解为氨基酸,经小肠吸收进入体内进入血液循环及全身各组织,组织蛋白质又经常降解为氨基酸,这些氨基酸交融在一起分布于全身各组织参与代谢,总称为氨基酸代谢库。

(一) 氨基酸代谢概况

大多数氨基酸主要在肝中分解代谢,血浆中氨基酸的浓度取决于内源性蛋白质的分解释放与各种组织利用之间的稳态平衡,氨基酸的分解代谢过程主要在肝脏进行,肝脏在处理氨基酸代谢过程中生成的氨起着至关重要的作用,这是由于肝脏中存在合成尿素的酶,因此肌肉和肝脏对维持血液循环中氨基酸水平起重要的作用。有些氨基酸(如支链氨基酸)则主要在骨骼肌中分解代谢。体内氨基酸的主要功用是合成蛋白质或转变成其衍生物,正常人尿中排出的氨基酸极少。

与糖或脂肪不同,氨基酸的供给量若超过所需时,过多部分并不能储存或排出体外,而是作为燃料或转变为糖或脂肪。此时它的α-氨基必须先脱去,剩下的碳骨架则转变为代谢中间产物如乙酰辅酶 A、乙酰乙酰辅酶 A、丙酮酸或三羧酸循环中的某个中间产物。人体每天更新机体总蛋白的 1%～2%,一般讲,组织蛋白质分解生成的内源性氨基酸中大部分可被再利用以合成组织蛋白质。

(二) 氨基酸的脱氨基作用

氨基酸分解代谢的最主要反应是脱氨基作用,此反应在体内大多数组织细胞内均可进行。脱氨基方式有氧化脱氨基、转氨基、联合脱氨基、嘌呤核苷酸循环等,其中以联合脱氨基最为重要。

1. 氧化脱氨基作用 L-谷氨酸脱氢酶广泛存在于肝、肾和脑中,它催化的反应是可逆的。线粒体基质中存在 L-谷氨酸脱氢酶,该酶催化 L-谷氨酸氧化脱氨生成α-酮戊二酸,反应可逆。L-谷氨酸脱氢酶分布广泛,肝脏中含量最为丰富,其次是肾、脑、心、肺等,骨骼肌中最少。

2. 转氨基作用 除甘氨酸、赖氨酸、苏氨酸、脯氨酸以外,大多数氨基酸均能进行转氨基反应。转氨基作用是在转氨酶的催化下,α-氨基酸的氨基转移到α-酮酸的酮基上,生成相应的氨基酸,原来的氨基酸则转变为α-酮酸。转氨酶分布广泛,除赖氨酸、苏氨酸、脯氨酸、羟脯氨酸外,体内大多数氨基酸都可以经转氨基作用生成,也是体内合成非必需氨基酸的重要途径。转氨酶的种类多,专一性强,在转氨酶中以催化有谷氨酸参加反应的转氨酶最为重要,如肝细胞含量最高的丙氨酸氨基转移酶(ALT)和心肌细胞含量较高的天冬氨酸氨基转移酶(AST)。转氨酶是细胞内酶,正常情况下血清中含量很低,当心肌或肝细胞等组织细胞受损伤时血清中含量增高,故可作为临床诊断疾病的指标。但其他组织中也含有一定量的此酶活性,故在分析这两个指标时仍需结合临床具体情况注意其非特异性问题。

3. 联合脱氨基作用 上述转氨基作用仅仅将氨基转移到α-酮酸分子上生成另一分子氨基酸。而氧化脱氨基作用仅限于 L-谷氨酸,其他氨基酸并不能直接经这一途径脱去氨基。体内绝大多数氨基酸的脱氨基作用,是上述两种方式联合的结果,即转氨酶与 L-谷氨酸脱氢酶联合催化使氨基酸的 α-氨基脱下并产生游离氨的过程称为联合脱氨基作用。在肝、肾等组织中转氨酶催化多种氨基酸与 α-酮戊二酸进行氨基转移,生成相应的 α-酮酸和谷氨酸,谷氨酸再经 L-谷氨酸脱氢酶的作用脱去氨基生成 α-酮戊二酸和氨,这是体内主要的脱氨基方式,反应可逆,也是体内合成非必需氨基酸的重要途径。

4. 嘌呤核苷酸循环 肌肉组织是支链氨基酸脱氨基的重要场所。但是,肌肉中谷氨酸脱氢酶活性较低,难以进行上述的联合脱氨基方式,而是通过嘌呤核苷酸循环脱氨基。氨基酸通过转氨基作用生成的天冬氨酸,后者再和次黄嘌呤核苷酸(IMP)反应生成腺苷酸代琥珀酸,然后裂解出延胡索酸,同时生成腺嘌呤核苷酸(AMP),AMP 又在腺苷酸脱氨酶催化下脱去氨基,最终完成氨基酸的脱氨基作用。IMP 可以再参加循环。由此可见,嘌呤核苷酸循环实际上也可以看成是另一种形式的联合脱氨基作用。

(三)α-酮酸的代谢

氨基酸经脱氨基后所生成的α-酮酸可以有以下三条去路:

1. 经氨基化作用合成非必需氨基酸 成人非必需氨基酸相应的 α-酮酸经还原加氨或转氨作用,在转氨酶催化下接受从谷氨酸转出的氨基而生成各种相应的氨基酸。某一种α-酮酸也可在代谢中转变成其他α-酮酸后再经氨基化生成另一种非必需氨基酸。

2. 转变成糖或脂肪 在体内可以转变成糖的氨基酸称为生糖氨基酸,能转变为酮体者称为生酮氨基酸,两者兼有则称为生糖兼生酮氨基酸。各种氨基酸所生成的α-酮酸各不相同,其分解代谢途径当然各异,但是最后都可与糖、脂肪的中间代谢产物尤其是三羧酸循环的中间产物相联系,于是转变成糖、脂肪或酮体。

3. 氧化供能 氨基酸可通过转变成三羧酸循环的中间产物 α-酮酸,在体内可通过三羧酸循环与氧化磷酸化彻底氧化,产生 CO_2 和 H_2O,并释放出能量供生理活动的需要。

三、氨 的 代 谢

氨是一种有毒物质,脑组织对氨的作用尤为敏感,正常人血氨浓度极低。通常情况下血氨浓度

<0.1mg/100ml。机体最主要的处理氨的措施是在肝脏中转变成无毒的尿素再经肾脏排出体外。

（一）体内氨的来源

1. 氨基酸脱氨基作用　这是氨的主要来源，氨基酸经脱氨基后产生氨和 α-酮酸。此外，氨基酸脱羧基后所产生的胺，经胺氧化酶作用，也可分解产生氨。

2. 经过肠道吸收的氨　肠道内蛋白质、氨基酸的腐败作用产生氨，同时血液中尿素扩散渗透进入肠道，在大肠杆菌的尿素酶作用下生成氨。肠道产氨量在腐败作用增强时显著增多。肠道氨吸收多少与肠内 pH 有关，肠道 pH 偏碱时，氨的吸收增加，因此临床上对高血氨病人禁用碱性肥皂水灌肠。

3. 由肾脏产生　在肾远曲小管的上皮细胞内，谷氨酰胺酶催化谷氨酰胺水解成谷氨酸和 NH_3。这些氨不释放进血液，而是分泌到肾小管管腔中，与 H^+ 结合成 NH_4^+，以铵盐的形式由尿排出。代谢性酸中毒时，肾脏增加了其对谷氨酰胺的分解，加速氨的排出，加速结合 H^+ 以缓解酸中毒。相反碱性尿则不利于氨的排出，导致氨被吸收入血引起血氨升高。

（二）氨在体内的运输

氨是有毒物质，各组织产生的氨不能以游离氨的形式经血液运输至肝脏，可以谷氨酰胺和丙氨酸两种形式运输的。

1. 葡萄糖-丙氨酸循环　在骨骼肌中，肌肉中的氨基酸经转氨基作用将氨基转移至丙酮酸，丙酮酸接受氨基生成丙氨酸，后者被释放入血运输到肝。在肝中，丙氨酸经联合脱氨基作用，释放出氨，可用于合成尿素。脱氨后生成的丙酮酸则在肝脏中经糖异生作用转变成葡萄糖。葡萄糖可进入血液输送至肌肉，在肌肉收缩时葡萄糖又可分解为丙酮酸，供再次接受氨基生成丙氨酸。如此循环地将氨从肌肉中转运到肝，故将这一途径称为葡萄糖-丙氨酸循环。所以丙氨酸亦是氨的一种暂时储存和运输的形式。

2. 谷氨酰胺转运氨　在脑、肌肉等组织中，谷氨酰胺合成酶的活性较高，因此谷氨酰胺是脑、肌肉等组织向肝或肾运输氨的主要形式。氨与谷氨酸合成谷氨酰胺，经血液运输到肝或肾；再水解为谷氨酸和氨，氨在肝可合成尿素，在肾则以铵盐形式由尿排出。谷氨酰胺除作为氨的解毒和运输形式外，还可为某些含氮化合物的合成提供原料，如嘌呤及嘧啶的合成。由此可见，谷氨酰胺既是氨的解毒产物，又是氨的暂时储存及运输形式。因此，临床上对氨中毒患者也可通过补充谷氨酸盐来降低氨浓度。

（三）体内氨的去路

体内氨的去路有三条：①在肝内合成尿素，然后由肾排出，这是体内氨的主要去路；②重新合成氨基酸；③合成其他含氮化合物。

以下重点介绍通过鸟氨酸循环合成尿素。肝是合成尿素的最主要器官，其他器官只有极少量尿素生成。尿素在体内的合成全过程称鸟氨酸循环，可分为以下四步：①氨与 CO_2 在肝细胞线粒体的氨基甲酰磷酸合成酶 I 催化下，合成氨基甲酰磷酸。②在鸟氨酸氨甲酰基转移酶的催化下，氨基甲酰磷酸的氨甲酰基转移至鸟氨酸上生成瓜氨酸，这一步是不可逆的反应。其中所需的鸟氨酸是由胞液进入线粒体，瓜氨酸合成后又由线粒体转运至胞液。③在胞液内，瓜氨酸与天冬氨酸在精氨酸代琥珀酸合成酶的催化下，由 ATP 供能合成精氨酸代琥珀酸，后者在精氨酸代琥珀酸裂解酶催化下，裂解为精氨酸及延胡索酸。④精氨酸在胞液中精氨酸酶的作用下，水解生成尿素和鸟氨酸，鸟氨酸再进入线粒体参与瓜氨酸的合成，如此反复循环，不断合成尿素。在尿素合成的酶系中，精氨酸代琥珀酸合成酶的活性最低，是尿素合成的限速酶。四氢叶酸（FH_4）是一碳单位的载体，鸟氨酸循环是和三羧酸循环互相连接,中间产物既可在胞质中被进一步代谢,也可转移到线粒体中参与三羧酸循环。尿素的生成是耗能过程,生成1分子尿素需要消耗4分子ATP。氨作为废物排出体外时,不同动物以不同形式排出。人类主要以尿素的形式排出氨。尿素是氨代谢的最终产物,无毒性,水溶性强,可由肾脏经尿排出,从量上讲是氨的主要去路,是氨或蛋白质中氮的最主要终产物。

四、氨基酸的特殊代谢和个别氨基酸的代谢

(一) 氨基酸的脱羧基作用

氨基酸直接或间接通过脱羧作用产生胺类化合物,催化氨基酸脱羧的酶以磷酸吡哆醛为辅酶。从量上看,氨基酸的脱羧基作用并不占主要地位,但其产物胺类一般都具有重要生理作用。在脑组织中,谷氨酸脱羧酶活性很高,产生的γ-氨基丁酸能抑制突触传导,是一种抑制性神经递质。在大脑皮质及神经突触内产生的5-羟色胺也是一种神经递质,与睡眠、疼痛和体温调节有密切关系,在外周组织中能导致血管收缩和平滑肌收缩。牛磺酸由半胱氨酸经氧化、脱羧后生成,是结合胆汁酸的组成成分。组胺是组氨酸经组氨酸脱羧酶催化,在体内分布广泛,具有很强的扩血管作用,并能使毛细血管通透性增加,在机体的炎症及创伤部位常有组胺释放,创伤性休克及过敏反应等均与组胺生成过多有关。多胺主要有精脒和精胺,均为鸟氨酸的代谢产物。多胺能促进核酸和蛋白质的生物合成,与细胞增殖及生长相关。因此,在一些生长旺盛的组织和肿瘤组织中,多胺含量也很高,与之合成有关的鸟氨酸脱羧酶活性很高。

(二) 一碳单位的代谢

1. 概念　合成嘌呤、嘧啶、肌酸、胆碱等化合物时,需要某些氨基酸在分解代谢过程中产生的含有一个碳原子的有机基团,称为一碳单位,如甲基($-CH_3$)、亚甲基($-CH_2-$)、次甲基($=CH-$)、甲酰基($-CHO$)及亚氨甲基($-CH=NH$)等。涉及一个碳原子有机基团的转移和代谢的反应,统称为一碳单位代谢。

2. 一碳单位的载体　一碳单位不能以游离形式存在,常与四氢叶酸(FH_4)结合在一起转运,参与代谢,因此FH_4是一碳单位的载体。通常FH_4分子上的N^5和N^{10}是一碳单位的结合位置,如N^5-甲基四氢叶酸($N^5-CH_3-FH_4$)、N^5,N^{10}-亚甲四氢叶酸(N^5,$N^{10}-CH_2-FH_4$)、N^5,N^{10}-次甲四氢叶酸(N^5,$N^{10}=CH-FH_4$)、N^{10}-甲酰四氢叶酸($N^{10}-CHO-FH_4$)及N^5-亚氨甲基四氢叶酸($N^5-CH=NH-FH_4$)等。

3. 一碳单位的生成与互变　一碳单位主要来源于丝氨酸、甘氨酸、组氨酸和色氨酸的分解代谢。甘氨酸在甘氨酸裂解酶系催化下裂解生成N^5,N^{10}-甲烯四氢叶酸、NH_3和CO_2等。甲硫氨酸的甲基可以转移到FH_4上生成$N^5-CH_3FH_4$。一碳单位更重要的作用是参与合成嘌呤,在核酸生物合成中占有重要地位。因此,一碳单位在氨基酸和核酸代谢方面起重要的连接作用,与细胞的增殖、组织生长和机体发育等重要过程密切相关。

(三) 含硫氨基酸的代谢

含硫氨基酸包括甲硫氨酸和半胱氨酸。

1. 甲硫氨酸和转甲基作用　甲硫氨酸是必需氨基酸,必须由食物供给。从甲硫氨酸循环可见,N^5-CH_3-FH可看成是体内甲基的间接供体。循环的意义是由$N^5-CH_3-FH_4$供给$-CH_3$合成甲硫氨酸,再通过S-腺苷甲硫氨酸提供$-CH_3$以进行广泛存在的甲基化反应。甲硫氨酸通过转甲基作用可以生成许多重要的活性物质。因此,甲硫氨酸是体内重要的甲基供体,甲基化作用不仅是重要的

代谢反应,更具有广泛的生理意义。在体内,甲硫氨酸还参与了肌酸的合成,后者和 ATP 反应生成的磷酸肌酸是体内 ATP 的储存形式。

2. 半胱氨酸及硫的代谢 谷胱甘肽(GSH)是由谷氨酸的 γ-羧基与半胱氨酸、甘氨酸合成的三肽,是机体重要的含巯基(—SH)化合物,巯基是其活性基团。人红细胞中还原型 GSH 含量很高,其主要作用是与过氧化物及氧自由基起反应,从而保护膜上含巯基的蛋白质等物质不被氧化。在肝中,GSH 在谷胱甘肽 S-转移酶作用下,还可与某些非营养物,如药物、毒物等结合,以利于这类物质的生物转化作用。半胱氨酸在体内进行分解代谢可以直接脱去巯基和氨基,产生丙酮酸、氨和硫化氢,硫化氢被迅速氧化成硫酸根。两分子半胱氨酸可氧化生成胱氨酸,胱氨酸亦可还原成半胱氨酸。两个半胱氨酸分子间所形成的二硫键在维持蛋白质构象中起着很重要的作用。半胱氨酸有多种代谢途径,其巯基的主要去路是生成硫酸根,体内的硫酸大部分以硫酸盐形式随尿排出,其余用于蛋白质、糖和脂类的硫酸化,或与固醇类、酚类及胆红素等化合物结合以增加这些物质的极性,利于它们从尿中排出。参与这种过程的硫酸则需经 ATP 活化为"活性硫酸根",即 3′-磷酸腺苷-5′-磷酰硫酸。

(四) 支链氨基酸的代谢

支链氨基酸包括缬氨酸、亮氨酸和异亮氨酸,它们都是必需氨基酸,均主要在肌肉、脂肪、肾、脑等组织中降解。在摄入富含蛋白质的食物后,肌肉组织大量摄取支链氨基酸。支链氨基酸降解的第一步是转氨基,α-酮戊二酸是氨基的受体。缬氨酸、亮氨酸、异亮氨酸转氨后各生成相应的 α-酮酸,此后,在支链 α-酮酸脱氢酶系的催化下氧化脱羧生成各自相应的酰基 CoA 衍生物。肌肉组织中的 α-酮戊二酸在接受支链氨基酸的氨基后转变成谷氨酸,然后谷氨酸又可与肌肉中的丙酮酸经转氨作用又回复生成 α-酮戊二酸和丙氨酸,丙氨酸经血液运送至肝脏参与尿素合成和糖异生作用,即参加葡萄糖-丙氨酸循环。

(五) 芳香族氨基酸的代谢

1. 苯丙氨酸及酪氨酸的代谢 苯丙氨酸在体内经苯丙氨酸羟化酶催化生成酪氨酸,反应不可逆,苯丙氨酸羟化酶存在于肝脏。若先天性缺失苯丙氨酸羟化酶,大量的苯丙氨酸转氨生成苯丙酮酸,导致血中苯丙酮酸含量增高,即苯丙酮酸尿症。酪氨酸的进一步代谢涉及某些神经递质、激素及黑色素的合成。酪氨酸在体内可以合成黑色素,若先天性缺失合成过程中的酶,则不能合成黑色素,导致皮肤、毛发等发白,出现白化症状。酪氨酸还可转氨生成对羟苯丙酮酸,再转变成尿黑酸,最后氧化分解生成乙酰乙酸和延胡索酸。

2. 色氨酸的代谢 色氨酸的降解途径十分复杂。在降解过程中,合成的一些中间产物如烟酸等都是一些重要生理物质的前身。

第五节 生 物 氧 化

一、概 述

(一) 生物氧化的概念与意义

生物主要通过细胞呼吸作用把有机化合物糖、蛋白质或脂肪氧化成二氧化碳和水,同时产生 ATP,这就是生物在物质代谢中伴随的能量代谢与能量转换。生物氧化(biological oxidation)是指糖、蛋白质或脂肪在体内氧化分解逐步释放能量,最终生成 CO_2 和 H_2O 的过程。这一过程是在组织细胞内进行的,并与吸入氧和呼出二氧化碳的呼吸作用密切相关,因此生物氧化又称为组织呼吸或细胞呼吸。有机物在生物体内彻底氧化之前都经历一段相同的终端氧化过程,即代谢中间物脱氢生成的还原型辅酶(NADH 和 $FADH_2$)经电子传递链(呼吸链)传递给分子氧生成水,在电子传递过程中伴随着 ADP 磷酸化生成 ATP,这个过程也称为狭义的生物氧化。生物氧化的意义在于提供生物体所需的能量用于生命活动。在真核生物细胞,生物氧化主要在线粒体进行;而原核生物则在其细胞质膜上进行。

(二) 生物氧化的特点

生物氧化与体外物质氧化或燃烧的化学本质是相同的,即都是消耗氧,将有机物氧化,最终生成 CO_2 与 H_2O,并释放能量。但生物氧化又有其特点:①生物氧化是在细胞内 pH 接近中性和约37℃的溶液中进行;②生物氧化在一系列酶、辅酶和中间传递体的作用下逐步进行的;③生物氧化中生成的水是有机物分子脱下的氢经一系列传递反应,最终与氧结合而生成,并非体外氧化时物质中的氢直接与氧结合燃烧所生成,因此逐步释放的能量才能得到有效的利用;④生物氧化过程产生的能量通常都先储存在一些特殊的高能化合物中,主要是腺苷三磷酸,即 ATP,然后通过 ATP 再供给机体的需能反应。

二、生物氧化的方式

(一) 生物氧化中二氧化碳的生成方式

体内二氧化碳的生成是糖、脂、蛋白质等有机物转变成含羧基的代谢中间化合物,然后在酶催化下脱羧而生成 CO_2。四种脱羧方式为 α-单纯脱羧、α-氧化脱羧、β-单纯脱羧和 β-氧化脱羧:

1. α-单纯脱羧

2. α-氧化脱羧

3. β-单纯脱羧

4. β-氧化脱羧

(二) 生物氧化中物质的氧化方式

生物氧化与体外的化学氧化实质相同,即一种物质丢失电子为氧化,得到电子为还原。细胞内物质进行氧化也是采用加氧、脱氢和脱电子方式。

1. 加氧反应　物质分子中直接加入氧分子或氧原子。

2. 脱氢反应以及加水脱氢反应　从作用物分子中脱下一对质子和一对电子为脱氢反应;向作

用物分子中加入水分子,同时脱去两个质子和两个电子,导致底物分子中加入一个来自水分子的氧原子为加水脱氢反应。

3. 脱电子(e)反应 从作用物分子中脱下一个电子。

三、线粒体氧化体系

(一)呼吸链

呼吸链是位于线粒体内膜一组排列有序的递氢体和递电子体(酶与辅酶)构成的功能单位。代谢物在脱氢酶催化下脱下的氢由相应的氢载体(NAD^+、$NADP^+$、FAD、FMN等)所接受,再通过一系列递氢体或递电子体传递给氧而生成 H_2O,同时产生大量的能量,储存在 ATP 分子中。递氢体实际上包括传递电子($2H = 2H^+ + 2e$),故呼吸链也称为电子传递链。

电子传递链主要由下列五类电子传递体组成:

1. 烟酰胺脱氢酶类 以 NAD^+ 和 $NADP^+$ 为辅酶,现已知在代谢中这类酶有 200 多种。这类酶催化脱氢时,其辅酶 NAD^+ 或 $NADP^+$ 先和酶的活性中心结合,然后再脱下来。它与代谢物脱下的氢结合而还原成 NADH 或 NADPH。当有受氢体存在时,NADH 或 NADPH 上的氢可被脱下而氧化为 NAD^+ 或 $NADP^+$。在糖代谢中,许多底物脱氢是由以 NAD^+ 或 $NADP^+$ 为辅酶的脱氢酶催化的,如异柠檬酸脱氢酶、苹果酸脱氢酶、丙酮脱氢酶、α-酮戊二酸脱氢酶、乳酸脱氢酶、3-磷酸甘油醛脱氢酶等。

$NAD^+/NADP^+$ $\quad\quad\quad\quad\quad\quad$ $NADH+H^+/NADPH+H^+$

FMN/FAD $\quad\quad\quad\quad\quad\quad$ $FMNH_2/FADH_2$

2. 黄素脱氢酶类 以 FMN 或 FAD 作为辅基。FMN 或 FAD 与酶蛋白结合是较牢固的。这些酶所催化的反应是将底物脱下的一对氢原子直接传递给 FMN 或 FAD 而形成 $FMNH_2$ 或 $FADH_2$。在电子传递链中的 NADH 脱氢酶,它的辅基是 FMN,它催化的反应是将 NADH 上的电子传递给电子传递链的下一个成员——辅酶 Q;在三羧酸循环中,琥珀酸脱氢酶以 FAD 为辅基;在脂肪酸 β-氧化中催化脂肪酸第一步脱氢的酶——酰基-CoA 脱氢酶的辅基是 FAD。

3. 铁硫蛋白类 铁硫蛋白在线粒体内膜上与黄素酶或细胞色素形成复合物,它们的功能是以铁的可逆氧化还原反应传递电子。

4. 辅酶 Q 类 辅酶 Q 是一类脂溶性的化合物,因广泛存在于生物界,故又名泛醌。其分子中的苯醌结构能可逆地加氢和脱氢,故辅酶 Q 也属于递氢体。

5. 细胞色素类 细胞色素是一类以铁卟啉衍生物为辅基的结合蛋白质,各具特征性吸收光谱而呈现颜色,所以称为细胞色素(Cyt-Fe)。细胞色素的种类较多,已经发现存在于高等动物线粒体电子传递链中的细胞色素有 b、c_1、c、a 和 a_3。在典型的线粒体呼吸链中,细胞色素的排列顺序依次是:b→c_1→c→aa_3→O_2,其中仅最后一个 a_3 可被分子氧直接氧化。由于它是有氧条件下电子传递链中最末端的载体,故又称末端氧化酶。

$$Fe^{2+} \xrightarrow{\ -e\ } Fe^{3+}$$

(二) 呼吸链主要成分的排列顺序——严格的顺序性和方向性

在电子传递链组分中,除辅酶Q和细胞色素c外,其余组分实际上形成嵌入内膜的结构化超分子复合物。这些复合物在传递功能上都是有顺序地连在一起的,如果在一定条件下按1:1:1:1的比例将它们重组可基本上恢复原有活力。

1. 复合物 I 由约26条多肽链组成,总相对分子质量850 000,除了很多亚单位外,还含有1个FMN-黄素蛋白和至少6个铁硫蛋白。它是电子传递链中最复杂的酶系,其作用是催化NADH脱氢,并将电子传递给辅酶Q,因此又被称为NADH脱氢酶复合物(或NADH-辅酶Q还原酶)。

2. 复合物 II 由4~5条多肽链组成,总相对分子质量为127 000~140 000。它含有1个FAD为辅基的黄素蛋白、2个铁硫蛋白和1个细胞色素b。它的作用是催化琥珀酸脱氢,并将电子通过FAD和铁硫蛋白传给辅酶Q,因此又被称为琥珀酸脱氢酶复合物(或琥珀酸-辅酶Q还原酶)。

3. 复合物 III 由9~10条多肽链组成,总相对分子质量为250 000~280 000。在线粒体内膜上以二聚体形式存在。每个单体含有2个细胞色素b、1个细胞色素c_1和1个铁硫蛋白。复合体III的作用是催化电子从辅酶Q传给细胞色素c,使还原型辅酶Q氧化而使细胞色素c还原,因此又被称为细胞色素c还原酶(或辅酶Q-细胞色素c还原酶)。

4. 复合物 IV 由13条多肽链组成,总相对分子质量为200 000,在线粒体内膜上以二聚体形式存在。每个单体含1个细胞色素a、1个细胞色素a_3和2个铜原子。其作用是将从细胞色素c接受的电子传递给分子氧而生成水,催化还原型细胞色素c氧化,因此又被称为细胞色素c氧化酶(或细胞色素氧化酶)。

四种复合物在电子传递过程中协调作用。复合物I、III、IV组成主要的电子传递链,即NADH呼吸链,催化NADH的氧化;复合物II、III、IV组成另一条电子传递链,即$FADH_2$呼吸链。辅酶Q处在这两条电子传递链的交汇点上,它还接收其他黄素酶类脱下的氢。所以,它在电子传递链中处于中心地位。

(三) 体内重要的呼吸链

电子在呼吸链中按顺序逐步传递释放自由能,其中释放自由能较多足以用来形成ATP的电子传递部位称为偶联部位(coupling site)。呼吸链的四个复合物中,复合物I、III、IV是偶联部位,复合物II不是偶联部位。NADH经呼吸链氧化要通过复合物I、III和IV三个偶联部位,所以形成3个ATP;$FADH_2$(来自于琥珀酸脱氢)经呼吸链氧化只通过复合物III和IV两个偶联部位,只形成2个ATP。NADH氧化呼吸链生成3分子ATP。$FADH_2$氧化呼吸链(琥珀酸氧化呼吸链)生成2分子ATP。

（四）生物氧化与能量代谢

三大营养素等在生物氧化过程中所释放的能量,有一大部分以热能的形式散失于周围环境中,另一大部分则以化学能形式储存于某些特殊的高能化合物(如 ATP 中,当生物体需要能量时,如运动、分泌、吸收、神经传导或化学反应,可再释放出来被利用。这就是能量代谢的概念。

1. 高能化合物的种类　生物化学中把水解时释出能量大于 125.4kJ/mol(30kJ/mol) 的含磷酸酯键或硫酯键化合物统称为高能化合物。而其所含的磷酸键称高能磷酸键,硫酯键为高能硫酯键;一般用符号"～"表示。

2. 高能磷酸化合物 ATP 的形成　体内生成 ATP 的方式有两种,即底物水平磷酸化与氧化磷酸化。底物水平磷酸化指在分解代谢过程中,底物因脱氢、脱水等作用而使能量在分子内部重新分布,形成高能磷酸化合物,然后将高能磷酸基团转移给 ADP 形成 ATP 的过程。氧化磷酸化指的是在生物氧化过程中,代谢物脱下的氢经呼吸链氧化生成水时,所释放的能量能够偶联 ADP 磷酸化生成 ATP,此过程称为氧化磷酸化(oxidative phosphorylation)。氧化磷酸化生成每摩尔 ATP 约需能 30.5kJ,有三处生成 ATP。

（五）影响氧化磷酸化的因素

1. 抑制剂　指的是阻断呼吸链中某些部位氢与电子的传递,抑制 ATP 的生成。

$$NADH \longrightarrow \begin{array}{c} NADH脱氢酶 \\ FMN \\ Fe\text{-}S \end{array} \dashv Q \rightarrow b \dashv c_1 \longrightarrow c \longrightarrow aa_3 \dashv Q_2$$

$$\begin{array}{ccc} & & \\ 阿米妥 & 抗霉素A & CN^-、N_3^- \\ 鱼藤酮 & & CO、H_2S \end{array}$$

2. 解偶联剂　指的是解除氧化与磷酸化之间的偶联作用。

3. ADP 的调节　正常机体的氧化磷酸化的速率主要受 ADP 的调节。ADP 不足,氧化磷酸化速度减慢,机体利用 ATP 增加,ADP 浓度升高,转运进入线粒体后氧化磷酸化速度加快。这样,以适应机体对 ATP 的生理需要。

4. 甲状腺素的调节　实验证明甲状腺素能诱导许多组织(脑组织除外)的细胞膜 Na^+, K^+-ATP 酶活性增加,使 ATP 加速分解为 ADP 和 Pi,由于 ADP 进入线粒体数量增加,导致氧化磷酸化加速,促使物质氧化分解,结果耗氧量和产热量均增加。故甲状腺功能亢进患者常出现基础代谢率(basal metabolic rate,BMR)增高、怕热,易出汗等症状。

（六）ATP 的利用

$$ATP + H_2O \longrightarrow ADP + H_3PO_4$$

为糖原、磷脂、蛋白质合成提供能量的 UTP、CTP 不能直接生成,只能在二磷酸核苷激酶的催化下,从 ATP 获得 ～P。如下述反应

$$ATP+UDP \longrightarrow ADP+UTP \qquad ATP+CDP \longrightarrow ADP+CTP$$

此外,ATP 还可将 ～P 转移给肌酸生成磷酸肌酸,作为肌肉和脑组织中能量的储存形式。当机体消耗 ATP 过多时磷酸肌酸可将 ～P 转移给 ADP 生成 ATP,以供机体需要。本身不能直接利用。

（七）线粒体的穿梭系统

线粒体内生成的 NADH 可直接通过电子传递链进行氧化。但在胞液中生成的 NADH(如 3-磷酸甘油醛脱氢)不能自由透过线粒体内膜,故胞液中 NADH 所携带的氢必须通过某种转运机制进入线粒体,再经呼吸链氧化。一是磷酸甘油穿梭系统,主要存在于动物骨骼肌、脑及昆虫的飞翔肌等组织

细胞中;二是苹果酸穿梭系统,主要存在于动物的肝、肾和心肌细胞的线粒体中。

1.3-磷酸甘油穿梭生成2个ATP　胞液中的NADH在两种不同的α-磷酸甘油脱氢酶的催化下,以α-磷酸甘油为载体穿梭往返于胞液和线粒体之间,间接转变为线粒体内膜上的$FADH_2$而进入呼吸链,这种过程称为磷酸甘油穿梭。由于此呼吸链和琥珀酸的氧化相似,越过了第一个偶联部位,因此胞液中$NADH+H^+$中的两个氢被呼吸链氧化时就只形成2分子ATP,比线粒体中$NADH+H^+$的氧化少产生1分子ATP,也就是说经过这个穿梭过程,每转一圈要消耗1个ATP。这种穿梭作用存在于某些肌肉组织和神经细胞,因此这种组织中每分子葡萄糖氧化只产生36分子ATP。

2. 苹果酸-天冬氨酸穿梭生成3分子ATP　苹果酸-天冬氨酸穿梭系统需要两种谷草转氨酶、两种苹果酸脱氢酶和一系列专一的透性酶共同作用。首先,NADH在胞液苹果酸脱氢酶(辅酶为NAD^+)催化下将草酰乙酸还原成苹果酸,然后苹果酸穿过线粒体内膜到达内膜衬质,经衬质中苹果酸脱氢酶(辅酶也为NAD^+)催化脱氢,重新生成草酰乙酸和$NADH+H^+$;$NADH+H^+$随即进入呼吸链进行氧化磷酸化,草酰乙酸经衬质中谷草转氨酶催化形成天冬氨酸,同时将谷氨酸变为α-酮戊二酸,天冬氨酸和α-酮戊二酸通过线粒体内膜返回胞液,再由胞液谷草转氨酶催化变成草酰乙酸,参与下一轮穿梭运输,同时由α-酮戊二酸生成的谷氨酸又回到衬质。上述代谢物均需经专一的膜载体通过线粒体内膜。线粒体外的$NADH+H^+$通过这种穿梭作用而进入呼吸链被氧化,仍能产生3分子ATP,此时每分子葡萄糖氧化共产生38分子ATP。

思考题:

1. 简述糖酵解的途径及调节。
2. 简述糖的有氧氧化过程。
3. 简述胰岛素对血糖的调节作用。
4. 体内胆固醇的代谢去路是什么?
5. 脂肪酸的分解与合成的异同点有哪些?
6. 糖尿病患者出现酮症的原因是什么?
7. 如何区分核苷酸从头合成和补救途径?
8. 简述细胞内蛋白质降解的意义。
9. 蛋白质和氨基酸分解代谢所产生的氨有哪些出路?
10. 什么是生物氧化以及两条呼吸链的组成?

(汪 蕾)

第二十六章 分子生物学

第一节 概　述

疾病始终与人类的进化和发展并存,自然在赋予人类各种生存优势的同时,也不断带来创伤、疾病和死亡的痛苦。从古至今,人类所从事的科学研究一方面是发明各种劳动工具和产品以改变生存条件;另一方面就是设法减少疾病带来的痛苦和死亡,以提高生存时间和质量,这就是医学。医学在人类自身及社会发展中的价值是无法估量的。医学科学的发展,是人类同疾病及影响健康的一切不利因素进行不间断斗争的经验总结和循序提高的过程,是不断扩展新的探索领域以求不断进步的过程。从以经验和哲学思考为主导的几大古代医学体系的建立,到以实验、解析、认知为主导的近代医学实践,医学已经走过了从混沌茫然到有所把握、从被动感知到主动探索、从经验主体到技术主体的阶段。如今,主导 21 世纪生命科学前沿的分子生物学的发展已经引领现代医学进入了分子医学时代。

一、医学分子生物学的定义

医学分子生物学(medical molecular biology)是分子生物学的重要分支,其主要在医学领域内探讨分子生物学的基本理论,发展分子生物学的基本技术,致力于阐明生物大分子结构、功能、调控机制以及人体各种生理和病理状态的分子机制。它的发展无疑将推动新的诊断、治疗和预防方法的建立,以及新的健康理念的发展。单纯地认识各种生物分子(蛋白质、核酸等)的特性,并不能代表分子生物学的全部含义和任务。把握所有这些分子的特性和它们的联系,从分子角度解释生命科学的最基本问题,诸如生命的稳态、生命的存活与死亡、生命的繁殖、生命的发生及进化的机制,才是分子生物学的真正价值体现。阐明生命物质,尤其是生物信息大分子的结构、功能及它们所构成的信息系统的流动和整合如何形成了生命——自然界这种特殊的物质形式,将是分子生物学所要解决的基本科学问题。作为分子生物学分支的医学分子生物学,所要探讨的基本科学问题,将是上述分子生物学基本问题在医学领域的延伸。它的发展将为医学发展提供重要的理论和技术基础。具体来讲,医学分子生物学主要解决两方面的问题:一是在理论方面,阐明疾病和亚健康状态发生和发展的分子机制。对这种机制的解释将不会是单一分子、单一结构、单一通路、单一疾病的方式,而是在多层次知识的系统整合;二是在解决理论问题的基础上,发展新型分子生物学技术,为疾病的诊断、治疗和预防提供崭新的、可行的、符合人类经济和社会发展需求的手段。

二、医学分子生物学的现状与未来

医学分子生物学目前正处于一个发展十分迅速的时期,最主要的原因是人类基因组研究计划的实施已经彻底改变了以往科学研究的模式。规模化、整体化、自动化、信息化的趋势似乎势不可挡地将涵盖包括医学分子生物学在内的所有生命科学相关领域。事实上,这一趋势的形成是医学面临的人类疾病的复杂性和分子生物学进展到一定程度所带来的必然结果。

随着医学分子生物学研究工作的深入,人们发现对一个或几个基因进行的个别研究几乎不可能解决像肿瘤发病机制、疾病的易感性、药物敏感性差异等这一类复杂性问题,因而人类基因组计划应运而生。如今,人类基因组学的序列分析图已经完成,功能基因组学和蛋白质组学已经起步,医学分子生物学的发展方向也将随之产生新的变化。预期未来一段时间,医学分子生物学将可能在以下几个方面取得较多的进展。

首先,对于各种疾病发生发展分子机制的认识会有相当大的进步。这些进步将体现在对于疾病发生的遗传学背景将有更多和更深入的认识,从基因的突变、基因的多态性和个体基因组与环境相互作用的角度,都会改变目前的很多认识。尤其是在肿瘤、心血管系统疾病、糖尿病、重大感染性疾病等方面的新认识,对于这些疾病为何发生,哪些分子影响疾病的进程,哪些人群更易患病等都将从分子及其相互作用的复杂网络层次有新的理解。其次在诊断方面,基于个体与群体基因组的信息分析将改变目前疾病诊断的现状,在充分认识疾病发生、发展机制的基础上,新的诊断方法不仅将更为准确地对疾病的存在状态给予评价,更将为疾病的转归、预后及疾病在个体发生的风险性做出预测。在疾病的治疗方面,医学分子生物学的研究手段,如疾病基因组学、药物基因组学、疾病蛋白质组学、疾病动物模型、RNA 干涉技术等将为药物的发现和开发提供更多的新靶点,也将提供更多的药物筛选技术平台。同样,个体基因组学信息将评价和给出个体的最佳用药方案。新基因和新蛋白的结构、功能及相互作用将不断得到阐明,其中的一些将成为基因工程药物和疫苗的候选分子。基因治疗无疑是医学分子生物学另一个诱人领域,基因替代将为许多目前无法医治的疾病提供机会。最后,细胞分化和器官形成分子机制的阐明可能使未来的器官移植成为常规。实现上述理想,仍然需要人类几十年甚至几百年的努力。所有从事分子生物学和医学研究及实践的人都将有机会接受挑战,赢得成功。

第二节　分子生物学理论和技术在发病机制中的应用

分子生物学在医学各个领域中的渗透使医学研究进入分子水平。分子生物学的发展从理论方面阐明疾病和亚健康状态发生和发展的分子机制,并解决大量如人脑机制、生育控制、肿瘤防治、脏器移植等医学重大的前沿课题,其在医学科学研究中的每一项突破常常会给相关领域带来革命性的变化。例如,通过分子生物学技术对家族性阿尔兹海默病(AD)基因的缺陷定位获得成功,为研究AD 发病机制和基因治疗奠定基础;mRNA 是基因转录的产物,任何多肽和蛋白质合成时都需经过相应 mRNA 的编码,通过测定 mRNA 的水平,确证了肾素-血管紧张素系统(RAS)在遗传性高血压的发病中起着重要的作用;借助 HBV DNA 资料,发现肝癌细胞 DNA 整合有 HBV DNA,认为乙肝与肝癌的发生有密切的关系;利用分子生物学技术,发现遗传性肾炎(Alport 综合征, AS)主要是 X 染色体上 COL4A5 基因或 2 号染色体上 COL4A3/COL4A4 基因发生突变所致,并确认突变位置不同,临床表现也有所差异。因此,只有深入到分子水平对疾病的本质进行研究,才能揭示目前严重危害人类生命的某些疾病的本质,给疾病的防治提供坚实的理论基础。

一、分子病理学的概念

细胞内含有很多分子,这些分子包括大分子多聚体与小分子物质。细胞内的大分子多聚体主要是蛋白质和核酸,而蛋白质和核酸是有机体生命现象的主要分子基础,生命的信息储存于核酸,构成生命过程的化学反应则是由蛋白质调节、控制。

各种致病原因无论通过何种途径引起疾病,在疾病过程中都会以各种形式表现出分子水平上大分子多聚体与小分子物质的异常;反之,分子水平的异常变化又会在不同程度上影响正常生命活动。因此,近年来从分子水平研究生命现象和疾病的发生机制引起了人们极大的重视,它使我们对疾病时形态、功能、代谢变化以及对疾病本质的认识进入了一个新阶段。这就是近年来出现的分子病理学(molecular pathology)或分子医学(molecular medicine)。

分子病理学是运用分子生物学、遗传学、免疫学、生物化学的研究方法和成果,以细胞损伤、炎症、肿瘤的分子变化为基础,围绕病理状态下细胞的分子结构和核酸、蛋白质、酶、细胞膜等的变化,来对疾病的分子机制进行阐述。分子病理学有广义和狭义之分。广义的分子病理学研究所有疾病的分子机制,狭义的分子病理学主要研究生物大分子(主要是核酸与蛋白质)在疾病机制中的作用。

二、疾病发生的分子机制

疾病发生的分子机制可以从分子病和基因病两方面来阐述。

(一) 分子病

所谓分子病(molecular disease)是指由于 DNA 遗传性变异引起的一类以蛋白质异常为特征的疾病。它主要分成以下四大类:

1. 酶缺陷所致的疾病 主要是指由于 DNA 遗传变异所致疾病引起的酶异常。如 I 型糖原沉积病,它是由于编码 6-磷酸-葡萄糖脱氢酶的基因发生突变,造成该酶缺乏,因此 6-磷酸-葡萄糖无法酶解为葡萄糖,反而经可逆反应转化为糖原,并沉积于肝脏。

2. 血浆蛋白和细胞蛋白缺陷所致的疾病 如镰刀细胞性贫血,它就是由于血红蛋白的珠蛋白分子中 β-肽链氨基端第 6 位的谷氨酸为缬氨酸异常取代,由于谷氨酸具有亲水特征而缬氨酸具有疏水性,因此发生异常取代后使血红蛋白光面的亲水性降低,血红蛋白的稳定性破坏。在血氧分压降低的情况下(或在血氧分压较低的微血管中),异常血红蛋白连接形成棒状晶体,从而使红细胞扭曲呈镰刀状。

3. 受体病 由于受体基因突变使受体缺失、减少或结构异常而致的疾病称受体病。它又可分为遗传性受体病(如家族性高胆固醇血症等)和自身免疫性受体病(如重症肌无力等)两种。

4. 膜转运障碍所致的疾病 这是一类由于基因突变引起特异性载体蛋白缺陷而造成膜转运障碍的疾病。目前了解得最多的是肾小管上皮细胞的转运障碍,表现为肾小管重吸收功能失调,如胱氨酸尿症,此种患者的肾小管上皮细胞对胱氨酸、精氨酸、鸟氨酸与赖氨酸转运发生障碍,这四种氨基酸是经同一载体转运的,因此当此转运系统的载体蛋白发生遗传性缺陷时,靠其转运的氨基酸就不能被肾小管重吸收,因此随尿排出,形成胱氨酸尿症。

(二) 基因病

近年来,随着基因研究的深入,人类基因组计划(human genome project)已经付诸实施,检测特异性致病基因的研究已经开始。某些疾病(如糖尿病、高血压等)的相关基因(disease associated gene)或易感基因(susceptibility gene)也已找到,因此出现了基因病(gene disease)的新概念。

所谓基因病主要是指基因本身突变、缺失或其表达调控障碍引起的疾病。由一个致病基因引起的基因病称单基因病,如多囊肾,主要是由于常染色体 16p13.3 处存在有缺陷的等位基因 PKDl 所引起的显性遗传。由多个基因共同控制其表型性状的疾病称多基因病(polygenic disease 或 multigene disease)。此时多个基因的作用可以相加、协同或相互抑制。由于这些基因的作用也受环境因素的影响,因此多基因病也称多因子疾病,高血压、冠心病、糖尿病等均属此类疾病。

总之,当前后基因组时代已经到来,基因学(senetis)、基因组学(senomics)及蛋白质组学(proteinomics)的知识与方法已融合到疾病的研究中。因此,从分子医学角度看,疾病时形态和功能的异常,是某些特定蛋白质结构或功能的变异,而这些蛋白质又是细胞核中相应基因对细胞受体和受体后信号转导做出应答反应的产物,因此基因及其表达调控状况是决定身体健康或疾病的基础。

三、分子病理学的研究方法

随着对疾病研究的不断深入,单纯从细胞、组织形态和功能的变化已很难揭示疾病的发生发展规律,而分子生物学、遗传学、生物化学、免疫学等实验方法则给人们从分子水平上研究疾病提供了良好的手段。这类研究方法很多,而且还在不断完善和发展。目前,常用的分子病理学研究方法有以下几个方面:

1. 核酸分子杂交技术、聚合酶链反应、DNA 序列分析　内容详见本章第三节。

2. DNA 介导转移　也称基因转染(gene transfection)。可广泛用于分离人体在内的哺乳类动物基因、癌基因以及鉴定基因表达等。其方法详见本章第五节。

3. 蛋白质含量及相对分子质量测定　由于蛋白质种类很多、数量很大、分子组成及结构不均一、相对分子质量相差又很大,就给建立一个好的蛋白质定量测定方法带来了许多具体困难。目前测定蛋白质含量的方法很多,但以紫外分光光度法、双缩脲法、考马斯亮蓝 G-250 法最为常用。蛋白质相对分子质量的测定方法也有许多种,如渗透压、超速离心、凝胶过滤、凝胶电泳等。SDS 聚丙烯酰胺凝胶电脉以其所需设备简单,操作方便而被广泛采用。

4. 流式细胞计(FCM)　是一种能快速灵敏地对大量单细胞样品进行信息分析与测定的高精密仪器,它能广泛用于测定单个细胞内 DNA 含量,应用不同的染色方法还可测定单细胞内 DNA 及 RNA、DNA 与变性的单链 DNA,或 DNA、RNA、蛋白质、线粒体及细胞表面标志物等任何两种或两种以上物质的不同配伍等。

5. 显微分光光度计与图像分析仪　显微分光光度计是一种可以在显微镜下对单个细胞细微结构中的核酸、蛋白质、酶、糖原等物质进行形态学定性定位和精确定量测定的仪器。近年来,随着光学电子技术和计算机技术的发展,显微分光光度计已向高精度、高灵敏度、自动化、多用途的微观图像分析仪发展,其测定速度大为加快,每次可观测数十到成百个细胞,而且检测目标可以随研究者的意愿在显微镜下或电视荧光屏上任意选择。

第三节　分子生物学在疾病诊断中的应用

一、基因诊断的基本概念

找出病因、明确诊断是疾病预防和治疗的关键。传统的疾病诊断都是以疾病的表型改变为依据,随着分子医学知识的不断积累,人类对疾病的认识更注重寻找和发现导致表型发生的原因,即希望依据人体遗传物质的改变或基因变异来诊断疾病,特别是人类单基因遗传病的诊断,基因诊断不仅是临床确诊的必要步骤,也是其根本依据。一般而言,人类绝大多数疾病的发生和发展,或多或少与自身的基因相关。可以设想,随着像高血压这样的多基因遗传病分子病因的阐明,"遗传病"的概念将深刻影响未来的医学诊断。基因诊断的概念源于对人类遗传病的认识,其医学实践也是始于对人类单基因病分子水平的特异性诊断。1978 年美籍华裔科学家简悦威(Yuet-Wai Kan)第一次利用DNA 多态性与致病基因的关联性,成功地对镰状细胞贫血进行了产前诊断,开创了基因诊断技术在临床应用的新时代。

从广义上说,凡是利用分子生物学技术对生物体 DNA 序列及其产物(RNA 和蛋白质)进行的定性、定量分析,统称为分子诊断(molecular diagnosis)。通常又将针对 DNA 的分子诊断称为 DNA 诊断或基因诊断(gene diagnosis)。从技术角度讲,目前的分子诊断方法主要是针对 DNA 分子的,涉及功能分析时,需定量检测 RNA(主要是 mRNA)靶分子,由于分析技术相对复杂,目前很少将蛋白质分子作为常规分析对象。DNA 和 mRNA 分子都是遗传信息的载体,遗传病的基因诊断就是分析这些遗传信息分子的序列,从而在分子水平上确定遗传病的病因所在。由于遗传基因的变异是引起人类单基因遗传病的根本原因,同时,变异的化学基础又几乎是独有的,故基因诊断是在源头上识别且具有高度的特异性。

遗传病基因诊断的前提是疾病表型与基因型关系已被阐明,开展遗传病的分子诊断必须了解相关基因的染色体定位、基因克隆和功能分析等一些基础知识。人类遗传病的表型是由个体的基因型决定的,故对遗传病的诊断也可理解为进行个体的基因分型。就基因诊断的一般内容而言,包括检测个体的基因序列的特征、基因突变分析、测定基因的剂量和拷贝数、基因表达产物分析以及检测是否存在外源基因等。在进行不同内容的基因诊断时,需选择适宜的技术,基因诊断技术大致可分为定性和定量分析两类技术。在遗传病诊断时,基因分型和检测基因突变一般采用定性分析,测定基因(染色体)拷贝数及基因表达产物常用定量分析。在检测外源感染性病原体(基因)时,定性分析可诊断其在人体存在与否,而定量分析则可确定其拷贝数(含量)。

二、基因诊断的基本流程

要实现对基因及基因表达产物的定性定量分析,主要涉及两个方面的技术:一是如何准确获得足够量的样品,二是如何对样品进行结构或含量的分析。

(一)获得待测样品的基本技术原理

获得样品的方式依据拟使用的分析技术而不同。如使用原位杂交等方法在细胞原位分析染色体的结构和变异,需要制备固定在支持物上的组织或细胞;如果采用 Southern 或 Northern 印迹方法分析某特定基因及其表达产物,需要收集组织或细胞样品,然后从中提取总 DNA 或 RNA;如果要分析某一特定的基因片段或其表达产物 mRNA 的序列是否改变,则最有效的方法是利用 PCR 技术直接从标本中扩增出待分析的片段,这项由美国科学家 Mullis 创建的技术可以检测到一根毛发、一个精子或一个细胞中的 DNA 分子,大大提高了分子诊断的敏感性。

(二)基因及其表达产物结构或含量的特异性分析

分子诊断中,确认 DNA 中是否存在某一特定序列最基本的方法,就是核酸分子杂交,又称为核酸分子探针技术。核酸分子杂交是利用碱基互补配对的原理,以已知的核酸片段作为探针,检测样本中是否存在及有多少与其互补的核酸序列。目前基因诊断常用的核酸分子杂交技术主要有:Southern 印迹杂交、Northern 印迹杂交、点杂交、等位基因特异性寡核苷酸分子杂交、原位杂交和 DNA 芯片技术等。此外,PCR 方法本身既是获取样品的手段,也是分析某一特定序列是否存在的间接方法。直接的 DNA 序列分析和其他 DNA 结构分析方法对于判定基因及其表达产物的结构异常将给出更为直接的证据。

(三)基因诊断的基本技术流程

基因诊断的基本技术流程包括样品的核酸抽提、目的序列的扩增、分子杂交和信号检测。在选择被测样品时,可根据材料来源和分析需要用基因组 DNA 或 RNA,后者可经反转录形成 cDNA。

三、基因诊断的应用

当人类基因组的信息与人类疾病的关系完全明确以后,基因诊断从理论上讲,可以用于协助所有直接或间接涉及基因结构改变的疾病诊断、预警和疗效预测。在人类基因组序列测定已经完成的今天,这仍将是十分遥远的目标。这里,以现有的遗传病诊断方法和临床意义为主,简单介绍基因诊断的应用范围。

(一) 辅助遗传病的临床诊断

在欧美发达国家,遗传病的基因诊断,尤其是单基因遗传病和某些恶性肿瘤等的诊断,已成为医疗机构的常规项目,并已形成市场化的商业化服务网络。针对单基因病(包括少数肿瘤)的确诊及症状前诊断,是遗传病基因诊断的主要应用领域,其他对象为一些可为被测者提供某些疾病风险评估意见的基因,如高血压发病相关的血管紧张素基因等。许多种类单基因病的基因变异类型、作用机制及相关的诊断技术已相当实用和成熟。

我国基因诊断的研究和应用始于20世纪80年代中期,目前已能开展对一些常见单基因遗传病,如珠蛋白生成障碍性贫血(地中海贫血)、甲型血友病、进行性肌营养不良症等一些单基因遗传病的基因诊断和以降低重型患儿出生率为目的的产前诊断,但遗传病分析和诊断体系尚在初步建立当中。

(二) 植入前遗传诊断

植入前遗传学诊断(preimplantation genetic diagnosis,PGD)是指对配子或移入宫腔之前的胚胎进行快速遗传学分析,筛选出健康配子或胚胎,以避免异常妊娠的一项技术。对遗传病高危人群进行PGD可以避免因遗传因素造成的反复流产,避免遗传病或出生缺陷患儿的出生。与传统的产前诊断相比,PGD既可以有效避免诊断操作所带来的流产、宫腔感染等并发症,又可以避免对异常胚胎进行治疗性流产,将孕妇的痛苦减少至最低限,并提高正常妊娠的概率。PGD技术目前主要用于阻断染色体病和为数不多的人类常见单基因病干预,相信PGD技术的进一步发展将对推动人类生殖健康,预防多种遗传性疾病的发生,发挥越来越大的作用。

(三) 遗传筛查

遗传筛查是指针对特定人群的系统检查,以期获得被检测群体中个体是否拥有某一特定疾病的基因型,从而为被检对象或其子女提供疾病易感性、患病风险的相关信息。遗传筛查可在新生儿、婚前或早中期孕期进行,以发现遗传病的基因携带者或症状前患者为目的。新生儿筛查可发现症状前患儿,及早采取相应的预防和治疗措施,延缓或阻断疾病的发生。成人的婚前或孕期筛查一般为杂合子筛查,其检测结果可以提供分析隐性遗传性疾病高风险家庭患病风险的信息,进行婚育指导,若胎儿为某种严重遗传病的纯合子,则可建议终止妊娠。遗传筛查是针对人类一些常见和有严重后果遗传病的群体预防计划的重要环节,因为涉及大人群样本的分析,选择廉价、可靠的测试方法是实施遗传筛查的基础。

(四) 其他疾病易感性预测性诊断

肿瘤或其他家族性疾病的发病与环境因素有着重要的关联,但在肿瘤等家族性疾病的家族聚集现象中,与肿瘤罹患体质有关的遗传因素已被认为是肿瘤发生的一个重要原因。肿瘤抑制基因和癌基因的发现是多年来肿瘤分子机制研究中的一项重要成果,在一些有明显遗传倾向的肿瘤中,这两类基因的突变与肿瘤发生有密切关系,这些基因的突变分析对于疾病诊断和预测肿瘤发生风险有一定的参考价值,是医学实践中进行遗传咨询非常有用的资料。

(五) 疗效评价及用药指导

遗传诊断还可应用于临床药物疗效的评价及提供指导用药的信息。人群中在对药物的反应存在着个体差异,致使药物的不良反应难以避免。因此,通过测定人体的这些基因多态性或其单倍型可以帮助我们预测药物代谢情况或疗效的反应性,从而制订针对不同个体的药物治疗方案,提高疗效,减少药物不良反应。目前,对药物代谢酶及其他相关的药物治疗靶点的基因多态性正在进行广泛深入的研究,阐明人类所有与药物代谢酶类及其他相关蛋白的编码基因遗传多态性状况,并设计出对其进行基因水平检测的方法用于医学实践,不会是人类遥远的理想。分子医学研究的进展和分子生物学技术的迅猛发展,将会给用药选择和剂量个体化描述美好的未来,为将来的临床药物治疗带来生机。

(六) 其他应用

1. 法医学个体认定　基因诊断在法医学上的应用,主要是采用 DNA 指纹技术进行个体认定,该方法已成为刑侦样品的鉴定、排查犯罪嫌疑人、亲子鉴定和确定个体间亲缘关系的重要技术手段。该方法快速、灵敏,可以对微量血痕、精液、唾液和毛发进行个体鉴定。

2. 病原体诊断　病原体种类繁多,包括病毒、细菌、真菌、支原体、衣原体、立克次体、螺旋体以及寄生虫等。病原体的基因诊断是针对病原体自身特异性核酸(DNA 或 RNA)序列的分子诊断。基因诊断的目的就是通过分子杂交和基因扩增等手段,去鉴定和发现这些独特的外源性基因组、基因或基因片段在人体组织中的存在,从而证实某种病原体的感染与否。基因诊断已经成为现代医学中病原学诊断的重要组成部分,它的出现是对临床医学中传统的病原学检测的一项有价值的补充。传统的病原学检测包括形态学观察、免疫学检测和培养等方法。它们都有各自的技术优势和应用范围,但同时又有局限性,如采用光学显微镜的形态学观察,难以胜任大量标本检测的要求;采用病原体的分离培养需要较长时间;采用免疫学方法检测抗体不能用于早期诊断等。

(沈　昕)

第四节　基因工程药物与疫苗

一、基因工程药物与疫苗概述

基因工程产品是指运用现代生物技术从动物(包括人体)、植物和微生物中获得有实际应用价值的基因(如药源基因),或通过基因操作技术得到具有更高药理活性的天然结构类似物或全新结构的基因,然后再将上述基因转入到体外培养的动物、植物和微生物细胞中,也可直接在动物、植物体内进行大量表达而制备得到生物活性更高、免疫原性降低、毒副作用更低的重组蛋白、疫苗、抗体和导向药物。即通过基因工程生产的治疗性药物。

按性质划分,广义的基因工程药物包括蛋白质多肽类药物和疫苗、核酸类药物和疫苗。前者主要包括基因工程细胞因子类、激素类、抗菌肽类、酶和酶抑制剂类、治疗性抗体类药物以及基因工程微生物、寄生虫和肿瘤疫苗,后者包括裸 DNA 基因药物、反义核酸类药物和核酸疫苗。

生产基因工程药物的基本方法是将目的基因用 DNA 重组的方法连接在载体上,然后将载体导入宿主细胞(微生物、哺乳动物细胞或人体组织靶细胞),使目的基因在宿主细胞中得到表达,最后将表达的目的蛋白提纯及做成制剂,从而成为蛋白类药物或疫苗。若目的基因直接在人体组织靶细胞内表达,就成为基因治疗。

二、国内外基因工程疫苗的研发概况

基因工程技术为制药业带来了革命,对人类社会产生了重大的影响,先进国家已开始对现有的重组药物进行分子改造,将天然蛋白质的活性中心人工合成,使其在体内外的稳定性、耐热性优于天然型蛋白质。基因工程疫苗也优于传统的疫苗。医药行业一直是朝阳行业,生物医药则是朝阳中的朝阳,年复合增长率达到15%以上,远超全球药品市场增长率以及全球GDP成长水平。相对于传统医药行业,生物医药产业的市场集中度较高,更有利于优势企业的发展壮大。

1982年美国Lilly公司首先将重组胰岛素投放市场,标志着世界第一个基因工程药物的诞生。迄今为止,已有200多种基因工程药物上市,近千种处于研发状态,形成一个巨大的高新技术产业,产生了不可估量的社会效益和经济效益。美国拥有500多个基因实验室,生物技术公司1300多家,其中300多家公开上市。市场资本总额超过3300多亿美元,预计到2025年,美国生物技术市场总额将达到2万亿美元。届时将占国民生产总量(GDP)的20%。

欧洲是生物技术革命的重要发源地之一,生物技术药品市场欧洲已占据了全球28%的份额。有300种蛋白药物进入临床实验,其中30多种已批准上市。据专家估计,欧洲生物技术产业在今后的5~10年内将同美国和日本展开激烈的竞争。

日本提出了"生物产业立国"的国家长远目标。现已上市的生物技术产品有30多种,其中80%是基因重组药物,正在研发的产品有40多种。主要有红细胞生成素、生长激素、粒细胞集落刺激因子、胰岛素、干扰素、Ⅷ因子、组织纤溶酶原激活剂等产品。

我国的基因工程药物和疫苗最近几年也有快速的发展,在医药工业收入同比增长中,生物制药表现突出。2005年我国规模以上的生物、生化制品的制造企业工业总产值累计达到300多亿元,比上年同期增长了37%,2006年生物技术总产值达400多亿元,预计到2015年总产值可达1200亿元。

近20年来,以基因工程、细胞工程、酶工程为代表的现代生物技术迅猛发展,目前全球正处于生物医药技术大规模产业化的开始阶段,预计2020年后将进入快速发展期,并逐步成为世界经济的主导产业之一。"十一五"我国把生物技术作为未来发展高技术的重点。2006年,国务院出台了《国家中长期科学和技术发展纲要(2006—2020年)》指出,未来15年,我国要在生物技术领域部署一批前沿技术,包括靶标发现、动植物品种与药物分子设计、基因操作和蛋白质工程、基于干细胞的人体组织工程和新一代工业生物技术等。这一部署为我国生物制药领域注入了一针兴奋剂。

三、基因工程蛋白质多肽药物及疫苗

(一) 基因工程蛋白质多肽药物

在人体内存在一系列含量较低,但生理活性很高,而且在人体代谢过程中起者重要调节作用的活性多肽类物质,如细胞因子、激素、抗体、溶栓和抗凝血药物等。这些物质在临床上可作为药物来治疗相应疾病,该类药物制剂通常来源于动物的脏器,生产方法复杂,成本高。而基因工程技术问世以来,可通过基因重组技术,由微生物进行生产。

1. 细胞因子类药物　细胞因子(cytokine)是由免疫原、丝裂原或其他因子刺激细胞所产生的低分子可溶性蛋白质,为生物信息分子,具有调节固有免疫和适应性免疫应答,促进造血、刺激细胞活化、增殖和分化等功能。细胞因子在体内含量很低,纯化困难,但利用基因工程技术,许多新细胞因子被发现和大量表达,目前有干扰素类、白细胞介素类、集落刺激因子、肿瘤坏死因子类、生长因子类等数十种细胞因子被批准上市用于肿瘤、感染和造血功能障碍等疾病治疗。

2. 激素类药物　激素是由内分泌细胞分泌的高效能活性物质。在体内含量很少,经血液循环到靶组织后作为一种化学信使或信号分子发挥专一的生理效应。按照化学结构激素可分为蛋白质多肽类激素和类固醇激素。目前基因重组激素批准上市的有生长激素、胰岛素、促卵泡激素、甲状旁腺激素等。

3. 抗体类药物 治疗性单克隆抗体(mAb)技术是目前国际生物技术领域开发的热点。但绝大部分的单克隆抗体为鼠源性,应用人体可引起排斥反应,减弱临床疗效。20世纪80年代诞生了基因工程抗体(GEAb),它是利用DNA重组技术及蛋白质工程技术,从基因水平对编码抗体的基因进行改造和装配,经导入适当的受体细胞后重新表达的抗体。如人-鼠嵌合抗体、人源化抗体、双特异性抗体及小分子抗体等。

4. 溶栓和抗凝血药物 溶栓药物的作用机制是通过激活血浆纤溶酶原,形成有活性的纤溶酶,后者催化血栓主要基质纤维蛋白发生水解,从而使血栓溶解。目前国内外已正式批准的主要溶栓药有:链激酶、纤溶酶原激活物、葡激酶、水蛭素等。

5. 其他活性蛋白类药物 目前应用于临床的药物还包括可溶性受体和黏附分子药物、抗菌类药物和骨形成蛋白等。

(二) 基因工程疫苗

传统疫苗主要包括减毒活疫苗(减毒的或无毒力活的病原微生物)、灭活疫苗(灭活的死疫苗)和用某些成分制成的亚单位疫苗(提取病原微生物有效免疫成分制成)。现代生物技术的发展为疫苗研制带来新的机遇。人们可以通过重组DNA技术克隆表达保护性抗原基因,利用表达产物或重组体制成疫苗,这就是基因工程疫苗(gene engineered vaccine)。

基因工程疫苗主要包括基因工程亚单位疫苗、基因工程载体疫苗、核酸疫苗、基因缺失疫苗和蛋白质工程疫苗,按照使用目的讲可分为基因工程病毒疫苗、细菌疫苗、寄生虫疫苗和肿瘤疫苗。

1. 病毒疫苗

(1) 基因工程亚单位疫苗:用DNA重组技术将编码病原微生物保护性抗原的基因导入原核或真核细胞中,使其高效表达、分泌保护性抗原肽,提取纯化后加入佐剂制成即纯化的基因工程表达的蛋白抗原,该疫苗免疫原性好,可消除病毒潜在的致癌性。采用该方法生产的亚单位疫苗较传统方法生产的亚单位疫苗安全性更高,使用面更广。例如,传统的血源乙肝疫苗是从感染者血清中分离提取HBsAg,其中可能会掺杂完整的乙肝病毒颗粒,具有一定毒性作用,基因工程亚单位乙肝疫苗则是将HBsAg基因导入载体,获得纯化的HBsAg蛋白,大大降低了毒副作用。该种疫苗安全性高,但免疫原性有待进一步加强。

(2) 载体疫苗:将保护性抗原基因重组到减毒或无致病性的微生物(载体)中,这类微生物感染机体后可表达相应的保护性抗原。这类疫苗多为活疫苗,免疫接种后重组体可在体内大量增殖产生目标抗原,从而使机体连续产生特异性免疫保护反应。并且载体本身还有免疫增强作用。常用的载体包括痘病毒、腺病毒载体以及卡介苗等。

(3) 核酸疫苗:是以编码保护性抗原的基因插入质粒DNA或RNA中,将其直接注入机体,使其能在哺乳动物细胞中表达的基因疫苗。由于RNA容易降解,一般使用DNA疫苗。而DNA疫苗又称为第三代疫苗,其易于制备、便于保存、可多次免疫,并容易制成多价疫苗,但仍存在一定的生物安全性问题。

(4) 基因缺失活疫苗:通过基因缺失突变使得病毒的毒力降低或消失,而不引起抗原性改变所制备的基因工程病毒活疫苗。这种疫苗突变性状明确、稳定、不易反祖。如目前使用的已去除与毒力相关基因的兽用伪狂犬病病毒疫苗。

2. 细菌及寄生虫疫苗 传统的细菌疫苗包括灭活菌苗、减毒活菌苗及亚单位成分疫苗。这些疫苗存在效价不高、需要多次免疫等缺点。随着现代分子生物学的发展,目前可通过构建突变株、构建重组细菌载体、人工合成多肽和制备核酸疫苗等途径获得新的细菌疫苗。包括霍乱菌苗、痢疾菌苗、伤寒杆菌疫苗、幽门螺杆菌疫苗、结核杆菌疫苗、肠出血性大肠杆菌菌苗等。

寄生虫病疫苗包括减毒疫苗、灭活疫苗、组分疫苗、合成及重组抗原疫苗和DNA疫苗等,其中疟疾疫苗和血吸虫疫苗是研究的热点,特别是部分疟疾疫苗已进入了临床研究阶段。

3. 肿瘤疫苗 是利用肿瘤细胞或肿瘤抗原物质诱导机体的特异性细胞免疫和体液免疫反应,以增强机体的抗癌能力,阻止肿瘤的生长、扩散和复发,因此又称为肿瘤特异性主动免疫治疗。包括以肿瘤细胞及其衍生物疫苗、肿瘤亚单位疫苗、肿瘤基因疫苗、核酸疫苗及抗独特型抗体疫苗,除治疗性疫苗外,目前还有研制预防性肿瘤疫苗,比如研究发现宫颈癌与乳头瘤状病毒感染有关,研制的乳头瘤状病毒疫苗是预防宫颈癌的有效一种预防性疫苗。

四、基因工程药物与疫苗的发展趋势及对策

目前,基因工程药物与疫苗的研制主要针对一些严重威胁人类健康的重大疾病。我国加入WTO 后,在基因工程药物和疫苗领域,我国需要大力开发具有自主知识产权的产品,并重视以下领域的研究和应用。

1. 从天然产物中筛选可供基因重组的药物 在天然活性物质研究方面,我国有一定基础,并对这些分子的突变体、缺失体做了大量创造性研究的工作。目前从深海或极端环境中提取活性物质,并对其进行人工改造和基因重组表达是研发创新药物的一条捷径。

2. 对现有的药物进行蛋白质工程改造 获得疗效更好、靶向性更明确的新药,对有治疗意义的活性蛋白或多肽进行分子修饰,一方面可避免药物开发的重复性,另一方面可提高现有基因工程药物的疗效和降低其毒副作用。

3. 加强基础和应用基础研究 通过功能基因组学的研究挖掘开发新基因、新蛋白作为基因工程药物和疫苗的候选分子。

4. 应用新的技术方法,发现新的药物靶标 将多种新技术和新方法运用到药物靶标的寻找和筛选,为新药的源头创新提供理论依据。

第五节 基因治疗

随着分子生物学的发展和基因定位及功能的鉴定,遗传病的病因逐渐被确定,由于某个或某些基因缺陷而导致。这使人们认识到:如果用正常基因去修补缺陷基因就可治疗遗传病,于是就产生了基因治疗的理论和实践研究。第一例真正意义上的基因治疗是用腺苷酸脱氨酶(ADA)基因来治疗 ADA 基因缺陷引起的严重复合型免疫缺陷症(SCID)患者。目前在人类基因组计划的完成和基因功能定位迅速发展的促进下,科学家对基因治疗的范围,从过去的单基因遗传病扩展到多基因遗传病,如恶性肿瘤、心脑血管病、神经系统疾病、代谢性疾病、自身免疫性疾病等。

早期的基因治疗是指将人的正常基因通过一定方式导入人体靶细胞以纠正基因的缺陷,从而达到治疗疾病目的的生物医学技术。目前,基因治疗的定义已经扩大,凡是采用分子生物学技术和原理,在核酸水平上展开的疾病治疗都可纳入基因治疗范围。因此广义的基因治疗为,将人的正常基因或有治疗作用的基因导入人体靶细胞,以纠正缺陷基因发挥治疗作用,或采取特定方式关闭、抑制异常表达基因,达到治疗疾病的方法。

一、基因治疗的策略和基本程序

随着对疾病本身的了解和新分子生物学方法的不断出现,目前开展的基因治疗方案中主要采取了以下一些策略:

1. 致病基因的原位置换 用正常基因置换染色体上突变(或错误)基因。对于由于某一单个基

因突变引起的遗传病,采取这种方法进行突变基因原位置换,既不破坏整个基因的结构,又可达到治疗疾病的目的,这是最理想的基因治疗策略。但目前基因打靶技术,即基因定点同源重组技术,还不能达到理想效果。

2. 基因的异位替代 在体外将正常基因转移到患者的宿主细胞,不追求原位置换,只要求治疗基因能够替代致病基因在体内表达出功能正常的蛋白质,目前基因治疗多采取这一策略。

3. 直接抑制有害基因的表达 如果明确某一疾病是由于某一基因的过度表达引起的,就可以向患者体内导入某一抑制基因或有抑制作用的核酸。如向肿瘤细胞内导入肿瘤抑制基因($p53$ 等),以抑制癌基因的表达,也可以用反义 RNA,siRNA、核酶、肽核酸等抑制过度表达的基因或降解对应的 mRNA,从而达到治疗疾病的目的。

4. 增强机体免疫能力的基因治疗 将抗体、细胞因子等基因导入肿瘤细胞以激活体内免疫细胞的活力,作为抗肿瘤治疗中的辅助治疗而达到目的。不论是直接还是间接提高患者机体免疫力,都会对抗病带来积极作用。

二、基因治疗的一般程序

基因治疗的基本过程包括四方面:选择基因;利用载体把目的基因导入到受体细胞表达;选择基因治疗的靶细胞;治疗基因表达的检测。

1. 治疗基因的选择 基因治疗是将正常基因代替致病基因,以在体内产生有正常功能的蛋白质为治疗目的。因此,细胞内基因理论上均可作为基因治疗的选择目标,只要搞清某种疾病的致病基因是什么,就可用作治疗性基因。

2. 将治疗性基因转入细胞内 大分子 DNA 不能主动进入细胞内,且容易被细胞内的酶水解。目前发展的基因转移系统主要有两大类:一是基因转移的非病毒方法,包括物理法(显微注射等)和化学法(脂质体融合等)及受体介导的内吞作用;二是基因转移的病毒方法,即将某些病毒经过人工改造用做携带治疗基因的载体,介导基因的转移。

3. 基因治疗的靶细胞 基因治疗所采用的靶细胞通常是体细胞,包括病变组织细胞或正常的免疫功能细胞。生殖细胞不能作为基因治疗的靶细胞,因为人类生殖生物学极其复杂,基因治疗的原则仅限患病个体,不能涉及人类下一代。人类体细胞有 200 多种,目前还不能对大多数体细胞体外培养,目前能成功用于基因治疗的靶细胞主要有:造血干细胞、皮肤成纤维细胞、肝细胞、肌细胞等。

4. 基因治疗表达的检测 在体外培养中,基因转染率很难达到 100%,故需要利用载体中的标记基因对转染细胞进行筛选。在较多表达载体中都有 neo 标记基因存在,若向培养基中加入药物 G418,进行筛选,最后只有转化细胞存活下来。且仍需检测转化细胞中外源基因的表达情况,只有稳定表达外源基因的细胞在病人体内才能发挥治疗作用。

三、基因治疗中目的基因的导入方法

由于 DNA 是超螺旋或开环结构,空间结构太大而不能主动进入细胞,因此必须借助一定方法将其导入。目前所用的基因转移方法可分为非病毒方法和病毒方法两大类。

1. 非病毒导入法 基因治疗中非病毒导入法有直接注射法、电穿孔法、脂质体法、阳离子多聚体法等。用这些方法转移的外源基因采用哺乳动物细胞表达载体,在真核细胞中的表达是暂时,因为它们不会整合入靶细胞的基因组中,所以比病毒载体携带的基因转移安全。但它们在靶细胞中存在时间有限,会被靶细胞降解而排除掉,因此需要像其他药物一样反复应用。

2. 病毒载体导入法 由于治疗基因不能主动有效地进入细胞,即使有部分 DNA 能进入细胞内,也会被宿主细胞内的核酸酶识别为外来物质而被水解掉,因此科学家们致力于寻找一种合适的载体,希望它能够:可以有效地进入靶细胞;具有可插入治疗基因的较大空间;好筛选标志;具有控制治疗基因表达的顺式作用元件。病毒是一种非细胞形态的生物体,具有靶细胞定向感染性好、宿主细胞寄生性两大特征。1968 年,Rogres 和 fuderer 最早将病毒载体用于基因转移的实验。DNA 病毒和 RNA 病毒都可以作为基因治疗的载体。野生型病毒基因组的编码区基因主要为其衣壳蛋白、酶和调控蛋白编码,而非编码区中则含有病毒进行复制和包装等功能所必需的顺式作用元件。野生型病毒必须经过改造,以确保其在人体内的安全后才能作为基因治疗的载体。改造的目的是切除病毒复制必需的基因和致病基因,原有必需基因的功能改由辅助病毒或包装细胞提供。另外,野生型病毒插入外源基因的大小不能超过自身基因组大小的 105% ~ 110%,所以必须去除病毒本身的序列后,腾出位置为治疗基因的插入提供空间。经过改造的病毒,保留了感染性,去除了致病性,成为介导治疗性基因进入细胞的良好载体。

四、基因治疗中的病毒载体

目前作基因转移载体的病毒有反转录病毒、腺病毒、腺相关病毒(AAV)、单纯疱疹病毒(HSV)以及新近发展起来的埃-巴二氏(EB)病毒和痘苗病毒等。不同类型病毒载体在治疗作用中具有不同优点和缺点,可依据基因转移表达的不同要求加以选择。

1. 反转录病毒载体 反转录病毒是正链 RNA 病毒,其基因组中有编码反转录酶和整合酶的基因,在这些酶的作用下病毒基因组 RNA 被反转录成双链 DNA,然后随即整合在宿主细胞的染色体 DNA 上,并长期存在于宿主细胞基因组中,这是反转录病毒作为载体区别于其他病毒载体的最主要优势。科学家们利用这一特性,将反转录病毒复制所需要的基因除去,代之以治疗性基因,构建成重组的反转录病毒载体。目前在所有基因治疗中,70% 以上应用的是反转录病毒作载体。其优点是:基因转移的效率高;细胞宿主范围较广泛;DNA 整合效率高于其他病毒载体。其缺点主要是安全性问题:患者有反转录病毒感染的可能,其整合的随机性,易破坏细胞的必须基因/抑癌基因,或激活原癌基因,引起肿瘤。

2. 腺病毒载体 腺病毒是一种 DNA 病毒,可引起人上呼吸道和眼部上皮细胞的感染。人腺病毒共包括 50 多个血清型,并根据其凝血特性分为 A-F6 个亚类,其中 C 亚类的 2 型和 5 型腺病毒在人体内基本上不致病,因此适合作为基因治疗用载体。其优点是:转染率高,病毒滴度高,且不能将外源基因整合到染色体基因组,安全性较肯定;对 DNA 包容量大。缺点是,基因组较大,构建载体较复杂,由于外源基因不能整合易丢失,治疗基因为短暂表达,且免疫原性较强。

3. 腺相关病毒载体 腺相关病毒是一种微小病毒属的单链 DNA 病毒,病毒基因组长 4600bp,包含 2 个基因,即 *rep* 和 *cap*,分别编码病毒复制和装配必需的蛋白,基因组两端为反向末端重复序列,是 AAV 病毒复制、整合好包装所需的顺式作用元件。其优点是:定点整合到 19q13.3,因此不会引起病人基因组破坏,载体简单,基因表达稳定。其缺点是:载体本身小,不能转移大的基因(2kb 左右)

4. 疱疹病毒载体 1-型单纯疱疹病毒(HSV-1)是一种线状双链 DNA 病毒,基因组长 152kb,包含 70 ~ 80 个基因。HSV-1 是引起人类反复发作型唇疱疹的致病原,它还可以感染并裂解多种类型细胞,并可在某些细胞(如感觉神经元)中进行潜伏感染,潜伏期可持续终生,因此用它构建载体关键是要考虑安全性。该载体特点:具有神经细胞长期存活的特性,适合神经系统疾病的基因治疗。病毒滴度高,外源基因容量大,不整合,可长期稳定表达。但缺点是有细胞毒性。

5. 痘苗病毒载体 主要特点是外源基因的容量大,由肿瘤特异性抗原、细胞因子或病毒致癌蛋白的基因和痘苗病毒参与构建重组疫苗,在临床应用中能有效激发机体的抗肿瘤免疫反应。但其结构和生物学特性复杂,临床应用安全性问题尚待探讨。

6. 其他病毒载体 可作外源基因转移和表达的载体病毒还包括:辛培斯病毒、巨细胞病毒、流感病毒载体等。此外由于现有病毒载体在基因转移中都不尽如人意,因此将两种或两种以上病毒载体加以组合,充分利用这些病毒的优点,以提高基因转移和表达效率。目前正在研究之中的有腺病毒或反转录病毒嵌合载体、腺病毒或腺相关病毒嵌合载体、单纯疱疹病毒或腺相关病毒嵌合载体等。

五、基因治疗的临床应用

(一) 遗传性疾病

1. 单基因遗传病的基因治疗 单基因缺陷引起的遗传病,由于其致病基因缺陷比较清楚,基本治疗方案是通过一定的方法把野生正常的基因导入到人体内,表达出正常的功能蛋白。例如,血友病 B 是由于凝血因子Ⅸ缺乏所致的出血性疾病,将Ⅸ因子与反转录病毒重组后转移到患者自体的皮肤成纤维细胞中,经过筛选得到高表达Ⅸ因子细胞株,与胶原混合后直接注射到患者腹部皮下,使患者血中Ⅸ因子浓度升高,出血症状减轻,8 年随访安全有效。

2. 代谢性遗传病 由于某种酶蛋白的缺陷,引起由该酶参与催化的物质的代谢途径紊乱。例如,人腺苷酸脱氨酶(ADA)缺陷引起严重联合免疫缺陷综合征,将反转录病毒介导 ADA 基因转入骨髓干细胞,并将其回输患者体内。

(二) 恶性肿瘤

1. 导入抑癌基因恢复其活性 人类大多数恶性肿瘤中都存在抑癌基因的失活,利用基因治疗技术将抑癌基因导入肿瘤细胞中表达。例如,我国自行研制的重组人 *P53* 腺病毒注射液,对中晚期喉癌、头颈部鳞癌都有较好疗效。

2. 封闭癌基因的过度表达 反义 RNA,合成 15～30 个碱基的靶序列的反义寡核苷酸,用于封闭与其互补结合的一段癌基因序列,阻止其过度表达。RNA 干涉,将对靶基因序列特异的 siRNA 导入哺乳动物细胞中,抑制癌基因表达。

3. 肿瘤的免疫调节基因治疗 当肿瘤发生时,机体主要通过特异性细胞免疫机制杀伤肿瘤细胞,细胞因子在其中亦发挥重要作用。因此,人们用 IL-2 等细胞因子转染成纤维细胞,经胶原包裹后,移植到荷瘤小鼠体内。也可用不同形式的肿瘤抗原致敏的树突状细胞(DC)体内注射后可诱导特异性抗肿瘤免疫应答。

4. 其他基因治疗 如自杀基因治疗或酶药物前体疗法、耐药基因治疗、抗血管生成基因治疗等。

(三) 心脑血管性疾病

1. 单基因遗传病 发病率较低,主要有家族性高胆固醇血症等,主要由某个基因突变和缺陷引起,基因治疗的靶基因明确,只要外源性基因在体内长期稳定表达,治疗就有效。

2. 多基因的心血管病 发病率高,如高血压、动脉硬化等,涉及多种基因结构表达和调控机制的改变,基因治疗方案复杂。

(四) 艾滋病

获得性免疫缺陷综合征(AIDS)是由于感染了人免疫缺陷病毒(HIV)感染 CD4$^+$细胞(T 细胞、巨噬细胞、DC 等)导致免疫系统抑制而导致的临床综合征。目前基因治疗可针对 HIV 生活周期不同阶段,用反义核苷酸封闭其 RNA 的表达。或将 gp120 蛋白的单链抗体基因导入 HIV 感染的细胞,使其与胞内 gp120 结合,阻止成熟病毒颗粒的形成等方法。但目前对于 AIDS 基因治疗的各种方案都还处于试验阶段。

第六节　分子生物学与现代医药学

近年来随着分子生物学理论与技术的飞速发展,为基础医药学研究提供了极其有利的武器,目前基因诊断、生物制药、神经内分泌和免疫调控等都是分子生物学在医药学中最重要的研究领域,本节主要对分子生物学在药物研究中的应用和医药生物技术产品进行重点讲述。

一、分子生物学在药物研究中的应用

药物是指能影响机体器官功能及细胞代谢活动的化学物质,其应用范围包括预防、诊断、治疗疾病及计划生育等诸多方面。药物的发现是个严格而复杂的过程,大致可分为临床前研究、临床研究和售后调研三部分。现代的分子生物学、遗传学提供了包括 DNA 序列和基因种类信息在内的大量生物学信息,不仅使我们对药物的作用靶点与发病机制之间的关系有了足够的认识,也使我们从更深的层面——基因分子水平上去认识生物界发生的一切,使药物的发现和开发进入了一个新的历史阶段,即以基因为基础的药物发现和开发阶段,为药物研究开辟了新的道路。

(一) 药物发展模式的变革

1. 传统药物发现模式　目前应用的药物基本上是以改善症状作为基本评价标准。药物的发现过程归纳为随机发现和定向筛选发现。

2. 现代药物发现策略　合理药物设计是依据药物发现过程中基础研究所揭示的药物作用靶点,即受体,再参考其内源性配基或天然药物的化学结构特征,寻找和设计合理的药物分子,以发现既选择性作用于靶点又具有药理活性的先导化合物,或根据靶点的三维结构直接设计活性配基的过程。

3. 未来药物发展模式　确证作为靶点的基因→药物后选的靶点→动物模型验证→动物毒理学实验→调查新药→Ⅰ期临床→Ⅱ期临床→Ⅲ期临床→新药应用→Ⅳ期临床→发现致病相关基因的一个循环验证模式。

(二) 药物靶点与药物发现

药物作用的靶点(target)即广义的受体,是生物体的细胞膜上或细胞内的一种特异性大分子结构。药物和信息分子能与有关受体大分子的关键部位(受点)特异性结合,生成可逆性复合物,并进一步启动功能性变化,如开启细胞膜上的离子通道,或激活特殊的酶,从而导致生理药理变化。

1. 分子生物学提供新的药物靶点　目前有两条重要途径:一是以信号分子作为药物设计的靶点,二是以内源性活性物质调节信号传导作用的分子机制。基于机制的药物设计(MBDD)是根据疾病的发病原因和药物防治疾病的机制,针对其关键环节和限制性步骤,同时考虑药物在体内的转运与代谢来设计化学药物。人类基因组计划的启动和完成,增加了我们对靶点的选择范围。人类整个基因组的基因数量在 3 万~4 万之间,其中 90% 以上的基因功能尚不知道,在这些基因序列中,出现了大约 5000 个药物作用靶点。到目前为止,已有上千个靶点类蛋白被克隆化,如何将那些未知功能的基因转化为有治疗前景的药物靶点也尤为重要。现代分子生物学技术可为我们提供有效的分子靶点,除了蛋白产物以外,基因本身有可作为药物的靶点。

2. 分子生物学技术在药物靶点的确认与验证中的应用 常用于发现和验证药物靶点的分子生物学技术主要有:全长 cDNA 文库构建、差异基因的表达、转基因与基因打靶技术、反义技术、RNAi 技术、蛋白质组学等。

3. 分子生物学技术在药物筛选中的应用 从众多化合物中挑选出有生物活性的先导化合物的过程,称为筛选。近年来,根据组合化学理论设计的各种化合物文库开始用于药物筛选,其中可放大的生物文库的建立和应用,以及高通量自动化药物筛选技术的出现,意味着大批量的化合物可在很短时间内快速地进行筛选。用于药物筛选的主要新技术有:高通量筛选技术、生物芯片(biochip)技术、基因工程制备筛选模型-重组受体、转基因动物模型、组合化学技术等。

二、医药生物技术产品的研究进展

医药生物技术包括两方面内容:一是利用生物体作为生物反应器,按人们意志来研究生产出医药生物技术产品;二是利用生物技术来改进或创造出新的诊断、治疗、预防疾病的方法。医药生物技术产品是指应用现代生物技术生产的用于人类疾病的诊断、治疗、预防以及发病机制研究等方面的产品。

1. 基因工程药物 1982 年,基因公司开发的基因工程人胰岛素推向市场,是第一个问世的重组人体蛋白类药物。1986 年,第一个基因工程重组乙肝疫苗由默克公司开发成功。目前,全世界近 30 种基因工程药物面市,还有近 500 种生物制剂正在进行临床实验,2000 多种处于前期的实验室研究阶段。

2. 基因治疗药物 人类基因病有 4000 多种,基因缺陷是造成 30% 儿童死亡、25% 生理缺陷和 60% 成年人疾病的原因。因此,基因治疗有广阔的应用前景。基因治疗在各发达国家都表现出极大的重视,全球有 100 多家生物技术公司参与基因治疗研究。目前美国 FDA 已批准 600 多个基因治疗方案,治疗疾病涉及多种。

3. 反义核酸药物 是 20 世纪 80 年代出现的一种以抑制基因表达为目的的基因治疗药物。它是根据碱基互补原理用人工合成或生物合成的特定互补 DNA、RNA 片段,在复制、转录和表达 3 个水平上抑制或封闭基因表达。反义核酸药物对肿瘤、遗传病、传染病的防治具有重要意义。

4. 治疗用抗体 20 世纪 80 年代之后,伴随着单克隆抗体技术及基因工程抗体技术在全世界的广泛普及,出现为数众多的针对各种微生物抗原或人类蛋白质的单克隆抗体。90 年代中期以后,随着基因工程抗体技术的发展,鼠源抗体的人源化改造成为可能,为开发人用治疗用单克隆抗体奠定了基础。

5. 新型疫苗 1986 年美国 FDA 批准的基因工程乙肝疫苗成分中只有乙型肝炎病毒表面抗原,副作用小,安全性好,被称为第二代乙型肝炎疫苗,是迄今基因工程最成功的例子之一。20 世纪 90 年代,基因工程疫苗的研究热点转向癌症疫苗和艾滋病疫苗。及后出现的第三代疫苗——多价疫苗及新一代核酸疫苗在多个领域发展起来。

6. 生物芯片 主要是通过微加工技术和微电子技术在固体芯片表面构建的微型生物化学分析系统,以实现对细胞、蛋白质、DNA 以及其他生物组分的准确、快速、大信息量的检测。常用的生物芯片有:基因芯片、蛋白质芯片和芯片实验室。1996 年美国成功研制出生物芯片,随后还成立了基因分析协会,全面推动这项技术的应用。

7. 人类基因组计划和蛋白质组学研究 人类基因及其功能的相继被阐明,将使能够搜索各种疾病的异常基因变得简单,并加速基因治疗的进程,同时为开发新药提供了大量的信息。蛋白质组学研究通过对正常个体及病理个体间的蛋白质组比较分析,可找到某些疾病特异性的蛋白质分子,可成为新药物设计的分子靶点,也可提供疾病早期诊断标志。

8. 基因诊断　应用分子生物学技术可以检查人体某些基因结构或表达的变化或者检测病原体基因组在人体内的存在,从而达到诊断疾病或监控基因治疗效果的目的,这一过程称为基因诊断。基因诊断主要是将分子生物技术用于诊断疾病,可以达到前所未有的特异性强、灵敏度高、简便快速的目的。

9. 新的诊断试剂和诊断技术　酶联免疫吸附试验(ELISA),对于疾病诊断、评价治疗效果及判断预后起了非常重要的作用。单克隆抗体技术已用于疑难病症(如肿瘤)的诊断和治疗。聚合酶链反应(PCR)技术,是目前最敏感的诊断技术之一。用酶和荧光物质标记的 DNA 探针,对现代的重组 DNA 技术从研究室进入临床起了促进作用。

思考题:↘
_____

1. 简述基因工程药物与疫苗的种类。
2. 简述基因工程多肽类药物的种类。
3. 简述基因工程病毒疫苗的种类。
4. 简述基因治疗的原理。
5. 简述基因治疗的一般程序。
6. 什么是药物靶点?
7. 简述分子生物学提供药物新靶点的途径。

(肖　凌)

第五篇 病 理 学

第二十七章 疾 病 概 论

第一节 健康与疾病的概念

疾病是相对人类健康而言,两者是正常生命现象的对立统一。长期以来人类为自身的健康同疾病进行着不懈的斗争,对疾病的认识随之不断提高,对健康的理解也日趋全面。但是,至今人们仍很难对"健康"和"疾病"这两个医学中重要的基本概念做出清晰、明确而又比较公认的定义,因此本章仅就目前的认识水平给予阐述。

一、健　　康

健康(health)是医学中的一个重要概念。长期以来人们认为"不生病"、"无病痛"就是健康。世界卫生组织(WHO)关于健康的定义是:"健康不仅是没有疾病或病痛(infirmity),而且是一种躯体上、心理上和社会上的完好状态(state of complete well-being)"。根据这个定义,健康不仅仅是拥有强壮的体魄,而且还要有健全的心理精神状态和对社会较强的适应能力,即包括生理健康、心理健康和社会适应良好三个方面。

心理健康和生理健康可相互影响,心理不健康可伤害身体,甚至引起身体疾病。心理健康的人,应具有较好的自控能力,自我感觉良好,情绪稳定,积极情绪多于消极情绪,能保持心理上的平衡。人格是完整的,自尊、自爱、自信而且有自知之明。在自己所处的环境中有充分的安全感,能保持正常的人际关系,能受到别人的欢迎和信任。

世界卫生组织上述关于健康的定义具有高度的概括性,目前已受到广泛的认同。

健康的标准不是绝对的,而是相对的。不同的地区、不同的群体、不同的年龄阶段,健康的标准是有差异的。随着社会的发展和进步,健康水平的内涵也会不断发展。为使社会上的每个公民都能享受到卫生保健,达到健康的目的,必须动员全社会,使每个人都增强健康意识,积极参与到保障社会大众健康的工作中去。

二、疾　　病

(一)疾病

疾病(disease)是机体在一定的条件下由病因与机体相互作用而产生的一个损伤与抗损伤斗争有规律的过程。在此过程中,机体发生一系列功能、代谢和形态结构的改变,临床出现许多不同的症状、体征和社会行为的异常,以及对环境的适应能力降低和劳动能力减弱,甚至丧失。或者说疾病是机体在一定的条件下受病因损害后,因机体自稳态调节(homeostasis)紊乱而发生的异常生命活动过程。

随着科学技术的不断发展,人们对疾病的认识还在不断的深入,理解在不断地更新:随着生物医学模式向生物-心理-社会医学模式的转变,人们开始重视心理因素和社会因素在疾病发生中的作用;随着人类疾病与基因关系的深入研究,人们认识到疾病发生发展的本质涉及基因的作用,要彻底明确和根治疾病的发生,必须从分子生物学和分子遗传学入手去寻找解决办法。因此从分子基因水平上去探索疾病的发生发展成为新世纪医学研究的主题。

症状是指患者主观上的异常感觉,如头痛、头晕、恶心、呕吐等。

体征是指疾病时客观检查的异常变化,如肺部啰音、心脏杂音、肝脾大等。

(二)病理过程和病理状态

病理过程(pathological process)是指存在于不同疾病中共同的、具有内在联系的功能、代谢和形态结构的异常变化。如炎症、发热、休克、心力衰竭等都是病理过程。相同的病理过程可以发生在某些不同的疾病中;相反一种疾病可出现几种不同的病理过程。如炎症可以发生在小叶性肺炎、结核病、风湿病等不同疾病中;而小叶性肺炎可出现炎症、发热、心力衰竭等不同的病理过程。

病理状态(pathological state)是指相对稳定或者发展较慢的局部形态变化,常是病理过程的后果,如损伤后形成的瘢痕。

三、亚 健 康

亚健康(sub-health)由前苏联学者布赫曼于20世纪80年代中期提出,后来被许多学者的研究所证实,近年来成为医学研究的热点之一。亚健康是指身体介于健康与疾病之间生理功能低下的状态,又称"慢性疲劳综合征"或"第三状态"。此时机体处于非病、非健康并有可能趋向疾病的状态,故有学者称其为诱发病状态。

第二节 病 因 概 论

病因学(etiology)是研究疾病发生的原因和条件的科学,主要回答"为什么会发病"的问题。

一、疾病发生的原因

疾病发生的原因是指作用于机体的众多因素中,能引起某一疾病并赋予该疾病特征不可缺少的特异性因素,简称病因,又称致病因素。任何疾病都是由一定的致病因素引起的,不同疾病由不同的病因引起,没有病因的疾病是不存在的。引起疾病的原因多种多样,一般分为以下几大类:

1. 生物性因素 是比较常见的一类病因,主要包括病原微生物(如细菌、病毒、真菌、立克次体、螺旋体等)和寄生虫(如原虫、蠕虫)等。致病特点是:它们通过一定的途径侵入体内,作用于不同的部位,引起具有一定特异性的病变;其致病作用除与病原体的数量、侵袭力、毒力的强弱及其逃避宿主攻击的能力有关外,也与机体的免疫功能等条件有着密切的关系。

2. 物理性因素 包括机械力、高温、低温、电流、电离辐射、大气压的改变等。致病特点是:大多数物理性致病因素只引起疾病的发生,在疾病的进一步发展中它们本身不再继续起作用;引起疾病潜伏期一般较短或根本没有潜伏期;其致病作用对机体各器官、组织没有明显的选择性;具有一定的强度;与作用的部位和作用的时间长短等有关。

3. 化学性因素　包括强酸、强碱、一氧化碳、氰化物、有机磷农药、生物性毒物及某些药物等。致病特点是：与化学物质的浓度和强度、是否被机体吸收、作用部位和整体的功能状态等有关；对机体器官、组织有一定的选择性损伤作用，如 CCl_4 主要引起肝细胞中毒；在整个发病过程中都起作用，但进入人体后，其致病性常发生改变，可被体液稀释、中和或被机体组织解毒。

4. 机体必需物质的缺乏与过多　会引起生理功能上的改变，并且可能因此而发病，严重时甚至导致死亡。这些物质包括维持生命活动的一系列基本物质（如氧、水）、各种营养物质（如糖、蛋白质、脂肪、维生素、无机盐）、某些微量元素（如铜、锌、硒）等。

5. 遗传性因素　其致病作用主要表现在两个方面。一是通过遗传物质基因的突变或染色体畸变而引起遗传性疾病（如血友病、先天愚型）；二是由于机体某种遗传上的缺陷，使后代有容易发生某种疾病的倾向，即所谓具有"遗传素质"，并在一定的环境因素作用下，机体发生相应的疾病（如高血压、糖尿病、消化性溃疡），这种现象称为遗传易感性。

6. 先天性因素　是指能够损害正在发育的胚胎和胎儿的有害因素。由先天性因素引起的疾病称为先天性疾病。如妊娠早期患风疹时，风疹病毒可损害胎儿引起先天性心脏病。

7. 免疫性因素　包括：①异常的免疫反应（变态反应或超敏反应），如某些药物、食物等引起的过敏性休克、支气管哮喘、荨麻疹；②自身免疫性疾病，是某些个体能对自身抗原发生免疫反应，并引起自身组织的损伤，如系统性红斑狼疮、类风湿关节炎、溃疡性结肠炎；③免疫缺陷病，是因体液免疫或细胞免疫缺陷所引起，如人类免疫缺陷病毒（HIV）感染可引起获得性免疫缺陷综合征（AIDS）。

8. 精神、心理、社会因素　近年来随着生物医学模式向生物-心理-社会医学模式的转换，精神、心理、社会因素引起的疾病越来越受到重视。精神、心理因素对机体各器官系统的活动起重要作用，与人们的日常生活和某些疾病的发生、发展及转归有着密切的关系。长期的不良精神和心理因素，如紧张忧虑、怨恨愤怒、悲伤失望、恐惧等，可引起神经、内分泌功能紊乱及免疫功能的异常，从而促进或加剧了神经症、溃疡病、原发性高血压、冠心病等疾病的发生发展。社会因素包括社会制度、社会环境和生活劳动卫生条件等，对人类健康和疾病的发生发展有着重要影响。研究社会因素对健康和疾病的影响，有利于促进人民健康水平的提高。

二、疾病发生的条件

疾病发生的条件主要是指在那些能够影响疾病发生的各种体内外因素。虽然它本身不能直接引起疾病，但可以促进或阻止疾病的发生。例如，结核杆菌是引起结核病的原因，是必不可少的因素；而营养不良、过度疲劳等，常可作为条件而促进结核病的发生和发展。如果仅有结核杆菌侵入人体，而不具备这些条件，也可以不发生结核病。因此，原因常在一定的条件作用下而致病。但是，无论条件如何重要，若只具备条件而没有原因的作用，疾病就不会发生。有些疾病的发生似乎是不需要条件存在即可发生，如切割伤、电机伤、烧伤等。

能加强病因作用而促进疾病发生发展的因素称为诱因。如肝硬化患者因食管静脉曲张破裂出血而发生上消化道大出血时，可致血氨突然增高而诱发肝性脑病；妊娠、体力活动、过度过快输液、肺部感染等可作为诱因可诱发心力衰竭。与病因相比，诱因更易于防止和消除，因而在疾病的防治中具有较大意义。

当发现某一因素与疾病明显相关，但又难以区分是病因还是条件时，称为危险因素，如高脂血症、高血压、吸烟等是动脉粥样硬化的危险因素。

此外，不同年龄和性别也可作为某些疾病的条件。如小儿易患呼吸、消化系统传染病，而老年人易患恶性肿瘤、动脉粥样硬化；女性易患胆石症、癔症、甲状腺功能亢进症等，而男性易患胃癌、肺癌等。

需要明确的是,疾病发生发展中原因和条件是相对的。同一因素对某一疾病来说是原因,而对另一种疾病则可能为条件。如营养不足是营养不良症的原因,而营养不良使机体抵抗力降低,又成为某些疾病(如结核病)发生的重要条件之一。因此,正确认识和区别疾病的原因和条件在疾病发生发展中的作用,对于防治疾病具有重要的意义。

第三节　疾病过程中的一般规律

发病学(pathogenesis)是研究在原始病因作用于机体后,疾病发生发展过程中的一般规律和共同机制。

不同原因引起的疾病在发生发展过程中有着不同的特殊规律,但又存在着共同的基本规律。

一、损伤与抗损伤

在疾病过程中始终贯穿着两类反应:一是原始病因引起的以及在以后连锁反应中继发出现的损伤性反应,二是机体对这些损伤所产生的包括生理性防御反应和代偿作用在内的各种抗损伤反应。损伤和抗损伤反应之间相互依存又相互斗争的复杂关系是推动疾病不断发展演变的基本动力。在疾病中损伤与抗损伤反应常常同时出现、不断变化(图27-1)。

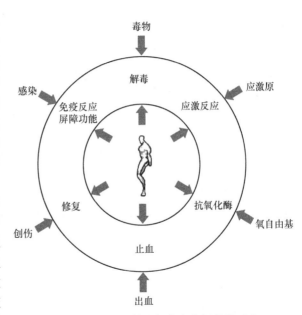

例如,烧伤与高温引起的皮肤、组织坏死,大量渗出引起的循环血量减少、血压下降等变化属损伤性变化,与此同时体内出现白细胞增加、微动脉收缩、心率加快、心排血量增加等抗损伤反应。如果损伤较轻,通过各种抗损伤反应和恰当的治疗,机体即可恢复健康;反之,如果损伤较重,各种抗损伤反应无法与之抗衡,又无恰当、及时的治疗,则

图27-1　疾病时体内损伤与抗损伤的反应

病情恶化。由此可见,损伤与抗损伤贯穿于疾病的全过程,双方作用力量的对比决定着疾病的发展方向和转归。

损伤与抗损伤之间无严格的界线,有些变化可有双重作用,并且可以相互转化。例如,炎症局部的变质属于组织损伤反应,而渗出和增生则属于抗损伤反应。但是若渗出物过多或增生过度时,压迫而影响器官功能,则转化为损伤性反应。因此,在临床疾病的防治过程中,应尽量减轻和消除损伤反应,保护和加强抗损伤反应;而一旦抗损伤反应转化为损伤反应时,则应全力消除或减轻它,促使病情稳定、好转而痊愈。

二、因　果　交　替

在疾病的发生发展过程中,因果交替规律是指在原始病因作用下机体发生一定的变化,这些

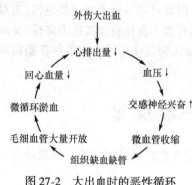

图 27-2　大出血时的恶性循环

变化一方面作为原始病因引起的结果,另一方面又可能在一定的条件下转化为新的原因,引起新的变化,而后者再转化为原因,再引起新的变化,如此原因与结果交替作用,形成一个螺旋式的发展过程,在这个过程中,每一环节既是前一种变化的结果,同时又是后一个变化的原因。以外伤大出血为例,说明其发展过程中的因果交替规律。

在不同的疾病或同一疾病的不同状态下,因果交替规律的发展,常可形成恶性循环(vicious cycle),从而使疾病不断恶化,直到死亡(图 27-2)。但如经过恰当的治疗,在疾病的康复过程中也可形成良性循环,从而促进机体的康复。

三、局部与整体

任何疾病,基本上都是整体疾病,而各组织、器官和病因作用部位的病理变化,均是全身性疾病的局部表现。在疾病过程中局部与整体通过神经和体液的途径相互影响、相互制约。例如,肺结核的病变主要在肺,但常有发热、食欲缺乏及红细胞沉降率加快等全身反应;另一方面,肺结核也受全身状态的影响,当机体的抵抗力增强时,肺部病变可以局限化甚至痊愈;抵抗力降低时,肺部病变可以发展,甚至播散到其他部位,形成新的病灶。正确认识疾病过程中局部和整体的关系,对于采取正确的医疗措施具有重要意义。

第四节　疾病的转归

不同疾病有不同的结局,相同疾病可有不同的结局,这与病因作用于机体后发生的损伤与抗损伤反应力量的对比和治疗是否及时、正确有关。表现有康复(rehabilitation)和死亡(death)。

一、康　复

1. 完全康复　是指疾病时所发生的损伤性变化(功能、代谢和形态结构)完全消失,机体的自稳调节恢复正常,功能代谢完全恢复正常,临床症状和体征完全消退。临床上,大多数疾病可完全康复,有的传染病完全康复后还使机体获得特异的免疫力。

2. 不完全康复　是指疾病时的损伤性变化(功能、代谢和形态结构)得到控制,但基本病理变化尚未完全恢复正常,机体通过代偿性机制来维持相对正常的生命活动。主要症状消失。不完全康复后,一方面为疾病的复发留下隐患,当机体免疫力下降或外界环境的剧烈变化使机体抗损伤减弱时可引起疾病的重新发生;另一方面则可能留下某种不可修复的病变或后遗症,如风湿性心瓣膜病等。因此,不完全康复的人,实际上仍应作为患者对待,给予适当的保护和照顾。

二、死　亡

传统的观念认为,判断死亡的标志是心跳和自主呼吸的永久性停止。死亡是一个过程,包括:①濒死期(临终状态),是死亡前的垂危阶段。病人脑干以上的神经中枢处于深度抑制状态,各种功能明显障碍。表现体温下降、反应迟钝、意识模糊或消失、心跳减弱、血压降低、呼吸不规则,有时大小便失禁。此期持续时间不一,可几分钟、几小时或达几天。②临床死亡期,此期患者延髓以上的神经中枢处于深度的抑制状态,表现为各种反射消失、心跳呼吸停止。从外表上看,生命活动已停止。但在一定的时间内,组织细胞中仍然保持着微弱的物质代谢过程,如能及时抢救,可望复苏成功。③生物学死亡期,是死亡的不可逆阶段。中枢神经系统及其他器官系统的代谢和功能相继停止,并逐渐出现尸冷、尸僵、尸斑,最后尸体腐败。

近年来随着复苏(resuscitation)技术的普及与提高、器官移植的开展,对死亡有了新的认识,认为死亡是机体作为一个整体的功能永久停止,但是并不意味着各器官组织同时均死亡。因此,提出了脑死亡(brain death)的概念。目前一般均以枕骨大孔以上全脑死亡作为脑死亡的标准,一旦出现脑死亡,就意味着人的实质性死亡。因此脑死亡成了近年来判断死亡的一个重要标志。

判断脑死亡的标准是:

(1) 呼吸心跳停止,特别是自主呼吸停止。

(2) 不可逆性深昏迷,无自主性肌肉活动,对外界刺激完全失去反应。

(3) 脑干神经反射消失,如瞳孔对光反射、角膜反射、咳嗽反射、吞咽反射等。

(4) 瞳孔散大、固定。

(5) 脑电波消失,呈平直线。

(6) 脑血液循环完全停止,经脑血管造影或颅脑多普勒超声诊断证明。

脑死亡的提出,对确定终止复苏抢救的界限和正确判断死亡的时间具有重要的意义。脑死亡一旦确立,就意味着在法律上已经具备死亡的合法依据,为器官移植创造了良好的时机和合法的根据,用此种供体器官移植给受体者效果较佳。而且及时终止无效的抢救,可减少经济和人力消耗。因此,用脑死亡作为死亡标准是社会发展的需要,也是对死者的尊重。脑死亡作为判断死亡的标志将逐渐取代传统死亡概念,但确定脑死亡一定要十分慎重。

思考题:↘

1. 疾病发生的原因有哪些?

2. 举例说明疾病发生、发展过程中的因果转化规律。

(熊 凡)

第二十八章　细胞和组织的适应、损伤与修复

第一节　细胞和组织的适应

一、萎　缩

萎缩(atrophy)是指发育正常的器官、组织或细胞的体积缩小,可以伴发细胞数量的减少。

(一)类型

萎缩有生理性萎缩和病理性萎缩两种。生理性萎缩是生命过程中的正常现象,有些组织和器官当机体生长发育到一定阶段时将逐渐萎缩,如青春期后胸腺组织的逐渐萎缩、更年期后的性器官萎缩等。病理性萎缩按其发生原因,可表现为全身性萎缩或局部性萎缩。

1. 全身性萎缩　由于机体摄入蛋白质等营养物质不足,或虽然摄入足量的营养物质,但因疾病使营养物质消耗过多(如慢性消耗性疾病及晚期肿瘤)而引起的全身性萎缩。

2. 局部性萎缩　由于某些局部因素影响发生局部组织和器官的萎缩。常见的有:①营养不良性萎缩,动脉血液供应减少引起供血区的组织长期缓慢缺血而发生萎缩,如动脉粥样硬化症慢性缺血所致的心、脑、肾营养不良性萎缩。②压迫性萎缩,因组织与器官长期受压所致,如肾盂积水、脑积水长期压迫肾、脑实质引起的压迫性萎缩。③失用性萎缩,因组织与器官长期不活动,功能减退和代谢降低所致,如骨折后肢体长期被石膏绷带固定而不活动引起的失用性萎缩。④神经性萎缩,因神经、脑或脊髓损伤所致的肌肉萎缩,如脊髓灰质炎患者因脊髓前角运动神经元损伤导致所支配的肢体肌肉萎缩。⑤内分泌性萎缩,因腺垂体肿瘤或缺血性坏死,靶器官缺乏正常刺激而引起的甲状腺、肾上腺及性腺萎缩等,如西蒙综合征。

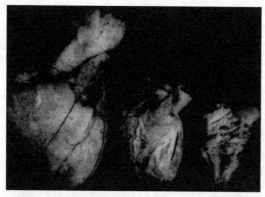

图28-1　心脏的萎缩及肥大(中为正常心脏,右为萎缩的心脏,左为肥大的心脏)

(二)病理变化

萎缩器官或组织体积缩小、重量减轻、颜色变深呈褐色。当萎缩伴有间质结缔组织增生时,质地可变韧。例如,心脏萎缩时体积缩小,心壁变薄,其表面冠状动脉因心脏缩小而弯曲如蛇行状(图28-1)。镜下,萎缩器官的实质细胞体积缩小或兼有细胞数目减少,间质结缔组织略有增生。萎缩细胞胞质浓缩,核深染,胞质中常可见褐色颗粒,称脂褐素(lipofuscin)。当这种脂褐素明显增多时,器官可呈棕褐色,故有褐色萎缩之称。电镜下萎缩细胞的细胞器如线粒体、内质网等减少,但自噬泡增多。自噬泡可将细胞器碎片进行消化,不能被消化的物质则形成残存小体,即光镜下的脂褐素颗粒。

（三）后果

萎缩器官、组织和细胞的功能常有不同程度降低。如肌肉萎缩时收缩力降低；脑组织萎缩时,智力和记忆力减退；腺体萎缩时分泌减少等。萎缩一般是可复性的,原因解除后,萎缩的器官和组织可以逐渐恢复；如病因持续存在,甚至加重,则萎缩细胞将逐渐消失而不能复原。

二、肥　　大

细胞、组织和器官体积的增大,称为肥大(hypertrophy)。组织和器官的肥大,通常是组成的细胞体积增大所致,而细胞体积增大的基础主要是其细胞器增多。细胞肥大通常具有功能代偿意义,多属于代偿性肥大。如骨骼肌和心肌是不具分裂能力的永久性细胞,只能以代偿性肥大适应其工作负荷的增加。由激素引起的肥大称为内分泌性肥大。细胞肥大导致由其组成的组织和器官体积增大、重量增加和功能增强。因代偿而肥大的器官超过其代偿限度时便会失代偿,如肥大心肌的失代偿引发心力衰竭。

三、增　　生

实质细胞的增多称为增生(hyperplasia),增生可使该组织器官体积增大。细胞增生时常伴细胞肥大。细胞增生常与激素和生长因子的作用有关。生理和病理情况下都可发生,如女性青春期乳腺和妊娠期的子宫均属生理性增生；雌激素水平过高所致的子宫内膜和乳腺增生则属病理性增生。

四、化　　生

一种分化成熟的组织因受刺激因素的作用而转化为另一种分化成熟组织的过程,称为化生(metaplasia)。化生常发生于同源性的组织细胞之间,是具有分裂增生和多向分化的细胞或干细胞横向分化的结果。

常见的化生类型有：①鳞状上皮化生,柱状上皮(如子宫颈管)、假复层纤毛柱状上皮(如支气管黏膜)、移行上皮等化生为鳞状上皮(图28-2)。②肠上皮化生,萎缩性胃炎时胃黏膜腺上皮发生的肠上皮化生。③间叶组织化生,在间叶组织中,纤维组织可化生为软骨组织或骨组织(如骨化性肌炎时的骨组织形成)。

化生的生物学意义利害兼有,一方面适应了内外环境的改变,具有保护作用；另一方面化生往往丧失了原有组织的结构和功能,有的甚至还可发展为肿瘤。

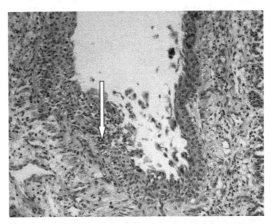

图 28-2 慢性支气管炎支气管黏膜假复层柱状上皮发生鳞状上皮化生

第二节　细胞和组织损伤

造成细胞损伤的原因很多,可以归纳为：缺氧、理化因素和药物因素、生物因子、营养失衡、内分泌因素、免疫反应、遗传变异、衰老、社会-心理-精神因素和医源性因素等。根据损伤程度及形态特征,可分为变性和坏死两类。其中变性一般为可逆性损伤,坏死为不可逆性损伤。

一、变　性

可逆性损伤(reversible injury),旧称变性(degeneration)是指细胞或细胞间质受损伤后因代谢发生障碍所致的某些可逆性形态学变化。表现为细胞内或细胞间质内有各种异常物质或是正常物质的异常蓄积,并伴有功能下降。

变性一般是可复性改变,当原因消除后,变性细胞的结构和功能仍可恢复。但变性持续加重时则难以恢复可发展为坏死。常见的变性有以下几种:

(一)细胞水肿

细胞水肿(cellular swelling)主要表现为细胞体积增大,胞质内水分含量增多。也称水变性(hydropic degeneration)。

原因:引起细胞水肿的原因通常是感染、中毒和缺氧。

发生机制:除线粒体能量代谢异常、细胞膜钠泵受损使细胞膜对电解质的主动运输功能发生障碍外,还可能与细胞膜直接受损所致通透性增高有关。

病理变化:肉眼观察,病变器官体积肿大,包膜紧张,切面隆起,边缘外翻,颜色较苍白,似沸水烫过,故又称之为混浊肿胀(cloudy swelling)(图28-3)。镜下,变性细胞体积胀大,胞质内出现许多红染颗粒(图28-4)。

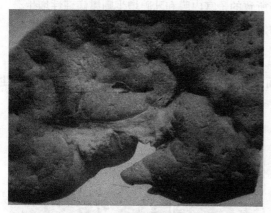

图28-3　肝细胞水肿(大体)
肝大,切面隆起,边缘外翻,色灰白混浊无光泽,似沸水煮过

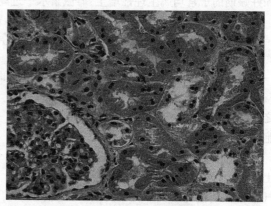

图28-4　肾小管上皮细胞细胞水肿
近曲小管上皮细胞体积胀大,胞质内出现许多红染的颗粒

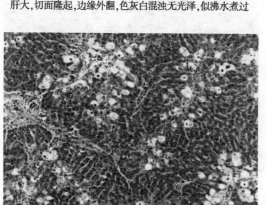

图28-5　肝细胞水肿
气球样变 肝细胞肿胀,胞质淡染、清亮

电镜下这些颗粒主要是肿胀的线粒体和扩张的内质网。严重时细胞体积肿大更明显,胞质除水分增加和线粒体肿胀外,内质网可解体、离断和发生空泡变;细胞胞质异常疏松透亮,细胞肿胀体积超过正常细胞的2~3倍,形如气球,故有气球样变之称(图28-5)。如病毒性肝炎时的肝细胞气球样变性。

后果:细胞水肿常为细胞的轻度或中度损伤,可引起器官功能降低,如心肌水肿可致心肌收缩力降低。但当原因去除后,细胞可恢复正常。如病变进一步发展,则可能引起脂肪变性甚或坏死。

（二）脂肪变性

正常情况下非脂肪细胞胞质内出现脂滴或脂滴明显增多时，称为脂肪变性（fatty degeneration）。这些脂滴在常规石蜡切片过程中，被乙醇、二甲苯溶解而残留境界清楚的空泡。如做冰冻切片，苏丹Ⅲ染色，脂滴则呈橘红色；若用锇酸染色，则呈黑色。

病理变化：脂肪变性常见于肝、心、肾等实质脏器，其中以肝最为常见。

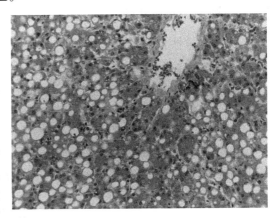

图 28-6　肝脂肪变性
肝细胞胞质内出现大小不等的脂肪空泡

1. 肝脂肪变性　肉眼观察，肝体积肿大，色淡黄，包膜紧张，边缘钝，切面有油腻感。镜下，肝细胞内有大小不等脂肪空泡，散在分布于胞质中，严重时可融合为一大空泡，并将核推向一侧，形似脂肪细胞。（图28-6）。

2. 心肌脂肪变性　心肌在正常情况下可含少量脂滴，脂肪变性时脂滴明显增多。肉眼观察，一般无明显改变，重者色略呈淡黄。在严重贫血时，可见心内膜下尤其是乳头肌处出现平行的黄色条纹，与正常心肌的暗红色相间排列，状似虎斑，故有虎斑心之称。

结局：轻度脂肪变性常不影响脏器的功能，严重者可导致功能障碍。如严重肝脂肪变性，长期持久时可导致肝硬化；严重心肌脂肪变性可引起心功能不全。脂肪变性也是一种可复性病变，原因去除后可以恢复；若病因持续作用，则可导致细胞坏死。

（三）玻璃样变性

在细胞或间质内出现红染、均质、半透明的蛋白性物质，称为玻璃样变，又称透明变性。常见的有以下三类：

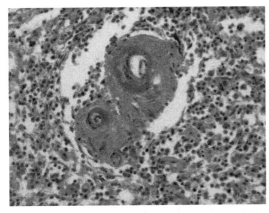

图 28-7　脾中央动脉硬化
脾中央动脉玻璃样变，管壁呈均质性增厚（HE 染色呈
红色），管腔变狭窄

1. 结缔组织玻璃样变　常发生于增生的结缔组织内，如陈旧纤维瘢痕组织、纤维化的肾小球及动脉粥样斑块等。肉眼观察，病变组织呈灰白色半透明，质地致密坚韧，弹性消失。镜下，结缔组织中胶原纤维增粗、融合，细胞成分减少，形成均质的梁状或片状结构。

2. 血管壁玻璃样变性　常见于高血压时肾、脑、脾及视网膜等处的细动脉。由于高血压时细动脉持续痉挛，使内膜缺氧，通透性增高，血浆蛋白渗入内膜，在内皮细胞下凝固成无结构的均匀红染物质。同时，内皮细胞分泌的基底膜样物质也有所增多。这些改变使细动脉管壁增厚、变硬，管腔狭窄，甚至闭塞，称为细动脉硬化（图28-7）。

3. 细胞内玻璃样变　指细胞内出现玻璃样小滴，亦称细胞内玻璃样小滴变性。常见于肾小球肾炎（肾病综合征）或其他疾病伴有大量蛋白尿时，漏出的蛋白可被近曲小管上皮细胞吞饮，并在胞质内形成圆形红染的玻璃样小滴。乙醇中毒性肝病时，肝细胞胞质内常可出现不规则形条索状或团块状、红染、均质的玻璃样物质，称 Mallory 小体。

（四）黏液样变性

组织间质内出现类黏液的积聚，称为黏液样变性（mucoid degeneration）。常见于间叶组织来源的肿瘤、急性风湿病时的心血管壁、粥样硬化的主动脉壁和甲状腺功能低下时的真皮及皮下组织（黏液样水肿，指压可回复）等。

（五）病理性色素沉着

有色物质（色素）在细胞内、外的异常蓄积称为病理性色素沉着（pathologic pigmentation），如含铁血黄素、黑色素沉积。

（六）病理性钙化

在骨和牙齿以外的软组织内出现固体性钙盐沉着，称为病理性钙化（pathological calcification）。沉着的钙盐主要是磷酸钙，其次为碳酸钙。肉眼可见钙盐沉着处呈白色石灰样坚硬的颗粒或团块。

二、细胞死亡

细胞受到严重损伤或其他原因而累及细胞核时，呈代谢停止、结构破坏和功能丧失等不可逆变化，称细胞死亡。主要有坏死和凋亡两种类型。

（一）坏死

活体内局部组织、细胞的死亡称为坏死（necrosis）。

1. 基本病理变化　细胞核的变化是细胞坏死的主要形态学标志，表现为：①核固缩（核浓缩），由于坏死细胞核水分脱失，核液减少，核染色质凝集，浓染，核体积缩小，边缘皱缩。②核碎裂，核膜破裂，核染色质崩解成小块，分散在胞质中。③核溶解，核染色质被 DNA 酶分解而淡染或溶解消失（图28-8）。

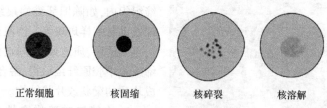

正常细胞　　核固缩　　核碎裂　　核溶解

图28-8　细胞坏死后核的变化

此外坏死细胞胞质红染、胞膜破裂，进而解体消失；间质内胶原纤维肿胀、崩解，与基质共同液化。最后坏死组织呈现一片模糊、无结构、红染的颗粒状物质。

2. 类型　根据形态变化及发生原因，坏死可分为以下四种类型：

（1）凝固性坏死：其特点是坏死组织呈凝固状态。肉眼观察，坏死组织较干燥、坚实，呈灰白色或灰黄色。光镜下坏死组织细胞结构消失，但组织结构的轮廓在一段时间内仍隐约可见。常见于心、肾、脾等实质脏器的缺血性坏死（梗死）。干酪样坏死是凝固性坏死的特殊类型。最常见于结核病。由于坏死组织分解比较彻底，光镜下坏死组织结构消失，呈一片模糊的颗粒状红染物。肉眼上质地松软，色淡黄、状似干酪，故名干酪样坏死。

（2）液化性坏死：其特点是坏死组织迅速发生分解、液化成混浊液体状。最常见于脑组织坏死，称为脑软化。又如炎性渗出物中有大量中性粒细胞时，由于中性粒细胞崩解释放出大量蛋白水解酶，可将坏死组织溶解液化，形成充满黏稠脓汁的脓肿（图28-9）。

（3）坏疽：较大面积坏死并伴不同程度腐败菌感染，坏死组织呈黑褐色者称为坏疽。腐败菌分解坏死组织，产生硫化氢，后者与血红蛋白中分解出来的铁离子结合，形成黑褐色的硫化铁，使坏死组织呈黑褐色。坏疽可分为以下三种类型：

1）干性坏疽：多发生在四肢，特别是下肢远端。常见于动脉粥样硬化、血栓闭塞性脉管炎时，此时动脉阻塞，肢体远端可发生缺血性坏死。但由于静脉回流仍通畅，加之体表水分逐渐蒸发，坏死肢体局部可干燥而收缩，呈黑褐色。由于病变局部干燥，不利于腐败菌生长，因此病变发展缓慢，与周围健康组织有明确分界线，腐败菌感染一般较轻（图28-10）。

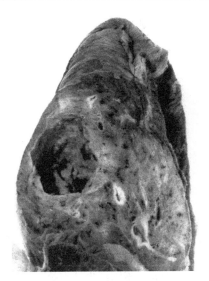

图28-9 肺脓肿（液化性坏死）

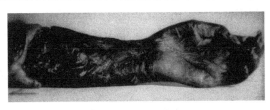

图28-10 肱动脉粥样硬化引起前臂的干性坏疽

2）湿性坏疽：多发生于与体表相通的内脏如子宫、肺、肠等，也见于既有动脉阻塞又有静脉淤血的四肢。由于局部坏死组织含水分多，适合腐败菌生长繁殖，故腐败菌感染严重，局部肿胀明显，呈乌黑色或黑绿色，与健康组织间的分界线常不明显。坏死组织经腐败菌分解，可产生吲哚、粪臭素等而发出恶臭。坏死组织腐败产生的分解产物和毒素被吸收后，可引起严重全身中毒症状。

3）气性坏疽：是由产气荚膜杆菌、恶性水肿杆菌等厌氧菌引起的一种特殊类型的湿性坏疽。见于深部肌肉开放性外伤合并厌氧菌感染。厌氧菌分解坏死组织，产生大量气体，使坏死区呈蜂窝状、棕黑色，有奇臭，按之有捻发音。气性坏疽发展迅猛，毒素吸收多，后果严重。

（4）纤维素样坏死：是间质胶原纤维（结缔组织）和小血管壁的一种变性（坏死形式），旧称纤维素性变性。病变局部组织结构消失，形成一堆境界不甚清晰的颗粒状、小条或小块状无结构物质，呈强嗜酸性红染，其形态和染色特点都很像纤维素，故得名。

3. 结局 按坏死发生的部位、范围以及有无感染，可有以下几种结局：

（1）溶解吸收：范围较小的坏死，由于坏死组织本身及坏死灶周围中性白细胞释放各种水解酶的作用，可使坏死组织溶解、液化，并经淋巴管吸收。

（2）分离排出：皮肤黏膜的坏死组织可脱落，形成局部组织缺损，称为溃疡。肺、肾等内脏组织坏死后，液化的坏死物可经支气管或输尿管排出，留下空腔，称为空洞。

（3）机化：坏死组织不能溶解吸收，也未分离排出者，可由周围健康组织长入新生毛细血管和成纤维细胞所组成的肉芽组织，并逐渐取代坏死组织，最后形成瘢痕组织。这种由肉芽组织取代坏死组织的过程，称为机化（organization）。

（4）纤维包裹、钙化和囊肿形成：较大的坏死灶不能完全机化时，则由周围新生的结缔组织将其包裹，称为纤维包裹。其中的坏死组织，部分可被吸收，部分可有钙盐沉着而发生钙化。也可液化而形成囊肿，囊内有淡黄色澄清液体。

（二）凋亡

见第三十八章。

第三节　损伤的修复

机体对细胞和组织损伤造成的缺损进行修补恢复的过程称为修复（repair）。

一、再生性修复

再生（regeneration）分为生理性再生和病理性再生。生理性再生是指生理过程中，许多组织、细胞不断衰老死亡，同时又有同种组织和细胞通过细胞的分裂、增生补充更新。如皮肤鳞状上皮表层细胞不断角化脱落，又由基底层细胞不断增生补充；子宫内膜周期性脱落，又从基底部增生恢复以及血细胞衰老后不断新生补充等。

病理性再生是指在病理状态下，细胞或组织受损坏死后，发生的再生。如炎症引起的细胞死亡与组织缺损，在愈合过程中由邻近健康细胞增生修复。

机体各种组织、细胞的再生能力不一，一般分化程度低的组织比分化程度高的组织再生能力强，平时易遭受损伤的组织和经常进行更新的组织再生能力也较强。按再生能力可将人体细胞分为三类：

1. 不稳定细胞　再生能力较强。在正常情况下不断进行增生，以补充衰老而死亡的细胞，如表皮细胞、淋巴细胞、造血细胞、黏膜及腺体的上皮等。

2. 稳定细胞　在正常情况下不分裂增生，因为这些细胞的生存期较长，可达数年或更长，只有在遭受损伤或某种刺激情况下才发生再生。如肝、肾、胰腺、唾液腺、皮肤的汗腺、皮脂腺以及间叶组织细胞（如成纤维细胞、骨母细胞、软骨母细胞、平滑肌细胞、内皮细胞等）。

3. 永久性细胞（固定细胞）　缺乏再生能力，神经细胞属此类。中枢神经细胞或周围神经的神经节细胞损伤后，皆永久丧失而不能再生。若神经细胞未坏死，仅神经纤维损伤，则仍可再生。骨骼肌或心肌细胞再生能力很弱，受损后基本上由瘢痕修复。

二、纤维性修复

（一）肉芽组织

肉芽组织（granulation tissue）即旺盛增生的幼稚结缔组织，主要由新生毛细血管和成纤维细胞构成。因在肉眼观常呈鲜红色，颗粒状，质地柔软，似鲜嫩肉芽，故名肉芽组织。

1. 肉芽组织的结构　镜下，肉芽组织由下列三种成分构成：①新生毛细血管，常由损伤组织周围毛细血管以生芽方式增生形成。新生毛细血管常向创面垂直生长，并以小动脉为轴心，在其周围形成襻状弯曲的毛细血管网，与成纤维细胞构成小团块，突出于创面，构成红色颗粒状肉芽。②成纤维细胞，在新生毛细血管之间有大量成纤维细胞。③炎性细胞，肉芽组织内常有不同程度炎细胞浸润，包括中性粒细胞、单核细胞、淋巴细胞、浆细胞和嗜酸粒细胞等。肉芽组织早期不含神经纤维，故无痛觉（图 28-11）。

2. 肉芽组织的作用及结局　肉芽组织在损伤修复中有重要作用：①抗感染及保护创面。②填补创口和组织缺损。③机化或包裹坏死组织、血栓、炎性渗出物和其他异物。

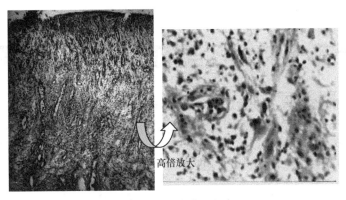

高倍放大

图 28-11　肉芽组织
由新生的毛细血管、成纤维细胞及各种炎细胞构成

（二）瘢痕组织

瘢痕（scar）组织是指肉芽组织经改建成熟所形成的纤维结缔组织。

1. 瘢痕的结构　肉眼观：呈灰白色,半透明,质地坚韧,缺乏弹性。镜下可见瘢痕组织由大量平行或交错分布的胶原纤维束组成,呈均质、红染的玻璃样变性。纤维细胞及血管稀少。

2. 瘢痕对机体的影响　概括为两个方面。

（1）对机体有利的方面：①填补伤口或缺损,使组织器官保持完整性；②大量胶原纤维使瘢痕组织比肉芽组织的抗拉力强度要大,从而使组织、器官保持其坚固性。

（2）对机体不利的方面：①瘢痕收缩,可致关节挛缩,活动受限；在有腔器官可造成器官变形或腔室狭窄,如胃溃疡瘢痕收缩可致幽门梗阻。②瘢痕性粘连可造成器官之间或器官与体腔壁之间发生粘连,影响其功能。③器官内广泛损伤导致广泛纤维化和玻璃样变,可发生器官硬化。④瘢痕组织过度增生并突出于皮肤表面,甚至形成肿瘤样肿块,称"瘢痕疙瘩"（keloid）。

思考题：

患者,女,35 岁,10 年前,曾因行剖宫产手术,术后刀口感染,经 1 个月余才愈合,起初局部形成一个 5cm×3cm 大小、红褐色、质地柔软、稍隆起的长条状组织,随后慢慢皱缩,质地变硬,色泽逐渐呈灰白色,但刀疤中部逐渐变薄、隆起约 5cm×2cm,且随腹压的变化明显隆起或凹陷。体查：下腹部有一长约 5cm,宽约 2cm 刀疤；表面失去正常皮肤的色泽和纹理结构,呈光亮、较薄、无毛发生长、明显高起于周围皮肤的隆起区。

讨论：

1. 患者的刀口出现了哪种创伤愈合？请分析其发生和演变过程。

2. 产生了何种并发症？为什么？

（熊　凡）

第二十九章 局部血液循环障碍

正常的血液循环向各器官、组织输送氧和各种营养物质,同时又不断从组织中运走二氧化碳和各种代谢产物,以保持机体内环境稳定和各器官代谢、功能活动正常运行。一旦血液循环发生障碍,并超过神经体液调节范围时,就会影响相应器官和组织的代谢、功能和形态结构的改变,出现萎缩、变性、坏死等,严重者甚至导致机体死亡。

第一节 充血和淤血

充血和淤血都是指局部组织血管内血液含量的增多。

一、充 血

因动脉血量流入过多所引起器官或局部组织的充血,称为动脉性充血,又称主动性充血,简称充血。

1. 原因 凡能引起细动脉扩张的原因,都可引起局部器官和组织的充血。细动脉扩张是神经体液因素作用于血管,使血管舒张神经兴奋性增高或舒血管活性物质释放的结果。

2. 病理变化 动脉性充血的组织、器官内小动脉和毛细血管扩张,含血量增多,致使局部轻度肿胀,颜色淡红或鲜红,温度升高,功能增强。

3. 结局 在多数情况下,动脉性充血对机体是有利的,由于局部血液循环加快,氧及营养物质供应增多,促进物质代谢,增强功能。个别情况下,如脑充血时会引起头痛、头晕等,甚至可在原有血管病变(如动脉硬化、脑血管畸形等)的基础上,导致血管破裂出血。

二、淤 血

局部器官或组织由于静脉血液回流受阻,血液淤积于毛细血管和小静脉而发生的充血,称为静脉性充血,又称被动性充血,简称淤血(congestion)。它可以发生于局部,也可发生于全身。

(一) 原因

引起静脉性充血的常见原因有以下几点:

1. 静脉管腔阻塞 如血栓形成、栓塞或静脉炎引起的静脉壁增厚所致管腔狭窄等,血液不能充分地通过侧支回流时就会出现淤血。

2. 静脉受压 使其管腔变狭窄或闭塞,血液回流受阻导致器官或组织淤血。

3. 静脉血液坠积 静脉内血液因受重力作用,躯体下垂部位的静脉血液回流困难,发生下垂部位静脉性充血,如久立的下肢、久病卧床患者贴近床侧肺发生静脉性充血。

4. 心力衰竭 二尖瓣瓣膜病和高血压等引起左心衰竭时,可导致肺淤血;肺源性心脏病等引起的右心衰竭,可导致人循环淤血。

(二) 病理变化

肉眼观,静脉性充血的组织和器官,由于血液的淤积,脏器肿大,包膜紧张,边缘钝圆,质地柔韧,切面常有大量血性液体涌出;局部呈紫红色,在体表则呈紫蓝色,即发绀。发生于体表部位的静脉性充血,该处的体表温度下降。镜下,淤血组织内小静脉、细静脉及毛细血管扩张,管腔内充满大量血液,有时还伴有组织水肿及淤血性出血。

(三)后果

1. 组织水肿或浆膜腔积液 由于毛细血管内压力升高,以及组织缺氧,血管壁通透性增高,血管内的液体漏出,潴留于组织间隙形成组织水肿或潴留于浆膜腔形成积液。

2. 出血 由于淤血时组织的严重缺氧,使血管壁的通透性明显增高,红细胞遂从血管壁漏出,发生淤血性出血。

3. 组织细胞萎缩、变性及坏死 由于长期淤血缺氧,组织内氧化不全的代谢产物堆积,可使实质细胞发生萎缩、变性,甚至坏死。

4. 间质纤维组织增生 由于长期淤血,实质细胞萎缩消失,间质纤维组织以及组织内原有的网状纤维可以融合变成胶原纤维,导致淤血性硬化。

(四)重要器官淤血

1. 肺淤血 左心衰竭时,左心腔内压力升高,阻碍肺静脉回流,造成肺淤血。肉眼观,肺体积增大,重量增加,呈紫红色,质地较实。切面可有暗红色血性或淡红色泡沫状液体流出。镜下可见肺小静脉及肺泡壁毛细血管高度扩张充血,肺泡腔内可有水肿液,形成肺水肿及漏出性出血。当肺泡腔内的红细胞被巨噬细胞吞噬后,红细胞内的血红蛋白转变成棕黄色颗粒状的含铁血黄素,这种含有含铁血黄素的细胞称为心力衰竭细胞。心力衰竭细胞可见于肺泡腔内和肺间质内(图29-1)。患者有明显的气促、缺氧、发绀,咳出大量浆液性粉红色泡沫状痰等症状。

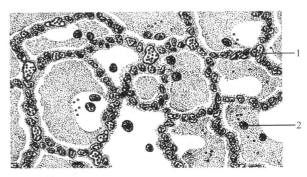

图 29-1 肺淤血
1. 肺泡壁毛细血管扩张;2. 肺泡腔内心力衰竭细胞,周围为水肿液

2. 肝淤血 右心衰竭时,可发生肝淤血。

肉眼观,肝脏体积增大,重量增加,包膜紧张。切面呈红(淤血)黄(脂肪变性)相间的花纹状结构,状似槟榔的切面,故称槟榔肝。镜下,肝小叶中央静脉及其附近的肝血窦高度扩张淤血,小叶中央带的肝细胞发生萎缩甚至消失,小叶周边带的肝细胞可发生脂肪变性(图29-2)。

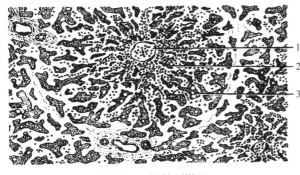

图 29-2 慢性肝淤血
1. 中央静脉及周围肝窦扩张;2. 肝小叶中央肝细胞萎缩或消失;
3. 肝小叶周边肝细胞脂肪变

第二节 出 血

血液自心血管腔逸出至组织间隙、体腔或体表,称为出血。按血液逸出的机制可将出血分为破裂性出血和漏出性出血两种。

一、破裂性出血

破裂性出血由心脏或血管壁破裂引起。引起血管壁破裂的原因很多,创伤为常见原因;亦见于一些引起心脏或血管病变的疾病,如动脉粥样硬化症等;局部组织病变,如溃疡、结核性空洞等侵蚀破坏血管亦可引起出血。

二、漏出性出血

漏出性出血是由于小血管壁(毛细血管前动脉、毛细血管和毛细血管后静脉)的通透性增高,血液通过扩大的内皮细胞间隙和损伤的血管基底膜而缓慢地漏出血管外。

第三节　血栓形成

在活体的心血管内,血液发生凝固或有形成分发生析出、黏集,形成固体质块的过程,称为血栓形成(thrombosis)。所形成的固体质块称为血栓(thrombus)。与血凝块不同,血栓是在血液流动状态下形成的。

一、血栓形成的条件和机制

血栓形成涉及心血管内皮、血流状态和凝血反应三方面的改变。

(一) 心血管内皮细胞的损伤

心血管内膜损伤时,内皮细胞发生损伤及脱落,使内皮下胶原暴露,血小板于此黏附、聚集,并释放出多种促凝物质,促进凝血过程。同时,内皮下胶原暴露,使Ⅶ因子活化,损伤的内皮释放组织因子,启动内源性和外源性凝血系统,从而引起凝血过程,形成血栓。在心脏,血栓见于风湿性和亚急性感染性心内膜炎的病变瓣膜和心肌梗死区的心内膜;在血管,血栓多发生于动脉粥样硬化斑块溃疡的基础上,动脉炎、静脉内膜炎常合并血栓形成。

(二) 血流状态的改变

当血流缓慢及涡流形成时,血小板得以进入边流,黏附于内膜的可能性增大。涡流产生的离心力和血流缓慢都会损伤内皮细胞,内皮下胶原暴露,可触发内源性凝血和外源性凝血。另外,血流缓慢时,已被激活的凝血因子在局部浓度升高,亦有利于血栓形成。

(三) 血液凝固性增高

血小板或凝血因子增多,纤溶系统活性降低,血液处于高凝状态,这样易于在全身发生多发性血栓。

二、血栓形成过程和血栓的形态

血栓形成过程是从血小板黏附于内膜下裸露的胶原开始的,血小板黏附于内膜损伤处再彼此黏集,与此同时,内源性和外源性凝血系统启动,产生大量纤维蛋白多聚体,后者和粘连蛋白共同使黏集的血小板堆牢固地黏附于受损内膜表面,不再离散,形成镜下均匀一致、无结构的血小板血栓,这是血栓形成的第一步。此后血栓的发展以及血栓的形态、组成和大小都取决于局部血流速度和血栓发生的部位。血栓可分为以下几种类型:

(一) 白色血栓

白色血栓(pale thrombus)在血流较快的情况下形成,主要由于内皮细胞损伤,血小板黏附于受损内皮表面,不断聚集并逐渐增大而形成。肉眼观,呈灰白色,表面粗糙有波纹,质硬,与管壁黏着紧密不易脱落。镜下,白色血栓由许多聚集呈珊瑚状的血小板梁构成,其表面有许多中性粒细胞黏附,形成白细胞边层。血小板梁之间由于被激活凝血因子的作用而有纤维蛋白网形成,其网眼中含有少量红细胞。白色血栓见于心脏、动脉内膜以及静脉血栓的起始部。

(二) 混合血栓

混合血栓(mixed thrombus)多发生于血流缓慢的静脉,常以瓣膜囊(静脉瓣近心端)或内膜损伤处为起点,血流经该处时在其下游形成涡流,引起血小板黏集,形成静脉血栓的头部(白色血栓),当一个白色血栓增大到一定程度时,血管腔发生一定程度的狭窄,使其下游的血流发生旋涡,从而形成多个小梁状白色血栓,小梁间血液几乎停滞,被激活的凝血因子可达到足够浓度,血液乃发生凝固,可见红细胞被裹于纤维蛋白网架中(图29-3)。这种由小梁(白色)及红细胞(红色)交错构成的血栓为混合血栓,常成为静脉内血栓的体部。肉眼观呈灰白色和红褐色相间的层状结构。

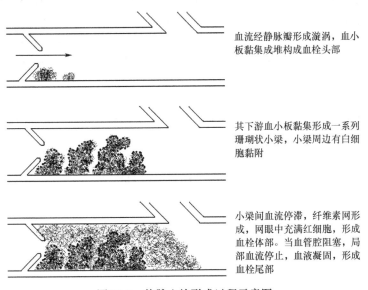

血流经静脉瓣形成漩涡,血小板黏集成堆构成血栓头部

其下游血小板黏集形成一系列珊瑚状小梁,小梁周边有白细胞黏附

小梁间血流停滞,纤维素网形成,网眼中充满红细胞,形成血栓体部。当血管腔阻塞,局部血流停止,血液凝固,形成血栓尾部

图 29-3　静脉血栓形成过程示意图

(三) 红色血栓

发生在血流极度缓慢或血流停滞之后,混合血栓逐渐增大阻塞管腔,局部血流停滞,血液则迅速发生凝固,形成暗红色凝血块,此为红色血栓(red thrombus)。构成静脉内延续性血栓的尾部。

肉眼观,呈暗红色,新鲜的红色血栓湿润,有一定的弹性,和血凝块相似;陈旧的红色血栓由于水分被吸收,变得干燥,易碎,失去弹性,并易于脱落造成栓塞。镜下,在纤维蛋白网眼内充满大量血细胞。

（四）透明血栓

透明血栓（hyaline thrombus）发生于微循环血管内，只能在显微镜下见到，又称微血栓，主要由纤维蛋白构成，见于弥散性血管内凝血。

三、血栓的结局

血栓形成后，将发生以下几种演变：

（一）溶解、吸收

血栓形成后，纤溶系统被激活，开始降解纤维蛋白。血栓内白细胞崩解后释放的溶蛋白酶也使血栓发生溶解，变成细小颗粒被血流冲走或被吞噬细胞吞噬，小的血栓可完全溶解吸收而不留痕迹。

（二）软化、脱落

较大的血栓，可发生部分软化，溶解，在血流冲击下，整个血栓或血栓的一部分，可脱落形成血栓栓子，随血流运行至它处，引起该部位血管的阻塞，即栓塞。

（三）机化与再通

血栓形成后，若纤溶系统活性不足，血栓存在较久时则发生机化。在血栓附着处，有新生的肉芽组织形成并逐渐替代血栓。机化的血栓和血管壁紧密相连，不易脱落。在血栓机化的同时，由于血栓收缩，使血栓内或血栓与血管壁之间出现裂隙，此后内皮细胞通过再生覆盖裂隙表面而形成新的管腔，使血流重新通过。这种使已阻塞的血管重新恢复血流的过程，称再通（re-canalization）。

（四）钙化

如血栓未溶解吸收或机化时，钙盐可在血栓内沉积，使血栓部分或全部成坚硬的质块。在静脉内形成静脉石。

四、血栓对机体的影响

当血管损伤破裂时，血栓形成，有利于止血；炎症病灶周围小血管内的血栓形成，可防止病原蔓延扩散。因此，在一定条件下，血栓形成对机体有积极的防御性意义。然而，在多数情况下，血栓会对机体造成不利的影响。

（一）阻塞血管

动静脉血栓会阻塞血管，其后果取决于器官和组织内有无充分的侧支循环。在缺乏或不能建立有效侧支循环的情况下，动脉血栓会引起相应器官的缺血性坏死。静脉侧支循环丰富，在较大静脉血栓形成时，其远端引起淤血、水肿，偶见出血性梗死。

（二）栓塞

血栓脱落成为栓子，随血流运行引起栓塞。

（三）心瓣膜变形

心内膜炎时，心瓣膜上较大的赘生物和因赘生物机化可引起瓣膜纤维化和变形，从而造成瓣口狭窄或关闭不全。

（四）出血

弥散性血管内凝血时，微循环内广泛的血栓形成，消耗大量凝血因子和血小板，从而造成血液的低凝状态，导致全身广泛出血。

第四节 栓 塞

在循环血液中出现的不溶于血液的异常物质，随血液流动，阻塞于口径相应大小的血管管腔，称为栓塞（dmbolism）。阻塞血管的物质称为栓子（embolus）。

一、栓子运行的途径

栓子的运行途径一般与血流方向一致。来自左心和大循环动脉系统的栓子沿大循环运行，由较大动脉至较小动脉，最终嵌塞于口径与其相当的分支，常见于脑、脾、肾、下肢等处；来自右心和大循环静脉系统的栓子沿血流方向常在肺动脉主干或分支形成栓塞；肠系膜静脉的栓子，在肝内门静脉分支形成栓塞；在有房（室）间隔缺损或动静脉瘘者，栓子可通过缺损处，由压力高的一侧进入压力低的一侧，产生动静脉系统栓子的交叉运行，形成交叉栓塞。

二、栓塞的类型和对机体的影响

（一）血栓栓塞

由脱落血栓造成的栓塞，称为血栓栓塞（thromboembolism）。它是各种栓塞中常见的一种。由于栓子的来源、大小、多少、运行途径和栓塞部位不同，对机体的影响也不同。一般在下述情况下易发生血栓栓塞：

1. 肺动脉栓塞 造成肺动脉栓塞的血栓栓子95%来自下肢静脉，多来自小腿深部静脉和股静脉。如果栓子较小，且阻塞肺动脉的少数小分支，一般不会产生严重后果。因为肺具有双重血液循环，此时肺动脉分布区组织可从支气管动脉得到血液供应。但在已有肺严重淤血时，支气管动脉侧支循环不能克服阻力供血，而造成局部肺组织缺血而发生出血性梗死。当来自下肢静脉或右心附壁血栓的大栓子，栓塞于肺动脉主干或大分支；或多数小的血栓栓子广泛阻塞多数肺动脉分支时，可造成严重后果，引起患者猝死，称为肺动脉栓塞症或肺卒中。

2. 体循环的动脉栓塞 造成动脉系统栓塞的血栓栓子，多来自左心及动脉系统的附壁血栓，如心内膜炎时瓣膜的赘生物、动脉粥样硬化溃疡面的血栓。栓子随动脉血流至小动脉分支，引起栓塞。动脉系统栓塞以脾、肾、脑、心的栓塞较常见。

（二）脂肪栓塞

血流中出现脂肪滴并阻塞血管，称脂肪栓塞。在长骨粉碎性骨折或严重脂肪组织挫伤时，骨髓或脂肪组织的脂肪细胞破裂，脂肪游离成无数脂滴，脂滴通过破裂的静脉进入血流，引起脂肪栓塞。脂肪栓塞主要影响肺和神经系统。其发病除机械性阻塞微血管外，脂肪滴分解，释出游离脂肪酸引起的局部血管内皮损伤也是一个发病因素。

（三）气体栓塞

大量气体进入血流,或溶解于血液中的气体游离出来,阻塞血管或心腔,称为气体栓塞。空气栓塞多发生于静脉破裂后空气的进入,尤其在静脉内呈负压的部位,如头颅、胸壁和肺的创伤或手术时容易发生;当气压骤减时,溶解于血液和组织中的氧、二氧化碳和氮迅速游离,形成气泡。氧和二氧化碳易再溶于体液,但氮气泡溶解迟缓,遂在血液和组织间隙内持续存在,在血管内形成气体栓塞。见于深潜水或沉箱作业者迅速浮出水面,或航空者由地面迅速升入高空时,称为减压病。

（四）羊水栓塞

羊水栓塞是分娩过程中一种偶见但很严重的并发症。在分娩或胎盘早期剥离时,如有羊膜破裂,尤其有胎头阻塞产道口时,子宫强烈收缩,宫腔内压增高,羊水被挤入裂开的静脉窦或子宫颈静脉内,然后随血流进入母体右心,在肺动脉分支及肺泡壁毛细血管内引起栓塞。表现为在分娩过程中或分娩后产妇突然出现严重呼吸困难、发绀、休克、抽搐和昏迷,大多数死亡。

第五节　梗　死

机体局部组织由于动脉血流阻断以致因缺血、缺氧而发生的坏死,称为梗死(infarct)。

一、梗死形成的原因和条件

（一）动脉血液供应阻断

1. 血栓形成　是引起梗死最常见的原因。如冠状动脉粥样硬化继发血栓形成,阻塞血管腔引起心肌梗死。

2. 动脉栓塞　也是梗死的常见原因,大多为血栓栓塞。如在肾、脾和肺梗死中,由血栓栓塞引起者远比血栓形成多见。

3. 动脉受压闭塞　当动脉受到肿块或其他机械性压迫时,可使管腔闭塞而引起局部组织缺血坏死,如肠扭转、肠套叠等引起的肠梗死。

4. 动脉痉挛　单纯动脉痉挛引起的梗死罕见。但在血管病变基础上,在某些诱因影响下,如情绪激动、过度劳累等,可引起血管持续性痉挛,致血流中断而发生梗死,如心肌梗死。

5. DIC　DIC时微循环广泛形成纤维蛋白性血栓,引起多个器官的多发性微小梗死。

（二）血液供应中的侧支循环状况

大多数器官的动脉,都有吻合支相互连接,当某一血管阻塞后,由于侧支循环的建立,可以避免梗死。如肺及肝,具有双重血液供应,双重血液循环之间有着丰富的吻合支,在一般情况下不易发生梗死。有些动脉吻合支较少或不明显,如脾动脉、肾动脉、脑动脉等。当这些动脉迅速阻塞,由于侧支循环不能建立,常可导致梗死的发生。血流阻断发生的速度也是梗死发生的因素,缓慢发生的血流阻断,可为吻合支血管逐步扩张,建立侧支循环提供时间。还有,组织对缺血缺氧的耐受性也是梗死发生的因素之一。大脑神经元耐受性最低,3~4min血流中断即引起梗死。心肌纤维对缺氧亦敏感,缺血20~30min会死亡。骨骼肌尤其是纤维组织耐受性最强。

二、梗死的类型及病变

梗死是局限性的组织坏死,梗死灶的部位、大小和形态,与受阻动脉的供血范围一致。肺、肾、脾等器官的动脉呈锥形分支,因此梗死灶也呈锥形,其尖端位于血管阻塞处,底部为该器官的表面,在切面上呈三角形。心冠状动脉分支不规则,梗死灶呈地图状。肠系膜动脉呈辐射状供血,故肠梗阻呈节段性。

根据梗死灶内含血量多少,梗死可分为贫血性梗死和出血性梗死两种。

(一) 贫血性梗死

贫血性梗死(anemic infarct)多发生于组织致密,侧支循环不丰富的实质器官,如心、肾、脾。当这些器官的动脉血流阻断后,供血区内及其邻近的动脉分支发生反射性痉挛,将血液从该区挤压出来,继而缺血区内的组织细胞变性、坏死,细胞膨胀也挤压间质内的小血管,使该区保持贫血状态。虽然在梗死区内早期可有少量出血,但因红细胞很快崩解,坏死组织发生凝固,故梗死区内缺乏血液而呈灰白色或灰黄色。

(二) 出血性梗死

出血性梗死(hemorrhagic infarct)特点是在梗死区内有明显的出血现象,故称出血性梗死。出血性梗死的形成,除血流阻断这一基本原因外,还与严重的静脉淤血、侧支循环丰富及组织疏松等条件有关。肠梗死、左心衰竭时肺静脉压力增高和肺淤血时发生的肺梗死均为出血性梗死。

思考题:﹂＼＿＿＿＿＿＿＿＿＿＿＿＿＿＿＿＿＿＿＿＿＿＿＿＿＿＿＿＿＿＿＿＿＿＿

1. 以慢性肝淤血为例,说明淤血的病理改变及后果。
2. 简述概述梗死的原因、类型及形态特点,各好发于什么器官。
3. 血栓形成、栓塞及梗死之间有何联系?

(张艳超)

第三十章 炎 症

第一节 炎症的概念和原因

一、炎症的概念

炎症(inflammation)是具有血管系统的活体组织对各种致炎因子的损伤而发生的防御性反应。

炎症是一种十分常见而又重要的基本病理过程,一方面致炎因子直接或间接造成组织和细胞的破坏,引起相应组织器官的功能障碍;另一方面通过炎症充血和渗出反应,以局限、消灭和排除损伤因子,稀释、中和毒素,清除异常物质。同时通过实质和间质细胞的再生使受损组织得以修复和愈合。

二、炎症的原因

炎症的原因复杂多样,凡是能引起组织损伤而导致炎症反应的因素统称为致炎因子。

1. 生物性因子　是最常见、最重要的致炎因子,包括细菌、病毒、立克次体、螺旋体、支原体、衣原体、真菌和寄生虫等,尤以细菌和病毒最为常见。它们通过在体内繁殖、产生释放毒素直接导致细胞和组织损伤,还可以通过其抗原性诱发免疫反应导致炎症。由生物性因子引起的炎症,又称为感染。

2. 物理性因子　如高温(烧伤、烫伤)、低温(冻伤)、放射线及紫外线损伤,以及机械性切割伤、挤压伤、挫伤等。

3. 化学性因子　包括外源性化学物质和内源性化学物质。外源性化学物质包括强酸、强碱、强氧化剂以及芥子气等。内源性化学物质是指在某些病理条件下,由组织坏死产生的崩解产物和堆积于体内的代谢产物,可引起炎症的发生。

4. 异常免疫反应　免疫反应状态异常可导致组织、细胞损伤而引起各型变态反应性炎症,如过敏性鼻炎、荨麻疹及某些类型的肾小球肾炎等。

第二节 炎症的基本病理变化

无论任何原因、任何部位,炎症发生后,局部组织的基本病理变化一般按照变质、渗出和增生的先后顺序发生。一般而言,炎症早期以变质和渗出为主,后期则以增生为主。变质属于损伤性反应,而渗出和增生则属于机体抗损伤的防御性反应。

一、变 质

变质(alteration)是指炎症局部组织、细胞发生的变性和坏死。变质可发生在实质细胞,也可发生在间质。实质细胞常出现细胞水肿、脂肪变性、凋亡、凝固性坏死和液化性坏死等。间质结缔组织可发生黏液样变性、玻璃样变性、纤维素样坏死等。

二、渗 出

渗出(exudation)是指炎症局部血管内的液体、细胞成分通过血管壁进入组织间隙、体腔、黏膜表面及体表的过程。以血管反应为主的渗出是炎症最具特征性的变化,急性炎症及炎症早期,渗出病变最为明显。渗出在血流动力学改变、血管壁通透性增高的基础上发生,全过程包括血流动力学的改变、血管壁通透性增高和细胞成分渗出及吞噬等。

(一) 血流动力学改变

当致炎因素作用于局部组织后,很快发生血流动力学变化,改变一般按下列顺序发生:

1. 细动脉短暂收缩 通过神经调节和化学介质引起细动脉短暂的痉挛收缩,损伤发生后立即出现,持续仅几秒钟。

2. 血管扩张、血流加速 细动脉短暂收缩后,通过轴突反射以及化学介质(如组胺、5-羟色胺、一氧化氮、激肽类及补体等)的作用,细动脉和毛细血管扩张,使局部血流加速、血流量增多,发生动脉性充血,即炎症充血。此为急性炎症早期血流动力学改变的标志,也是炎症局部红、热的原因。

3. 血流速度减慢 随着炎症的继续发展,微循环血管大量开放和扩张,血管壁通透性显著增高,富含蛋白质的液体成分渗出到血管外,致使血管内血液浓缩、黏滞度增加,从而导致血流速度减慢。随着血流变慢,轴流加宽,最后在扩张的小血管内挤满了红细胞,称为血流停滞(stasis)。上述血管变化为血液成分的渗出创造了条件(图30-1)。

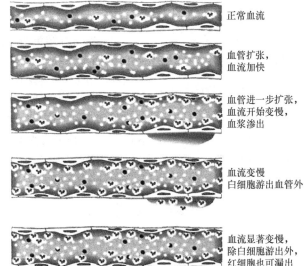

正常血流

血管扩张,血流加快

血管进一步扩张,血流开始变慢,血浆渗出

血流变慢,白细胞游出血管外

血流显著变慢,除白细胞游出外,红细胞也可漏出

图 30-1 血流动力学变化模式图

(二) 血管壁通透性增高

1. 血管壁通透性增高的机制 微循环血管壁通透性的维持主要依赖于血管内皮细胞的完整性,炎症时可通过以下机制使血管壁通透性增高(图30-2)。

(1)内皮细胞收缩:组胺、缓激肽、白细胞三烯和P物质等作用于内皮细胞受体,使内皮细胞迅速发生收缩,在内皮细胞间出现 $0.5 \sim 1.0 \mu m$ 的缝隙。这一过程主要影响 $20 \sim 60 \mu m$ 大小口径的静脉,一般不影响细动脉和毛细血管,可能与细静脉内皮细胞具有较多组胺和P物质受体有关。

(2)穿胞作用增强:在接近内皮细胞之间连接处存在着相互连接的囊泡所构成的囊泡体,形成穿胞通道。富含蛋白质的液体通过穿胞通道穿越内皮细胞称为穿胞作用(transcytosis)。血管内皮生长因子(VEGF)、组胺、缓激肽、白细胞三烯和P物质等许多化学物质均可引起内皮细胞穿胞通道数量增加和囊泡口径增大。

(3)内皮细胞损伤:严重烧伤和化脓性细菌感染时可直接损伤内皮细胞,使之坏死脱落,迅速使血管壁通透性增高,并在高水平上持续几小时到几天,直至血栓形成或内皮细胞再生修复为止。微

内皮细胞收缩
主要累及细静脉

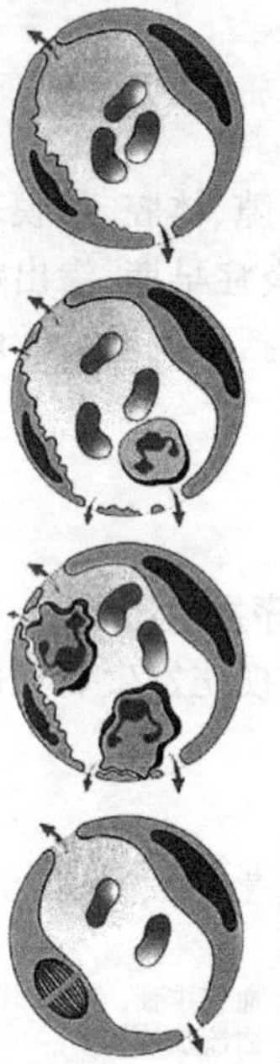

内皮细胞收缩、
穿胞作用
主要累及细静脉

内皮细胞损伤
主要累及细动脉、
毛细血管、细静脉

新生毛细血管
高通透性

图30-2 血管通透性增高的
几种主发机制模式图

循环的细动脉、毛细血管和细静脉均可受累。

（4）新生毛细血管管壁高通透性：在炎症修复过程中形成新生毛细血管内皮细胞连接不健全,同时有较多血管活性介质的受体,因而新生毛细血管具有高通透性。

上述引起血管壁通透性增高的因素可同时或先后起作用。

2. 液体渗出及其意义 由于血管壁通透性增高,血液中的液体成分通过细静脉和毛细血管壁到达血管外的过程,称为液体渗出。渗出的液体称为渗出液,渗出液积存于组织间隙,称为炎性水肿;若聚集于浆膜腔则称为浆膜腔积液。

（1）渗出液的意义

1）稀释毒素及有害物质,以减轻对局部的损伤作用。

2）为炎症灶带来营养物质（如葡萄糖、氧等）,带走炎症灶内的代谢产物。

3）渗出物内含有抗体、补体等,可消灭病原体。

4）所含纤维蛋白原,在坏死组织释放出的组织凝血酶作用下,变成纤维素互相交织成网,可阻止细菌扩散,使炎症灶局限并有利于吞噬细胞发挥吞噬作用。

5）渗出物中的病原微生物及毒素随淋巴液被携带至局部淋巴结,可刺激机体产生体液和细胞免疫。

（2）渗出液对机体产生的不利影响：渗出液过多可产生压迫和阻塞作用,如大量心包腔积液可影响心脏的舒缩功能;纤维素渗出过多不能完全溶解吸收时可发生机化,会引起组织粘连,如心包粘连、胸膜粘连等。

（三）白细胞的渗出和吞噬作用

各种白细胞通过血管壁游出到血管外的过程,称为白细胞渗出。渗出的白细胞称为炎细胞。炎细胞聚集在炎症区域的现象,称为炎细胞浸润。

白细胞渗出是一种主动、复杂的连续性过程,包括白细胞边集（leukocytic margination）、附壁、黏附和游出等阶段,并在趋化因子的作用下运动到炎症灶,在局部发挥重要的防御作用。

1. 白细胞边集和附壁 随着血管扩张、血流减慢和停滞的出现,微血管中的白细胞离开血管中心部,到达血管边缘部,称为白细胞边集。边集的白细胞沿着内皮细胞滚动,之后贴附于内皮细胞称为附壁（pavement）。

2. 白细胞黏附 附壁的白细胞与内皮细胞牢固黏着称白细胞黏附（adhesion）。此过程是由黏附分子介导的。这些黏附分子与受体结合引起白细胞紧紧黏附于内皮细胞表面,是白细胞从血管中游出的前提。

3. 白细胞游出 黏附的白细胞逐步游出血管壁进入周围组织的过程称为游出（emigration）。白细胞在内皮细胞连接处伸出伪足,整个白细胞以阿米巴运动的方式从内皮细胞缝隙中逸出（图30-3）。白细胞游出有以下特点：①炎症不同阶段游出的白细胞的种类有所不同,在急性炎症的早期中性粒细胞首先游出,48h后则以单核细胞浸润为主。②致炎因子的不同,渗出的白细胞种类也不同,葡萄球菌和链球菌感染以中性粒细胞浸润为主;病毒感染以淋巴细胞浸润为主;在一些过敏因子所致的炎症反应中则以嗜酸粒细胞浸润为主。③白细胞种类不同,其游走能力不同,中性粒细胞和单核细胞游走能力最强,淋巴细胞最弱。由于中性粒细胞游走能力最强,其在血液中数量最多,在急性炎症时,出现于炎症区的时间最早。这也是急性炎症的重要形态学标志。

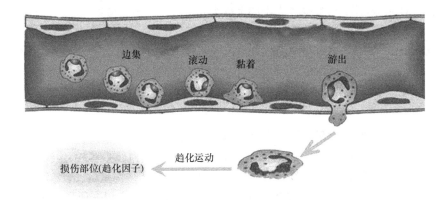

图 30-3　炎细胞渗出示意图

在炎症反应剧烈或血管受损严重时,红细胞也可漏出。原因是流体静压把红细胞沿白细胞游出途径或内皮细胞坏死崩解处推出血管外,属于被动过程。

4. 趋化作用　白细胞游出后,沿着组织间隙,以阿米巴样运动的方式,向炎症灶集中,由于这种定向游走受某些化学物质的影响或吸引,故称为趋化性(chemotaxis)或趋化作用。能引起白细胞定向游走的物质,称为趋化因子。中性粒细胞与单核细胞对趋化因子反应明显,而淋巴细胞反应较弱。趋化因子具有特异性,不同的趋化因子吸引不同的白细胞。

5. 白细胞在局部的作用　白细胞游走到炎症灶局部发挥吞噬作用和免疫作用,能有效地杀伤病原微生物,因而成为炎症防御反应中极其重要的一环。

(1) 白细胞的吞噬作用:白细胞到炎症灶内对病原体和组织崩解碎片进行吞噬与消化的过程,称为吞噬作用。吞噬细胞有:①中性粒细胞(又称小吞噬细胞),数量最多。胞质内含嗜天青颗粒和特殊颗粒,前者主要含有酸性水解酶、中性蛋白酶、髓过氧化物酶、阳离子蛋白等;后者主要含有溶菌酶、碱性磷酸酶、胶原酶和乳铁蛋白等。这些物质是清除和杀灭病原微生物和坏死组织碎片的主要成分。②巨噬细胞(又称大吞噬细胞),来源于血液中的单核细胞,其溶酶体中含有丰富的酸性水解酶和过氧化物酶。它能吞噬中性粒细胞不能吞噬的某些病原微生物(如结核杆菌、伤寒杆菌、寄生虫及其虫卵)、较大的组织碎片、异物、坏死的细胞等。③嗜酸粒细胞,吞噬能力较弱,能吞噬抗原-抗体复合物,杀伤寄生虫。

通过吞噬细胞一系列的作用,大多数病原生物被杀灭、降解,但有些细菌(如结核杆菌)在白细胞内处于静止状态,一旦机体抵抗力降低,这些细胞又能繁殖,并可随吞噬细胞的游走在机体内播散。

(2) 免疫反应:参与免疫反应的细胞主要是淋巴细胞、浆细胞和巨噬细胞。抗原进入机体后,首先由巨噬细胞处理,再把抗原信息传递给 T 淋巴细胞和 B 淋巴细胞。免疫活化的 T 淋巴细胞和 B 淋巴细胞分别通过细胞免疫和体液免疫发挥其杀伤病原微生物的作用。

(3) 组织损伤:白细胞激活后一方面可向吞噬溶酶体内释放其产物,发挥其杀菌功能;另一方面也可向吞噬溶酶体外间隙释放其产物,如溶酶体酶、氧源性代谢产物、花生四烯酸代谢产物等。这些产物对内皮细胞和组织有很强的损伤作用,也可以加重原始致炎因子的损伤作用。

三、增　生

炎症时在致炎因子、组织崩解产物和某些理化因子的刺激下,炎症局部组织细胞增殖、细胞数目增多,称为增生(proliferation)。增生的细胞成分中以巨噬细胞、血管内皮细胞和成纤维细胞等间质细胞最为常见。在某些情况下,炎症灶周围的上皮细胞或实质细胞也增生。

第三节　炎症的局部临床表现和全身反应

一、炎症局部的临床表现

炎症局部的临床表现为红、肿、热、痛和功能障碍,主要见于急性炎症。

1. 红　由于炎症早期动脉性充血,局部血液中的氧合血红蛋白较多,局部组织呈鲜红色。随着炎症的发展出现静脉性充血,氧合血红蛋白减少、还原血红蛋白增多而呈暗红色。

2. 肿　急性炎症时,局部组织肿胀主要是由于炎性充血、渗出物积聚所致。慢性炎症时,局部肿胀主要是因局部组织细胞增生引起。

3. 热　炎症局部组织的体表温度比周围组织的体表温度要高,这是由于炎症局部动脉性充血,血流量增多,血流速度加快,局部组织代谢增强、产热增多所致,主要表现在体表的炎症。

4. 痛　炎症局部组织的疼痛与多种因素有关:①某些炎症介质(如前列腺素、5-羟色胺、缓激肽等)是主要的致痛物质,可直接作用于游离神经末梢而引起疼痛;②炎症局部分解代谢增强,使 K^+、H^+ 积聚,刺激神经末梢,使其敏感度增高,痛阈降低,致使一些轻微的刺激就能引起疼痛;③炎性渗出导致局部组织张力增高,压迫神经末梢也可引起疼痛,如牙髓炎、骨膜炎症,可引起剧痛;肝炎时的肝大,使肝被膜紧张,被膜下的神经末梢受到牵拉而引起疼痛。

5. 功能障碍　原因很多,如炎症灶内实质细胞变性、坏死、代谢异常、渗出物增多所造成的机械性压迫及阻塞等,都可能引起炎症局部组织和器官的功能障碍。同时,局部组织的肿胀和疼痛,也会引起功能障碍,肢体的活动受限最为明显。

二、炎症的全身反应

虽然致炎因子主要作用于局部,引起局部的炎症性病变。但局部的病变也可影响到全身,在较严重的炎症病变,尤其是生物性致炎因子引起的炎症,因病原微生物在体内蔓延扩散常有显著的全身反应,其表现如下:

1. 发热　引起发热的物质称为致热原。根据其来源可分为两类:

(1) 外源性致热原:革兰阴性杆菌的内毒素、革兰阳性杆菌、病毒、立克次体、疟原虫等。

(2) 内源性致热原:中性粒细胞、单核巨噬细胞和嗜酸粒细胞均可产生内源性致热原(如前列腺素 E、白细胞介素-1 等)。当这些白细胞进行吞噬活动时,就可形成和释放内源性致热原,导致发热。

一定程度的发热可使代谢增强、促进抗体形成和增强单核-巨噬细胞系统的功能,并加强肝脏的解毒功能,具有一定的防御意义。但高热或长期发热,可引起各系统,特别是中枢神经系统损害和功能紊乱,给机体带来不良后果。如果炎症病变严重,体温反而不上升,这说明机体反应性差,抵抗力低,是预后不良的征兆。

2. 白细胞增多　是机体的重要防御反应之一。炎症时,由于骨髓受病原微生物、毒素、炎症灶代谢产物及白细胞崩解产物的刺激,白细胞的生成、释放增多。引起炎症的病原体不同,增多的白细胞类型也不相同。一般急性炎症和化脓性炎症以中性粒细胞增多为主;慢性炎症或病毒感染时,血液中主要以淋巴细胞增多为主;寄生虫感染或某些变态反应性炎症时以嗜酸粒细胞增多为主。

3. 单核巨噬细胞系统的增生　炎症灶中的病原体、组织崩解产物,可经淋巴管到达局部淋巴结或经血流到达全身其他单核巨噬细胞系统,使该系统的细胞增生,功能加强,以利于吞噬、消化病原体和组织崩解产物。在临床上表现为肝、脾、淋巴结肿大。

第四节 炎症的类型及病变特点

根据炎症局部组织的基本病变将炎症分为变质性炎症、渗出性炎症和增生性炎症三大类型。

一、变质性炎症

变质性炎症是指以变质性改变为主,而渗出与增生性变化比较轻微的炎症。变质性炎症常见于心、肝、肾、脑等实质性器官的某些重症感染、中毒等。如急性重型病毒性肝炎时,主要病变为肝细胞广泛坏死。

二、渗出性炎症

渗出性炎症以炎症灶内形成大量渗出物为特征,同时伴有一定程度的变质,而增生性改变比较轻微。

根据渗出物的主要成分和病变特点,一般将渗出性炎症分为浆液性炎、纤维素性炎、化脓性炎和出血性炎。

(一)浆液性炎

浆液性炎以浆液渗出为主要特征。渗出物的主要成分为血清,以及较多清蛋白、少量纤维素、中性粒细胞和脱落的上皮细胞。常见于高温、生物毒素、某些传染病等。

浆液性炎好发于皮肤、疏松结缔组织、浆膜、黏膜等处。发生于皮肤时,可形成水疱(如皮肤Ⅱ度烧伤时渗出液蓄积于表皮内)(图30-4);疏松结缔组织的浆液性炎可见于毒蛇咬伤,渗出的浆液积聚在组织间隙,形成炎性水肿;发生于浆膜的浆液性炎可引起体腔积液,如渗出性结核性胸膜炎可引起胸腔积液;发生于黏膜浆液性炎又称浆液性卡他,如感冒初期的流鼻涕等。

浆液性炎一般较轻,病因消除后,渗出的浆液易于消退。但如果浆液渗出过多也会对机体产生不利影响,甚至导致严重后果。如喉头浆液性炎造成的喉头水肿可引起窒息;胸腔和心包腔内如有大量积液,可影响心肺功能。

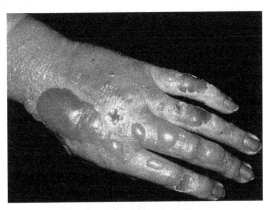

图30-4 浆液性炎(烧伤Ⅱ度)

(二)纤维素性炎

纤维素性炎以渗出物中含有大量纤维蛋白原,继而形成纤维蛋白(即纤维素)为特征。

引起纤维素性炎的常见致炎因子有:白喉杆菌、痢疾杆菌、肺炎球菌的毒素以及尿毒症时的尿素及汞等。纤维素性炎好发于黏膜(咽、喉、气管、结肠)、浆膜(胸膜、腹膜、心包膜)及肺。

发生于黏膜的纤维素性炎(白喉、细菌性痢疾),渗出的纤维素、白细胞、脱落的上皮细胞和坏死组织等混合在一起,形成一层灰白色膜状物,覆盖在黏膜表面,称假(伪)膜。故这类发生于黏膜的

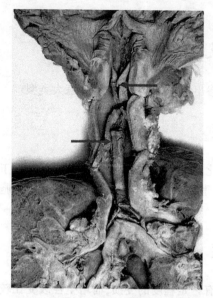

图 30-5　纤维素性炎(白喉,箭头处为
灰白色假膜)

纤维素性炎又称假(伪)膜性炎。由于局部组织结构特点不同,有的假膜牢固附着于黏膜面不易脱落(如咽白喉),而有的假膜容易脱落(如气管白喉),脱落的假膜常堵塞支气管而引起窒息(图 30-5)。

发生于心包膜的纤维素性炎,随着心脏不断搏动,心包脏层(心外膜)与心包壁层相互摩擦,使渗出于心包腔内的纤维素在心包脏层形成无数绒毛状物,故称"绒毛心"(hairy heart)。

(三) 化脓性炎

化脓性炎(purulent inflammation)以中性粒细胞大量渗出,常伴有不同程度的组织坏死和脓液形成为特征。常见的化脓性细菌有葡萄球菌、链球菌、脑膜炎双球菌、大肠杆菌、铜绿假单胞菌等。

化脓(suppuration):化脓性炎症灶内,坏死组织被中性粒细胞或组织崩解产物释放的蛋白溶解酶溶解液化的过程。

脓液(pus):化脓过程中形成的脓性渗出物,也称脓汁。为一种混浊的凝乳状液体,呈灰黄色或黄绿色,其主要成分为大量变性及坏死的中性粒细胞、溶解的坏死组织、细菌及少量浆液等。

脓细胞(pus cell):脓液中变性、坏死的中性粒细胞。

根据化脓性炎症发生原因和部位的不同,将其分为以下三种类型:

1. 脓肿(abscess)　为器官或组织内局限性化脓性炎症,其主要特征是局部组织发生坏死溶解,形成充满脓液的腔。可发生在皮下或内脏(肺、脑、肝、肾等),常由金黄色葡萄球菌引起,它能产生血浆凝固酶,使纤维蛋白原转变成纤维素,因而炎症局限。细菌产生毒素使局部组织坏死,继而大量中性粒细胞浸润,之后中性粒细胞崩解形成脓细胞,并释放蛋白水解酶将坏死组织液化,形成含有脓液的空腔。以后,脓肿周围有肉芽组织增生,包围脓肿,形成脓肿膜。脓肿膜能够吸收脓液,限制炎症扩散,也使病变组织与周围组织境界清楚(图 30-6,图 30-7)。小脓肿可以吸收消散,较大的脓肿则由于脓液过多吸收困难,常需切开排脓或穿刺抽脓,而后由肉芽组织修复,形成瘢痕。

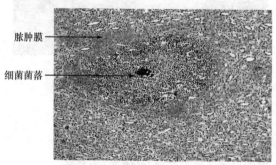

脓肿膜

细菌菌落

图 30-6　肾脓肿

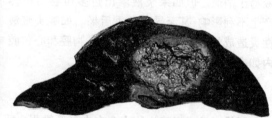

图 30-7　肝脓肿

2. 蜂窝织炎(phlegmonous inflammation)　是指发生在疏松结缔组织的弥漫性化脓性炎。常见于皮肤、肌肉和阑尾。主要由溶血性链球菌引起,链球菌能分泌透明质酸酶和链激酶,能分解结缔组织基质中的透明质酸和溶解纤维素,因此细菌容易通过组织间隙和淋巴管扩散,表现为组织内大量

中性粒细胞弥漫浸润,与周围正常组织分界不清(图30-8)。原有组织不发生显著的坏死和溶解。单纯的蜂窝织炎愈复后一般不留痕迹。全身中毒症状明显,常需多处切开引流。

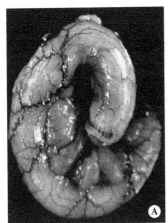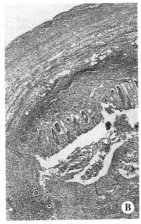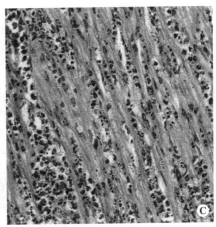

图30-8　蜂窝织炎性阑尾炎
A. 大体;B. 低倍;C. 高倍

3. 表面化脓和积脓　表面化脓是指发生在浆膜或黏膜的化脓性炎症。中性粒细胞主要向表面渗出,深部组织没有明显的炎细胞浸润,也不发生深部组织坏死,如化脓性尿道炎、化脓性支气管炎,脓液可通过尿道、气管而排出体外。

当渗出的脓液蓄积在浆膜腔、输卵管、胆囊等部位时,称积脓(empyema)。

(四)出血性炎

出血性炎(hemorrhagic inflammation)炎症灶的血管损伤严重,渗出物中含有大量红细胞,常见于流行性出血热、钩端螺旋体病和鼠疫等。

上述炎症分类不是绝对的,在炎症的发展过程中,可由一种类型炎症转变为另一种类型的炎症,如浆液性炎可发展成纤维素性炎或化脓性炎。在渗出性炎症过程中,往往有两种不同类型的炎症并存,如化脓性出血性炎症、纤维素性化脓性炎症等。

三、增生性炎症

增生性炎症是以增生为主,而变质、渗出较轻的炎症。增生性炎症一般经过缓慢,多属慢性炎症,但也可呈急性经过,如急性链球菌感染后的肾小球肾炎、伤寒等。

根据增生性炎的特点一般把增生性炎症分为一般增生性炎和慢性肉芽肿性炎。

1. 一般增生性炎　炎症灶内增生的组织细胞不具有特异性。具体表现如下:

(1)炎症灶内浸润的细胞主要有淋巴细胞、浆细胞和单核巨噬细胞,机体对损伤的持续反应。

(2)主要由炎症细胞引起组织破坏。

(3)有大量的成纤维细胞、血管内皮细胞和组织细胞增生。

(4)局部组织的某些特殊成分(如炎症灶的被覆上皮、腺上皮及其他实质细胞)也常发生增生,以替代和修复损伤的组织。

一般增生性炎的纤维结缔组织增生常伴有瘢痕形成,可造成管道器官的狭窄;在黏膜可形成炎性息肉,如鼻息肉、子宫颈息肉;在肺或其他脏器形成炎性假瘤。

2. 慢性肉芽肿性炎　炎症局部以巨噬细胞及其衍生细胞增生为主,形成境界明显的结节状病灶,称为肉芽肿性炎,也称炎性肉芽肿。肉芽肿性炎是一种特殊类型的慢性炎症,不同的病因可引起形态不同的肉芽肿。因此,可根据典型的肉芽肿形态特点做出病理诊断,如找到结核性肉芽肿的形态结构就能诊断结核病。

根据致炎因子和病变特点不同,把肉芽肿性炎症分为两大类,即感染性肉芽肿和异物性肉芽肿。

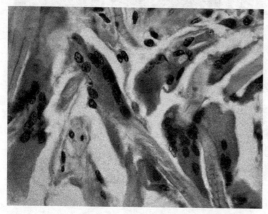

图30-9　异物性肉芽肿(主要由异物巨细胞组成)

(1)感染性肉芽肿:主要由病原微生物引起,如结核杆菌、伤寒杆菌、麻风杆菌、真菌和日本血吸虫等。这类肉芽肿多具有独特的形态特征,如结核性肉芽肿、伤寒性肉芽肿、麻风性肉芽肿及风湿性肉芽肿等。结核性肉芽肿(结核结节)由上皮样细胞、朗格汉斯(Langhans)巨细胞、成纤维细胞和淋巴细胞构成,中央可见干酪样坏死。

(2)异物性肉芽肿:是由于异物不易被消化,刺激长期存在而引起。常见的异物有外科缝线、滑石粉、矽尘等。镜下可见异物性肉芽肿的病变中心为异物,周围有多少不等的上皮样细胞、巨噬细胞、异物巨细胞(细胞核数个至数十个,聚集于细胞中央)和成纤维细胞等包绕(图30-9)。

第五节　炎症的结局

炎症的结局与致炎因子、机体抵抗力和治疗等因素有密切关系。一般来讲,炎症的结局有以下三种情况:

一、痊　愈

大多数炎症病变能够痊愈。

1. 完全痊愈　在炎症过程中,如果机体的抵抗力较强、损伤范围小或通过适当治疗,病因被及时消灭、清除,炎性渗出物和坏死组织及时溶解吸收,通过周围正常细胞完全再生修复,使病变组织完全恢复正常结构和功能。

2. 不完全痊愈　如果机体抵抗力较弱,炎症灶的坏死范围较广、渗出物较多,周围组织细胞的再生能力受限,则通过肉芽组织机化,形成瘢痕。原有的组织结构和功能不能完全恢复。

二、迁延不愈,转为慢性

如果致炎因子不能在短期内清除,在机体内持续起作用,不断损伤组织造成炎症迁延不愈,可使急性炎症转变为慢性炎症,病情时轻时重。

三、蔓延扩散

在机体抵抗力低下,或病原微生物毒力强、数量多的情况下,病原微生物在体内可大量繁殖,并沿组织间隙及淋巴管、血管向周围和全身扩散。

1. 局部蔓延　病原微生物经组织间隙或器官的自然管道向周围组织、器官扩散。如肾结核可沿泌尿道向下扩散,引起输尿管结核和膀胱结核。肺结核沿支气管播散,引起肺其他部位新的结核病灶。

2. 淋巴道扩散 由于病原微生物侵入淋巴管内,随淋巴液到达局部淋巴结或远处,引起继发性淋巴管炎和淋巴结炎。淋巴道的这些变化有时可限制感染扩散,但感染严重时,病原体可通过淋巴道入血,引起血道扩散。

3. 血道扩散 炎症病灶内的病原微生物或某些毒性产物从炎症灶侵入血液循环或被吸收入血,引起菌血症、毒血症、败血症和脓毒败血症,严重者可危及生命。

(1) 菌血症(bacteremia):细菌由局部病灶入血,血液中可查到细菌,但临床上没有全身中毒症状,称为菌血症。一般在某些炎症性疾病的早期都存在有菌血症,肝、脾和骨髓等处的吞噬细胞可组成一道防线,以清除细菌。

(2) 毒血症(toxemia):细菌产生的毒素或毒性代谢产物被吸收入血称为毒血症。临床上出现全身中毒症状,如高热、寒战,甚至中毒性休克。常伴有心、肝、肾等器官的实质细胞变性或坏死。血培养找不到细菌。

(3) 败血症(septicemia):毒力强的细菌由局部入血后,不仅没有被清除,反而大量繁殖并产生毒素,临床上出现严重的全身中毒症状,称为败血症。败血症除有毒血症的临床表现外,还可出现皮肤和黏膜的多发性出血点,以及脾和全身淋巴结明显肿大等。此时血液中常可培养出病原菌。

(4) 脓毒败血症(pyemia):化脓性细菌引起的败血症可进一步发展成为脓毒败血症。此时除有败血症的表现外,化脓性细菌可随血流到达全身各处,在全身一些脏器中形成多发性栓塞性脓肿(embolic abscess)。这些脓肿是由于化脓性细菌团块栓塞许多组织器官内的毛细血管引起,镜下可见脓肿中央及小血管内常有细菌菌落,周围大量中性粒细胞局限性浸润并伴有局部组织的化脓性溶解坏死。

思考题:

1. 炎症渗出物有哪些? 有何意义?
2. 急性渗出性炎有哪些常见类型,各有何主要特点?

(熊 凡)

第三十一章 水、电解质代谢紊乱

体液是由水和溶解于其中的电解质、低分子有机化合物以及蛋白质等组成,分为细胞内液(intracellular fluid,ICF)和细胞外液(extracellular fluid,ECF)。细胞内液是分布于细胞内的液体,其容量和成分与细胞的代谢和生理功能密切相关。细胞外液由组织间液与血浆共同构成,是组织细胞之间、机体与外界环境之间沟通的介质。机体新陈代谢和各器官生理功能的正常进行有赖于相对稳定的内环境。疾病、创伤、感染和治疗不当等均可引起水和电解质代谢紊乱,严重时可危及患者生命。

第一节 水、钠代谢紊乱

一、正常水、钠代谢

(一) 体液的容量和分布

成人体液总量约占体重的60%,其中细胞内液约占体重的40%,细胞外液约占体重的20%(其中组织间液约占体重的15%,血浆约占体重的5%)。而分布于一些密闭腔隙的极少部分组织间液,如关节腔液、胸腹腔液等,又称为第三间隙液或跨细胞液(约占体重的2%)。体液的分布因年龄、性别、胖瘦而有所不同。

(二) 体液的电解质成分

细胞外液中组织间液和血浆的电解质性质、数量大致相同,功能大致相似。主要的阳离子是Na^+,其他阳离子是K^+、Ca^{2+}、Mg^{2+}等,主要的阴离子是Cl^-,其他阴离子是HCO_3^-、HPO_4^{2-}、SO_4^{2-}和蛋白质等。两者的主要区别在于血浆蛋白质含量较高(约7%),而组织间液含量甚少(0.05%~0.35%),这与蛋白质很难透过毛细血管壁有关。

细胞内液中,主要的阳离子是K^+,其他阳离子有Na^+、Ca^{2+}、Mg^{2+},Na^+的浓度远低于细胞外液。主要的阴离子是HPO_4^{2-}和蛋白质,其次是HCO_3^-、Cl^-、SO_4^{2-}等。

在正常情况下,无论是细胞外液还是细胞内液,其中所含阴离子、阳离子数的总和相等,以保持电中性。

(三) 体液的渗透压

体液的渗透压主要取决于溶质分子或离子的数目,细胞外液(血浆和组织间液)的渗透压90%~95%来源于单价离子Na^+、Cl^-和HCO_3^-,剩余的5%~10%来源于其他离子、葡萄糖、氨基酸、尿素以及蛋白质等。血浆蛋白质所产生的渗透压仅占血浆总渗透压的1/200,但由于蛋白质不能自由透过毛细血管壁,因此对于血管内外液的交换和血容量的维持具有十分重要的作用。

体液渗透压的正常范围为280~310mmol/L。体液渗透压在此范围内称等渗;低于此范围称低渗;高于此范围称高渗。维持细胞内液渗透压的主要电解质离子是K^+和HPO_4^{2-}等。

(四) 水的生理功能和水平衡

1. 水的生理功能 ①参与物质代谢,水是良好的溶剂,是生化反应的场所,参与水解、水化、加水脱氧等重要反应;有利于营养物质的消化、吸收、运输和代谢废物的排泄。②调节体温,水的比热大,能吸收代谢过程中产生的大量热能而避免体温过高,蒸发少量的汗就能散发大量的热;水的流动性大,可以使代谢产生的热量能够在体内迅速均匀分布,维持产热和散热的平衡。③润滑作用,如唾液有助于吞咽,关节囊的滑液有助于关节转动等。④其他,体内的水绝大部分是以结合水的形式存在(其余小部分是以自由水的形式存在)。这些结合水与蛋白质、黏多糖以及磷脂等相结合,发挥重要而复杂的生理功能。

2. 水平衡 正常人每天水的摄入量和排出量维持于平衡状态(表 31-1)。

表 31-1 正常人每日水的摄入量和排出量

	摄入量/ml		排出量/ml
饮水	1000 ~ 1300	尿液	1000 ~ 1500
食物水	700 ~ 900	皮肤蒸发	500
代谢水	300	呼吸蒸发	350
		粪便水	150
合计	2000 ~ 2500	合计	2000 ~ 2500

(五) 钠的生理功能和钠平衡

1. 钠的生理功能 ①维持体液的渗透平衡和酸碱平衡。②维持神经、肌肉和心肌细胞的静息电位,并参与其动作电位的形成。③维持新陈代谢和其他生理功能活动。

2. 钠平衡 正常成人体内含钠总量为 40 ~ 50mmol/kg,其中约 50% 存在于细胞外液,约 10% 存在于细胞内液。约 40% 存在于骨骼内。骨骼内的钠大部分结合于骨基质,是不可交换的;而细胞内液、外液的钠和骨骼内少部分钠是可以交换的,占钠总量的 60% ~ 70% 。细胞外液中钠的含量通常以血清钠浓度表示,血清钠浓度的正常范围是 130 ~ 150mmol/L,血清钠低于 130mmol/L 称为低钠血症;血清钠高于 150mmol/L 称为高钠血症。细胞内液的钠浓度较低,约为 10mmol/L。成人每天饮食摄入钠 100 ~ 200mmol/L,钠主要经肾随尿排出,钠的排出量和摄入量几乎相等。此外,人体还可通过汗液分泌而排出少量钠。

(六) 水、钠代谢的调节

水、钠代谢的平衡状态主要通过调节神经-内分泌系统来实现的。渴感和抗利尿激素(ADH)是调节水平衡的重要因素,钠平衡主要是受醛固酮的调节。上述调节因素通过改变肾脏对水的排出量和对 Na^+ 的重吸收来维持体液的正常容量和渗透压。

1. 渴感中枢的作用 渴感中枢位于下丘脑的视上核侧面。当血浆晶体渗透压升高和血容量减少都可以刺激渴感中枢,产生兴奋而导致口渴。此外,血管紧张素Ⅱ水平增高也可引起渴感,其机制可能与降低渴感阈值有关。

2. 抗利尿激素的作用 ADH 主要由下丘脑视上核的神经细胞分泌并在神经垂体储存。其主要作用是提高肾远曲小管和集合管对水的通透性,促进肾小管对水的重吸收。ADH 的分泌与释放主要受到血浆晶体渗透压和循环血量调节,通过改变下丘脑 ADH 的分泌来控制肾脏的泌尿量,维持细胞外液渗透压和血容量的相对稳定。下丘脑视上核及其周围区域具有渗透压感受器,可以感受血浆晶体渗透压的改变,冲动沿着下丘脑-垂体束传到神经垂体,调节 ADH 的释放。通常细胞外液渗透压变动 1% ~ 2% 即可影响 ADH 的释放,血浆晶体渗透压升高,ADH 的释放增加;反之,血浆晶体渗透压降低,ADH 的释放减少。左心房与腔静脉处的容量感受器能够感受循环血量的变化,从而影响

ADH 的分泌,循环血量减少时,ADH 的释放增加;反之,循环血量增加时,ADH 的释放减少。颈动脉窦与主动脉弓的压力感受器能够感受血压的变化,从而影响 ADH 的释放,血压降低时,ADH 的释放增加;反之,血压升高时,ADH 的释放减少。此外,应激等也可影响 ADH 的分泌。

3. 醛固酮的调节作用 醛固酮由肾上腺皮质球状带细胞分泌,是调节细胞外液容量和电解质的盐激素,通过调节肾脏对钠的重吸收,维持水、钠平衡。醛固酮的分泌主要受肾素-血管紧张素-醛固酮系统(RAAS)的调节。循环血量减少和血压下降可刺激肾小球入球动脉上的球旁细胞分泌肾素,肾素激活血液中的血管紧张素原生成血管紧张素 I;后者在转换酶和氨基肽酶的作用下,分别生成血管紧张素 II 和血管紧张素 III。后两者均可使醛固酮分泌增多。醛固酮可促进肾远曲小管和集合管对 Na^+ 的主动重吸收,进而导致水的重吸收增加,细胞外液容量增多,致使减少的循环血量得以恢复。反之,当细胞外液容量增多时,可使醛固酮分泌减少,导致肾重吸收钠、水减少,使细胞外液容量下降。当血清 Na^+ 浓度降低和血清 K^+ 浓度增高时,可刺激肾上腺皮质,使醛固酮分泌增加。在醛固酮促进肾小管对钠的主动重吸收过程中,也可促进肾小管对 K^+ 和 H^+ 的排出。

4. 心房利钠肽的调节作用 心房利钠多肽(ANP)是由心房肌细胞分泌的一种肽类激素,其对水、钠的调节主要体现在抑制肾素和醛固酮分泌、减少肾小管对 Na^+ 重吸收、扩张血管和降低血压等作用。当血容量增加、心房扩张、血 Na^+ 浓度增高或血管紧张素增多时,可刺激心房肌细胞合成和释放 ANP,从而拮抗肾素-血管紧张素-醛固酮系统而共同协调水、钠代谢过程。

二、低钠血症

低钠血症是指血清 Na^+ 浓度<130mmol/L,常伴有细胞外液渗透压降低,是临床上十分常见的水、钠代谢紊乱类型。

(一) 低容量性低钠血症

低容量性低钠血症的主要特征是失 Na^+ 多于失水,血清 Na^+ 浓度<130mmol/L,血浆渗透压<280mmol/L,并伴有细胞外液容量减少,也常称为低渗性脱水。

1. 原因和机制 ①经肾丢失,包括长期连续使用排钠性利尿剂或肾上腺皮质功能不全可致 Na^+ 重吸收减少;肾实质性疾病如慢性间质性肾炎或肾小管酸中毒均可导致 Na^+ 随尿排出增多。②肾外丢失,包括经消化道失液(如呕吐、腹泻等);液体在第三间隙积聚(如某些疾患引起的胸腔积液、腹水);经皮肤丢失(如大汗、大面积烧伤等),均可致使 Na^+ 大量丢失。

2. 对机体的影响 ①细胞外液减少,易发生低血容量性休克。细胞外液渗透压降低,引起细胞外液中的水分向渗透压相对较高的细胞内液转移,导致血容量进一步减少,外周循环衰竭症状出现较早,患者有直立性眩晕、血压下降、四肢厥冷、脉搏细速等症状,甚或引发休克。②渴感方面,低渗性脱水早期,由于细胞外液渗透压降低,不能兴奋渴感中枢,故不口渴。但低渗性脱水晚期,随着脱水程度的加重,有效循环血量显著减少以及血管紧张素 II 水平增高,则发生口渴。③尿的变化,血浆渗透压降低,抑制渗透压感受器,使 ADH 分泌减少,导致远曲小管和集合管对水的重吸收减少,而出现多尿和低比重尿。但在晚期血容量显著降低,引起 ADH 分泌增多,肾小管对水的重吸收增加,从而出现少尿。经肾失钠的患者,尿钠含量增多(>20mmol/L),若是肾外因素所致者,则因低血容量、低钠血症导致醛固酮释放增加,尿钠含量减少(<10mmol/L)。④脱水体征明显,由于血容量减少,组织间液向血管内转移,使组织间液明显减少,故而患者出现明显的失水体征,如皮肤弹性降低、眼窝凹陷和婴幼儿前囟凹陷等。

(二) 高容量性低钠血症

高容量性低钠血症的主要特征是血钠下降,血清 Na^+ 浓度<130mmol/L,血浆渗透压<280mmol/L,但

钠总量正常或增多,且体液容量增多,故又称水中毒。

1. 原因和机制　①水摄入过多,是临床上引起水中毒的主要原因,多见于静脉输入含盐量少或不含盐的液体过多过快,超出肾脏的排水能力。此外,如用无盐水灌肠或精神性、持续性大量饮水等均可引发水中毒。②水排出减少,是水中毒的常见原因,多见于急性肾衰竭、ADH 分泌过多(如疼痛、失血、休克等)、交感神经兴奋解除了副交感神经对 ADH 释放的抑制。

2. 对机体的影响　①细胞外液量增加,水中毒患者细胞外液量增加,但早期潴留在细胞间液中的水分还不足以产生凹陷性水肿,晚期或重症患者可出现凹陷症状。实验室检查可见血液稀释,血浆蛋白、血红蛋白浓度和血细胞压积降低,早期尿量增加(肾功能障碍者例外),尿比重下降。②细胞水肿,由于细胞外液低渗,水向细胞内转移,造成细胞内水肿,严重者将影响器官功能。③中枢神经系统功能异常,脑细胞的肿胀和脑组织水肿使颅内压升高,引发各种中枢神经系统症状,如头痛、恶心、呕吐、记忆力减退、淡漠、神志混乱、失语、嗜睡以及视神经盘水肿等,严重者可引发枕骨大孔疝或小脑幕裂孔疝,最终导致呼吸心跳停止。轻度或慢性患者,症状常不明显,一般当血 Na^+ 浓度降低至 120mmol/L 以下时,才出现较明显的症状。

(三) 等容量性低钠血症

等容量性低钠血症的主要特征是血钠下降,血清 Na^+ 浓度<130mmol/L,血浆渗透压<280mmol/L,细胞外液容量基本正常。

1. 原因和发病机制　等容量性低钠血症主见于 ADH 分泌异常综合征、恶性肿瘤、中枢神经系统疾病、严重肺疾患以及各种应激状态等均可在不同程度上导致 ADH 的异常释放。ADH 释放增多,促使肾小管重吸收水增加,稀释细胞外液导致 Na^+ 浓度降低;水在体内潴留使得细胞外液容量轻度扩张,引起 ANP 的释放,抑制肾小管对 Na^+ 的重吸收而增加 Na^+ 的排出;细胞外液因渗透压的降低而促使水向细胞内转移,并主要在细胞内潴留,以至于血容量变化不明显。

2. 对机体的影响　轻者无明显的临床症状。重者因进入细胞内液的水较多,引起细胞水肿,其中脑细胞水肿可使患者出现恶心、呕吐,甚至出现抽搐、昏迷等中枢神经系统症状。

三、高 钠 血 症

高钠血症是指血清钠浓度>150mmol/L,并伴有血渗透压升高。

(一) 低容量性高钠血症

低容量性高钠血症的主要特征是失水多于失钠,血清 Na^+ 浓度>150mmol/L,血浆渗透压>310mmol/L,并伴细胞内外液容量减少,又称高渗性脱水。

1. 原因和机制　①水摄入减少,水源断绝、不能或不会饮水、渴感障碍而摄水减少。在水入量不足的情况下,皮肤和肺的不感蒸发依然不断地丢失水分,导致失水多于失钠。②水丢失过多,见于过度呼吸因肺而失水;发热、甲状腺功能亢进等经皮肤失水;中枢性和肾性尿崩症、使用渗透性利尿和保钠利尿剂等导致经肾失水;频繁呕吐、严重腹泻等可经胃肠道失水。

2. 对机体的影响　①渴感,由于细胞外液高渗,通过渗透压感受器引起渴感。但衰弱的患者和老年者,渴感多不明显。②尿少、尿比重增高,细胞外液渗透压升高刺激下丘脑渗透压感受器,引起 ADH 分泌增加,导致肾小管对水的重吸收增加,引起尿量减少而尿比重增高(尿崩症患者除外)。③细胞内液明显减少,细胞内液渗透压相对较细胞外液低,细胞内液中的水向细胞外液转移,使体液丢失以细胞内液更明显,可引起细胞脱水。④脱水热及脱水症状,由于血容量减少引起皮肤血管收缩,细胞内液减少引起汗腺分泌减少,促使经皮肤蒸发的水分减少,导致散热发生障碍而体温升高,称为脱水热。脱水热常见于严重高渗性脱水的患者,尤其是小孩。高渗性脱水主要有口腔黏膜、皮肤干燥,皮肤弹性降低,眼眶凹陷以及婴幼儿前囟凹陷等脱水症状。⑤中枢神经系统功能障碍,细胞外液高渗可使脑细胞严重脱水,可出现烦躁不安、狂躁、谵语、嗜睡、昏迷以及惊厥等一系列中枢神经系统功能障碍的症状,严重时可导致死亡。⑥尿钠变化,早期或轻症患者,血容量减少不明显,醛固酮分泌不增多,故尿中仍有钠排出,其浓度可因水重吸收增多而增高;晚期或重症患者,因血容量减少,醛固酮分泌增多而致尿钠含量减少。

(二)高容量性高钠血症

高容量性高钠血症的主要特征是血容量和血钠均增高。

1. 原因和机制　①盐摄入过多,常为医源性,如纠正患者脱水时给予过多高渗盐溶液;对抗乳酸中毒时给予过多高浓度的碳酸氢钠等。②原发性钠潴留,原发性醛固酮增多症和库欣综合征患者,醛固酮持续超常分泌,致远曲小管对 Na^+、水的重吸收增加,常引起钠总量和血清钠含量的增加,并伴有细胞外液量的扩张。

2. 对机体的影响　高容量性高钠血症时,细胞内液向细胞外转运而致细胞脱水,严重者引起中枢神经系统功能障碍。

(三)等容量性高钠血症

等容量性高钠血症的主要特征是血钠升高,血容量无明显改变。

1. 原因和机制　此为原发性高钠血症,可能由于下丘脑受损,渗透压感受器阈值异常升高,口渴中枢和渗透压感受器对渗透压变化不敏感,对正常水平的渗透压没有反应性感受,因而只有当渗透压明显高于正常时,才能刺激 ADH 的释放。但此类患者对口渴和 ADH 释放的容量调节是正常的,因此当容量减少时,仍能引起口渴感和 ADH 的释放,恢复血容量。故其虽有高钠血症存在,但血容量仍为正常。

2. 对机体的影响　因本型高钠血症体液容量无明显改变,故而循环障碍并不常见。但因细胞外高渗状态引起的脑细胞脱水皱缩,会导致中枢神经系统严重损害和功能障碍。

第二节　钾代谢紊乱

一、正常钾代谢

(一)钾的体内分布

正常人体内的钾含量 50~55mmol/kg,其中约 90% 存在于细胞内,骨中约占 7.6%,跨细胞液约占 1%,细胞外液中仅约 1.4%。细胞内液的钾浓度为 140~160mmol/L,是细胞内最主要的阳离子。细胞外液中钾含量通常以血清钾浓度表示,正常血清钾浓度为 3.5~5.5mmol/L。

一般天然食物含钾比较丰富,成人每天随饮食摄入钾 70~100mmol,其中约 90% 在肠道被吸收,其余 10% 随粪便排出。吸收了的钾首先转移到细胞内,随后主要经肾排出体外,肾排钾的多少与钾的摄入密切相关,肾排钾的特点可归纳为"多吃多排,少吃少排,不吃不排"。此外,随汗液也可排出少量钾。

(二)钾平衡的调节

钾平衡的调节主要有肾脏调节和钾的跨细胞转移。

1. 钾的跨细胞转移 调节钾跨细胞转运的基本机制称泵-漏机制。泵是指钠-钾泵,即 Na^+,K^+-ATP 酶,其作用是将 K^+ 逆浓度差摄入细胞内;漏是指 K^+ 通过各种 K^+ 通道顺浓度差从细胞内转到细胞外。正常情况下,有多少细胞内的 K^+ 漏到细胞外就有多少细胞外的 K^+ 被钠-钾泵迅速转运到细胞内,维持细胞内、外液 K^+ 的平衡。

影响钾的跨细胞转移的主要因素有:①胰岛素,直接激活 Na^+,K^+-ATP 酶,促使细胞摄 K^+;②儿茶酚胺,作用于 β_2 肾上腺能受体可激活 Na^+,K^+-ATP 酶促进细胞摄 K^+,作用于 α 肾上腺能受体则促进 K^+ 自细胞内移出。③细胞外液 K^+ 浓度,细胞外液 K^+ 浓度升高可激活 Na^+,K^+-ATP 酶促进细胞摄 K^+。④酸碱平衡状态,酸中毒促使 K^+ 移出细胞,而碱中毒则促使细胞摄 K^+。⑤其他,细胞外液渗透压急剧升高以及剧烈运动时的肌肉收缩等可促使 K^+ 自细胞内移出。

2. 肾对钾排泄的调节 肾脏排钾可分为三个步骤,即肾小球的滤过;近曲小管和髓襻对 K^+ 的重吸收;远曲小管和集合小管对 K^+ 的分泌和重吸收。远曲小管和集合小管对 K^+ 的分泌和重吸收是肾脏对 K^+ 平衡调节的重要方式。其调节受醛固酮、细胞外液的 K^+ 浓度、远曲小管与集合管的原尿流速以及酸碱平衡状态的影响。

(三) 钾的生理功能

1. 参与细胞的新陈代谢 K^+ 参与多种新陈代谢过程,与蛋白质和糖原合成密切相关。

2. 维持神经-肌肉应激性和正常功能 K^+ 具有维持细胞膜静息电位的生理功能,参与动作电位的形成,对维持神经-肌肉应激性和正常功能具有重要作用。

3. 调节细胞内外的渗透压和酸碱平衡 大量 K^+ 储存于细胞内,对维持细胞内液和细胞外液的渗透压和酸碱平衡具有重要作用。

二、低钾血症

低钾血症(hypokalemia)的主要特征是血清钾浓度<3.5mmol/L。缺钾是指细胞内钾或机体总钾量的缺失。低钾血症和缺钾常同时发生,但也可分别发生。

1. 原因和机制 ①钾的跨细胞分布异常,可引起低钾血症但不引起缺钾。碱中毒时,细胞内 H^+ 移出而 K^+ 移入细胞内;某些药物(如 β 受体激动剂肾上腺素)和某些毒物(如钡中毒)等,可使 K^+ 自细胞内流受阻;低钾性周期性麻痹也会导致低钾血症,但机制尚不清楚。②钾摄入不足,食物中含钾丰富,能正常进食的人不会发生低钾血症。钾摄入不足常见于昏迷等不能进食、消化道梗阻以及手术后等需要禁食而未及时补钾的患者。③钾丢失过多,这是缺钾和低钾血症最主要的病因。可分为肾外途径的过度丢失和经肾的过度丢失:肾外途径的过度丢失主要包括经胃肠道、皮肤(大量发汗)失钾。经肾的过度丢失主要包括使用排钾类利尿药;远曲小管性酸中毒可抑制集合小管 H^+ 泵功能而泌 H^+ 减少和排 K^+ 增多;近曲小管性酸中毒可抑制 HCO_3^- 重吸收,致远曲小管内 HCO_3^- 增多,促使排 K^+ 增多;各种肾脏疾病引起远曲小管内尿液流速加快等均可导致排 K^+ 增多;此外,镁缺失可引起肌细胞的 Na^+,K^+-ATP 酶功能降低,可在正常血钾浓度下出现细胞内缺钾。

2. 对机体的影响 ①导致与膜电位异常相关的障碍,主要影响静息膜电位和动作电位进而引起组织细胞兴奋(如心肌和神经肌肉)。②导致细胞代谢障碍,主要是对骨骼肌与肾的损害。③对酸碱平衡的影响,缺钾和低钾血症容易引起代谢性碱中毒。

三、高钾血症

高钾血症的主要特征是血清钾浓度>5.5mmol/L。高钾血症时,细胞内 K^+ 含量一般不会过多,有时反而出现减少的情况。

1. 原因和机制 ①肾排钾减少,这是高钾血症发生的最主要原因。急性肾衰竭早期及慢性肾衰竭晚期,由于少尿或无尿,导致钾滤出受阻;各种先天性和获得性的醛固酮分泌减少,或肾小管对醛固酮的反应下降等导致远曲小管与集合小管的泌 K^+ 功能受阻,均可导致 K^+ 排出减少。②钾摄入过多,主要是经静脉输入 K^+ 浓度过高或过快,尤其是伴有肾功能障碍时,才会引起高钾血症。经胃肠道摄钾过多一般不会发生高钾血症。③钾的跨膜向细胞外移出过多,酸中毒、高血糖合并胰岛素缺乏、β受体阻滞剂、洋地黄类药物中毒等均会影响到细胞摄钾功能,出现细胞内 K^+ 移出增多,当超出了肾排钾能力时,血钾浓度升高;高钾血症性周期性麻痹者发作时 K^+ 向细胞外转移。

2. 对机体的影响 高钾血症以对心脏的影响最为重要,血清 K^+ 浓度升高越快其影响就越大,严重时可导致心律失常和心搏骤停而死亡。

(1) 对心脏的影响:主要表现为对心肌生理特性、心电图以及心肌功能的损害等三方面。一是心肌生理特性的改变:血清 K^+ 浓度轻度升高时,心肌兴奋性增高,血清 K^+ 浓度显著升高时,心肌兴奋性降低甚至消失;由于细胞膜对 K^+ 的通透性增高,复极化 4 期 K^+ 外流加快而 Na^+ 内流相对缓慢,静息膜电位迅速下降,到达阈电位的时间延长,导致舒张期自动除极化延缓,引起心肌自律性下降;由于心肌细胞静息膜电位的绝对值减小,与阈电位间的距离缩短使 Na^+ 内流减慢,则 0 期钠通道不易开放,除极化的速度和幅度都降低,导致心肌兴奋传导的速度也减慢;由于血清 K^+ 浓度增高时,细胞外液 K^+ 浓度增高抑制了心肌细胞膜对 Ca^{2+} 的通透性,使得 Ca^{2+} 内流减慢,故兴奋-收缩耦联过程障碍,心肌收缩性降低。二是心电图的变化:T 波高尖;P 波压低;PR 间期延长,QRS 波群增宽;QT 间期缩短。三是心肌功能的损害:由于动作电位时程缩短,使得有效不应期缩短,加上传导缓慢或单向阻滞易于引起兴奋折返,造成心室颤动在内的心律失常。重度高钾血症可因传导阻滞和兴奋性丧失而引发心搏骤停。

(2) 对骨骼肌的影响:兴奋性随着血 K^+ 浓度逐步升高出现先升高后降低的过程,患者可出现肌肉刺痛,感觉异常至肌无力,甚至肌麻痹。

(3) 对酸碱平衡的影响:高钾血症抑制肾小管产氨而排 H^+ 减少,并促使 K^+ 移入细胞而 H^+ 移出细胞,使细胞外 H^+ 浓度增高,而诱发代谢性酸中毒,出现反常性碱性尿。

第三节 水 肿

水肿(edema)是指过多的液体在组织间隙或体腔内积聚的一种常见的病理过程。这种积聚的液体是等渗液,故一般不伴有细胞水肿。水肿不是一个独立的疾病,而是某些疾病的一种重要的病理过程。习惯上,将发生在体腔内的称为积水或积液,如心包积液、胸腔积液、腹腔积液、脑积水等。

按水肿分布的范围,分为全身性水肿和局部性水肿;按发生的原因,分为肾性水肿、肝性水肿、心性水肿、营养不良性水肿、血管神经性水肿、淋巴性水肿、炎性水肿等;按发生水肿的部位,分为脑水肿、肺水肿、喉头水肿、皮下水肿等。有的水肿至今原因不明,称"特发性水肿"。

一、水肿的发病机制

1. 血管内外液体交换平衡失调导致组织间液增多 正常情况下组织液的生成和向血管回流保持着动态平衡。平均有效流体静压,即毛细血管的平均血压(2.33kPa)减去组织间隙的流体静压(-0.87kPa)的差值(约为 3.20kPa),是促使血管内液向外滤出的力量;有效胶体渗透压,即正常人血浆胶体渗透压(3.72kPa)减去组织间液胶体渗透压(0.67kPa)的差值(约 3.05kPa),是促使液体回流至毛细血管内的力量;有效流体静压与有效胶体渗透压之差值就是平均有效滤过压,正常组织液的生成略大于回流。然而组织液回流剩余部分可经淋巴回流进入血液循环,维持血管内外液体交换处于动态平衡。正常成人在安静状态下,约 120ml/h 液体回流到血管,组织间隙流体静压升高时,淋巴的生成速度加快。另外,由于淋巴管壁的通透性较高,还可把毛细血管漏出的蛋白质、细胞代谢后产生的大分子物质回吸进入体循环。水肿发生的重要机制便是上述因素同时或相继失调:①毛细血管流体静压增高,毛细血管流体静压增高使有效滤过压增加,液体从毛细血管向外滤出增多,如果超出了淋巴回流的代偿限度,就会出现水肿。如充血性心力衰竭、静脉血栓等均可导致静脉压升高而产生水肿。②血浆胶体渗透压降低,蛋白质摄入不足、合成障碍、丢失过多、分解代谢增强等因素导致胶体渗透压下降,组织液生成增多,超出了淋巴回流代偿能力而产生水肿。③微血管壁通透性增加,某些疾病如烧伤、昆虫咬伤等引起微血管壁通透性增高,血浆蛋白从毛细血管和微静脉壁滤出,引起管内胶体渗透压下降,组织间液的胶体渗透压升高,导致溶质及水分滤出。此类水肿液中蛋白质含量较高,可达 30~60g/L。④淋巴回流受阻,在某些病理情况如恶性肿瘤侵入、丝虫病等堵塞淋巴管致使相应部位水肿,此类水肿液的蛋白质含量亦较高,可达 40~50g/L。

2. 体内外液体交换失衡导致水钠潴留 肾在调节钠、水平衡中起着重要的作用。肾小管的重吸收率与肾小球滤过率(GFR)两者间关系密切,GFR 增加,近端小管的重吸收率也随之增加,反之,GFR 减少,近端小管的重吸收率也随之减少,此称之为"球-管平衡"。如果这一平衡失衡,引起钠水潴留,导致水肿发生。常见原因有以下几种:①肾小球滤过率下降,如急性肾小球肾炎,肾小球因内皮细胞肿胀和炎性渗出物积聚影响滤过;充血性心力衰竭、肾病综合征和肝硬化伴腹腔积液等使有效循环血量明显减少,通过颈动脉窦和主动脉弓的压力感受器反射性地引发交感-肾上腺髓质系统、肾素-血管紧张素系统兴奋,使入球小动脉收缩,进一步减少肾血流量,导致肾小球滤过率下降。②近曲小管重吸收钠水增多,当有效循环血量减少时,ANP 分泌减少,对近曲小管的抑制作用减弱,从而导致钠水潴留;充血性心力衰竭或肾病综合征时,肾血流量随有效循环血量的减少而下降,由于出球小动脉收缩比入球小动脉收缩明显,GFR 下降不如肾血流量下降的明显,导致肾小球滤过分数(FF)增加,使血浆中非胶体成分滤过量相对增加,流入肾小球周围毛细血管的血浆蛋白浓度增高,流体静压下降,近曲小管重吸收钠水增加,导致钠水潴留。③远曲小管和集合管重吸收钠水增加,如充血性心力衰竭、肾病综合征以及肝硬化腹水时,醛固酮分泌增多,肝硬化患者肝细胞灭活醛固酮的功能减退;充血性心力衰竭时,抗利尿激素分泌增加,引起肾素-血管紧张素-醛固酮系统被激活,促进远曲小管和集合管重吸收钠水增加,导致钠水潴留。

水肿通常是多种因素同时或相继作用形成的病理过程。不同类型的水肿发病机制并不完全相同;同一类型的水肿在其发生发展过程中,各种因素所起的作用也不相同。因此,对不同水肿患者要进行具体分析,选择适宜的治疗方案。

二、水肿的特点及对机体的影响

1. 水肿的特点

(1) 水肿液的性状:根据水肿液蛋白质含量的不同常分为漏出液和渗出液。漏出液的特点是水肿液的比重低于 1.015;蛋白质含量低于 25g/L;细胞数少于 5000/L。渗出液的特点是水肿液的比重高于 1.018;蛋白质含量可达 30~50g/L;且见较多白细胞。

(2) 水肿的皮肤特点:皮下水肿为全身或躯体局部水肿的重要体征。水肿区域可见皮肤肿胀、弹性差、皱纹变浅,温度较低,如用手指按压可凹陷,称为凹陷性水肿或显性水肿。在皮肤出现凹陷之前已有组织液增多,但不足以达到指压试法阳性,则称为隐形水肿,其机制主要是因为液体被皮肤组织中的透明质酸胶原等所吸附而成为凝胶态结合水,不能自由移动,当液体增多到超出其吸附能力时,组织间隙中的游离水才会明显增多,形成凹陷性水肿。

（3）全身性水肿的分布特点：受局部组织结构、血流动力学因素以及重力和体位的影响，全身性水肿多为心性水肿、肾性水肿和肝性水肿。心性水肿常出现在低垂部位；肾性水肿常出现为眼睑或面部；肝性水肿则以腹水为多见。这些特点也是临床诊断的依据之一。

2. 水肿对机体的影响

（1）对细胞的影响：组织间隙过量的液体积聚使组织细胞与毛细血管间距离加大，细胞的物质交换就容易发生障碍；组织间液压力增大，压迫局部毛细血管致使血流量减少，造成细胞营养不良。因此，重度和长期持久的水肿可导致细胞的营养障碍。

（2）对器官组织功能活动的影响：主要取决于水肿发生的速度及程度，如喉头水肿可立即导致窒息，肺水肿可导致严重的缺氧，脑水肿可引起颅内高压，甚至形成脑疝，危及生命。因此，应根据水肿发生的部位、速度和程度的不同，而采取不同的防治措施。

思考题：

1. 电解质钠、钾的主要生理功能是什么？机体是如何调节水、钠和钾平衡的？
2. 如果患者存在低容量性高钠血症，可能是何原因导致的？机体会出现哪些表现？
3. 引起高钾血症的原因有哪些？
4. 低钾血症对机体有何影响？
5. 造成体内水钠潴留的机制有哪些？
6. 什么是球-管平衡？球-管失衡有哪几种形式？

（喻松仁）

第三十二章　酸碱平衡紊乱

机体的体液酸碱度是相对恒定的,以动脉血 pH 表示,正常值是 7.35 ~ 7.45,平均值为 7.40,这对维持机体组织细胞正常的代谢和生理功能至关重要。即使机体经常摄入或代谢过程中不断生成一些酸性或碱性物质,也可以通过体内的缓冲系统和各种机制的调节功能使其稳定在正常范围内。人体这种维持体液酸碱度在相对恒定范围的过程,称为酸碱平衡(acid-base balance)。但在许多病理情况下,当机体酸性或碱性物质的量发生变化(过多或过少),超过机体的酸碱调节能力或酸碱调节功能发生障碍时,就会形成酸碱平衡紊乱(acid-base disturbance),严重时会危及生命。

第一节　酸碱平衡的调节

人体体液中的酸性物质主要来源于机体糖、脂肪和蛋白质在其分解代谢过程中产生的挥发酸(通过肺进行调节,如碳酸)和固定酸(不能变成气体由肺呼出,如乳酸、酮体);碱性物质来自食物,也来自体内物质代谢(如氨基酸脱氨基产生的氨),人体碱的生成量比酸要少得多。尽管人体在正常代谢过程中,不断产生酸碱性物质,但机体通过多方面的调节作用,如体液的缓冲系统、肺的呼吸和肾排酸保碱等,使体液 pH 稳定在正常范围内。

一、血液的缓冲作用

血液缓冲系统由弱酸(缓冲酸)及其相对应的缓冲碱组成,血液的缓冲系统主要有碳酸氢盐缓冲系统(HCO_3^-/H_2CO_3)、磷酸盐缓冲系统($HPO_4^{2-}/H_2PO_4^-$)、血浆蛋白缓冲系统(Pr^-/HPr)、血红蛋白(Hb^-/HHb)和氧合血红蛋白缓冲系统($HbO_2^-/HHbO_2$)五种。其中,血浆 HCO_3^- 约占 35% ,细胞内 HCO_3^- 约占 18% ,HbO_2 及 Hb 约占 35% ,血浆蛋白占 7% ,磷酸盐占 5% 。

血液缓冲系统中碳酸氢盐缓冲系统在血液中的浓度比其他缓冲对高,缓冲能力大,占血液缓冲总量的 53% 以上,可以缓冲所有的固定酸,不能缓冲挥发酸;挥发酸主要靠非碳酸氢盐缓冲系统来缓冲。

二、肺的调节作用

肺通过呼吸作用控制 CO_2 的排出量来调节血浆 H_2CO_3(挥发酸)浓度,使血浆中 HCO_3^-/H_2CO_3 值维持正常(20 : 1),以保持 pH 相对恒定。机制是:血中 $PaCO_2$ 升高,可以使脑脊液的 pH↓,H^+ 增加,可刺激位于延髓腹侧第四脑室侧壁对 H^+ 敏感的中枢化学感受器,从而兴奋呼吸中枢,明显增加肺的通气量,使 CO_2 呼出量显著增加,血中二氧化碳分压($PaCO_2$)迅速降低(正常值为 39.9mmHg,5.32kPa),从而降低血液中的 H_2CO_3 浓度。但当 $PaCO_2$ 过高,超过 80.25mmHg(10.7kPa 以上)时,呼吸中枢反而受到抑制,称为 CO_2 麻醉。此外,呼吸中枢对来自外周化学感受器主动脉体特别是颈动脉体感受器的刺激也很敏感,能感受缺氧、pH 和 CO_2 的刺激。但 $PaCO_2$ 或 pH 变化时,主要通过延髓中枢直接感受并调节。

三、肾的调节中作用

肾主要调节固定酸,通过肾小管上皮细胞排酸保碱作用调节体液 HCO_3^- 浓度,使 pH 相对恒定。

主要作用机制是：

1. 碳酸氢盐的重吸收 肾小管上皮细胞内含碳酸酐酶（CA），能催化 H_2O 和 CO_2 结合生成 H_2CO_3，后者又解离成 H^+ 和 HCO_3^-。H^+ 产生后即由上皮细胞分泌到小管液中。与此同时，小管液中的 Na^+ 进入细胞。这两个过程互相关联，称为 H^+-Na^+ 交换。进入细胞内的 Na^+ 再与细胞内产生的 HCO_3^- 经位于基侧膜的 Na^+-HCO_3^- 载体进入血液循环，生成 $NaHCO_3$。进入管腔液中的 H^+ 与肾小球滤过的 HCO_3^- 结合成 H_2CO_3，后者分解成 H_2O 和 CO_2，H_2O 随尿排出，CO_2 迅速扩散回细胞内，在 CA 催化下，H_2O 和 CO_2 结合生成 H_2CO_3，H_2CO_3 又解离成 H^+ 和 HCO_3^-，前者又可分泌入肾小管腔中与 Na^+ 进行交换。如此，肾脏可以源源不断地分泌 H^+ 而重吸收 $NaHCO_3$。当酸中毒时，CA 活性增高，泌 H^+ 及保碱的作用加强。

2. 磷酸盐缓冲的酸化 体液中存在着磷酸盐缓冲系统。远端肾单位泌 H^+ 到集合管管腔后，可将管腔滤液中的碱性 HPO_4^{2-} 变为酸性 $H_2PO_4^-$，使尿液酸化；同时，交换回肾小管上皮细胞内的 Na^+ 与 HCO_3^- 结合成新的 $NaHCO_3$ 而回到血液。但当尿液 pH 降至 4.8 左右时，几乎所有磷酸盐都已转变为 $H_2PO_4^-$，不发挥缓冲作用，因而这种缓冲是有限的。

3. 氨的分泌 远端小管和集合管的上皮细胞还有分泌 NH_3 的功能。细胞内的 NH_3 主要来源于谷氨酰胺在谷氨酰胺酶的作用下的脱氨反应。NH_3 是脂溶性物质，能自由通过细胞膜扩散入小管液中，然后与 H^+ 结合形成 NH_4^+，后者再与强酸盐的负离子结合，生成铵盐随尿排出。酸中毒越严重，谷氨酰胺酶的活性也越高，泌 NH_3 功能会加强，NH_4^+ 排出会增多。

四、组织细胞内外离子交换的调节作用

组织细胞内液也是酸碱平衡的缓冲池，其缓冲作用主要是通过离子交换进行的，常见的有 H^+-K^+、H^+-Na^+、Na^+-K^+、Cl^--HCO_3^- 交换等。如当 H^+ 进入体液时，有一部分在细胞外液受到缓冲，一部分扩散至细胞内，通过 H^+-K^+、H^+-Na^+ 交换，以维持电中性。这种调节可产生酸中毒时的高钾血症。

以上调节因素共同维持着机体的酸碱平衡。但各调节因素的作用时间和强度存在差异。血液缓冲系统作用快、持续时间短；肺的呼吸调节作用效能大；细胞内外离子交换以及肾的调节作用表现的较为缓慢和持久。

第二节　反映体内酸碱平衡状况的常用指标及其意义

一、pH

pH 是反映血液酸碱度的最常用指标之一。血液 pH 通常采用动脉血来测定，正常值为 7.35～7.45。pH 低于 7.35 为酸中毒，高于 7.45 则为碱中毒。血液 pH 主要受 HCO_3^- 与 H_2CO_3 比值的影响，由呼吸性因素和代谢性因素共同决定，因而动脉血 pH 本身不能鉴定酸碱平衡紊乱类型。

二、动脉血 CO_2 分压

动脉血 CO_2 分压（$PaCO_2$）是指以物理状态溶解于血浆中 CO_2 分子所产生的张力。由于 CO_2 通过肺泡膜的弥散速率很快，$PaCO_2$ 与肺泡内 $PaCO_2$ 基本相等，是反映酸碱平衡呼吸性因素的重要指标。其正常值为 33～46mmHg（4.39～6.25kPa），平均值为 40mmHg（5.32kPa）。如 $PaCO_2$ >46mmHg（6.25kPa）时，表示有 CO_2 潴留，肺通气不足，见于呼吸性酸中毒或代偿后的代谢性碱中毒；如 $PaCO_2$

<33mmHg(4.39kPa)时,表示CO_2呼出过多,肺通气过度,见于呼吸性碱中毒或代偿后的代谢性酸中毒。测定$PaCO_2$可了解肺泡通气量的情况,是反映呼吸性酸碱平衡紊乱的重要指标。

三、血浆CO_2结合力

血浆CO_2结合力(CO_2combining power,CO_2CP)是指血浆中呈化学结合状态CO_2的量,即血浆中HCO_3^-所含的CO_2,正常值为23~31mmol/L。CO_2CP可以代表血浆中HCO_3^-的含量,反映代谢因素的影响。CO_2CP降低,见于代谢性酸中毒或代偿后的呼吸性碱中毒;CO_2CP增高,见于代谢性碱中毒或代偿后的呼吸性酸中毒。

四、标准碳酸氢盐和实际碳酸氢盐

标准碳酸氢盐(standard bicarbonate,SB)是指全血温度在37~38℃,Hb氧饱和度为100%,$PaCO_2$为40mmHg气体平衡后的标准条件下,所测得的血浆HCO_3^-含量。由于标准化后HCO_3^-不受呼吸因素的影响,因此SB可作为判断代谢因素的指标,正常值为22~27mmol/L,平均为24mmol/L。SB在代谢性酸中毒时降低,在代谢性碱中毒时升高。但在呼吸性酸中毒和呼吸性碱中毒时,由于肾的代偿,也可以发生继发性增高或降低。

实际碳酸氢盐(actual bicarbonate,AB)是指隔绝空气的血液标本,在实际$PaCO_2$、实际体温和血氧饱和度条件下测得的血浆HCO_3^-含量,是人体血浆中HCO_3^-的真实浓度,受呼吸和代谢两方面因素影响。

AB与SB之间的差值,反映了呼吸性因素对酸碱平衡影响的程度。正常情况下,AB由于$PaCO_2$和血氧饱和度与测定SB时的条件基本相同,此时AB=SB。如果AB>SB,则表明$PaCO_2$大于正常,有CO_2潴留,可见于呼吸性酸中毒或代偿后的代谢性碱中毒;反之,如果AB<SB,则表明$PaCO_2$小于正常,见于呼吸性碱中毒或代偿后的代谢性酸中毒。

五、缓　冲　碱

缓冲碱(buffer base,BB)是指血液中全部具有缓冲作用负离子碱的总和,包括血浆和红细胞中HCO_3^-、Hb^-、HbO_2^-、HPO_4^{2-}和Pr^-。正常值为45~52mmol/L,平均值为48mmol/L。BB是反映代谢性因素的指标,$PaCO_2$升高或降低对其无明显影响。代谢性酸中毒时BB减少,而代谢性碱中毒时BB升高。

六、碱　剩　余

碱剩余(base excess,BE)是指标准条件下(即温度在37~38℃、Hb氧饱和度为100%、$PaCO_2$为40mmHg的气体平衡),用酸或碱滴定全血标本至pH=7.40时所需的酸或碱的量(mmol/L)。若用酸滴定,BE用正值表示;如需用碱滴定,BE用负值来表示。全血BE正常值范围为-3.0~+3.0mmol/L,BE是代谢成分的指标,代谢性酸中毒时BE负值增加;代谢性碱中毒时BE正值增加。

七、阴离子间隙

阴离子间隙(AG)是指血浆中未测定的阴离子(UA)与未测定的阳离子(UC)的浓度差,即AG=

UA-UC。由于细胞外液阴离子和阳离子总当量数相等,以维持电荷平衡,故 AG 可用血浆中常规可测定的阳离子(Na^+)与常规测定的阴离子(Cl^- 和 HCO_3^-)的浓度差算出,即 AG = UA-UC = $[Na^+]$ - $([HCO_3^-]+[Cl^-])$,正常值为 $12±2mmol/L$。

AG 是反映血浆中乳酸、酮体、硫酸等固定酸含量的指标,AG 值升高表明体内有固定酸增高,如乳酸堆积、酮体过多等引起代谢性酸中毒存在。AG 降低则见于 UA 减少或 UC 增多,如低蛋白血症等。

第三节　单纯性酸碱平衡紊乱

一、代谢性酸中毒

血浆中 HCO_3^- 原发性减少,pH 降低,称代谢性酸中毒。它是临床酸碱平衡紊乱中最常见的一种类型。

(一) 病因

1. HCO_3^- 直接丢失过多　在发生严重腹泻、胆瘘、胰瘘、小肠瘘或肠道引流时,都会丧失大量碱性消化液,从而使 HCO_3^- 大量丢失;轻度或中度肾衰竭、肾小管性酸中毒及大量使用碳酸酐酶抑制剂的患者,肾小管对 HCO_3^- 重吸收减少。

2. 固定酸产生过多,HCO_3^- 被缓冲消耗　如休克、严重贫血、心力衰竭、低氧血症及肺水肿等导致机体缺氧,可引起乳酸增加;严重的肝脏疾病,因乳酸利用障碍引起乳酸增加;糖尿病时葡萄糖利用障碍,脂肪分解加速,大量脂肪酸进入肝,产生过多的酮体,引发酮症酸中毒;饥饿或禁食情况下,体内糖原大量消耗后,脂肪动员分解,也会引发酮症酸中毒等。

3. 外源性固定酸摄入过多,HCO_3^- 被缓冲消耗　如大量服用阿司匹林,导致乙酰水杨酸在体内增多;且因其刺激胃肠,患者进食减少,饥饿而使酮体生成增加。

4. 肾脏排酸功能障碍　严重肾衰竭患者,肾小球滤过率极度降低,使硫酸、磷酸等固定酸从尿中排出减少而在体内积聚;同时,由于肾小管上皮细胞泌 H^+ 功能降低,均可致 H^+ 在体内蓄积,使血浆 HCO_3^- 浓度进行性降低。

5. 稀释性酸血症　快速输入大量无 HCO_3^- 的液体(如葡萄糖溶液、生理盐水等),可使血液中 HCO_3^- 稀释,出现一过性稀释性酸血症。

6. 高钾血症　各种原因引起的细胞外液 K^+ 增多时,K^+ 与细胞内 H^+ 交换,引起细胞外 H^+ 增加,导致代谢性酸中毒。

(二) 机体的代偿

1. 血液和细胞内的缓冲代偿调节作用　代谢性酸中毒后,血液中 H^+ 增加,首先通过血液中的缓冲系统进行调节,主要为:$H^+ + HCO_3^- \rightarrow H_2CO_3 \rightarrow CO_2 + H_2O$,形成的 CO_2 由肺排出。$2 \sim 4h$ 后,约一半的 H^+ 通过离子交换方式进入细胞内,被细胞内缓冲碱缓冲,K^+ 从细胞内移出,导致高钾血症。

2. 肺的代偿调节作用　血液 H^+ 浓度增加,可刺激颈动脉体和主动脉体化学感受器,从而反射性引起呼吸中枢兴奋,导致呼吸加深、加快,明显增加肺泡通气量,使 CO_2 排出增多,血液中 $PaCO_2$ 迅速降低,血浆 H_2CO_3 继发性降低,使 HCO_3^-/H_2CO_3 的比值及血液 pH 趋向于常。呼吸系统的代偿功能极为迅速,一般数分钟即可出现深大呼吸。临床上患者出现呼吸加深、加快常是代谢性酸中毒的主要表现。

3. 肾的代偿调节作用　主要通过加强泌 H^+ 及泌 NH_4^+ 及回收 HCO_3^-,从而使 HCO_3^- 在细胞外液的浓度有所恢复。但肾的代偿作用较慢,一般要 3 ~ 5 天才能达高峰,且代偿的容量有限,尤其在肾功能障碍时更不能有效地发挥作用。

(三) 对机体的影响

1. 循环系统　酸中毒时,因 H^+ 竞争性抑制 Ca^{2+} 与心肌肌钙蛋白的结合,影响心肌兴奋-收缩耦联,另外还会使 Ca^{2+} 内流受阻,会影响心肌细胞肌浆网释放 Ca^{2+} 以及能量产生减少,这些均可导致心肌收缩力降低;代谢性酸中毒时往往伴发高钾血症,重度高钾血症时,会产生致死性室性心律失常和心跳停止;H^+ 使血管对儿茶酚胺的反应性降低,使血管扩张,血压下降。所以休克时,首先要纠正酸中毒。

2. 中枢神经系统　H^+ 增高时脑内谷氨酸脱羧酶活性增强,使抑制性神经介质 γ-氨基丁酸生成增多,抑制中枢神经功能;还影响氧化磷酸化,致 ATP 生成减少,使脑组织能量供应不足,从而产生乏力、知觉迟钝、意识障碍、嗜睡,甚至昏迷,最后可因呼吸中枢和心血管运动中枢麻痹而死亡。

3. 骨骼系统　慢性肾衰竭伴酸中毒时,由于不断从骨骼释放钙盐以进行缓冲,故不仅影响骨骼的发育,延迟小儿的生长,而且还可引起纤维性骨炎和肾性佝偻病,成人则可导致骨软化症。

二、呼吸性酸中毒

呼吸性酸中毒(respiratory acidosis)是指血液中 H_2CO_3($PaCO_2$)原发性升高,导致 pH 降低。

(一) 病因

呼吸性酸中毒主要见于外呼吸通气障碍而致 CO_2 排出受阻,罕见于吸入 CO_2 过多。

1. 呼吸中枢抑制　颅脑损伤、脑血管意外、脑炎、呼吸中枢抑制剂(如吗啡、巴比妥类)及某些麻醉剂用量过大或乙醇中毒等,均可抑制呼吸中枢,使呼吸减弱或停止。

2. 呼吸肌麻痹　各种原因如急性脊髓灰质炎、多发性神经根炎、有机磷中毒、重症肌无力、重度低钾血症等,均可引起呼吸肌麻痹,呼吸动力不足,导致通气障碍,CO_2 排出受阻。

3. 呼吸道阻塞及肺部疾患　如呼吸道机械梗阻(如异物等堵塞气管)、哮喘、慢性阻塞性肺疾病、肺气肿、肺纤维化、肺不张、心源性急性肺水肿等,均可因通气障碍而发生呼吸性酸中毒。

4. 胸廓病变　如胸部创伤、严重气胸或胸膜腔积液、胸廓畸形等,均可严重影响通气功能,引起呼吸性酸中毒。

5. 其他　如呼吸机使用不当,致使吸入 CO_2 浓度持续升高等。

(二) 机体的代偿调节

呼吸性酸中毒主要是由于肺通气功能障碍引起,因此肺的代偿调节能力减弱甚至消失;也不能由血液中的碳酸氢盐缓冲系统来缓冲调节;此时,主要靠血液中非碳酸氢盐缓冲系统(主要在细胞内)和肾代偿调节。

1. 细胞内外离子交换和细胞内缓冲的代偿调节　急性呼吸性酸中毒时,机体主要靠细胞内外离子交换及细胞内缓冲。首先,H_2CO_3 离解为 H^+ 和 HCO_3^-,H^+ 与细胞内 K^+ 进行交换,进入细胞内的 H^+ 被细胞内的蛋白质缓冲,血浆中 HCO_3^- 浓度有所增加;其次,血浆中的 CO_2 迅速弥散入红细胞,经碳酸酐酶催化生成 H_2CO_3,又解离为 H^+ 和 HCO_3^-,H^+ 主要被血红蛋白(Hb^-/HHb)和氧合血红蛋白($HbO_2^-/HHbO_2$)系统缓冲,而 HCO_3^- 则与血浆中 Cl^- 交换,使血浆中 H^+ 减少,HCO_3^- 增加;但这种代偿调节十分有限,而肾的代偿作用又十分缓慢,所以急性呼吸性酸中毒时,机体呈失代偿状态,并常伴有高钾血症。

2. 肾的代偿调节 是慢性呼吸性酸中毒的主要代偿方式。由于 $PaCO_2$ 和 H^+ 浓度升高,可增强肾小管上皮细胞内碳酸酐酶和谷氨酰胺酶活性,促使小管上皮排泌 H^+ 和 NH_4^+,同时增加对 HCO_3^- 的重吸收,从而维持 HCO_3^-/H_2CO_3 比值接近正常。肾的代偿调节常需 3 ~ 5 天才能发挥最大效能。

(三) 对机体的影响

因肾的代偿调节作用较慢,急性呼吸性酸中毒容易出现失代偿和血液 pH 降低,对机体的影响往往比代谢性酸中毒更严重。

1. 对中枢神经系统的影响 CO_2 容易通过血脑屏障,可直接引起脑血管扩张和脑血流量增加,出现多种精神、神经系统功能异常,早期可表现为头痛、不安、焦虑,进一步发展可出现震颤、精神错乱、嗜睡,甚至昏迷,临床上称为肺性脑病(pulmonary encephalopathy)。

2. 对心血管系统的影响 高浓度 CO_2 会刺激血管运动中枢,反射性引起血管收缩。肺动脉血管收缩时,产生肺动脉高压,加重右心负荷。因细胞内外离子交换导致的高钾血症,可致心肌收缩力减弱、心律失常。

三、代谢性碱中毒

代谢性碱中毒(metabolic alkalosis)是指血浆中 HCO_3^- 原发性增多,导致 pH 升高。

(一) 病因

1. H^+ 丢失过多 H^+ 丢失方式有以下两种:①胃酸丢失过多,剧烈呕吐或胃减压引流时,胃腔内富含 HCl 的胃液丢失过多,来自胃壁、肠液、胰腺等的 HCO_3^- 得不到 H^+ 中和,HCO_3^- 进入血浆,是引起代谢性碱中毒最常见的原因。②经肾丢失过多,某些髓襻利尿剂(如呋塞米),促进了 H^+ 的排泌,使 HCO_3^- 大量重吸收,引起低血氯性碱中毒;盐皮质激素分泌过多的疾病,如各种原因引起的醛固酮增多,通过保 Na^+ 排 K^+ 促进 H^+ 排泄,而造成低血钾性碱中毒。

2. HCO_3^- 过量负荷 口服或输入碱性物质过多,超过肾的 HCO_3^- 排出能力,可出现代谢性碱中毒。多见于溃疡患者长期过量服用小苏打($NaHCO_3$),或纠正代谢性酸中毒而输入过量的 $NaHCO_3$ 后,但一般发生在肾功能受损时。

3. 低钾血症 可导致细胞内 K^+ 向细胞外转移,细胞外的 H^+ 向细胞内转移,而发生代谢性碱中毒。此时,细胞内 H^+ 增多,肾泌 H^+ 增多,尿液呈酸性,称为反常性酸性尿。

4. 血氨过高 肝功能衰竭时,尿素合成障碍也常导致代谢性碱中毒。

(二) 机体的代偿调节

1. 体液的缓冲和细胞内外离子交换 代谢性碱中毒时,H^+ 浓度降低、HCO_3^- 浓度升高,HCO_3^- 可被缓冲系统中的弱酸(如 H_2CO_3、$H_2PO_4^-$、$HHbO_2$)所缓冲。碱中毒时,由于细胞外液 H^+ 浓度降低,细胞内 H^+ 逸出补充,细胞外液 K^+ 进入细胞内,从而产生低钾血症。

2. 肺的代偿调节 由于碱中毒时 H^+ 浓度降低,可抑制呼吸中枢,使呼吸变浅、变慢,肺通气量和 CO_2 排出减少,血中 $PaCO_2$ 及 H_2CO_3 继发性升高,使 HCO_3^-/H_2CO_3 接近或恢复正常。但呼吸的代偿很少能达到完全代偿,因为在 $PaCO_2$ 升高的同时,还有 PaO_2 降低,后者通过对呼吸的兴奋作用限制 $PaCO_2$ 过度升高。

3. 肾的代偿调节 由于血浆 H^+ 降低使肾小管上皮细胞内的碳酸酐酶和谷氨酰胺酶活性降低,故泌 H^+ 和泌 NH_4^+ 减少,重吸收 HCO_3^- 减少,使血浆 HCO_3^- 浓度有所下降,但尿液呈碱性。因肾的代偿作用反应较晚,常需 3~5 天方达到最佳效能,因此在急性代谢性碱中毒中不起主要作用。

(三) 对机体的影响

1. 中枢神经系统功能改变 血浆 pH 升高时,γ-氨基丁酸转氨酶活性增高,而谷氨酸脱羧酶活性降低,γ-氨基丁酸分解加强而生成减少,对中枢神经系统的抑制作用减弱而引起兴奋现象。

2. 血红蛋白氧离曲线左移 血液 pH 升高可使血红蛋白与 O_2 的亲和力增强,血红蛋白不易将结合的 O_2 释出,造成组织细胞缺氧。脑组织对缺氧极为敏感,也可出现精神症状。患者可出现烦躁不安、精神错乱,甚至昏迷。

3. 对神经肌肉的影响 血液 pH 升高时,可使血浆中游离钙减少,从而引起神经肌肉应激性增高,可表现为口周面部感觉异常和抽动、手足抽搐和惊厥等症状。

4. 低钾血症 可引起神经肌肉应激性减退,出现肌无力、肠麻痹等症状。

四、呼吸性碱中毒

呼吸性碱中毒(respiratory alkalosis)是指血浆中 H_2CO_3 浓度原发性减少,导致 pH 升高。

(一) 病因

1. 低氧血症 见于初入高原地区、胸廓和肺部疾病等。机体缺氧可反射引起呼吸加深、加快,导致 CO_2 排出过多、血浆 H_2CO_3 浓度原发性减少。

2. 中枢神经系统疾病 脑部疾患如脑膜炎、脑肿瘤等刺激呼吸中枢,引起过度通气,导致 CO_2 排出过多。

3. 某些药物中毒 如水杨酸、氨可直接刺激中枢化学感受器,使呼吸中枢兴奋增强而引发过度通气。

4. 人工呼吸机使用不当 常因通气量过大而引起。

(二) 机体的代偿调节

1. 细胞内外离子交换和细胞内缓冲 由于细胞内 H^+ 与细胞外的 Na^+、K^+ 交换,逸出细胞外的 H^+ 与 HCO_3^- 结合形成 H_2CO_3,可使血浆 H_2CO_3 浓度回升,HCO_3^- 浓度下降。另外,部分血浆 HCO_3^- 与红细胞内 Cl^- 交换,进入红细胞内的 HCO_3^- 与 H^+ 结合,生成 CO_2,CO_2 自红细胞逸出进入血浆形成 H_2CO_3,使血浆 H_2CO_3 浓度有所回升。这是急性呼吸性碱中毒时的主要代偿调节方式。

2. 肾的代偿调节 血浆 H_2CO_3 浓度如果持续较低,肾代偿性的泌 H^+、泌 NH_4^+ 减少,HCO_3^- 重吸收减少,血浆 HCO_3^- 浓度代偿性降低。这是一个缓慢的过程,因此仅对慢性呼吸性碱中毒的代偿调节有意义。

(三) 对机体的影响

慢性呼吸性碱中毒时,经机体的代偿调节,血液 pH 可保持在正常范围或接近正常,一般无明显症状;急性呼吸性碱中毒时,$PaCO_2$ 降低会引起脑血管收缩,脑血流量减少,常出现头痛、头晕,以及烦躁不安、感觉异常等。因为血浆 Ca^{2+} 低、神经肌肉兴奋性增高,可引起四肢和口周感觉异常或抽搐;此外还可发生低钾血症。

第四节 混合性酸碱平衡紊乱

临床上,同一患者可同时出现两种或两种以上单纯性酸碱平衡紊乱,称为混合性酸碱平衡紊乱

（mixed acid-base disturbance）。临床主要类型如下：

1. 呼吸性酸中毒合并代谢性酸中毒 常见于肺功能严重障碍、心搏骤停或多器官损害并存的疾患,导致严重缺氧和 CO_2 潴留。特点是:反映呼吸性和代谢性因素的指标均朝酸性方向变化,血液 pH 明显下降,出现显示呼吸性因素的 $PaCO_2$ 升高,表示代谢性因素的 BE 负值增大。

2. 呼吸性碱中毒合并代谢性碱中毒 常见于剧痛、发热、败血症、颅脑外伤、肝功能不全等患者,呼吸中枢受刺激,引起通气过度,产生呼吸性碱中毒;如同时伴有呕吐或过多使用利尿剂,则可出现代谢性碱中毒。特点是:反映呼吸性和代谢性因素的指标均朝碱性方向变化,血液 pH 显著增高,同时出现显示呼吸性因素的 $PaCO_2$ 降低,表示代谢性因素的 BE 正值增大。

3. 呼吸性酸中毒合并代谢性碱中毒 常见于慢性阻塞性肺疾病同时因肺源性心脏病心力衰竭接受大量利尿剂治疗之后。特点是:$PaCO_2$ 和血浆 HCO_3^- 浓度明显升高,pH 变动不大,甚至可以在正常范围内。

4. 呼吸性碱中毒合并代谢性酸中毒 常见于肝功能不全并发肾衰竭、糖尿病酮症、尿毒症同时伴有高热或通气过度,水杨酸中毒等。特点是:反映代谢因素的 BE 负值增大,反映呼吸因素的 $PaCO_2$ 降低,pH 变动不大,甚至在正常范围。

5. 代谢性酸中毒合并代谢性碱中毒 常见于剧烈呕吐伴严重腹泻,或肾衰竭患者因频繁呕吐而丢失大量酸性胃液。特点是:反映酸碱平衡的指标,会因酸中毒与碱中毒相互抵消的程度不同,而表现为正常、减少或增高,一般可在正常范围内。

思考题：

1. 试述机体酸碱平衡代偿调节机制。
2. 反映体内酸碱平衡状况的常用指标有哪些? 分别代表什么意义?
3. 代谢性酸中毒与呼吸性酸中毒对机体的影响有何不同?
4. 剧烈呕吐易引起何种酸碱平衡紊乱? 试分析其发生机制。
5. 试述钾代谢紊乱与酸碱平衡紊乱的关系。

（艾志福）

第三十三章 缺 氧

氧是维持生命活动所必需的物质,当组织和细胞氧供应或氧利用障碍时,可引起代谢、功能和形态结构发生异常变化,这一病理过程称为缺氧(hypoxia)。缺氧是一种常见的基本病理过程,也是造成细胞损伤的最常见原因。正常机体储存的氧量约为1500ml,成人需氧量约为250ml/min。因此,一旦呼吸、心跳停止,数分钟内就可引起患者死亡。临床上常用血氧指标反映组织供氧和耗氧量的变化。

第一节 常用的血氧指标

一、血氧分压

以物理状态溶解于血液的氧分子所产生的张力,称为血氧分压(partial pressure of oxygen,PO_2),又称氧张力。正常人动脉血氧分压(PaO_2)约100mmHg(13.3kPa),主要取决于吸入气体的氧分压和外呼吸功能;静脉血氧分压(PvO_2)正常约40mmHg(5.32kPa),主要取决于组织摄氧和利用氧的能力。

二、血 氧 容 量

在38℃,氧分压为150mmHg(20.0kPa),二氧化碳分压为40mmHg(5.33kPa)条件下,血红蛋白(Hb)可被氧充分饱和。血氧容量是指100ml血液中的血红蛋白被氧充分饱和时的最大携氧量,取决于血液中Hb的质(Hb与O_2结合的能力)和量(每100ml血液所含Hb的数量)。在氧充分饱和时1g Hb可结合1.34ml氧,按15gHb/dl计算,成人正常血氧容量为1.34×15=20ml/dl。血氧容量的高低反映血液携氧能力的强弱。

三、血 氧 含 量

血氧含量是指100ml血液中实际含有的氧量(ml),包括Hb实际结合的氧和极小量物理溶解于血浆中的氧。正常动脉血氧含量(CaO_2)约为19ml/dl,静脉血氧含量(CvO_2)约为14ml/dl。其大小取决于PaO_2的高低和血氧容量。PaO_2明显降低或血红蛋白结合氧的能力降低,或单位容积血液内血红蛋白量减少,都可使血氧含量减少。

四、血氧饱和度

血氧饱和度(SO_2)是指Hb的氧饱和度,即血液中已经与氧结合的血红蛋白占血液总血红蛋白的百分比。SO_2=(血氧含量-血中溶解的氧量)/氧容量×100%。正常人动脉血氧饱和度(SaO_2)约为95%,静脉血氧饱和度(SvO_2)约为70%。氧饱和度高低主要取决于氧分压的高低,两者之间的关系,可用氧离曲线(ODC)来表示。

五、氧 离 曲 线

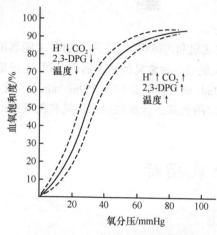

图 33-1　氧离曲线及其影响因素

由于血红蛋白的生理特点,氧离曲线大致呈"S"形(图 33-1),可分为上、中、下三段:

上段:相当于氧分压在 60 ~ 100mmHg(80 ~ 13.3kPa)范围,可认为是 Hb 与氧结合的部分。此段较为平坦,血氧分压对 SaO$_2$ 影响不大。只要 PaO$_2$ 不低于 60mmHg,氧饱和度在 90% 以上,血液可以携带足够的氧,不会引起缺氧。

中段:相当于 PaO$_2$ 在 40 ~ 60mmHg(5.3 ~ 8kPa)范围,是 Hb 释放的部分(线粒体中的氧分压为 6 ~ 40mmHg)。此段曲线陡峭,SaO$_2$ 随 PaO$_2$ 变化大,有利于 Hb 释放氧供组织利用。

下段:相当于 PaO$_2$ 小于 40mmHg 范围,表示 Hb 与氧离解的部分,反应氧的储备代偿能力。正常情况下,这部分氧不会释放;而当机体缺氧时,组织中的氧分压极度降低,这部分氧就可以代偿性释放,供组织利用。

红细胞内 2,3-二磷酸甘油酸(2,3-diphosphoglyceric acid,2,3-DPG)是哺乳动物红细胞中主要的含磷化合物,是在红细胞内糖酵解旁路中产生的。2,3-DPG 升高、酸中毒、二氧化碳增多及血温度增高时,Hb 与 O$_2$ 的亲和力降低,以致在相同氧分压下血氧饱和度降低,ODC 右移;反之则左移。

六、动-静脉氧含量差

动-静脉氧含量差(CaO$_2$-CvO$_2$)即动静脉血氧含量的差值,正常值约为 5ml/dl。其大小取决于组织从单位容积血液内摄取氧的多少,反映组织对氧的消耗量(图 33-2)。组织细胞用氧越多,动-静脉氧含量差越大。由于各组织器官耗氧量不同,各器官动静脉血氧差也不同。

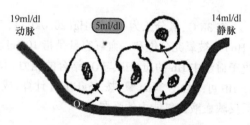

图 33-2　动-静脉氧含量差示意图

第二节　缺氧的类型、原因和发病机制

氧的获得和利用是个复杂过程,包括摄取、携带、输送和利用,其中任何一个环节发生障碍都会导致缺氧,据此将缺氧分为以下四种类型:

一、低张性缺氧

由于动脉血氧分压降低,引起的组织供氧不足称为低张性缺氧(hypotonic hypoxia),又称乏氧性缺氧(anoxic hypoxia)。

（一）原因

1. 吸入气中氧分压过低　多发生于海拔3000m以上的高原及高空。在高原，海拔越高大气压越低，氧分压也越低。亦可见于通风不良的矿井、坑道中，或吸入低氧混合气体及被惰性气体或麻醉剂过度稀释的空气，因吸入空气含氧不足，氧分压过低导致氧气弥散入血减少。这种情况又称为大气性缺氧（atmospheric hypoxia）。

2. 外呼吸功能障碍　常见于肺通气或换气功能障碍，如呼吸衰竭、呼吸道肿瘤、异物堵塞、肺炎等，使肺静脉血不能充分氧合，可致动脉血氧分压和血氧含量降低而发生缺氧，又称呼吸性缺氧（respiratory hypoxia）。

3. 静脉血分流入动脉（静脉血掺杂）增多　多见于某些先天性心脏病，如室间隔缺损伴有肺动脉狭窄或肺动脉高压，由于右心压力高于左心，出现右向左的分流，导致静脉血掺入左心的动脉血中，PaO_2降低。

（二）血氧变化特点

1. 动脉氧分压降低　无论是吸入气氧分压过低，还是外呼吸功能障碍，又或是静脉血分流入动脉，最终均导致动脉氧分压降低。

2. 血氧容量不变　因为在单纯性低张性缺氧中，Hb的质和量都无改变，所以血氧容量不变。

3. 血氧含量和氧饱和度降低　由于动脉氧分压降低，血氧含量和氧饱和度随之降低。当PaO_2降至60mmHg以下可使SaO_2及CaO_2显著减少，导致组织、细胞缺氧。

4. 动-静脉血氧含量差减少　如果PaO_2太低，动脉血与组织氧分压差明显变小，同量血液弥散给组织的氧量减少，则动-静脉血氧含量差减少。如慢性缺氧使组织利用氧的能力代偿性增强，则动-静脉血氧含量差也可接近于正常。

5. 发绀　正常情况下，毛细血管血液中脱氧血红蛋白的平均浓度约为26g/L。低张性缺氧时，由于血流缓慢，组织摄取和利用的氧增多，动静脉血中的氧合血红蛋白含量降低，而脱氧血红蛋白增高。当毛细血管血液中脱氧血红蛋白浓度超过50g/L时，可使皮肤和黏膜呈青紫色，称为发绀（cyanosis）。

二、血液性缺氧

由于血红蛋白数量减少或性质改变，使血液携氧能力降低，或血红蛋白结合的氧不易释出，造成血氧含量减少所引起的组织缺氧称为血液性缺氧（hemic hypoxia）。此时动脉血分压正常，故又称等张性低氧血症（isotonic hypoxemia）。

（一）原因

1. 贫血　各种原因引起的严重贫血，使血红蛋白数量减少，血液携带氧的能力下降，从而导致组织缺氧，又称贫血性缺氧（anemic hypoxia）。

2. 一氧化碳中毒　CO与Hb结合形成碳氧血红蛋白（HbCO），从而失去运氧功能。CO与Hb的亲和力为O_2与Hb亲和力的210倍，当大量Hb与CO结合形成HbCO时，Hb便失去了携带氧的能力。此外，CO还能抑制红细胞内糖酵解，使2,3-DPG生成减少，氧离曲线左移，氧合血红蛋白中的氧不易释出，从而加重组织缺氧。当血液HbCO含量达到Hb总量的10%～20%，就可引起轻度缺氧，因为HbCO为鲜红色，所以患者皮肤、黏膜呈现樱桃红色，可出现头痛、乏力、眩晕、恶心和呕吐等症状；当吸入气中有0.1%的CO时，血液中的血红蛋白可能有50%为HbCO，则可发生极为严重的缺氧,由于外周血管收缩,故患者皮肤、黏膜呈现苍白色,可迅速出现痉挛、呼吸困难、昏迷,甚至死亡。

3. 高铁血红蛋白血症 血红蛋白的 Fe^{2+},在氧化剂的作用下,可氧化成 Fe^{3+},形成高铁血红蛋白,也称变性血红蛋白或羟化血红蛋白。其 Fe^{3+} 因与羟基牢固结合而丧失携带氧的能力,加上血红蛋白分子的 4 个 Fe^{2+} 中有一部分氧化为 Fe^{3+} 后还能使剩余的 Fe^{2+} 与氧的亲和力增高,导致氧离曲线左移,使组织缺氧。正常血液中高铁血红蛋白含量占血红蛋白的 1%～2%,某些化学物质(如亚硝酸盐、过氯酸盐、磺胺等氧化剂)中毒时,可形成过多的高铁血红蛋白,导致高铁血红蛋白血症。如血中高铁血红蛋白含量增加至 20%～50%,就可出现头痛、衰弱、昏迷、呼吸困难和心动过速等症状。新腌制的咸菜、变质的蔬菜中有较多的硝酸盐,大量食用后,肠道细菌将硝酸盐还原为亚硝酸盐,吸收后导致高铁血红蛋白血症,患者皮肤黏膜因血中含高铁血红蛋白类似发绀的咖啡色或青石板色,称为肠源性发绀。

4. 血红蛋白与氧的亲和力异常增强 某些因素可增强血红蛋白与氧的亲和力,氧离曲线左移,氧不易释放。如输入大量库存血,由于库存血中红细胞的 2,3-DPG 含量低,可使氧合血红蛋白解离曲线左移;输入大量碱性液体,使血液 pH 升高,在短时间内也可使 Hb 与 O_2 的亲和力增强;血红蛋白病时,遗传因素所致血红蛋白分子结构异常,Hb 与 O_2 的亲和力增强,使氧合血红蛋白不易释放氧。

(二)血氧变化的特点

1. 动脉血氧分压正常 由于吸入气中氧分压和外呼吸功能正常,所以 PaO_2 正常。

2. 血氧容量和血氧含量 ①贫血患者因血红蛋白数量减少,因此血氧容量、血氧含量均降低。②CO 中毒时,血氧容量和血氧含量降低。但将其血液在体外用氧充分饱和后,Hb 结合的 CO 可被氧取代,测得的血氧容量可正常。③Hb 与 O_2 亲和力增强引起的血液性缺氧,其动脉血氧容量和血氧含量可不低,甚至有的还可高于正常。

3. 血氧饱和度正常 因血氧饱和度主要取决于 PaO_2,此型缺氧时 PaO_2 正常,故血氧饱和度也正常。

4. 动-静脉氧含量差减小 ①贫血患者虽然 PaO_2 正常,毛细血管床中的平均血氧分压却较低,血管-组织间的氧分压差减小,氧向组织弥散的速度也很快减慢,导致组织缺氧,动-静脉氧含量差减小。②CO 中毒及高铁血红蛋白血症时,氧离曲线左移,氧不易离解,动-静脉氧含量差小于正常。③Hb 与 O_2 亲和力增强时,结合的氧不易释出,其动-静脉血氧含量差减小。

5. 患者无发绀 单纯贫血时,患者皮肤、黏膜呈苍白色;CO 中毒时,患者皮肤、黏膜呈樱桃红色;严重缺氧时呈苍白色;高铁血红蛋白血症患者,皮肤、黏膜呈咖啡色或类似发绀的颜色。

三、循环性缺氧

由于循环功能障碍,组织血流量减少而导致组织供氧量不足所引起的组织缺氧称为循环性缺氧,又称低动力性缺氧。其中,如果因动脉狭窄或阻塞使毛细血管床血液灌注量减少引起的缺氧称为缺血性缺氧;因静脉血回流障碍导致毛细血管床淤血所引起的组织供氧不足称为淤血性缺氧。

(一)原因

循环性缺氧时血流量减少可以是局部的,也可以是全身性的。

1. 全身性循环障碍 见于心力衰竭及休克,是由于心排血量减少,引起全身组织缺血缺氧。

2. 局部性循环障碍 由于血管壁、血管腔内或管壁外病变导致局部组织缺血性或淤血性缺氧,如脉管炎、动脉粥样硬化、血栓形成、血管痉挛或受压以及各种栓塞等。其后果主要取决于血液循环障碍发生的部位,心肌梗死及脑血管意外是常见的致死原因。

(二) 血氧变化特点

(1) 动脉血氧分压、血氧容量、血氧饱和度和血氧含量正常。

(2) 动-静脉血氧含量差增加。由于血流缓慢和氧离曲线右移,单位时间内流过毛细血管的血量减少,组织细胞从血液中摄取的氧量增加,静脉血氧分压、氧饱和度和氧含量降低,动-静脉血氧含量差增加。

(3) 发绀。缺血性缺氧时,组织器官苍白。淤血性缺氧时,组织从血液中摄取的氧量增多,毛细血管中脱氧血红蛋白含量增加,如超过50g/L,患者可出现发绀。

四、组织性缺氧

由于组织细胞利用氧异常所引起的缺氧称为组织性缺氧,又称氧利用障碍性缺氧。常见于中毒引起的生物氧化障碍。

(一) 原因

1. 组织中毒　不少毒物如氰化物、硫化氢、磷等可引起组织中毒性缺氧,最典型的是氰化物中毒,如0.06g的HCN即可使人死亡。HCN、KCN、NaCN、NH_3CN 等各种氰化物可通过消化道、呼吸道或皮肤进入体内,迅速与氧化型细胞色素氧化酶的三价铁结合为氰化高铁细胞色素氧化酶,使之不能还原成还原型细胞色素氧化酶,以致呼吸链中断,组织不能利用氧。此外,细菌毒素、放射线等也可能损伤线粒体的呼吸功能而引起氧的利用障碍。

2. 维生素缺乏　某些维生素如核黄素(维生素 B_1)、烟酰胺和烟酸等是呼吸链中许多脱氢酶辅酶的成分,当这些维生素严重缺乏时,生物氧化过程不能正常进行,导致氧的利用障碍。

3. 线粒体损伤　高温、大量放射线辐射和细菌毒素等可损伤线粒体,引起细胞生物氧化障碍。

(二) 血氧变化特点

(1) 动脉血氧分压、血氧容量、血氧饱和度和血氧含量正常。

(2) 由于组织不能利用氧,故静脉血氧分压、氧饱和度和血氧含量高于正常,动-静脉氧含量差减小。

(3) 由于内呼吸障碍使组织不能充分利用氧,毛细血管内氧合血红蛋白量高于正常,患者皮肤黏膜多呈玫瑰红色。

现将各型缺氧的血气变化特点总结,见表33-1。

表 33-1　各型缺氧血气变化特点

缺氧类型	PaO_2	CaO_2	CO_{2max}	SaO_2	CaO_2-CvO_2
低张性	↓	↓	N	↓	↓
血液性	N	↓	↓	N	↓
循环性	N	N	N	N	↑
组织性	N	N	N	N	↓

注:↓为降低;↑为升高;N为正常

临床所见的缺氧往往是两种或两种以上的缺氧同时存在或者相继发生,即混合性缺氧。例如心力衰竭时,由于循环障碍可引起循环性缺氧,如伴有肺淤血与肺水肿,则又可引起低张性缺氧。

第三节 缺氧对机体的影响

缺氧对机体的影响,取决于缺氧发生的程度、速度、持续时间和机体的功能状态。缺氧时机体的功能和代谢变化是机体对缺氧代偿适应和损伤性改变的综合反应。轻度缺氧主要引起机体代偿性反应;严重缺氧而机体代偿不全时,出现的变化是以功能和代谢障碍为主,甚至可发生组织细胞坏死或机体死亡。以下主要以低张性缺氧为例说明缺氧对机体的影响。一般来说,低张性缺氧时,动脉血氧分压降至 60mmHg 以下时组织缺氧,引起机体的代偿反应;动脉血氧分压低于 30mmHg,可导致严重的代谢功能障碍。

一、呼吸系统的变化

(一) 代偿性反应

肺通气量增加是对急性低张性缺氧最重要的代偿性反应。动脉血氧分压低于 60mmHg 可刺激颈动脉体和主动脉体化学感受器,反射性地引起呼吸中枢兴奋,呼吸加深加快,一方面增大呼吸面积,提高 O_2 的弥散量,使动脉血氧饱和度增加;另一方面增加每分钟肺通气量,肺泡气氧分压升高,PaO_2 也随之升高;同时胸廓呼吸运动的增强使胸内负压增大,静脉回心血量增多,增加心排血量和肺血流量,有利于氧的摄取和运输。但是过度通气可排出较多 CO_2,减低了 CO_2 对延髓中枢化学感受器的刺激,在一定程度上可以抑制呼吸,起到抵消缺氧兴奋呼吸的作用。

(二) 损伤性变化

急性低张性缺氧,如快速登上 4000m 以上高原时,可在 1～4 天内发生急性肺水肿,表现为呼吸困难、咳嗽、咳血性泡沫痰、肺部有湿啰音、皮肤黏膜发绀等。其机制尚不清楚,可能是由于缺氧所致外周血管收缩使回心血量增加和肺血量增多,加上缺氧性肺血管收缩反应使肺血流阻力增加,导致肺动脉高压;同时缺氧时肺微血管通透性增加,故发生肺水肿。肺水肿影响肺的换气功能,可使PaO_2 进一步下降,从而直接抑制呼吸中枢,使呼吸抑制,肺通气量减少,导致中枢性呼吸衰竭。

二、循环系统的变化

(一) 代偿性反应

1. 心排血量增加 心排血量增加使供应组织细胞的血量增多,可提高全身组织的供氧量,故对急性缺氧有一定的代偿意义。心排血量增加主要机制是:①由于呼吸运动增强,通气增加,肺泡膨胀对肺牵张感受器的刺激,反射性地通过交感神经而使心率加快;②缺氧时可引起交感肾上腺髓质系统兴奋,儿茶酚胺释放增多,作用于心脏 β 肾上腺素能受体,使心肌收缩性增强;③心脏活动及胸廓呼吸运动增强,可导致静脉回流量增多,均使心排血量增加。以上心功能变化可提高全身组织供氧量,有一定代偿意义。

2. 血流分布改变 器官血流量取决于血液灌注的压力(即动-静脉压差)和器官血流的阻力。后者主要取决于开放的血管数目和血管开放程度。缺氧时,一方面交感神经兴奋引起血管收缩;另一方面组织因缺氧产生乳酸、腺苷、PGI_2 等代谢产物,使缺氧组织的血管扩张。这两种作用的平衡关系决定该器官的血管是收缩还是扩张,以及血流量是减少还是增多。因皮肤和腹腔脏器有较密集的交感缩血管纤维,急性缺氧时,交感神经兴奋,缩血管作用占优势,使血管收缩;而心脑血管则以腺苷等局部组织代谢产物的扩血管作用为主,故血管扩张,血流增加。这种血流重新分布可以保证生命重要器官氧的供应,因而具有重要的代偿意义。

3. 肺血管收缩　肺泡缺氧及混合静脉血的氧分压降低都可引起肺小动脉收缩,从而使缺氧的肺泡血流量减少,有利于维持肺泡通气与血流的适当比例,使流经这部分肺泡的血液仍能获得较充分的氧,从而维持较高的动脉氧分压。此外,正常情况下由于重力作用,通过肺尖部的肺泡通气量与血流量比值过大,肺泡气中氧不能充分地被血液运走。当缺氧引起较广泛的肺血管收缩,导致肺动脉压升高时,肺上部的血流增加,使其肺泡通气能得到更充分的利用。肺血管长期收缩可使肺循环阻力增加,导致肺动脉高压。

缺氧引起肺血管收缩的机制尚未完全阐明,可能与交感神经兴奋作用于肺血管的 α 受体有关,加之缺氧使肺组织内肥大细胞、肺泡巨噬细胞等释放组胺、白三烯、血栓素等引起血管收缩;缺氧使平滑肌细胞钾通道关闭,外向型 K^+ 电流减少,电压依赖性钙通道开放,Ca^{2+} 内流增加,兴奋-收缩耦联增强引起肺血管收缩。

4. 毛细血管增生　长期慢性缺氧可促使血管内皮生长因子(VEGF)等基因表达增强,使毛细血管增生。尤其是心脏、脑和骨骼肌的毛细血管增生更明显。毛细血管的密度增加可缩短血氧弥散至细胞的距离,增加对细胞的供氧量。

(二) 失代偿性反应

严重缺氧可引起高原性心脏病、肺源性心脏病、贫血性心脏病等,甚至发生心力衰竭。缺氧引起循环障碍的机制如下:

1. 肺动脉高压　肺泡缺氧所致肺血管收缩反应可增加肺循环阻力,导致严重的肺动脉高压,进而引起右心肥大,甚至右心衰竭。

2. 心律失常　严重的 PaO_2 降低对颈动脉化学感受器的刺激反射性地兴奋迷走神经,可引起窦性心动过缓、期前收缩,甚至发生心室纤颤而死亡。期前收缩与室颤的发生与心肌细胞内 K^+ 减少、Na^+ 增加使静息膜电位降低、心肌兴奋性增高和传导性降低有关。严重的心肌受损可致完全性传导阻滞。

3. 心肌的收缩与舒张功能降低　严重缺氧时心肌能量产生不足,Na^+-K^+ 泵不能正常运转,使心肌的舒缩功能减低。

4. 静脉回流减少　脑严重缺氧时,呼吸中枢的抑制使胸廓运动减弱,可导致静脉回流减少。全身性严重缺氧使体内产生大量乳酸、腺苷等代谢产物,对外周血管有直接扩张作用,使大量血液淤积在外周静脉内,回心血量减少,心排血量减少,而引起循环循衰竭。

三、血液系统的变化

缺氧可使骨髓造血增强及氧合血红蛋白解离曲线右移,从而增加氧的运输和释放。

(一) 红细胞增多

急性缺氧时,交感神经兴奋,肝、脾等储血器官收缩,将平时不参与循环的储存血液释放入体循环,以增加循环血量及红细胞数量。

慢性缺氧时红细胞增多主要是由骨髓造血增强所致。低氧血流经肾时,能刺激肾小管旁间质细胞,使之生成并释放促红细胞生成素(erythropoietin,EPO),后者刺激骨髓干细胞,加速血红蛋白及红细胞的生成并释放入血循环。

红细胞及血红蛋白的增多,可增加血液的血氧容量和血氧含量,从而增加组织供氧量,使缺氧在一定程度内得到改善。但如果红细胞过度增多,则可使血液黏滞度和血流阻力明显增加,使血流速度减慢,影响氧气的运输,并加重心脏负担,而对机体不利。

(二)氧离曲线右移

缺氧时,红细胞内 2,3-DPG 增加,导致氧离曲线右移,即血红蛋白与氧的亲和力降低,血液流经组织时 HbO_2 释放氧增多,从而提高组织摄氧率。但是,如果 PaO_2 低于 60mmHg,则氧离曲线的右移将使血液通过肺泡时结合的氧量减少,使之失去代偿意义。

四、中枢神经系统的变化

脑重仅为体重的2%左右,而脑血流量约占心排血量的15%,脑耗氧量约为总耗氧量的23%,所以中枢神经系统对氧的需求量非常大。脑组织的能量主要来源于葡萄糖的有氧氧化,而脑内葡萄糖和氧的储备量很少,因此脑组织对缺氧极为敏感。急性缺氧可引起头痛,情绪激动,思维能力、记忆力、判断能力和自主能力减弱以及运动不协调等。慢性缺氧时则有易疲劳、嗜睡、注意力不集中、轻度精神抑郁等症状。严重缺氧可导致烦躁不安、惊厥、昏迷,甚至死亡。缺氧引起中枢神经系统障碍的机制较复杂,主要是 ATP 的生成不足、膜电位降低、神经递质合成减少、酸中毒、细胞内游离 Ca^{2+} 增多、溶酶体酶释放以及细胞水肿等。缺氧引起脑组织学变化主要是脑细胞肿胀、坏死、脑间质水肿。脑水肿使颅内压升高,并压迫脑血管影响血液循环,使脑缺氧进一步加重,形成恶性循环。

五、组织细胞的变化

(一)代偿性反应

在供氧不足的情况下,组织细胞可通过以下方式获取维持生命活动所必需的能量。

1. 组织细胞利用氧的能力增强 慢性缺氧时,细胞内线粒体数目和膜的表面积均增加,从而有利于氧的弥散。呼吸链中的酶如细胞色素氧化酶含量增多,琥珀酸脱氢酶的活性增强,使细胞的内呼吸功能增强,细胞利用氧能力增强,可起到一定的代偿作用。如胎儿在母体内处于相对缺氧的环境,其细胞线粒体的呼吸功能为成年者的 3 倍,至出生后 10~14 天,线粒体呼吸功能才降至成年水平。

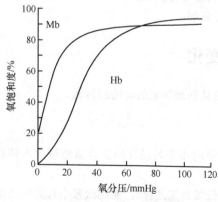

图 33-3 血红蛋白(Hb)和肌红蛋白(Mb)在 38℃和 pH 7.4 时的氧离曲线

2. 无氧酵解增强 严重缺氧时,ATP 生成减少,ATP/ADP 比值下降,以致磷酸果糖激酶活性增强。该酶是控制糖酵解过程中最主要的限速酶,其活性增强可促使糖酵解过程增强,在一定程度上可补偿能量的不足。

3. 肌红蛋白增加 慢性缺氧可使骨骼肌中的肌红细胞蛋白含量增加。肌红蛋白和氧的亲和力大于血红蛋白,当氧分压为 10mmHg(1.33kPa)时,血红蛋白的氧饱和度约为 10%,而肌红蛋白的氧饱和度可达 70%。当氧分压进一步降低时,肌红蛋白可释出大量的氧供细胞利用。肌红蛋白的增加可自血液中摄取更多的氧,具有储存氧的作用。另外,肌红蛋白增多还可加快氧在组织中的弥散(图 33-3)。

4. 毛细血管增生　慢性缺氧可促使毛细血管增生,尤其是脑、心脏和骨骼肌增生更显著,毛细血管密度增加可增大氧的弥散面积而缩短弥散距离,利于组织供氧。

5. 低代谢状态　缺氧时,各种合成代谢和离子泵功能均降低,细胞处于低代谢状态,耗能过程减弱,有利于在缺氧状态下生存。

(二) 损伤性变化

严重缺氧时,组织细胞不能进行正常的氧化代谢,使细胞膜、线粒体、溶酶体发生改变,导致细胞发生严重损伤,甚至死亡。细胞损伤是许多疾病脏器功能出现障碍的直接原因。

1. 细胞膜的变化

(1) 钠离子内流:严重缺氧时,线粒体呼吸功能降低使 ATP 生成减少,以致 Na^+-K^+ 泵不能充分运转;同时细胞内乳酸增多,pH 降低,使细胞膜通透性升高,因而使细胞内 Na^+ 的增多促使水进入细胞,导致细胞水肿。血管内皮细胞肿胀可堵塞微血管,加重微循环缺氧。

(2) 钾离子外流:K^+ 是蛋白质包括酶等合成代谢所必需,细胞内 K^+ 外流,使细胞内缺钾,从而导致合成代谢障碍,酶的生成减少,进一步影响 ATP 的生成和离子泵功能。

(3) 钙离子的内流:细胞外 Ca^{2+} 浓度比胞质中游离 Ca^{2+} 高 1000 倍以上。严重缺氧可使细胞膜通透性增加,Ca^{2+} 顺浓度差进入细胞内。细胞膜钙泵和肌浆网钙摄取均是水解 ATP 的主动转运过程。缺氧时 ATP 减少,Ca^{2+} 转运出细胞减少,被肌浆网摄取减少,均造成细胞内 Ca^{2+} 浓度增高。Ca^{2+} 增多可激活磷脂酶,使膜磷脂分解,引起细胞膜和细胞器膜损伤;并促使黄嘌呤脱氢酶(D 型)转变为黄嘌呤氧化酶(O 型),从而增加自由基形成,加重细胞损伤。

2. 线粒体的变化　细胞内的氧有 80%~90% 在线粒体内用于氧化磷酸化生成 ATP,仅 10%~20% 在线粒体外用于生物合成、降解及生物转化(解毒)作用等。严重缺氧可降低线粒体的呼吸功能,使 ATP 生成减少,线粒体变形、肿胀、嵴崩解断裂,甚至外膜破裂,基质外溢,加之线粒体内 Ca^{2+} 聚集,使 ATP 产生进一步减少。

3. 溶酶体的变化　缺氧时因糖酵解增强、乳酸生成增多、脂肪氧化不全使其中间代谢产物酮体增多,导致酸中毒,pH 降低可引起磷脂酶活性增高,使溶酶体膜磷脂被分解、膜通透性增高,结果使溶酶体肿胀、破裂,大量溶酶体酶的释出,进而导致细胞本身及其周围组织的溶解、坏死。

除上述各系统功能障碍外,肝、肾、消化道、内分泌等各系统的功能均可因严重缺氧而受损害。

思考题:

1. 缺氧有哪些类型?各型缺氧变化的特点是什么?
2. 慢性缺氧者组织细胞出现哪些代偿适应性变化?

(熊　凡)

第三十四章 休 克

休克(shock)是机体受到各种有害因子侵袭时所发生的严重综合征,以血压降低和血流动力学紊乱为主要表现,以微循环灌注不足和器官功能障碍为特征,致使各重要器官功能代谢发生严重障碍和结构损害的一个全身性病理过程。它是临床各科许多疾病常见的严重威胁生命的并发症。临床主要表现为血压下降、尿量减少、脉搏细速、皮肤湿冷、苍白或发绀、神志淡漠或烦躁不安、昏迷以及代谢性酸中毒等。

第一节 休克的原因和分类

一、按病因分类

1. 低血容量休克 是由大量出血、脱水(失血量超过总血量的30%~35%)导致血容量减少、回心血量减少、心排血量减少而引起的休克。如严重创伤、上消化道出血、异位妊娠破裂以及大咯血等大量失血;或严重烧伤的广泛血浆外渗以及严重的呕吐和腹泻等造成的体液丢失。

2. 神经源性休克 是由于创伤所致剧烈疼痛、高位腰麻和脊柱骨折造成的脊髓横断等可导致周围血管扩张,有效循环血量相对不足而引起的休克。

3. 心源性休克 是由于心脏功能极度减退,以致心输血量显著减少并引起严重急性周围循环衰竭的一种临床综合征。临床常见于急性心肌梗死、急性心脏压塞及大面积肺梗死等。

4. 感染性休克 是由各种不同的病原体及其内毒素引起的严重感染均可导致感染性休克,也称为败血症休克。常见的病原体有细菌、病毒、真菌、立克次体等,特别是革兰阴性细菌感染,其中内毒素起着重要的作用,故又称内毒素性休克。另外,原有糖尿病、肝硬化、恶性肿瘤、烧伤、器官移植、长期应用免疫抑制剂或长期留置导管者等易于继发感染性休克。

5. 过敏性休克 是由于机体对各种过敏原发生过敏反应,导致毛细血管通透性增加,外周血管扩张,以急性周围循环灌注不足、静脉内滞留大量血液为主要表现。可发生于患者接受某些药物或生物制品注射后,其中最常见的是青霉素过敏。

6. 创伤性休克 见于各种严重的创伤(如骨折、挤压伤、大手术等)。此种休克的发生与疼痛和失血有关。

二、按休克时血流动力学的特点分类

1. 低排高阻型休克(低动力型休克) 临床最常见,其特点是心排血量降低而外周血管阻力高。由于皮肤血管收缩,皮肤温度降低,又称"冷休克"。低血容量休克、心源性休克、创伤性休克和大多数感染性休克均属此型。

2. 高排低阻型休克(高动力型休克) 较为少见,其特征是外周血管阻力低,心排血量增高。由于皮肤血管扩张,血流量增多,皮肤温度可增高,故又称"暖休克"。部分感染性休克早期属于此型。当然高排低阻型休克发展到一定阶段,也可转为低排高阻型休克。

以上两种的具体区别,见表34-1。

表 34-1　休克按血流动力学的特点分类

	高排低阻型休克	低排高阻型休克		高排低阻型休克	低排高阻型休克
心排血量	高	低	皮肤温度	温暖、干燥	湿冷或冷汗
外周阻力	低	高	皮肤色泽	淡红或潮红	苍白或发绀
中心静脉压	正常或升高	低	脉压	较大	较小
脉搏	慢、有力	细数	预后	好	差

第二节　休克的发展过程及发生机制

一、休克发生的始动环节

虽然引起休克的原因很多,但休克的始动环节主要是血容量减少、心排血量急剧减少和外周血管容量的扩大,其中任何一个环节发生改变均可使有效循环量减少,从而直接引起微循环血液灌流量不足而导致休克。

1. 血容量减少　是失血性休克和失液性休克的始动环节。由于各种原因引起血容量急剧减少,有效循环血量、回心血量和心排血量减少,微循环灌流量急剧降低。

2. 心排血量急剧减少　是心源性休克的始动环节。由各种心脏疾患引起心泵功能衰竭,心排血量急剧减少与有效循环血量严重不足而致微循环灌流量不足。

3. 外周血管容量的扩大　是过敏性休克和神经性休克的始动环节。正常情况下,血管容量与全血量处于相对平衡状态,过敏时由于有大量血管活性物质(如组胺、5-羟色胺)释放,可引起外周血管扩张,血液淤滞在微循环内,从而引起有效循环血量急剧减少而发生休克。

二、微循环障碍是休克发生、发展的共同发病环节

尽管各类休克发生的始动环节不同,但在其发展过程中都将引起微循环障碍。因此微循环障碍是各类休克发生的共同发病环节。根据休克时血流动力学和微循环变化的规律,可将休克过程分为以下三期:

(一) 微循环缺血期

微循环缺血期(microcirculatory ischemia phase)也称休克早期或代偿期。

1. 休克早期微循环变化的特点　在原始病因作用下,皮肤与内脏的微动脉、后微动脉、毛细血管前括约肌和微静脉、小静脉均持续痉挛,其中后微动脉和毛细血管前括约肌收缩更显著。毛细血管前阻力明显增加,真毛细血管网大量关闭导致大量毛细血管网关闭,出现少灌少流,灌少于流。动静脉吻合支开放,血液经中心通路和动静脉吻合支直接流回小静脉,使微循环灌流量急剧减少,组织缺血、缺氧。

2. 机制　交感-肾上腺髓质系统兴奋是引起微循环缺血的主要因素,其次交感神经兴奋、儿茶酚胺释放和血容量减少,均可使肾素-血管紧张素-醛固酮系统激活,其中血管紧张素Ⅱ有较强的缩血管作用。此外血栓素的增多使血管进一步收缩。

3. 休克早期的微循环变化对机体的代偿意义

(1) 血液重新分布保证心、脑等重要器官的血液供应:休克早期,交感-肾上腺髓质系统兴奋,儿

茶酚胺释放增多,引起全身血管痉挛。但由于全身各器官末梢血管受体的密度不同,其血管收缩的情况也不完全一样。如脑血管交感缩血管纤维分布较稀少,受体密度也低,故收缩不明显。

(2) 动脉血压的维持:本期动脉血压可不降低或略有升高,其机制是:①回心血流量增加,当儿茶酚胺等缩血管物质使毛细血管后微静脉、小静脉收缩时,可使回心血量快速增加,此所谓"自身输血"。②血容量增加,肾素-血管紧张素-醛固酮系统的激活,可使肾小球对钠、水重吸收增加,有助于血容量的恢复。③动-静脉吻合支开放,这一变化增加了静脉回心血量。④心肌收缩增强,心排血量增加,由于交感神经兴奋,儿茶酚胺释放增多以及静脉回流量增多,可使心跳加快,心肌收缩增强(心源性休克除外),心排血量增加。⑤外周阻力增高,交感神经兴奋使周围血管收缩所致,从而提升血压水平。

上述各种代偿途径,使休克早期动脉血压保持相对恒定,心、脑血供也基本得到保证。此期如能及时治疗,患者可恢复健康,否则将进入休克期。

4. 临床表现 休克早期由于机体的代偿作用,交感神经兴奋性增强,患者表现为精神紧张或烦躁、面色苍白、手足湿冷、心率加速、过度换气等。血压正常或稍高、脉压缩小、尿量正常或减少。

(二) 微循环淤血期

微循环淤血期(microcirculatory stagnant phase)也称为休克期或失代偿期。

1. 休克期微循环变化的特点 微动脉、后动脉及毛细血管前括约肌由收缩转为舒张,而此时微静脉仍处于收缩状态,致使毛细血管后阻力增加,微循环内出现灌而少流,灌多于流,大量血液淤积在微循环中,回心血量急剧减少,有效循环血量无法维持,动脉血压显著下降。

2. 机制 在酸性、缺氧的环境下,毛细血管前阻力降低,肥大细胞释放扩血管的组胺,同时某些细菌产生的内毒素同血液中白细胞反应产生扩血管的多肽类活性物质均可使微循环中出现灌多于流的情况。

3. 临床表现 患者神志淡漠,反应迟钝,甚至可出现神志不清或昏迷。口唇及肢端发绀、出冷汗、脉搏细速、血压低于80/60mmHg(10.8/8.0kPa)、脉压小于20mmHg(2.6kPa)、尿量少于30ml/h。严重时,全身皮肤黏膜明显发绀、四肢冰冷、脉扪不清。

(三) 微循环凝血期

微循环凝血期(microcirculatory coagulation stage)也称为休克晚期或休克难治期。

1. 休克晚期微循环变化的特点 在微循环淤血的基础上,微血管出现麻痹性扩张,毛细血管大量开放,经常在微循环内有广泛纤维蛋白性微血栓形成,并常有局灶性或弥漫性出血,微循环处于不灌不流的状态。

2. 休克晚期促使DIC发生的机制 ①血液黏稠度加大,红细胞和血小板易于凝集:休克晚期由于缺氧和酸中毒进一步加重,微血管对于血管收缩物质失去反应而呈麻痹扩张,微血管淤血继续加重,血流缓慢、血液淤滞,导致血浆渗出、血液黏稠度加大,红细胞和血小板易于凝集,有利于微血栓的形成。②凝血因子的释放和激活,启动内源性凝血系统:缺氧和酸中毒损伤毛细血管壁,使血管内皮损伤、内皮下胶原暴露,从而启动内源性凝血系统。③启动外源性凝血系统:由于内皮细胞损伤脱落,组织因子释放入血,启动外源性凝血系统,加速DIC形成。④单核-吞噬细胞系统功能低下:缺氧使单核-吞噬细胞系统清除凝血酶原、凝血酶和纤维蛋白功能降低,从而促进DIC的发生。

3. 临床表现 休克晚期临床表现为血压进一步下降,甚至测不出,全身多部位出血,微血管病性溶血性贫血,各重要实质器官坏死、功能衰竭,病情迅速恶化,甚至死亡。

第三节　休克时机体的病理变化

一、血液流变学的变化

休克时微循环灌流量不足不但取决于灌流量的降低和微血管口径的改变,而且与血液黏度的增高密切相关,后者是由血液流变学改变引起的。休克时血液流变学的主要表现是红细胞凝聚力加强、白细胞黏着和嵌塞、血小板黏附和聚集以及血浆黏度增大。

(一) 红细胞凝聚力加强

(1) 血流速度变慢,切变率降低:休克时由于血压下降,血流速度可减慢,切变率也降低,红细胞就易发生凝集。

(2) 红细胞表面电荷减少:正常红细胞表面带负电荷,休克时,尤其是感染性休克时,红细胞表面负电荷减少,从而使红细胞彼此靠拢而发生聚集。

(3) 血细胞比容增加:休克时,由于微循环淤血,微血管内流体静压和血管壁通透性均升高,血浆渗出,血液浓缩,使红细胞比容增加,促进红细胞凝集。

(4) 纤维蛋白原浓度增高。

(二) 白细胞黏着和嵌塞

休克时,由于各种黏附分子的作用,以及驱动压的降低和白细胞变形能力的减弱,导致白细胞黏着和嵌塞。

(三) 血小板黏附和聚集

在感染性休克、创伤性休克和失血失液性休克时,由于血管内皮细胞损伤,释放 ADP,同时内膜下胶原纤维暴露,导致血液中的聚集型血小板数目增多,且在微血管中有血小板黏附、聚集和血小板微血栓形成。这种聚集的血小板除能阻塞微血管外,还能释放儿茶酚胺等生物活性物质,引起微血管收缩、通透性增高,而且还可以释放血小板因子,加速凝血过程,形成 DIC。

(四) 血浆黏度增大

休克时,机体发生应激可使体内合成纤维蛋白原增多,同时由于血液浓缩,血浆纤维蛋白原浓度增高,导致血浆黏度增大。这不但可直接影响组织血液流量,而且还可以促进红细胞聚集。

以上变化,构成休克时血液流变学改变为高黏、高聚、高凝的特点,既可加重微循环障碍和组织的缺血缺氧,又能促进 DIC 的形成导致休克的发展。

二、休克时细胞的代谢变化和结构损伤

休克时,细胞的代谢障碍和功能、结构损伤,既是组织低灌流、微循环血液流变学和(或)各种毒性物质作用的结果,又是引起各种重要器官功能衰竭和造成不可逆休克的原因。

(一) 休克时细胞的代谢变化

休克时,细胞代谢变化比较复杂。在不同的休克类型、发展阶段及组织器官,其代谢改变特点和程度都有所不同,其共同的主要改变是糖酵解加强、脂肪代谢障碍。

（二）细胞的损伤

休克时,细胞的损伤可以是继发于微循环障碍(由于缺氧和酸中毒造成);也可以是由于休克的原始动因直接损伤引起;另外,也可能是由于细胞溶酶体破裂,释放大量水解酶,引起组织细胞变性、坏死。

三、各器官功能的改变

休克早期主要表现为应激反应,休克中晚期则表现为全身主要器官功能不全。

（一）急性心功能不全

在心源性休克中,心收缩力减弱是休克的原因;其他类型休克的晚期,由于心肌长时间缺血、缺氧,也可发生心功能不全。心功能不全是休克恶化的重要因素,可使循环障碍进一步加重。

休克时心功能不全的发生机制主要是:

（1）休克时血压进行性降低,特别是舒张期血压下降,或心跳加快使舒张期缩短,导致冠状动脉血流量减少。

（2）缺氧、酸中毒使心肌代谢发生障碍,ATP 生成减少,导致心肌收缩力减弱和心排血量减少。

（3）冠状血管内 DIC 形成,引起局灶性心肌坏死,致使心肌收缩力减弱。

（4）酸中毒、高钾血症使心肌收缩力减弱。

（5）休克期肠屏障功能损害,发生内源性内毒素血症,毒素可直接损伤心肌。

（二）急性肾功能不全

休克时肾脏是最早受损害的器官。故休克患者常伴有急性肾功能不全。临床表现有少尿或无尿、氮质血症、高钾血症和代谢性酸中毒,严重时可导致死亡。临床上尿量的变化是判断休克患者内脏微循环灌流情况的重要指标,一般每小时<20ml 则提示有肾及内脏微循环不足。

发生机制如下:

（1）交感-肾上腺髓质系统兴奋可引起肾血管痉挛,肾血流量减少,肾小球滤过率降低。同时,肾血流重新分布,肾皮质外层由于交感缩血管神经丰富,血管收缩更甚,使皮质外层血流明显减少,肾小球滤过率降低,导致肾功能不全。

（2）肾素血管紧张素系统的作用。由于肾缺血导致球旁细胞分泌肾素增多,使肾小球入球动脉收缩加剧,肾小球滤过率降低,导致肾功能不全。

（3）肾内微血栓形成及急性肾小管坏死。

（三）急性肺功能不全

严重休克患者(尤其感染性休克患者),可出现进行性缺氧和呼吸困难。其临床表现为呼吸困难进行性加重,动脉血氧分压、血氧含量均降低,有明显发绀,可出现呼吸性酸中毒,肺部可闻干、湿啰音。休克患者并发急性呼吸窘迫综合征(ARDS)其死亡率高达 60%~90%。

ARDS 的主要形态变化为:严重间质性肺水肿和肺泡水肿,肺淤血、出血、局部肺不张、微血栓及肺泡内透明膜形成。

ARDS 的病理生理变化为:气体弥散障碍、通气血流比例失调、动脉血氧分压和血氧含量降低。

发病机制可能与下列因素有关:①肺微血管痉挛,毛细血管通透性升高;②肺内 DIC 形成;③肺泡表面活性物质生成减少,破坏增多;④目前认为,中心粒细胞和巨噬细胞在肺内聚集,激活,释放大量自由基、蛋白酶以及脂类代谢产物和蛋白类物质,如肿瘤坏死因子及白细胞介素-1,引起肺泡-毛细血管膜的损伤和通透性增高,导致肺水肿,称为 ARDS 的主要发病机制。

(四)脑功能障碍

休克早期,由于血液重新分布,脑血流量得到相对的保证,脑功能改变不明显,患者仅有烦躁不安。随着休克发展,动脉血压下降,脑灌流量减少,缺氧加重,患者可出现表情淡漠、神志不清,甚至昏迷。

(五)肝和胃肠功能改变

休克时,由于血压降低及有效循环血量减少,引起肝及胃肠道缺血缺氧,即而导致肝功能障碍和胃肠运动减弱。另一方面,此时肠道内细菌大量繁殖,引起中毒性肠麻痹,或者侵入血液,导致内毒素血症,加重休克的恶化。

第四节　休克的防治原则

一、诊　断

临床上遇到的休克患者,大多数属于已进入休克抑制期者。根据其临床表现,诊断并不困难。而在休克代偿期,由于症状少而不典型,休克诊断有一定的困难。但对大量失血、失液、严重感染、损伤或大手术后的患者,出现精神兴奋、烦躁不安、出冷汗、心率加速、脉压缩小、体位性低血压或尿量减少时,即应考虑是否存在休克,并密切观察病情变化。

患者的收缩压一般降低至 90mmHg 以下,多数在 70~80mmHg 甚至以下,脉压小于 20mmHg,一般伴有组织灌流不良及缺氧的表现。

此外还可以借助实验室及辅助检查,如血常规、尿常规、血气分析、肝肾功能检查及酶学检查等。

二、治　疗

原则上应尽早去除引起休克的病因,尽快恢复有效循环血量。具体措施如下:

(一)紧急处理

1. 一般紧急处理　尽快控制活动性大出血;保持呼吸道通畅,必要时气管插管或气管切开;平卧位,腿部抬高,尽量减少搬动患者,心力衰竭者可半卧位;保暖;吸氧;必要时予以镇静。

2. 补充血容量　积极扩容是治疗休克的根本措施,输液的原则为先盐后糖,先晶后胶,先快后慢,见尿补钾。一般可根据监测指标来估计血容量及微循环情况,以调节补液的速度及量,根据休克的病因选择补液的性质。

3. 供氧　对大多数休克患者,要采用高流量法给氧。

4. 疼痛控制　休克患者常有疼痛感,要审慎地给予可逆性麻醉剂,如吗啡 2~4mg 静脉注射,但要注意由此所带来的血流动力学影响。

5. 积极处理原发病　在积极扩容抗休克的同时,及早处理原发病变,才不致延误抢救的时机。

6. 改善细胞代谢 应用自由基清除剂、溶酶体稳定药和钙拮抗药等。

7. 纠正酸中毒 微循环障碍引起酸中毒,酸中毒可促进 DIC 发生,并抑制心肌收缩力,同时还可使溶酶体膜破裂释放蛋白水解酶,使组织细胞变性、坏死,从而促使休克恶化。因此,及时纠正酸中毒是抗休克治疗的重要措施。

(二) 其他措施

定期监测患者的精神状态、肢体温度、色泽、血压、脉率、尿量等。

思考题：

1. 按照原因,休克可以分为哪几类?
2. 休克时,机体的血液流变学变化有哪些?
3. 休克会引起哪些器官功能的改变?

（熊　凡）

第三十五章 心功能不全

第一节 心力衰竭的病因、诱因与分类

心力衰竭(heart failure)亦称心功能不全,是由不同病因引起的心脏功能障碍,心肌收缩力下降,心排血量不能满足机体代谢的需要,从而导致器官、组织血液灌注不足,同时出现肺循环和(或)体循环淤血的表现。心瓣膜疾病、冠状动脉硬化、高血压、内分泌疾病、细菌毒素、急性肺梗死、肺气肿或其他慢性肺疾病等均可引起心脏病,产生心力衰竭的表现。妊娠、劳累、静脉内迅速大量补液等均可加重心脏的负担,诱发心力衰竭。心力衰竭和心功能不全在临床上可以通用,但一般认为在程度上有所区别,即心功能不全是指心脏的舒缩功能从轻度失常到重度失常全过程的表现,而心力衰竭主要是指心功能不全晚期失代偿阶段的表现。

一、心力衰竭的原因

(一) 原发性心肌损害

1. 缺血性心肌损害 冠心病心肌缺血和(或)心肌梗死是引起心力衰竭最常见的原因之一。

2. 心肌炎和心肌病 各种类型的心肌炎及心肌病均可导致心力衰竭,以病毒性心肌炎及原发性扩张型心肌病最为常见。

3. 心肌代谢障碍性疾病 以糖尿病心肌病最为常见,其他如继发于甲状腺功能亢进或减低的心肌病、心肌淀粉样变性等。

(二) 心脏负荷过重

1. 压力负荷(后负荷)过重 见于高血压、主动脉瓣狭窄、肺动脉高压、肺动脉瓣狭窄等左右心室收缩期射血阻力增加的疾病。为克服增高的阻力,心室肌代偿性肥厚以保证射血量。持久的负荷过重,心肌必然发生结构和功能改变而终致失代偿,心脏排血量下降。

2. 容量负荷(前负荷)过重 见于以下两种情况:

(1) 心脏瓣膜关闭不全,血液反流,如主动脉瓣关闭不全、二尖瓣关闭不全等;

(2) 左右心或动静脉分流性先天性心血管病,如间隔缺损、动脉导管未闭等。此外,伴有全身血容量增多或循环血量增多的疾病,如慢性贫血、甲状腺功能亢进症等,心脏的容量负荷也必然增加。容量负荷增加早期,心室腔代偿性扩大,心肌收缩功能尚能维持正常,但超过一定限度心肌结构和功能发生改变即出现失代偿表现。

二、心力衰竭的诱因

(一) 感染

感染可直接损害心肌或间接影响心脏功能,呼吸道感染是最常见的诱因。感染可引起发热、心率加快,耗氧量加大,加重心脏负荷;毒素作用可抑制心肌舒缩功能而诱发心力衰竭;呼吸道感染还

可因肺通气、换气障碍,使肺血管阻力增高,右室负荷加重以及缺氧而诱发心力衰竭。

(二) 严重心律失常

严重心律失常特别是快速性心律失常,如心房颤动、阵发性心动过速等,因心肌耗氧量增加和心室充盈障碍,且舒张期过短而妨碍冠状动脉血液灌流,易诱发心力衰竭。

(三) 其他原因

水电解质和酸碱平衡紊乱、妊娠、输液、补盐过多过快、过度体力劳累或情绪激动、环境或气候急剧变化、治疗不当(不恰当的停用洋地黄类药物或降压药等)、创伤及手术等均可诱发心力衰竭。

三、心力衰竭的分类

根据心力衰竭发生的速度、部位及心排血量的高低而分类。

(一) 按心力衰竭发生的速度分类

按心力衰竭发生的速度可分为急性心力衰竭和慢性心力衰竭。

1. 急性心力衰竭 发病急骤,心排血量急剧减少,机体来不及发挥代偿功能,可发生急性心力衰竭,易出现肺水肿、心源性休克、昏迷等。见于急性心肌梗死、严重的心肌炎等。

2. 慢性心力衰竭 发病缓慢,病程较长,往往伴有心肌肥厚、心腔扩大等代偿表现。心功能代偿失调临床表现为心排血量减少、体内水钠潴留、水肿、淤血等。常见于高血压、心脏瓣膜病和肺动脉高压等的后期。

(二) 按心力衰竭发生的部位分类

按心力衰竭发生的部位分类可分为左心衰竭、右心衰竭和全心衰竭。

1. 左心衰竭 为心力衰竭中最常见、最重要者。多见于冠心病、高血压、主动脉瓣或二尖瓣关闭不全等,主要引起肺循环淤血,患者出现肺水肿、呼吸困难等症状。

2. 右心衰竭 常见于慢性阻塞性肺气肿、肺动脉高压等,也可继发于左心衰竭。主要引起体循环淤血,患者出现颈静脉怒张、肝大、下肢水肿等症状。

3. 全心衰竭 左心和右心功能都衰竭,既有肺循环淤血,又有体循环淤血。多数为左心衰竭发展到右心衰竭,少数一开始即表现为全心衰竭,如心肌炎、心肌病等引起的心力衰竭。

(三) 按心力衰竭时心排血量的高低分类

按心力衰竭时心排血量的高低可分为低输出量性心力衰竭和高输出量性心力衰竭。

1. 低输出量性心力衰竭 是指心力衰竭时心排血量低于正常休息时的心排血量。如冠心病、高血压、心瓣膜病等引起的心力衰竭。

2. 高输出量性心力衰竭 是指心力衰竭前心排血量高于正常;发生心力衰竭时,心排血量虽比心力衰竭前降低,但仍高于或接近于正常休息时的水平。多见于甲状腺功能亢进、贫血等高动力循环状态的疾病。

心力衰竭按其发病过程分为急性心力衰竭和慢性心力衰竭;按其临床表现分为左心衰竭、右心衰竭和全心衰竭;按其发病机制分为收缩功能障碍型心力衰竭和舒张功能障碍型心力衰竭。

第二节　心力衰竭的发生机制

心力衰竭的发病机制较为复杂,目前尚未完全阐明,无论是不同原因引起的心力衰竭,还是心力衰竭的不同发展阶段,其基本机制是心肌舒缩功能障碍,导致心脏的射血不能满足机体的需要。

一、心肌收缩性减弱

原发或继发的心肌收缩性下降,是绝大多数心力衰竭发生的基础,其直接后果是心排血量减少。引起心肌收缩性减弱的发生机制如下:

(一)心肌细胞数量减少

心肌收缩性下降与心肌细胞数量减少及心肌细胞功能密切相关,心肌细胞数量减少主要见于两种形式,即心肌细胞坏死(necrosis)和心肌细胞凋亡。

1. 心肌细胞坏死　原因很多,主要见于:①缺血、缺氧,可见于急性心肌梗死、心脏负荷增加、心肌肥大及心肌间质网络重建、休克、心率加快等引起心肌缺血、缺氧和心肌耗氧量增加。②生物性因素,如病毒、细菌及其毒素所致心肌炎,可导致心肌细胞坏死。③体液因子,如血管紧张素 II、高浓度去甲肾上腺素可直接通过毒性作用导致心肌细胞坏死,TNF-α 也可导致心肌细胞坏死。

当心肌细胞坏死后,心肌细胞线粒体肿胀,嵴断裂和氧化-磷酸化酶的活性下降,在坏死灶周围出现中性粒细胞和巨噬细胞的浸润。坏死细胞由于溶酶体破裂,大量溶酶体酶,特别是蛋白水解酶释放引起细胞自溶,心肌功能严重受损。

2. 心肌细胞凋亡　在心力衰竭发生、发展中出现的许多病理因素,如氧化应激、心脏负荷增加、细胞因子、缺血、缺氧、神经-内分泌失调等都可诱导心肌细胞凋亡。对来自心力衰竭患者心肌标本的研究也证实,心肌凋亡指数(发生凋亡的细胞核数/每100个细胞核,apoptosis index)高达35.5%。心力衰竭引起心肌细胞凋亡的因素有:①氧化应激,在心力衰竭发生、发展过程中,由于氧自由基生成过多和(或)抗氧化能力下降导致氧化应激的发生,引起心肌细胞凋亡。②细胞因子,细胞因子产生增多,如 TNF-α、IL-6 等,其中最重要的是 TNF-α,TNF-α 负性肌力作用可通过自由基的生成来诱导心肌细胞凋亡。③线粒体功能异常,心力衰竭时由于缺氧、能量代谢紊乱、线粒体跨膜电位下降及线粒体膜通透性增大,细胞凋亡启动因子,如细胞色素 c、凋亡蛋白酶激活因子和凋亡诱导因子等从线粒体内释放出来引起细胞凋亡。

(二)心肌能量代谢障碍

心肌能量代谢过程包括能量生成、储存和利用三个阶段,以上任何一个环节发生障碍,都可影响心肌的收缩性,而以能量生成和利用障碍最为重要。

1. 能量生成障碍　缺血、缺氧、贫血可引起有氧氧化障碍而使 ATP 生成减少,维生素 B_1 缺乏导致丙酮酸氧化脱羧障碍,不能使乙酰辅酶 A 进入三羧酸循环,使 ATP 生成减少。此外,在心肌肥大过程中,一方面由于心肌毛细血管与心肌纤维间的血氧弥散距离增大,导致供氧障碍;另一方面线粒体所占肥大心肌细胞比例下降,能量产生减少。在分子水平上,心肌改建过程中出现的磷酸肌酸激酶(CPK)同工型转换及胎儿型 CPK 增多,导致氧化磷酸化受限,ATP 生成减少。

2. 能量利用障碍　肌球蛋白头部 ATP 酶的活性是决定心肌收缩速率的内在因素,而 ATP 必须经过该酶的水解方可向心肌收缩供能。心肌在由肥大转向失代偿过程中,ATP 并未减少,但由于肌球蛋白 ATP 酶的活性下降,使供肌丝滑行的机械能减少。关于肌球蛋白 ATP 酶活性下降的原因,目前认为与肌球蛋白 ATP 酶的同工酶有关,在心肌肥大中,ATP 同工酶由 V1 占优势逐渐向 V3 占优势转化,因而 ATP 酶活性降低,心肌能量利用减少,心肌收缩力下降。

心肌能量代谢障碍有的是引起心肌收缩力下降的原因,有的是心力衰竭的后果,然而一旦出现能量代谢障碍,势必加重心力衰竭的发生和发展。

(三)兴奋-收缩耦联障碍

1. 肌浆网摄取、储存和释放 Ca^{2+} 障碍 在生理条件下,肌浆网通过对 Ca^{2+} 的摄取、储存和释放三个环节调节细胞内 Ca^{2+} 浓度,影响兴奋-收缩耦联过程,当上述任一环节发生障碍,都将影响兴奋-收缩耦联过程,而使心肌收缩力下降。

(1)肌浆网摄取 Ca^{2+} 能力下降:心肌复极化时,肌浆网通过 Ca^{2+} 泵($Ca^{2+}-Mg^{2+}-ATP$ 酶)将胞质中的 Ca^{2+} 摄入肌浆网。当心肌缺血、缺氧,ATP 供能减少,肌浆网 Ca^{2+} 泵活性减弱以及 Ca^{2+} 本身酶蛋白含量的减少,均可导致肌浆网从胞质中摄取 Ca^{2+} 能力下降。肌浆网摄取 Ca^{2+} 能力下降的后果是,心肌舒张时肌浆网不能迅速从胞质中摄回 Ca^{2+},使胞质 Ca^{2+} 处于高于舒张阈值的水平,导致收缩后的心肌不能充分舒张影响心室的充盈。

(2)肌浆网对 Ca^{2+} 的储存量下降:心室舒张时通过 Ca^{2+} 泵摄入肌浆网中的钙以结合钙形式被储存于肌浆网中,心力衰竭时由于肌浆网摄取 Ca^{2+} 的减少,从而储存的钙减少,导致心肌舒张时,由肌浆网向胞质中释放的 Ca^{2+} 减少而影响心肌的收缩性。同时,由于肌浆网对 Ca^{2+} 的摄取减少,线粒体对 Ca^{2+} 的摄取增多,影响线粒体内钙的稳态,当线粒体内 Ca^{2+} 超载时,使线粒体功能受损。

(3)肌浆网对 Ca^{2+} 的释放减少:生理情况下,心肌收缩时,胞质中的 Ca^{2+} 浓度必须达到"收缩阈值"(1×10^{-5} mol/L),其中大部分来自肌浆网的释放。当心力衰竭时,很多因素可使肌浆网对 Ca^{2+} 的释放减少,从而影响心肌的收缩。例如,当 Ca^{2+} 泵功能降低时,肌浆网对 Ca^{2+} 的摄取、储存减少,故心肌收缩时释放的 Ca^{2+} 减少;肌浆网释放 Ca^{2+} 通道(RyR-ryanodine 受体)减少,使肌浆网对 Ca^{2+} 的释放减少;酸中毒时,Ca^{2+} 与肌浆网中钙储存蛋白结合牢固,不易解离,使肌浆网对 Ca^{2+} 的释放减少;当某些激素与细胞膜受体结合可使磷脂酰肌醇转变为三磷酸肌醇(IP_3),IP_3 与肌浆网上受体结合,促进 Ca^{2+} 的释放,但在某些病因作用下,细胞膜受体减少时,肌浆网释放的 Ca^{2+} 减少。

2. 胞外的 Ca^{2+} 内流障碍 Ca^{2+} 通道为一内膜糖蛋白,它参与心肌细胞跨膜离子流和细胞功能的调节,心肌细胞膜上的钙通道有电压依赖性钙通道(voltage dependent Ca^{2+} channel,VDC)和受体操纵型钙通道(receptor operated Ca^{2+} channel,ROC)。VDC 的开放与膜电位有关,在膜去极化时,膜电位达到一定程度,通道开放,胞外 Ca^{2+} 跨细胞膜流入细胞内;复极化时膜电位变负,通道关闭,Ca^{2+} 跨细胞膜内流停止。例如,当有大量氧自由基产生时,心肌细胞膜上 VDC 数目减少,Ca^{2+} 内流减少而影响心肌收缩力;此外,在心肌梗死引起的心力衰竭中发现 VDC 数目下降。ROC 是受细胞膜上 β 受体及其某些激素调控,当去甲肾上腺素与受体结合时,可通过激活腺苷酸环化酶而激活受体操纵型钙通道;当去甲肾上腺素减少、β 受体下调使腺苷酸环化酶活性下降时,cAMP 生成减少,受体操纵型钙通道关闭,Ca^{2+} 内流减少。

值得注意的是,由于细胞外液的 K^+ 与 Ca^{2+} 在心肌细胞膜上具有竞争作用,高钾血症时,K^+ 阻止 Ca^{2+} 内流,同时高钾血症往往伴有酸中毒,H^+ 可降低 β 受体对去甲肾上腺素的敏感性,使受体操纵型钙通道开放数目减少,Ca^{2+} 内流受阻。

3. 肌钙蛋白与 Ca^{2+} 结合障碍 兴奋-收缩耦联过程除要求胞质中 Ca^{2+} 浓度迅速上升到"收缩阈值"(1×10^{-5} mol/L)外,还要求肌钙蛋白具有与 Ca^{2+} 迅速、充分结合的生理功能,二者缺一不可。如果胞质内 Ca^{2+} 浓度达不到"收缩阈值"和(或)肌钙蛋白与 Ca^{2+} 结合能力下降都可导致兴奋-收缩耦联受阻。当心肌缺血、缺氧,使有氧氧化障碍,无氧代谢增强,导致 ATP 生成不足和酸中毒,二者均可使心肌在收缩时肌浆网向胞质中释放的 Ca^{2+} 减少。此时,即使肌钙蛋白活性正常,也会使心肌的收缩性下降。由于 H^+ 与 Ca^{2+} 具有竞争性与肌钙蛋白结合的特性,因此 H^+ 浓度升高时,Ca^{2+} 无法与肌钙蛋白充分结合;同时,酸中毒引起的 Ca^{2+} 内流减少、肌浆网对 Ca^{2+} 亲和力增强及干扰心肌能量代谢,甚至破坏心肌细胞,导致心肌收缩力下降。

二、心室舒张功能异常

心脏的射血功能不但取决于心肌的收缩性,还取决于心室的舒张功能,其保证心室有充足的血液充盈。心室舒张功能异常,目前认为与下列因素有关:

(一) 钙离子复位迟缓

心肌收缩的首要条件是胞质中 Ca^{2+} 浓度迅速达到"收缩阈值"($1×10^{-5}mol/L$),使与肌钙蛋白充分结合,而心肌的舒张正好与其相反,要求胞质中的 Ca^{2+} 离子迅速下降至"舒张阈值"($1×10^{-7}mol/L$),这样 Ca^{2+} 离子才能与肌钙蛋白迅速解离,肌钙蛋白恢复原有构型。

心力衰竭时,由于心肌能量供应不足,ATP 减少或肌浆网 Ca^{2+} 泵活性下降,可使 Ca^{2+} 向胞外转移障碍或肌浆网 Ca^{2+} 泵不能将胞质中 Ca^{2+} 重新摄回去,胞质中 Ca^{2+} 不能迅速下降到使其与肌钙蛋白相脱离的水平,心肌无法舒张。心力衰竭时,由于 Na^+-Ca^{2+} 交换体与 Ca^{2+} 的亲和力下降及 Na^+,K^+-ATP 酶受到抑制,使 Ca^{2+} 外排减少,不利于 Ca^{2+} 与肌钙蛋白的解离。

(二) 肌球蛋白-肌动蛋白复合体解离障碍

心肌舒张时除 Ca^{2+} 与肌钙蛋白充分解离外,尚需肌球蛋白的横桥及时与肌动蛋白的"作用点"脱离,这样肌动蛋白才能恢复原有构型,其"作用点"重新被肌球蛋白掩盖,完成细肌丝的滑行,使其恢复到收缩前状态,继续完成其功能。这是一个主动耗能的过程,肌球-肌动蛋白复合体在获得 ATP 后,才能解离为肌球蛋白-ATP 和肌动蛋白,使心肌舒张。因此,心力衰竭时,ATP 不足使肌球蛋白-肌动蛋白复合体难以解离,导致舒张能力下降。

(三) 心室舒张势能减少

心室的舒张功能不但取决于心肌本身的舒张性能,还与心室舒张势能大小有关,心室的舒张势能来自于心室的收缩。正常情况下,心室收缩末期由于心肌几何结构的改变可产生一种促进心室复位的舒张势能,即心室收缩愈好,这种势能就越大,对心室舒张越有力。因此,心肌收缩力下降,心脏收缩期的几何构型变化不大,则可使舒张势能减少,心室不能充分舒张。

(四) 心室顺应性下降

心室顺应性是指心室在单位压力下所引起容积的改变(dV/dP)。反之,若单位心室容积的改变引起的压力变化(dP/dV),则称为心室僵硬度。一般而言,心室顺应性越好,僵硬度越低;顺应性越差,僵硬度越高。心室的顺应常以心室舒张末期压力(纵轴)-容积(横轴)曲线(P-V 曲线)表示之。当心室顺应性减低(或僵硬度升高)时,P-V 曲线左移;反之,则向右移。

引起心室顺应性下降的主要原因是心肌肥大引起的室壁增厚和(或)室壁组成成分的改变,心肌炎、心包填塞导致的心脏舒张受限、心室顺应性降低。心室顺应性降低,在诱发或加重心力衰竭上具有主要作用,这是由于:①心室顺应性降低可妨碍心室的充盈。②由于 P-V 曲线明显左移,故当左室舒张末期容积扩大时,将引起明显的左室舒张末期压力升高和肺静脉压升高,导致肺淤血、水肿等左心衰竭征象。③当心脏舒张不全时特别是在心率过快时,可严重影响冠状动脉血液灌流量,加重心肌缺血、缺氧。

三、心室各部舒缩活动不协调

心室各部舒缩活动不协调见于:①部分心肌收缩性减弱,指受累区心肌的收缩性减弱。②部分心肌无收缩,受累区心肌丧失了收缩能力。③部分心肌收缩性膨出,当心脏未受累区收缩时,受累区不但不收缩,反而向外膨出。④心脏各部收缩不同时性,常见原因是心内传导阻滞,使心脏各部的兴奋-收缩耦联顺序失去原有的协调性。

显然,心室各部舒缩活动的不协调性可使心排血量减少,从而在心力衰竭的发生机制中起一定作用。

第三节 心力衰竭发病过程中机体的代偿功能及其意义

心肌受损或心脏负荷加重时,体内出现一系列的代偿活动,通过这些代偿活动可使心血管系统的功能维持于相对正常状态。若病因继续作用,则经过相当时间,在一定条件下代偿状态可以向失代偿状态转化而出现力心衰竭。

虽然功能、代谢和形态的代偿是密切地相互联系的,但为了理解的方便,可把代偿分为以功能、代谢为主的代偿和以形态结构为主的代偿两个方面。

一、功能和代谢的代偿

正常人在运动或劳动时才动员心血管系统的代偿活动。而心脏病患者则在基础情况下就需要动员这种代偿活动。能在短时间内被动员起来的代偿活动,主要属于功能和代谢的代偿,有以下几种形式:

(一)通过紧张源性扩张

正常心脏在回心血量增加,由于心室舒张末期容积及压力增加,心肌初长度增大,心室发生紧张源性扩张,按照 Frank-Starling 定律,此时心肌收缩力加强,心排血量增加。心功能不全时,由于心泵功能减弱,心排血量减少,故心室舒张末期容积增加,心肌初长度增大;如肌节长度不超过 $2.2\mu m$,则这种紧张源性扩张也使心肌收缩力有所加强而起到代偿作用。

(二)通过心交感神经和肾上腺髓质

心功能不全患者的交感神经系统活动加强。体力活动增加时血浆中去甲肾上腺素的含量比正常人有较明显的增多;24h 尿中去甲肾上腺素的排出量也显著地高于正常人的排出量,说明心功能不全患者在休息时儿茶酚胺的分泌也是增加的。交感-肾上腺髓质系统的兴奋在维持功能不全的心脏收缩性上起一定作用,另一方面也是心功能不全患者心率加快的基础。

一定程度的心率加快是最容易被迅速动员起来的一种代偿活动。正常人可通过心率加快使心排血量增加数倍。心功能不全时心率加快也是一种重要的代偿形式,借此可使心排血量维持在一定的水平。但心率加快(如超过每分钟 150~160 次)时则由于心舒张期缩短,心肌耗氧量过大,故每搏输出量明显减少,甚至因每分输出量减少而失去代偿意义。

(三)心外的代偿

心排血量不足时交感-肾上腺系统兴奋,外周小动脉的紧张性增加,有利于动脉血压维持在正常范围内。同时由于肾血流减少,肾素-血管紧张素-醛固酮系统被激活,从而导致体内钠、水潴留,使血容量增加,这对维持动脉血压,也起一定作用。

组织利用氧的能力增加心功能不全患者因血流变慢而发生循环性缺氧。与此同时,组织、细胞中线粒体的呼吸酶活性增强,在慢性缺氧时,细胞内线粒体的数量还可增多,因而组织利用氧的能力增强。

红细胞增多缺氧又可使血液细胞数和血红蛋白量增多。红细胞增多可提高血液携氧的能力,同时又有助于增加血量,故具有代偿意义。

二、形态结构的代偿

在心脏负荷过重或心肌受损的初期,首先出现的主要是功能和代谢的代偿,但与此同时也开始出现另一种代偿形式,即心肌形态结构的代偿,表现为心肌肥大。心肌肥大主要是心肌细胞体积增大的结果。心肌肥大的发生机制至今尚未完全阐明。动物实验表明,在实验性主动脉狭窄时,几秒钟内就可出现快速的适应性反应,表现为心肌收缩加强。与此同时,核酸和蛋白质合成加强。主动脉狭窄后几天内心肌 RNA 含量可增加 30%~40% ,1g 心肌中蛋白质含量每小时可增加 1mg,所以心肌总量很快增长。

心肌肥大有两种形式:向心性肥大和离心性肥大。关于其发生机制,Grossman 曾提出如下的假设:当心室受到过度的压力负荷时,收缩期室壁压力的增高可引起心肌纤维中肌节的并联性增生,使心肌纤维变粗(在心脏总重量超过一定的临界值时,心肌纤维的数量也可增多),室壁厚度增加,形成向心性肥大。这样,增厚了的心室壁可使收缩期室壁张力保持正常,使心排血量不致降低。当心室受到过度的容量负荷时,舒张期室壁张力的增加可引起心肌纤维中肌节的串联性增生,心肌纤维长度加大,心室腔因而扩大,即发生远心性肥大。这两种肥大在心脏功能的代偿上都起重要作用。

当心血管疾病呈慢性经过时,心肌肥大出现在心力衰竭之前。在相当长的时间内,如数年甚至数十年内,心肌肥大可以代偿心脏的过度负荷或心肌损害,使心功能处于代偿阶段。

若病因历久而未能消除,上述各种代偿仍不足以克服心功能障碍,则心排血量将显著减少而出现心力衰竭的临床症状,此时心脏已从代偿状态发展到失代偿状态。

第四节 心力衰竭时机体功能代谢的变化

心力衰竭时,机体功能代谢变化的根本原因在于心脏泵功能低下,会导致心排血量减少,动脉系统充盈不足,静脉系统血液淤滞,各器官组织血流量不足,发生淤血、水肿和缺氧,并从而引起器官功能障碍和代谢紊乱。

(一) 心脏及血流动力学变化

1. 心排血量减少 心力衰竭时每搏输出量及每分心排血量均降低。

2. 心脏指数降低 心脏指数(CI)是指单位体表面积的每分心输血量。

3. 射血分数降低 射血分数(EF)是每搏输出量与心室舒张末期容积的比值。

4. 静脉淤血和静脉压升高 心力衰竭时,由于钠、水潴留使血量增加;又因心脏舒张末期容积增大和压力升高,使静脉回流受阻,故发生静脉淤血和静脉压升高。

左心衰竭时,可引起肺淤血和肺静脉压升高,严重时可导致肺水肿。右心衰竭时,体循环静脉淤血和静脉压升高,可引起下肢水肿和许多脏器形态、功能变化。患者肝脏淤血肿大,肝颈静脉逆流征阳性;长期肝淤血可影响肝功能,甚至引起黄疸和淤血性肝硬化。脾脏也可因淤血而肿大。胃肠淤血、水肿,可引起消化吸收障碍,食欲减退。肾淤血可影响泌尿功能,尿量明显减少,尿中可出现蛋白管型。

5. 血流变慢 心力衰竭时,心排血量减少,同时末梢小血管反射性地收缩,静脉回流受阻,使血流速度减慢,循环时间延长。左心衰竭时,臂至舌循环时间延长;右心衰竭时,臂至肺循环时间延长。

6. 肺动脉楔压升高 肺动脉楔压(PAWP)即肺小动脉末端肺毛细血管的压力,或称肺毛细血管楔压(PCWP),是用漂浮导管通过右心进入肺小动脉末端而测出,它接近左房压和左室舒张末期压力,可反映左心功能。根据 PAWP 值的高低可判断是否发生了左心衰竭和衰竭的程度。

(二) 呼吸功能变化

呼吸功能变化主要是左心衰竭时出现的呼吸困难。呼吸困难是指患者主观感到呼吸费力,并有喘不过气的感觉。左心衰竭较轻时,患者仅在体力活动时发生呼吸困难,称为劳力性呼吸困难;严重时患者在安静休息时也有呼吸困难,甚至发生端坐呼吸及夜间阵发性呼吸困难,常伴有发绀。

左心衰竭时的呼吸困难,是由于肺淤血、水肿所引起。端坐呼吸是指严重的心力衰竭患者因呼吸困难不能平卧,被迫采取高枕半卧位甚至坐位,才能减轻呼吸困难的状态。这是由于:①平卧时,腹腔内脏及下肢的静脉血液回流增多,加重肺淤血、肺水肿。②平卧时,膈肌上升,胸腔缩小,肺活量显著减少,限制了肺的呼吸活动。③平卧时,肥大的心脏可压迫肺静脉而加重肺淤血。而坐位时,由于重力作用,下半身静脉血回流少,肺淤血减轻;膈肌下移使肺活量增加,而经肺部的高氧分压血液易于回流至心脏。这样,呼吸困难就有所减轻。

夜间阵发性呼吸困难是指患者夜间入睡后,突然感到气闷而惊醒,被迫立即坐起,呼吸困难加重,常伴有喘息和咳嗽,故又称心源性哮喘。其发生机制为:①卧位时,体静脉回流增加,肺淤血加重。②入睡后,迷走神经兴奋性相对升高,支气管收缩而口径变小,通气阻力加大。③熟睡后,中枢神经系统处于抑制状态,对外周传入刺激的敏感性降低,故只有在肺淤血比较严重,动脉血 PO_2 降到一定水平时,才能刺激呼吸中枢,使患者突感呼吸困难而惊醒。

发绀是由于肺淤血、水肿影响肺泡毛细血管与肺泡间气体交换;同时,血流缓慢,组织摄氧率增加,使血中还原血红蛋白增加至 50g/L 以上时,则患者口唇、指(趾)甲等处发生青紫。

(三) 肝和胃肠功能的变化

肝和胃肠功能的障碍主要是右心衰竭时体循环静脉淤血所引起,亦与心排血量降低使动脉灌注不足有关。肝因淤血而肿大,长期肝淤血可引起肝脂肪变性,甚至引起黄疸和淤血性肝硬化。胃肠道淤血、水肿可引起食欲不振、消化和吸收不良,有时可引起恶心、呕吐、腹泻等。

(四) 水电解质和酸碱平衡紊乱

心力衰竭时,水电解质平衡紊乱主要表现为钠、水潴留。其原因为心力衰竭时,由于心排血量减少,可使肾血流量减少,肾小球滤过率降低。同时,肾血流量减少可通过肾素-血管紧张素-醛固酮系统,使肾小管重吸收钠、水增加,故钠、水潴留体内。钠、水潴留引起血容量增加,也是导致心性水肿的重要因素之一。此外,心力衰竭可因发生低氧血症性缺氧而引起代谢性酸中毒,酸中毒又可能使血钾升高,进一步损伤心肌,使心肌收缩性减弱。

第五节 心力衰竭的防治原则

在治疗心力衰竭患者时,需要遵循一定的治疗原则,通常是采取治疗心力衰竭和防止病因及诱因两者结合的方式。

一、防治原发病

内容略。

二、消除诱因

对于心脏负荷已经过重或心肌已经受损的某些患者,体力活动过度紧张、疲劳、心率过快、异位心律、补液过多过快等均能诱发心力衰竭,应尽量消除这些因素。

三、改善心功能

(一)调整前负荷

心功能不全的患者,心室充盈压(即前负荷)可高可低(心室充盈压降低可见于急性心力衰竭),应该把充盈压调整到适宜的高度。对于急性心肌梗死的患者而言,肺毛细血管楔压(相当于左室舒张末期压 LVEDP)在 $2 \sim 2.4kPa$($15 \sim 18mmHg$)时最为合适。低于此值表示血容量不足,每搏输出量将会减少,而超过此值(前负荷过重)时,不但不能使每搏输出量增加,反而会诱发心力衰竭。因此在给心肌梗死患者或其他心功能不全患者输液时,应慎重掌握输液的量和速度。

(二)调整后负荷

在一定的前负荷下,后负荷的改变会影响心功能。如果后负荷突然增加,每搏输出量便相应的降低,但以后又可由于代偿适应而恢复正常。在后负荷降低时,则可见每搏输出量升高。这一现象近来受到重视,并已成为使用扩血管药治疗心力衰竭的依据。如应用硝普钠、硝酸甘油、苄胺唑啉等扩血管药物时,随着动脉压及外周阻力的降低(后负荷降低),心排血量就相应增加。

(三)加强心肌收缩性

心力衰竭时,由于心肌收缩性减弱,即使 VEDP 尚未达到临界水平,心室的搏出功就低于正常(心功能曲线向右下移动)。洋地黄类强心剂的作用,就在于加强心肌收缩性,使心脏在承受与治疗前相同的前负荷时,能够做较大的搏出功。洋地黄类强心药对慢性心力衰竭的疗效较好,但对急性心肌梗死引起的急性心力衰竭,效果尚不肯定,因为这类药物有引起心律失常和增加心肌耗氧量等不良反应。

(四)控制水肿

从理论上讲,洋地黄类强心剂是控制水肿的最佳药物,因为它能从根本上改善心脏的泵功能。但实际上单用洋地黄还不能消除水肿,往往还可加用利尿剂,并且要适当限制钠的摄入量,同时要适当补钾,以防大量利尿时引起缺钾。消除水肿的意义,主要在于减少过多的细胞外液,从而使心脏的负荷得以减轻。此外,还应当注意,持续过久不适当的低盐饮食,可引起低钠血症,这对患者很不利的。

(五)改善组织的供氧

吸氧是临床对心力衰竭患者常规治疗措施之一。近年来有人用高压氧治疗多种疾病,其中包括心力衰竭,借以提高血液的携氧能力和改善组织的供氧情况。在严重心力衰竭或急性心肌梗死伴有休克的患者,应用间断的高压氧治疗有一定效果,病死率有所降低,但对这一措施尚需总结经验。

经过上述种种治疗,患者的心排血量有可能满足器官、组织的需要,心力衰竭的临床症状可以消失,但若病因未能去除,则在一定的诱因作用下,可以再次发生心力衰竭,而心力衰竭反复多次发生后,治疗效果可能不够理想。

思考题:

1. 心力衰竭时,心室各部舒缩活动不协调性表现在哪些方面?
2. 心力衰竭时心脏及血流动力学变化有哪些?
3. 如何改善心力衰竭患者的心功能?

(田　昕)

第三十六章 呼吸衰竭

呼吸衰竭(respiratory failure)是由于外呼吸功能严重障碍,以致动脉血氧分压(PaO_2)降低,伴或不伴有二氧化碳分压($PaCO_2$)升高的病理过程。

一般以 PaO_2 低于 60mmHg(8kPa),$PaCO_2$ 高于 50mmHg(6.67kPa)作为判断呼吸衰竭的标准。

根据 $PaCO_2$ 是否升高,可将呼吸衰竭分为低氧血症型(Ⅰ型)和高碳酸血症型(Ⅱ型)。根据发病机制的不同,可分为通气性呼吸衰竭和换气性呼吸衰竭;根据原发病变部位不同可分为中枢性呼吸衰竭和外周性呼吸衰竭;根据发病的缓急,分为慢性呼吸衰竭和急性呼吸衰竭。

第一节　呼吸衰竭的病因和发病机制

外呼吸包括肺通气和肺换气两个基本过程。肺通气是肺泡气与外界气体交换的过程;肺换气是肺泡气与血液之间的气体交换过程。各种病因通过影响肺通气及肺换气环节,使通气和(或)换气过程发生障碍,均可导致呼吸衰竭。

一、肺通气功能障碍

正常成人静息时肺泡有效通气量约为 4L/min。当肺通气障碍使肺泡通气不足时可发生呼吸衰竭。肺通气障碍包括限制性通气不足和阻塞性通气不足。

(一) 限制性通气不足

限制性通气不足是指吸气时肺泡的扩张受限制所引起的肺泡通气不足。其发生原因有:

1. 呼吸肌活动障碍　中枢或周围神经的器质性病变(如脑血管意外、脑外伤、脑炎、脊髓灰质炎、多发性神经炎等),过量安眠药、镇静药和麻醉药抑制呼吸中枢以及呼吸肌收缩功能障碍(如长时间呼吸困难和呼吸运动增强引起的呼吸肌疲劳,营养不良所致的呼吸肌萎缩,低血钾症、缺氧等所致的呼吸肌无力等),均可使吸气肌收缩减弱而发生限制性通气不足。

2. 胸廓和肺顺应性降低　顺应性是弹性阻力的倒数,胸廓的弹性阻力主要由胸壁的肌肉组织形成,吸气时胸廓扩大,当吸气至肺活量的 75% 以上时,胸廓对吸气也构成弹性阻力。肺的弹性阻力来自肺的弹力纤维和肺泡内层的表面张力。胸廓顺应性可因胸膜纤维性增厚、胸廓畸形、胸壁外伤、胸腔积液和气胸等降低;肺的顺应性则因肺纤维化、肺泡表面活性物质减少、肺不张等原因而降低。

(二) 阻塞性通气不足

由于气道狭窄或阻塞,气道阻力增加引起通气不足,称为阻塞性通气不足。呼吸道阻力是通气过程中主要的非弹性阻力,正常呼气时阻力略高于吸气时。影响呼吸道阻力的因素有气道内径、长度和形态、气流速度和形式等,其中最主要的是呼吸道内径。管壁痉挛、肿胀或纤维化,管腔被黏液、渗出物、异物等阻塞,肺组织弹性降低以致对气道管壁的牵引力减弱等,均可使气道内径变窄或不规则而增加气流阻力,从而引起阻塞性通气不足。气道阻塞可分为中央性和外周性。

1. 中央性气道阻塞　是指气管分叉处以上的气道阻塞。如阻塞位于胸外(如声带麻痹、炎症、水肿),吸气时气体流经病灶引起的压力降低,可使气道内压明显低于大气压,导致气道狭窄加重,患者可出现明显的吸气性呼吸困难。呼气时则相反,气道内压高于大气压,气道阻塞减轻。

如阻塞位于胸内部位,则吸气时由于胸内压降低,气道内压可大于胸内压,使阻塞减轻;用力呼气时胸内压升高,而压迫气道,使气道狭窄加重,患者表现为呼气性呼吸困难(图36-1)。

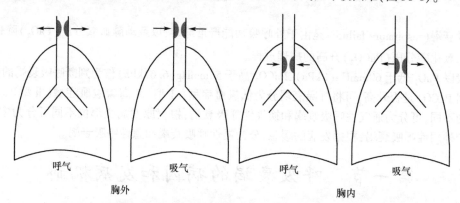

图36-1 不同部位气道阻塞所致呼气与吸气时气道阻力的变化模式图

2. 外周气道阻塞 是指内径小于2mm的细支气管阻塞。由于内径小于2mm的细支气管无软骨支撑,且管壁薄,又与管周围的肺泡结构紧密相连,可随着吸气与呼气时跨壁压的改变而扩大或缩小。吸气时胸内压降低,肺泡扩张,细支气管受周围弹性组织牵拉而口径变大和管道延长;呼气时则相反,小气道口径变窄缩短。慢性阻塞性肺疾病时,小气道管壁增厚或平滑肌紧张性升高,管壁顺应性降低,管腔也可被分泌物堵塞,肺泡壁的损坏还可降低对细支气管的牵引力,因此小气道阻力增加,患者主要表现为呼气性呼吸困难。

二、肺换气功能障碍

肺换气功能障碍包括弥散障碍、肺泡通气与血流比例失调及解剖分流增加。

(一)弥散障碍

弥散障碍是由于肺泡毛细血管膜(肺泡膜)面积减少或异常增厚和弥散时间缩短所引起的气体交换障碍。弥散障碍常见的原因如下:

1. 肺泡膜面积减少 正常成人肺泡膜的总面积为80m²,静息时参与换气的面积为35～40m²。因其储备量大,只有当它减少一半以上时才会引起换气功能障碍。肺泡膜面积减少可见于肺实变、肺不张、肺气肿和肺叶切除等。

2. 肺泡膜增厚 肺泡膜由肺泡上皮、毛细血管内皮细胞及两者共有的基底膜构成,膜的厚度为0.35～1.0μm,故气体易于弥散。当肺水肿、肺泡内透明膜形成及肺纤维化时,可引起肺泡膜厚度增加,使肺泡膜通透性降低或弥散距离增宽而致弥散速度减慢,气体弥散障碍。

3. 弥散时间缩短 正常静息状态下,血液流经肺泡毛细血管的时间约为0.7s,由于弥散距离很短,只需0.25s血液氧分压就可升至肺泡氧分压水平。肺泡膜面积减少和增厚的患者,虽然弥散速度减慢,一般在静息时气体交换仍可在正常的接触时间(0.75s)内完成,而不致发生血气的异常。只有在体力负荷增加使心排血量增加和肺血流加快,血液和肺泡接触时间过于缩短的情况下,才会由于气体交换不充分而发生低氧血症。

(二) 肺泡通气与血流比例失调

流经肺脏的血液得以充分换气的另一个重要因素是肺泡通气量与血流量的比例正常。正常成人在静息状态下,肺泡通气量(V_A)约为4L/min,肺血流量(Q)约为5L/min,V_A/Q约为0.8。肺部疾病时,由于肺内病变分布不均和各处病变程度不等,对各部分肺的通气与血流影响也不同,可造成严重的肺泡通气和血流比例失调,导致肺换气功能障碍。

1. 肺泡通气与血流比例失调的类型和原因

(1) 部分肺泡通气不足(V_A/Q降低):见于慢性阻塞性肺疾病、肺炎的肺实变、肺纤维化和肺不张等引起的肺通气障碍。其通气障碍的分布常严重不均匀,病变严重的部位肺泡通气明显减少,但血流并无相应减少,甚至还可因炎性充血而有所增加,使V_A/Q显著降低,以致流经该处的静脉血未经充分氧合便掺杂到动脉血内(称为静脉血掺杂)。这种情况类似肺动-静脉短路,故又称功能性分流增加。在严重阻塞性肺疾病时,功能分流可明显增加至相当于肺血流量的30%～50%,故可严重影响肺换气功能而导致呼吸衰竭。

(2) 部分肺泡血流量减少(V_A/Q增高):见于肺动脉分支栓塞、DIC、肺毛细血管床减少(如肺气肿)、肺动脉压降低(出血、脱水)等。这些肺泡因血流量减少,而肺泡通气量无变化,导致V_A/Q增高。由于病变部位肺泡血流少而通气多,肺泡通气不能充分利用,称为无效腔样通气(dead space like ventilation)。正常人的生理无效腔约占潮气量的30%,疾病时功能性无效腔可占潮气量的60%～70%,从而导致呼吸衰竭(图36-2)。

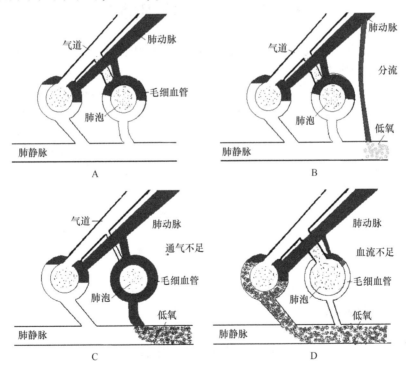

图36-2 肺通气与血流比例失调模式图

A. 肺通气与血流比例正常;B. 解剖分流增加(真性静脉血掺杂);C. 功能分流增加;
D. 无效腔样通气增加

2. 肺泡通气与血流比例失调时的血气变化 无论是部分肺泡通气不足引起的功能性分流增加,还是部分肺泡血流不足引起的功能性无效腔增加,均可导致PaO_2降低,而$PaCO_2$可正常或降低,极严重时也可升高。

(三) 解剖分流增加

生理情况下,肺内也存在解剖分流(anatomic shunt),即一部分静脉血经支气管静脉和极少的肺内动-静脉交通支直接流入肺静脉。解剖分流的血液完全未经气体交换过程,故称为真性分流(true shunt)。肺的严重病变,如肺实变和肺不张等,使该部分肺泡完全失去通气功能,但仍有血流,流经的血液完全未进行气体交换而掺入动脉血,类似解剖分流,也称为真性分流。

在呼吸衰竭的发病机制中,单纯的通气不足、单纯的弥散障碍、单纯的肺内分流增加或单纯的无效腔增加的情况较少,往往是几个因素同时存在或相继发生作用。例如休克肺(急性呼吸窘迫综合征),既有由肺不张引起的肺内分流增加、微血栓形成和肺血管收缩引起的无效腔样通气,又有由肺水肿引起的气体弥散功能障碍。

第二节　呼吸衰竭时机体功能和代谢的变化

呼吸衰竭时,低氧血症和高碳酸血症可引起机体各系统代谢和功能的改变,首先是引起一系列代偿适应反应,以改善组织的供氧,调节酸碱平衡和改变组织器官的功能代谢,以适应新的内环境。在代偿不全时,机体则可出现各系统严重的代谢和功能障碍。

一、酸碱平衡及电解质紊乱

外呼吸功能障碍可引起呼吸性酸中毒、代谢性酸中毒、呼吸性碱中毒,也可合并代谢性碱中毒,但临床常见的多为混合性酸碱平衡紊乱。

1. 呼吸性酸中毒　是最常见的,主要见于通气障碍所致的呼吸衰竭,因大量二氧化碳潴留可引起呼吸性酸中毒。此时血液中电解质主要变化为:①高钾血症,急性期由于酸中毒可致细胞内 K^+ 外移;慢性期由于肾小管上皮细胞泌 H^+ 增多而致排 K^+ 减少,造成血钾增高。②低氯血症,当血液中二氧化碳潴留时,在碳酸酐酶作用下,红细胞中 HCO_3^- 生成增多,HCO_3^- 与细胞外 Cl^- 交换使 Cl^- 进入细胞;以及酸中毒时肾小管上皮细胞产 NH_3 增多及 $NaHCO_3$ 重吸收增多,使尿中 NH_4Cl 和 $NaCl$ 排出增加,均使血清 Cl^- 浓度降低。

2. 代谢性酸中毒　由于严重缺氧使无氧代谢增强,乳酸等酸性产物增多,可引起代谢性酸中毒。此外,呼吸衰竭时可能会发生功能性肾功能不全,致肾小管排酸保碱功能降低,亦可导致代谢性酸中毒。在代谢性酸中毒时,由于 HCO_3^- 降低,可使肾排 Cl^- 减少,故当呼吸性酸中毒合并代谢性酸中毒时,血 Cl^- 可正常。

3. 呼吸性碱中毒　Ⅰ型呼吸衰竭的患者如有过度通气,血中 $PaCO_2$ 明显下降,可发生呼吸性碱中毒,此时可引起低钾血症和高氯血症。

二、呼吸系统变化

外呼吸功能障碍造成的低氧血症和高碳酸血症可进一步影响呼吸功能。当 PaO_2 降低时,可刺激颈动脉体与主动脉体化学感受器,反射性增强呼吸运动,当 PaO_2 低于 60mmHg(8kPa)时作用更明显,PaO_2 为 30mmHg(4kPa)时肺通气量最大。但当 PaO_2 低于 30mmHg(4kPa)时,缺氧对中枢的抑制作用可大于反射性的兴奋作用而使呼吸抑制;$PaCO_2$ 升高主要作用于中枢化学感受器,使呼吸中枢兴奋,引起呼吸加深加快,以增加肺泡通气量。当 $PaCO_2$ 高于 80mmHg(10.7kPa)时,反而可抑制呼吸中枢,形成中枢 CO_2 麻醉。此时呼吸运动主要靠动脉血低氧分压对血管化学感受器的刺激得以维持。在此情况下,氧疗只能吸入 24% ~ 30% 的氧,以免缺氧完全纠正后反而呼吸抑制,使高碳酸血症更加重,病情恶化。

呼吸衰竭时的呼吸变化,多由原发疾病引起。如阻塞性通气不足,由于气流受阻,可表现为深慢呼吸。上呼吸道不全阻塞时可出现吸气性呼吸困难;下呼吸道阻塞时可发生呼气性呼吸困难。肺顺应性降低的疾病,因牵张感受器或肺毛细血管旁感受器(J 感受器)兴奋而反射性地引起呼吸浅快。中枢性呼吸衰竭或严重缺氧时,呼吸中枢兴奋性降低,可出现呼吸浅而慢、潮式呼吸、间歇呼吸、抽泣样呼吸或叹气样呼吸等呼吸节律紊乱,甚至呼吸停止。

三、循环系统变化

低氧血症与高碳酸血症对心血管的作用相似,两者具协同作用。

(一)代偿性心率加快,心肌收缩力增强

一定程度的缺氧和二氧化碳潴留,可反射性地兴奋心血管中枢,使心率加快、心肌收缩力增强,以及呼吸运动增强使静脉回流增加,导致心排血量增加。但严重缺氧和二氧化碳潴留可直接抑制心血管中枢和心脏活动,并使血管扩张(肺血管例外),重者可致血压下降、心肌收缩力减弱、心律失常,甚至心搏骤停等严重后果。

(二)慢性右心衰竭

呼吸衰竭常伴有肺动脉高压,从而引起右心肥大和衰竭,即肺源性心脏病。其发病机制是:①肺泡缺氧和二氧化碳潴留所致血液 H^+ 浓度过高,可引起肺小动脉收缩,使肺动脉压升高,致右心负荷增加,这是右心受累的主要原因;②慢性缺氧使肺小动脉长期处于收缩状态,可引起肺血管壁平滑肌细胞和成纤维细胞的肥大和增生,使血管硬化,形成持续的肺动脉高压;③肺部炎症或气肿等病变,使肺毛细血管床减少,肺小动脉壁炎性增厚或纤维化,增加肺循环阻力,导致肺动脉高压;④长期缺氧引起的代偿性红细胞增多症,使血液黏度增高,从而增加肺血流阻力和加重右心的负担;⑤呼气困难时用力呼气使胸内压升高,心脏受压,影响心脏舒张功能;吸气困难时,用力吸气使胸内压降低,即心脏外面的负压增大,可增加右心收缩的负荷,促使右心衰竭;⑥缺氧、二氧化碳潴留、酸中毒和电解质代谢紊乱,均可损害心肌,促使右心衰竭的发生。

四、中枢神经系统变化

中枢神经系统对缺氧最为敏感,随着缺氧程度的加重,可出现一系列中枢神经系统功能障碍。早期,当 PaO_2 降至 60mmHg(8kPa)时,可出现智力和视力轻度减退。在 PaO_2 迅速降至 40 ~ 50mmHg(5.33 ~ 6.67kPa)及以下时,就会引起一系列神经精神症状,如头痛、欣快感、烦躁不安,逐渐发展为定向和记忆障碍、精神错乱、嗜睡,甚至昏迷。PaO_2 低于 20mmHg(2.67kPa)时,几分钟就可造成神经细胞的不可逆损害。慢性呼吸衰竭患者 PaO_2 低达 20mmHg(2.67kPa)神志仍可清醒;而急性呼吸衰竭患者 PaO_2 达27mmHg(3.6 kPa)即可昏迷。二氧化碳潴留使 $PaCO_2$ 超过 80mmHg 时,可引起头痛、头晕、烦躁不安、言语不清、扑翼样震颤、精神错乱、嗜睡、昏迷、抽搐、呼吸抑制等"二氧化碳麻醉"症状。

由呼吸衰竭引起的以中枢神经系统功能障碍为主要表现的综合征,称为肺性脑病(pulmonary encephalopathy)。其发病机制为:①脑血管扩张。二氧化碳除对中枢有直接抑制作用外,还可直接使脑血管扩张,$PaCO_2$ 升高 10mmHg,可使脑血流量增加 50%。缺氧和酸中毒还能损伤血管内皮使

其通透性增高,引起脑间质水肿。缺氧还可致细胞 ATP 生成减少,影响 Na^+-K^+ 泵功能,使细胞内 Na^+、水增多,形成脑细胞水肿。脑水肿可使颅内压升高,压迫脑血管,更加重脑缺氧,由此形成恶性循环,严重时可导致脑疝形成。②脑组织和脑脊液 pH 降低,神经细胞发生酸中毒。由于存在血脑屏障,正常时脑脊液 pH 较血液低(pH 7.33 ~ 7.4),PCO_2 比动脉血高。当二氧化碳潴留时,脑脊液内碳酸很快增加,同时血液中 HCO_3^- 又不易通过血脑屏障进入脑脊液,故脑内 pH 降低更为明显。神经细胞内酸中毒一方面可增加脑谷氨酸脱羧酶活性,使 γ-氨基丁酸生成增多,导致中枢抑制。另一方面可增强磷脂酶活性,使溶酶体水解酶释放,引起神经细胞和组织的损伤。

五、肾功能变化

呼吸衰竭患者严重时可发生急性肾衰竭,出现少尿、氮质血症和代谢性酸中毒,此时肾结构往往并无明显改变,为功能性肾衰竭。肾衰竭的发生是由于缺氧与高碳酸血症反射性通过交感神经使肾血管收缩,肾血流量严重减少所致。

六、胃肠道变化

严重缺氧可使胃壁血管收缩,降低胃黏膜的屏障作用;CO_2 潴留可增强胃壁细胞碳酸酐酶活性,使胃酸分泌增多。故呼吸衰竭时可出现胃肠黏膜糜烂、坏死、出血与溃疡形成等病变。

第三节 呼吸衰竭的防治原则

一、防治原发病

治疗原发疾病,去除诱发因素的作用,保持呼吸道通畅,注意纠正酸碱平衡紊乱与水电解质平衡紊乱,预防与治疗肺源性心脏病和肺性脑病。

二、提高 PaO_2

纠正低氧血症是治疗呼吸衰竭的重要措施,应尽快将 PaO_2 提高到 50mmHg 以上。给氧的原则是:Ⅰ型呼吸衰竭只有缺氧而无二氧化碳潴留,可吸入较高浓度的氧(一般不超过 50%)。Ⅱ型呼吸衰竭患者宜吸入较低浓度的氧(30% 左右),流速为 1 ~ 2L/min,其原因是血中高浓度二氧化碳对呼吸中枢产生抑制作用,此时主要依靠低氧血症刺激外周化学感受器反射性兴奋呼吸中枢而调节呼吸。如果给高浓度氧,则低氧血症对呼吸中枢的刺激停止,呼吸中枢抑制加深,加重二氧化碳潴留,甚至产生肺性脑病。

三、降低 $PaCO_2$

$PaCO_2$ 增高是由肺总通气量减少所致,故应通过增加肺泡通气量才能降低 $PaCO_2$。增加肺通气的方法有:
1. **解除呼吸道阻塞** 积极治疗呼吸道原发病,及时清除分泌物。
2. **增强呼吸动力** 呼吸中枢兴奋剂,只适用于由原发呼吸中枢抑制所致限制性通气障碍。

3. 人工辅助通气 以人工呼吸维持必需的肺通气量,同时也可使呼吸肌得到休息,有利于呼吸肌功能的恢复。

4. 补充营养 补充营养以改善呼吸肌功能。

四、改善内环境及重要脏器功能

纠正酸碱平衡与电解质紊乱,预防和治疗肺心病及肺性脑病等。

思考题:↘_____

1. 肺弥散障碍常见于哪些情况?
2. 试述通气与血流比例失调表现的两种形式。

(熊 凡)

第三十七章 肾衰竭

肾脏是机体重要的排泄和内分泌器官,其功能主要为:①排泄代谢废物与毒物,如尿素、尿酸、肌酐、酸性代谢产物等;②调节水、电解质和酸碱平衡以维持内环境稳定;③分泌肾素、前列腺素、促红细胞生成素、1,25-$(OH)_2D_3$等生物活性物质;④灭活甲状旁腺激素、胃泌素等激素。

肾衰竭(renal failure)是指各种原因引起肾泌尿功能严重障碍,使体内代谢产物堆积,水、电解质和酸碱平衡紊乱以及肾内分泌功能障碍的临床综合征。根据发病急缓与病程长短,将其分为急性肾衰竭和慢性肾衰竭。急、慢性肾衰竭发展到严重阶段便成为尿毒症,尿毒症是肾衰竭的最终表现。

第一节 急性肾衰竭

急性肾衰竭(acute renal failure,ARF)是指各种原因导致肾泌尿功能急剧降低,并引起内环境发生严重紊乱的急性病理过程,主要表现为少尿或无尿、氮质血症、高钾血症、代谢性酸中毒及水中毒等综合征。

一、病因与分类

(一)病因

1. 肾前因素 由于肾脏血液灌流量急剧减少,使肾小球滤过率显著下降所致。见于失血、失液、感染等引起的休克以及急性心力衰竭、血管床容量扩大等。该因素引起的肾衰竭称为肾前性肾衰竭。因肾脏无器质性损害,如短期内肾血液灌注得到改善,肾功能可恢复正常,故又称功能性急性肾衰竭。

2. 肾性因素 ①急性肾小管坏死(acute tubular necrosis,ATN):由持续性肾缺血和肾毒物所致。见于严重休克、心力衰竭以及肾毒物中毒,如重金属(汞、铅、砷、锑等)、药物(先锋霉素、庆大霉素、卡那霉素、磺胺、马兜铃酸等)、生物性毒物(蛇毒、蕈毒等)、有机毒物(有机磷、甲醇等)。上述毒物以及挤压综合征时肌肉释放出的肌红蛋白,经肾脏排泄时均可损害肾小管上皮细胞。②肾实质损害:如肾小球肾炎、肾动脉血栓形成或栓塞、急性肾盂肾炎引起的肾间质损害等。由肾性因素所致的肾衰竭称为肾性肾衰竭。因其均有肾脏的器质性损害,故又称器质性急性肾衰竭。

3. 肾后因素 由肾盂至尿道口的任何部位尿路梗阻所致,称为肾后性肾衰竭。见于双侧输尿管阻塞(如结石、肿瘤)和尿道梗阻(如前列腺肥大、前列腺癌)。早期无肾脏器质性损害,如能及时解除梗阻,肾泌尿功能可很快恢复。

(二)分类

1. 根据病因分类 可分为肾前性 ARF、肾性 ARF 和肾后性 ARF。

2. 根据尿量分类 可分为少尿型 ARF 和非少尿型 ARF。

3. 根据肾脏是否发生器质性损害分类 可分为功能性 ARF 和器质性 ARF。

二、发 病 机 制

不同类型 ARF 的发病机制不尽相同。少尿型 ARF 的发病机制如下:

(一) 肾小球滤过率降低

肾血流灌注不足引起的肾缺血导致肾小球滤过率下降是主要发病机制。

1. 肾灌注压下降　当全身动脉血压显著下降时,肾灌注压随之下降,使肾脏缺血。全身血压降低到 50 ~ 70mmHg(6.7 ~ 9.3kPa)时,肾血流量和肾小球滤过率降低 1/2 ~ 2/3,而全身血压下降到 40mmHg(5.3kPa)时,肾血流和肾小球滤过率几乎等于零。

2. 肾血管收缩　主要是皮质肾单位入球小动脉收缩,而影响肾小球滤过率。其机制为:①休克、创伤等因素使交感-肾上腺髓质系统兴奋,儿茶酚胺分泌增多,入球动脉对儿茶酚胺敏感而收缩,因而皮质呈缺血改变;②肾缺血刺激肾近球细胞分泌肾素,使肾素-血管紧张素系统激活,引起入球动脉痉挛而导致肾小球滤过率降低;③肾缺血、肾中毒使肾间质细胞合成前列腺素减少,使其扩张血管的作用减弱;④内皮素、血管加压素增多,一氧化氮、激肽减少等均引起肾血管收缩、肾皮质缺血。

3. 血液流变学变化　表现为血黏度增高、白细胞黏附于血管壁并阻塞微血管、肾微血管口径缩小及其自动调节功能丧失等变化,均使肾缺血加重。

(二) 原尿回漏

持续性肾缺血和肾中毒使肾小管上皮细胞坏死、基底膜断裂,导致肾小管腔内原尿经断裂的基底膜扩散到肾间质,即原尿回漏。其结果不但使尿量减少,而且引起肾间质水肿,压迫肾小管使肾小球囊内压升高、肾小球滤过率进一步下降。

(三) 肾小管阻塞

某些病因引起的 ARF 可见肾小管管腔被血红蛋白、肌红蛋白、磺胺结晶等阻塞。见于溶血性疾病、严重挤压伤、使用大量磺胺药等情况。其结果不但因管腔阻塞妨碍尿液排出,而且使囊内压升高导致肾小球滤过率降低。

三、发病过程及功能代谢变化

(一) 少尿型急性肾衰竭

其发病过程分为三期。

1. 少尿期　病情最危险,可持续数日至数周,平均 8 ~ 16 日。其功能代谢变化是:

(1) 少尿或无尿:早期即迅速出现,24h 尿量可少于 400ml(少尿)或少于 100ml(无尿)。尿中可含有蛋白质、红细胞、白细胞、上皮细胞及管型。

(2) 高钾血症:是少尿期最严重的并发症,可引起心室纤颤、心搏骤停而致死亡。在少尿期 1 周内死亡的病例多因高钾血症所致。产生原因包括肾排钾减少,因组织损伤使细胞内钾释放到细胞外增多,代谢性酸中毒时细胞内钾向细胞外转移等。

(3) 氮质血症:因肾脏不能充分排出蛋白质代谢产物,使血液中尿素、尿酸、肌酐等非蛋白含氮物质(NPN)增多,称氮质血症。严重氮质血症可引起机体自身中毒发生尿毒症而危及生命。

（4）水中毒：原因有肾排水减少、组织分解代谢增强使内生水增多、输液过多。水在体内潴留可导致细胞水肿，严重时可发生肺水肿、脑水肿、心力衰竭以及稀释性低钠血症。

（5）代谢性酸中毒：因体内分解代谢加强，酸性代谢产物形成增多，且肾排尿减少，使酸性代谢产物（硫酸、磷酸、有机酸等）在体内蓄积，引起代谢性酸中毒。酸中毒可使心肌收缩力减弱，降低心肌和外周血管对儿茶酚胺的反应性，从而使心排血量下降、血管扩张、血压下降。

2. 多尿期 以尿量增加到每日 400ml 以上为标志，尿量逐渐增多甚至达每日 3000ml。多尿期意味着肾功能开始恢复、病情开始好转，一般持续 1~2 周。产生多尿的机制是：①肾小球滤过功能恢复；②肾间质水肿消退、肾小管阻塞解除；③少尿期潴留在体内的尿素等代谢产物排出增多，肾小管腔内渗透压增高，阻止了水的再吸收而产生渗透性利尿；④新生的肾小管上皮细胞重吸收水、钠功能尚未完全恢复，故原尿未能充分浓缩。多尿期早期由于肾功能恢复尚不完全，使体内代谢产物仍不能充分排出，故高钾血症、氮质血症、酸中毒等仍继续存在。多尿期后期可因尿量过多而发生脱水及低钠、低钾血症。

3. 恢复期 一般在发病第 5 周开始，持续数月至 1 年。此期尿量逐渐恢复正常，氮质血症、水电解质和酸碱平衡紊乱得到纠正，相应的症状消失。多数 ARF 患者可以痊愈，少数病例因肾损害严重而发展成慢性肾衰竭。

（二）非少尿型急性肾衰竭

非少尿型 ARF 在临床上并不少见，约占 ARF 的 20%，近年来还有增多的趋势。其临床特点是肾小管浓缩功能障碍，所以尿量较多，每日 400~1000ml。同时，尿比重降低，尿钠含量较低。但却发生进行性氮质血症及水、电解质和酸碱平衡紊乱。此型肾衰竭症状较轻、病程较短、预后较好、并发症少。若因尿量减少不明显而延误诊断，则可转为少尿型 ARF，使病情恶化，预后更差。

第二节 慢性肾衰竭

慢性肾衰竭（chronic renal failure，CRF）是指各种肾脏疾病的晚期，由于肾单位进行性破坏，残存肾单位不能充分排出代谢废物和维持内环境稳定，使体内发生代谢产物蓄积，水、电解质和酸碱平衡紊乱以及肾脏内分泌功能障碍等一系列临床综合征。

一、病 因

凡能引起肾实质慢性进行性破坏的疾病，均可导致 CRF。见于以下情况：

1. 肾疾患 如慢性肾小球肾炎、慢性肾盂肾炎、肾结核、多囊肾、全身性红斑狼疮等。其中 50%~60% CRF 为慢性肾小球肾炎所引起。

2. 肾血管疾患 如高血压性肾小动脉硬化、糖尿病性肾小动脉硬化、结节性动脉周围炎等。

3. 尿路慢性阻塞 如尿路结石、前列腺肥大、肿瘤等。

二、发病过程

两侧肾脏共有 200 万个肾单位，具有强大的代偿储备能力，故 CRF 呈现进行性加重的缓慢的发病过程。根据病变的发展可将 CRF 分为四期，并以内生肌酐清除率作为评价肾功能的重要指标（表 37-1，图 37-1）。内生肌酐清除率＝尿肌酐浓度÷血浆肌酐浓度×每分钟尿量，正常值为 80~120ml/min。

表 37-1　慢性肾衰竭的发展阶段

分期	内生肌酐清除率/(ml/min)	血尿素氮/(mmol/L)	血肌酐/(μmol/L)	氮质血症	临床表现
肾功能不全代偿期	50～80	<9	133～177(1.5～2mg%)	无	除原发病外,无临床症状
肾功能不全失代偿期	20～50	9～20	177～445(2～5mg%)	轻度或重度	乏力、贫血、多尿、夜尿、消化道不适
肾衰竭期	<20	20～28	455～707(5～8mg%)	较重	严重贫血、代谢性酸中毒、低钙、高磷、高氯、低钠血症
尿毒症期	<10	>28.6	>707(8mg%)	严重	尿毒症的各种症状

（一）肾功能不全代偿期

当 50% 以上肾单位被破坏时,肾脏的储备能力逐渐下降,但尚能维持内环境稳定。内生肌酐清除率降至 50～80ml/min。

（二）肾功能不全失代偿期

肾脏的储备能力进一步下降。即使通过代偿,有功能的肾单位也不能维持内环境稳定。出现轻度氮质血症、酸中毒、贫血,并常有多尿和夜尿。内生肌酐清除率降至 20～50ml/min。

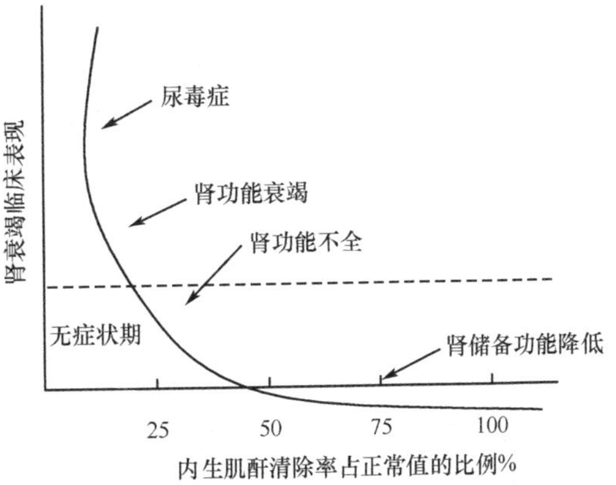

图 37-1　慢性肾衰竭的临床表现与肾功能的关系

（三）肾衰竭期

肾功能显著恶化,内环境严重紊乱。出现严重的氮质血症、贫血,中度代谢性酸中毒、低钠血症、低钙高磷血症。内生肌酐清除率降至 10～20ml/min。

（四）尿毒症期

为肾衰竭晚期,出现全身严重中毒症状。氮质血症更加严重,水、电解质和酸碱平衡明显紊乱。内生肌酐清除率降至 10ml/min 以下。

三、发　病　机　制

CRF 的发病机制尚未完全明了,可能与下列机制有关:

（一）健存肾单位日益减少

慢性肾脏疾病不断损伤肾单位并使其丧失功能,残留的相对正常肾单位称健存肾单位。这些肾单位都发生代偿性肥大,需加倍工作进行代偿。随着病情的加重,健存肾单位逐渐减少,不足以维持内环境稳定而发生 CRF。因此,健存肾单位的多少,是决定 CRF 发展的重要因素。

（二）矫枉失衡

在肾脏疾病晚期,体内某些溶质增多。机体通过代偿使某种调节因子分泌增多,以促进这些溶质的排泄,这就是所谓"矫枉"过程。这种矫枉作用可以引起新的不良影响,使内环境发生"失衡",

使机体进一步受损。例如,肾脏疾病晚期由于肾小球滤过率降低,使肾脏排磷减少,发生高磷血症和低钙血症。低钙血症引起甲状旁腺激素(PTH)分泌增多,PTH 促使肾排磷增加,使内环境恢复稳定。但是,长期 PTH 分泌增多会动员骨钙进入血中,导致骨质脱钙、肾性骨营养不良,还可见软组织坏死、皮肤瘙痒与神经传导障碍等。因此这种矫枉失衡使肾衰竭进一步加剧。

(三) 肾小球过度滤过

部分肾单位破坏后,残留肾单位发生代偿。随着代偿肾单位负荷过重,出现高灌注和过度滤过,使残存肾单位发生继发性破坏,致肾小球纤维化和硬化而促进 CRF。肾小球过度滤过是 CRF 发展至尿毒症的重要原因之一。

(四) 肾小管-肾间质损害

肾功能损害程度与慢性肾小管-肾间质病变严重程度的关系十分密切,动物实验证明,给予慢性肾功能不全大鼠以低蛋白、低磷饮食,纠正酸中毒,可减轻健全肾单位肾小管-肾间质的损伤,从而减轻肾功能损害的进展。

四、功能代谢变化

(一) 泌尿功能障碍

1. 尿量的变化　早期表现为夜尿和多尿,晚期则出现少尿。①夜尿:正常成人每日尿量约1500ml,白天和夜间尿量分别占 2/3 和 1/3。CRF 早期即有夜间排尿增多的症状,夜间尿量与白天相近,甚至超过白天尿量。其发生机制不明。②多尿:指 24h 尿量超过 2000ml。其机制是:由于多数肾单位遭到破坏,流经残存肾小球的血量呈代偿性增多,因此滤过的原尿多、流速快,使肾小管来不及重吸收而致终尿增多;原尿中增多的溶质产生渗透性利尿;CRF 时肾髓质破坏使高渗环境不能形成,尿浓缩功能降低。③少尿:全日尿量少于 400ml,因 CRF 晚期残存有功能的肾单位极度减少使肾小球滤过率显著下降所致。

2. 尿成分的变化　出现蛋白尿、血尿和管型尿。①蛋白尿:肾小球滤过膜通透性增强使蛋白质滤过增多,同时因肾小管上皮细胞受损使滤过的蛋白质重吸收减少,其结果是 CRF 时出现轻度或中度蛋白尿。②血尿和管型尿:因慢性肾脏病变时肾小球基底膜出现局灶性溶解破坏、通透性增高,使血液中的红、白细胞从肾小球滤过,在肾小管内可形成各种管型,随尿排出。脓尿仅见于慢性肾盂肾炎。

3. 尿渗透压的变化　早期出现低渗尿,这是因为肾小管浓缩功能减退而稀释功能正常;晚期出现等渗尿,因肾小管浓缩、稀释功能均丧失使终尿渗透压接近血浆晶体渗透压(300mmol/L)。临床上常用尿比重来判断尿渗透压的变化,低比重尿即代表低渗尿。晚期 CRF 尿比重固定 1.008 ~ 1.012(正常尿比重为 1.002 ~ 1.035);尿渗透压为 260 ~ 300mmol/L(正常尿渗透压为 360 ~ 1450mmol/L),称为等渗尿。

(二) 氮质血症

正常人血中的非蛋白含氮物质包括尿素、尿酸、肌酐、嘌呤、核苷酸、氨基酸、多肽、谷氨酰胺、肌酸共九种。其中尿素、尿酸、肌酐必须通过肾脏才能排泄。当肾功能下降时其浓度增加。因此,氮质血症实际上是血中尿素、尿酸、肌酐的增多。

1. 血浆尿素氮(BUN)　CRF 时氮质血症以尿素增多为主、BUN 浓度与肾小球滤过率的变化密切相关,因此临床上常用 BUN 升高作为氮质血症的指标。但必须注意以下问题:①当肾小球滤过率下降到正常值的 40% 以前,BUN 仍可在正常范围;②BUN 与外源性(蛋白质摄入)和内源性(感染、消化道出血)因素有关,故用 BUN 判断肾功能时应考虑这些尿素负荷的影响。

2. 血浆肌酐　取决于肾脏排泄肌酐的功能和肌肉磷酸肌酸分解产生的肌酐量,而与外源性蛋白质摄入量无关,故可较好地反映肾功能。但血浆肌酐对早期肾小球滤过率下降也不够敏感。肌酐清除率反映肾小球滤过率,又能代表仍具有功能的肾单位数目,是评价肾功能的很好指标。

3. 血浆尿酸氮(uric acid nitrogen)　CRF 时血浆尿酸氮有一定程度的升高,但较尿素和肌酐为轻。

(三) 代谢性酸中毒

CRF 均有代谢性酸中毒发生,其主要机制是:肾小球滤过率下降,使硫酸、磷酸等酸性代谢产物滤过减少,体内酸性物质潴留;肾小管上皮细胞泌 H^+、排 NH_3 减少,重吸收 $NaHCO_3$ 的功能降低;机体分解代谢增强使酸性代谢产物生成增多。

(四) 水、电解质代谢紊乱

1. 水代谢失调　其特点是肾脏对水负荷变化的调节适应能力下降。表现在:当水摄入增加时不能相应地增加排泄而发生水潴留,引起肺水肿、脑水肿和心力衰竭;当严格限制水摄入时,不能相应地减少水的排出而发生脱水,使血容量减少甚至血压降低。这是由于肾脏对尿的浓缩与稀释能力降低所致。

2. 钠代谢失调　所有 CRF 患者均有不同程度的钠丢失,失钠引起细胞外液和血管内液量减少,可进一步降低肾小球滤过率。因此,应适当补充钠盐以免发生低钠血症。但补钠要慎重,否则有可能加重高血压甚至引起充血性心力衰竭。失钠的原因尚有争论,可能与下列因素有关:①渗透性利尿使大量钠随尿排出;②残留肾单位的原尿流速快,使肾小管来不及重吸收钠;③CRF 时体内甲基胍蓄积,抑制肾小管对钠的重吸收。

3. 钾代谢失调　只要尿量不减少,CRF 患者血钾可长期维持正常。由于醛固酮分泌增多使肾远曲小管分泌钾增多,即使肾小球滤过率下降,也能维持血钾在正常水平而不至于升高。但当晚期出现少尿时,或因严重酸中毒、急性感染、应用钾盐过多时,可发生严重高钾血症。如进食过少或严重腹泻,又可出现低钾血症。严重的高钾血症和低钾血症均可影响心脏和神经肌肉的活动而威胁生命。

4. 钙、磷代谢失调　CRF 时血磷升高、血钙降低,同时继发甲状旁腺功能亢进和肾性骨营养不良。在 CRF 早期,肾小球滤过率降低使磷排出减少,发生高磷血症。此时血钙降低,血浆中游离钙减少能刺激甲状旁腺分泌 PTH,PTH 可抑制肾对磷的重吸收,使磷排出增多。随着 CRF 的进行性加重,肾小球滤过率极度下降。此时,PTH 分泌增多已不能使磷充分排出,故血磷显著升高。并且此时 PTH 增高不但不能调节钙、磷代谢,反而加强溶骨活性,使骨磷释放增多。其结果一方面使血磷水平不断上升,形成恶性循环;另一方面使骨盐溶解、骨质脱钙,发生骨质疏松、肾性骨营养不良。

CRF 时血钙降低的原因是:①肾实质破坏时,肾小管生成 $1,25-(OH)_2D_3$ 减少,使小肠对钙的吸收减少;②血磷增高时,磷酸根自肠道排出增多,与食物中的钙形成不溶性的磷酸钙,从而影响钙的吸收;③血浆钙、磷的乘积是一个常数,血磷增高时血钙必然降低。

CRF 时的低钙血症,仅是结合钙降低,游离钙并不减少,因此并不引起手足搐搦。游离钙不降低的原因是:①CRF 所致的长期蛋白尿使血浆蛋白减少,因此钙与血浆蛋白结合减少、游离钙增多;②酸中毒时,结合钙易解离为游离钙。

（五）肾性骨营养不良

在成年人表现为骨质疏松、纤维性骨炎和骨软化症;在儿童表现为肾性佝偻病。其发生机制与钙磷代谢障碍、继发性甲状旁腺功能亢进、维生素 D_3 代谢障碍、代谢性酸中毒有关(酸中毒时体液中[H^+]持续升高,机体可动员骨盐来缓冲而致骨盐溶解;同时酸中毒还干扰 1,25-二羟维生素 D_3 的合成)。

（六）肾性高血压

因肾实质病变引起的高血压称为肾性高血压,是 CRF 十分常见的并发症。其机制是:

1. 钠水潴留　CRF 时肾排钠排水减少,体内钠水潴留,引起血容量增加、心排血量增多,导致血压升高。此种高血压称为钠依赖性高血压,此时血管外周阻力可正常。

2. 肾素-血管紧张素系统活性增强　CRF 时肾血流量减少,刺激肾球旁细胞分泌肾素,并激活肾素-血管紧张素系统,使血管收缩、外周血管阻力增加,引起高血压。此种高血压称为肾素依赖性高血压。

3. 肾分泌扩血管物质减少　CRF 时肾实质破坏。肾髓质的间质细胞分泌降压物质前列腺素 E_2(PGE_2)、前列腺素 A_2(PGA_2)和降压脂质(medullitin)减少,使扩血管、排钠、降低交感神经活性的作用减弱,引起血压升高。出现高血压后又使肾功能进一步减退,肾功能减退又使血压继续升高,造成恶性循环。

（七）肾性贫血

CRF 患者有 97% 伴有肾性贫血,其发生机制是:

(1) 肾实质破坏使肾脏生成促红细胞生成素减少,从而使骨髓干细胞生成红细胞减少。

(2) 血液中的毒性物质如甲基胍可引起溶血、抑制红细胞生成。

(3) 铁与叶酸不足:由于 CRF 时胃肠功能减退,铁和叶酸吸收减少,丢失过多,影响红细胞生成。此外,CRF 时单核巨噬细胞系统释放铁减少,使铁再利用障碍。

(4) CRF 时,红细胞膜上 ATP 酶受抑制,钠泵因能量不足而不能排出钠,使红细胞处于高渗状态、脆性增加、易于溶血,导致红细胞破坏迅速。

(5) 出血倾向和出血会加重贫血。

（八）出血倾向

CRF 患者常有出血倾向,表现为皮下瘀斑和黏膜出血,如胃肠道出血、鼻出血等。目前认为,出血是因为血小板质的变化,而非数量减少所致。血小板功能异常的原因主要是血中毒性物质抑制血小板功能,使血小板黏附和聚集减少、血小板第三因子释放被抑制,发生凝血机制障碍。

第三节　尿　毒　症

尿毒症(uremia)是指急性和慢性肾衰竭发展到最严重的阶段,由于肾单位大量破坏,使终末代谢产物和内源性毒性物质在体内蓄积、水电解质及酸碱平衡紊乱、内分泌功能失调,从而引起一系列自体中毒症状。

一、发 病 机 制

尿毒症的发病机制除了与水、电解质、酸碱平衡紊乱及内分泌功能障碍等因素有关外,还与体内的尿毒症毒素引起全身中毒有关。尿毒症毒素包括蓄积在体内的正常代谢产物、内源性毒物和浓度异常升高的生理活性物质。按照相对分子质量大小可分为三类：

1. 大分子毒性物质 相对分子质量大于5000，主要是在体内异常增多的激素，如PTH、胃泌素、胰岛素、生长激素等。其中PTH的毒性作用最强，分泌过多时可导致肾性骨营养不良、皮肤瘙痒、软组织坏死、胃溃疡、贫血、心肌损害、周围神经受损等。

2. 中分子毒性物质 相对分子质量500~5000，包括正常代谢产物、细胞代谢紊乱产生的多肽、细胞或细菌崩解产物等。高浓度时可致嗜睡、运动失调、神经系统病变，并抑制白细胞吞噬和细胞免疫功能。

3. 小分子毒性物质 相对分子质量小于500，包括尿素、肌酐、胍类、胺类、酚等。①尿素：血中尿素浓度持续过高可引起头痛、恶心、呕吐、糖耐量降低、出血倾向；尿素刺激可引起纤维素性心包炎；尿素的代谢产物氰酸盐可影响神经中枢的整合功能。②胍类：是体内精氨酸的代谢产物。正常情况下，精氨酸在肝内经鸟氨酸循环生成尿素等并由肾排出。肾功能不全晚期，尿素等排泄障碍，精氨酸经另一途径转变为甲基胍和胍基琥珀酸。将胍类物质注射给动物可引起死亡；动物实验证明，甲基胍、胍基琥珀酸等胍类物质能引起厌食、呕吐、抽搐、出血、溶血、抑制血小板功能等与尿毒症相似的表现。③胺类：多胺、芳香族胺、脂肪族胺等胺类物质浓度过高可引起恶心、呕吐、扑翼样震颤，促进脑水肿及肺水肿形成。

二、功能代谢变化

（一）神经系统

尿毒症时该系统症状最突出，主要表现为尿毒症脑病和周围神经病变，发生率可高达80%以上。脑病表现为头痛、头昏、记忆力减退，严重时出现谵妄、幻觉、扑翼样震颤、嗜睡、昏迷等；周围神经病变表现为下肢疼痛、痛觉过敏，严重时出现运动障碍。发生原因尚未完全明了，可能与下列因素有关：①毒性物质使中枢神经系统发生能量代谢障碍，使脑细胞膜通透性增高，引起脑水肿；②肾性高血压使脑血管痉挛加重脑缺血、缺氧；③PTH可促进铝进入脑细胞而产生尿毒症痴呆；可促进钙进入施万细胞或轴突，造成周围神经损害。

（二）心血管系统

约有50%以上尿毒症患者有心血管损害，主要表现为心律失常、充血性心力衰竭，晚期出现尿毒症性心包炎等，是尿毒症患者重要死亡原因之一。其机制分别为：高钾血症引起心律失常；钠水潴留、高血压、酸中毒、贫血、毒性物质作用可引起心力衰竭；尿毒症毒素刺激心包引起纤维素性心包炎。

（三）呼吸系统

肺是尿毒症常见的受累器官之一。尿毒症时酸中毒使呼吸加深加快，严重时由于呼吸中枢抑制而出现潮式呼吸或深而慢的呼吸（Kussmaul呼吸）；唾液酶分解尿素生成氨使呼出气中有氨味；因尿素刺激可出现纤维素性胸膜炎；因钠水潴留、心力衰竭、低蛋白血症可发生肺水肿而导致呼吸困难。

（四）消化系统

消化系统的症状是出现最早、最突出的症状。表现为食欲减退、恶心、呕吐、腹泻、口腔黏膜溃疡、消化道出血等。其原因主要是当尿素经胃肠道排出时，肠道细菌的尿素酶将其分解成氨，从而刺激胃肠道黏膜,引起溃疡性或假膜性炎症。此外,因肾实质破坏使胃泌素灭活减少,PTH 增多又促进胃泌素释放,结果使胃泌素增多而导致胃酸分泌增多,促使溃疡形成。

(五) 内分泌系统

除前列腺素、促红细胞生成素、1,25-$(OH)_2D_3$ 等分泌障碍和 PTH 分泌过多外,还有垂体-性腺功能失调。女性患者出现月经不规则、闭经、流产;男性患者性欲减退、阳痿、精子减少或活力下降(表37-2)。

表37-2 尿毒症时的内分泌改变

激素	改变	临床表现	激素	改变	临床表现
催乳素	↑	泌乳	甲状旁腺激素	↑	骨质疏松、纤维性骨炎、骨软化症
黄体生成素	↑	男子乳房女性化	1,25-$(OH)_2D_3$	↓	骨软化症(佝偻病)
胃泌素	↑	溃疡	促红细胞生成素	↓	贫血
醛固酮	↑	高血压			
胰高血糖素	↑	葡萄糖耐量降低	睾酮	↓	性欲减退、阳痿

注:↑为升高;↓为减少

(六) 免疫系统

免疫功能低下,尤其是细胞免疫受到明显抑制。中性粒细胞吞噬、杀菌能力减弱。因此,尿毒症患者易发生严重感染甚至引起死亡。

(七) 物质代谢

1. 糖 葡萄糖耐量降低,其糖耐量曲线与轻型糖尿病患者相似,故有尿毒症性糖尿病之称,但空腹血糖正常。可能是因尿毒症患者血中有胰岛素拮抗物质,并与尿素等毒性物质影响糖代谢酶有关。

2. 蛋白质 出现负氮平衡。表现为消瘦、恶病质,同时有低蛋白血症,并因此引起肾性水肿。负氮平衡的原因是:蛋白质摄入不足;组织分解代谢加强;蛋白质和氨基酸经尿丢失。

3. 脂肪 血中甘油三酯增高,出现高脂血症。因肝脏合成甘油三酯增加、甘油三酯清除减少所致。

(八) 皮肤

皮肤瘙痒和出现尿素霜是常见的症状。瘙痒主要是甲状旁腺功能亢进引起皮肤钙盐沉积所致,切除甲状旁腺能立即解除此症状。尿素霜是尿素随汗排出时在汗腺开口处沉积的白色尿素结晶。此外,由于贫血、皮肤黑色素沉积及眼睑肿胀,患者可出现尿毒症的特殊面容。

思考题:

1. 简述肾血流动力学改变在急性肾衰竭中的发病学作用。
2. 简述慢性肾衰竭时出现多尿的机制。

(熊 凡)

第三十八章 细胞增殖分化异常与疾病

多细胞生物从组织到器官的结构形成和功能执行取决于细胞的数量和质量。正常情况下,细胞通过分裂增加细胞的数量,通过细胞分化形成特定形态、结构和生理功能的子代细胞;通过凋亡参与胚胎的发育和形态的造就,清除体内无能的、有害的、突变的或受损的细胞,以保证细胞的数量和质量。细胞的增殖、分化和凋亡始终贯穿于生命的全过程,它们相互伴随,相互关联,在胚胎发育和机体的稳态调节中发挥重要的作用。它们既受细胞外信号的影响,又依靠细胞内的级联反应进行调控,使细胞的增殖、分化或凋亡有序地进行,如果其中的任一环节发生障碍,可使机体内特定的细胞、组织和器官的结构、功能和代谢异常,导致疾病的发生。

第一节 细胞增殖的调控异常与疾病

细胞增殖(cell proliferation)是指细胞分裂和再生的过程,细胞通过分裂进行增殖,使遗传信息传给子代,保持物种的延续性和数量增多。细胞增殖是通过细胞周期来实现的,细胞周期是多阶段和多因素参与的有序的调节过程。

一、细胞周期与调控

细胞周期(cell cycle)或称细胞增殖周期是指增殖细胞从一次分裂结束到下一次分裂结束所经历的时期和顺序变化。

(一) 细胞周期分期和特点

1. 分期 一个完整的细胞周期可分为四个连续阶段:G_1期(DNA合成前期)、S期(DNA合成期)、G_2期(DNA合成后期)和M期(有丝分裂期)。有丝分裂期又分为前期、中期、后期和末期。细胞按照$G_1 \rightarrow S \rightarrow G_2 \rightarrow M$完成其增殖(图38-1)。

2. 特点 ①单向性:细胞周期只沿$G_1 \rightarrow S \rightarrow G_2 \rightarrow M$方向推进,不能逆行。②阶段性:细胞可因某种原因在某时相停滞,当条件适宜时,细胞又可重新活跃到下一时期。③检查点:增殖细胞在分裂过程中,为了保证DNA复制和染色体分配质量,细胞内存在监控机制——检测点。各时相交叉处存在检查点(check point),只有通过检查点的检查,细胞才能进入下一个时相。④微环境影响:细胞外信号、条件也能决定细胞周期是否顺利推进。

3. 人体细胞分类 从细胞增殖能力的角度看,人体细胞可分三种类型。

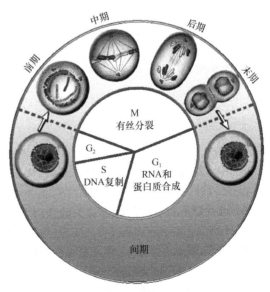

图 38-1 细胞周期示意图

（1）周期性细胞：它能连续 $G_1 \rightarrow S \rightarrow G_2 \rightarrow M$ 四个阶段循环进行分裂，体内具有代表性的细胞为表皮细胞、骨髓干细胞、生殖细胞。

（2）G_0 细胞：这种细胞暂时脱离细胞周期，不进行增殖，但在适当刺激后可返回细胞周期，进行细胞增殖，如肝细胞、肾细胞。

（3）终端分化细胞：细胞永远脱离细胞周期丧失分裂能力，如神经细胞、心肌细胞等。

（二）细胞周期的调控

细胞周期存在一个非常严密的时空上调控，这调控主要来自两个方面：细胞周期自身调控和细胞外信号对细胞的周期的调控。

1. 细胞周期自身调控　细胞周期的运行是由周期素和周期素依赖性激酶（CDK）的结合和解聚驱动，它主要是通过细胞的 cyclin 随细胞周期的不同时相进行合成和分解，通过 CDK 有序地磷酸化和去磷酸化来调节。也可以由 CDK 抑制因子（CDI）时相变化实现。在细胞周期中，cyclin 与 CDK 形成复合体，激活 CDK，推动细胞周期行进；当 CDI 介入，形成 cyclin/CDK/CDI 复合体或 cyclin 减少时，CDK 活性受到抑制，就终止细胞周期进行，这种"开"与"关"似的调控，在细胞周期过程中，根据实际需要有序进行，使细胞周期运行与环境和发育一致。最后 CDK 又受 *Rb* 和 *p53*、*myc* 等基因的控制使之与细胞分化和细胞死亡相协调，完成细胞增殖。

2. 细胞外信号对细胞周期的调控　在细胞周期中，在 G_1 期存在一个"限定点"，它决定细胞是否进入周期。这"限定点"主要受细胞外信号的调控。例如，当细胞外生长因子存在时，通过直接或间接信号使 cyclin D 表达增加。cyclin D 再与 CDK4/6 形成复合物，并导致 pRb 高磷酸化，并释放出 E2F 转录因子。E2F 激活 DNA 合成基因，细胞进入 S 期，这样细胞通过"限定点"。相反，转化生长因子 β（TGF-β）可以下调 cyclin 和 CDK4 的表达和促进 P21^{wafl}、P27^{kipl} 和 P15^{Ink4b} 等 CDI 产生，使细胞阻滞在 G_1 期。另外，如果此时细胞的微环境生长不利于细胞增殖的话，也可以通 P16^{InK4a} 和 P15^{InK4b} 增加，抑制 cyclin D-CDK4/ 复合物功能，使细胞阻滞在 G_1 期。

二、细胞周期调控障碍与疾病

细胞周期调控异常主要表现为两个方面：一是细胞周期的驱动力失控（cyclin、CDK 和 CDI 表达异常）；二是监控（检查）机制受损。细胞增殖分化异常可以导致一系列疾病。在这些细胞周期相关性疾病中，研究最多的是肿瘤。

（一）细胞周期监控机制受损

细胞周期主要检查点分别位于 G_1/S 和 G_2/M 交界处，检查的目的是探测 DNA 损伤和染色体分配是否异常。

1. G_1/S 交界处失察　在 G_1/S 交界处，P53 作为 DNA 损伤的主要检测点分子，当发现 DNA 损伤后，它可以通过上调 P53 依赖的 P21^{cipl} 表达，使细胞周期停顿于 G_1 期，让细胞有充分时间对损伤的 DNA 进行修复。如果 DNA 修复失败，P53 可通过其高表达直接激活 *bax* 凋亡基因或下调 bCL-2（抗凋亡）表达进而诱导细胞凋亡。相反，如果修复成功，细胞进入 S 期。所以，当 *P53* 突变或丢失，使细胞周期检测点功能降低，导致基因遗传的不稳定，细胞失去复制的忠实性，在致变剂的作用下，细胞很可能转化为肿瘤细胞。

2. G_2/M 交界处失察　在 G_2/M 转变期，如果发现 DNA 双链断裂，可通过检查点检查，阻止细胞进入有丝分裂，诱导修复基因转录，完成 DNA 断裂的修复。相反，如果失去 G_2/M 检查点的阻滞作用，细胞易将染色体发生丢失或重排的基因组合传给子代。

（二）细胞周期驱动机制失控

1. cyclin 的异常 肿瘤的发生与 cyclin（D、E）过量表达有密切的关系。cyclin D 是细胞因子感受器。cyclin D_1 又称为 Bcl-1，是原癌基因产物，可因为基因扩增、染色体倒位、染色体易位等原因而过表达使细胞增殖不止，导致肿瘤发生。

2. CDK 增多 肿瘤细胞中可以见到 CDK4 和 CDK6 的过表达存在。

3. CDI 表达不足和突变 CDI 属于肿瘤抑制基因家族。在肿瘤细胞内常常出现 CDI 表达不足或突变。①InK4 失活：在 InK4 失活中较为多见是 $p16^{InK4}$ 基因失活。在正常情况下，$p16^{InK4}$ 能特异性地抑制 CDK4 与 cyclin D 结合，使 CDK4 不能被激活形成蛋白激酶。所以，当 $p16^{InK4}$ 基因表达不足时，必然会导致细胞周期驱动机制处在"易于"被启动的状态，构成肿瘤细胞发生、发展的基础。②Kip 含量减少：$P21^{cip1}$ 功能是直接结合并抑制 CDKs-cyclins 复合物的活性，抑制细胞周期进行。另外，$P21^{cip1}$ 还能直接结合并抑制增殖细胞核抗原，阻滞 DNA 复制。尽管 $p21^{cip1}$ 基因突变不多见，但是调控它的 $p53$ 基因突变在肿瘤中比较多见。因此 $p53$ 基因突变导致 $p21^{cip1}$ 转录丧失，使含有受损 DNA 的细胞仍然在细胞周期中运行，导致肿瘤的发生。

第二节 细胞分化的调控异常与疾病

一、细胞分化的调控

（一）细胞分化的概念和特点

同一来源的细胞通过细胞分裂增殖产生结构和功能上有特定差异的子代细胞，这一过程就是细胞分化（cell differentiation）。在细胞分化过程中，子细胞为适应特定的功能而合成特殊蛋白质，以形成特定的形态结构，从而形成各种不同类型的细胞。将细胞形态结构、生化特征和生理功能作为判定细胞分化的三项指标。细胞分化与增殖是相互关联，但又有所不同。细胞一方面分化，一方面增殖，但不断增殖的细胞并不一定都能得到或具有分化潜能。在人体有 200 种不同的分化细胞。

细胞分化特点如下：

（1）稳定性：分化一旦确立，分化状态稳定。

（2）全能性：子代细胞保留亲本细胞的全部信息，并在一定条件下可以表达出来。

（3）选择性：分化细胞的基因选择性表达，出现不同的表型。

（4）细胞分化条件的可逆性：具有增殖能力的组织中已分化的细胞在一定条件下可以逆转到胚胎状态，形成去分化现象。

（二）细胞分化的机制

细胞分化从本质上讲是细胞内不同基因在不同发育阶段被选择激活，也是基因在时空上的有序表达。导致这种选择有三方面机制：

1. "决定"先于分化 细胞决定是指细胞内某些基因永久地关闭，而另一些基因顺序表达，具备向某一特定方向分化的能力。这种决定是稳定的、可遗传的。例如，胚胎早期的外（神经细胞、上皮细胞、肛门上皮细胞）、中（泌尿、生殖）、内（呼吸、消化）三胚层在细胞形态上并无差别，但已预定要分化出各自不同的组织细胞。

2. 细胞质在决定细胞差别中作用 由于干细胞在分裂时，细胞质分配的不均匀，导致子代干细胞的胞质组分不同，即不同的子代干细胞所持有的细胞质组分也不同，导致子细胞产生差别，这种差别就是分化的表现。

3. 细胞间相互作用 细胞分化还与细胞所在位置及与其他细胞的联系有关,也就是说细胞分化存在位置效应,这种效应可以是细胞间直接接触所进行信息转导,也可以是细胞外物质(细胞因子)的作用结果。

(三)细胞分化的调控

1. 基因表达的调控 细胞内基因表达的分化可分为:

(1)管家基因表达:管家基因是编码维持细胞各种基本活动所必需的结构和功能蛋白的基因,如线粒体和核糖体蛋白。

(2)组织专一基因表达:组织专一基因编码细胞特异性蛋白的基因,它与细胞本身的生存无关,如专一选择性表达红细胞血红蛋白、皮肤角蛋白等。

2. 转录和转录后调控 转录水平调控是指调节物(蛋白质)对专一基因的启动子和增强子进行调控,在诱导分化的因子的作用下,细胞分化的关键是转录调控。转录调控是指对 mRNA 前体的处理和加工。

3. 翻译与翻译后水平调控 翻译水平调控指 mRNA 选择性翻译成蛋白质,不同细胞对翻译产物进行不同加工。细胞分化的物质基础是蛋白质分子的专一合成。

4. 细胞外因素调控 细胞外信号物质、基质和营养因素等,都可影响核转录因子活性和细胞信号的转导。例如,激素、细胞因子、黏附分子、药物、Ca^{2+} 可以影响细胞的分化(通过膜受体触发细胞信号转导通路,使转录因子从胞质进入核内,启动和调节某些基因表达,改变细胞的分化状态)。

二、细胞分化调控障碍与疾病

细胞分化的调控异常可以在胚胎发育期和成年人机体细胞中发生,并引起相应的疾病。例如:畸胎瘤是由于胚胎期细胞分化调控异常导致的,银屑病是表皮增生和不完全分化引起的,肿瘤细胞是由于细胞过度增殖与低分化导致的。

(一)恶性肿瘤细胞异常分化的特点

1. 低分化 表现为形态上的幼稚性,失去正常排列极性和细胞功能异常。

2. 去分化或反分化 表现为表型返回到原始的胚胎细胞表型。

3. 趋异性分化 主要表现为肿瘤细胞分化程度和分化方向的差异性,如髓母细胞瘤可见神经元分化和各种胶质细胞分化成分,甚至出现肌细胞成分。这也反映了肿瘤细胞有基因组的全息性和幼稚瘤细胞的多潜能分化能力。

(二)恶性肿瘤细胞异常分化的机制

1. 细胞的增殖和分化脱耦联 干细胞在分化的初期大量增殖,当出现分化特征时增殖减慢,是因为细胞存在增殖和分化耦联。但肿瘤细胞的增殖与分化存在脱耦联倾向。例如,在体外培养的癌细胞表现为失去密度依赖性抑制,无限传代成为"永生的"细胞系。在体内则形成肿块,侵袭周围正常组织,并发生肿瘤细胞转移。

2. 基因表达时空上失调 肿瘤细胞的分化基因在时间和空间选择性表达失控呈现以下两种形式:①特异性基因表达受到抑制,如肝癌细胞不合成白蛋白;结肠肿瘤不合成黏蛋白;②胚胎性基因重现表达,如肝癌细胞过多合成甲胎蛋白和胎儿型醛缩酶 A 等。另外,癌胚抗原表达。

3. 癌基因和抑癌基因的协同失衡 癌基因和抑癌基因是细胞正常的基因,是调节细胞增殖和分化相互拮抗的力量之一。两者拮抗与精确调节,保证了细胞的数量和质量。但在肿瘤细胞发生时,两者协同失衡。一方面由于癌基因突变、外源基因插入、基因扩增、染色体易位、基因重排和甲基化程度降低等引起癌基因激活,导致癌基因表达产物的质、量改变;另一方面,抑癌基因缺失、失活和突变,削弱调节系统的显性负调节信号,使细胞分化和增殖失控,增强了细胞恶变的可能性。

第三节 细胞凋亡与疾病

一、细胞凋亡的概念与生物学特征

(一) 概念

凋亡(apoptosis)一词来自希腊语,原意是枯萎的树叶或花瓣自然凋落。1972 年澳大利亚昆士兰大学的 kerr 等人在许多组织中发现了一种散在的自发的细胞死亡现象,认为这是一种不同于细胞坏死的死亡,并首次提出了细胞凋亡的新概念。

细胞凋亡是由基因调控的主动而有序的细胞死亡,又称程序性细胞死亡(programmed cell death, PCD)。但严格来说,细胞凋亡和程序性细胞死亡是有区别的,前者强调形态学变化(如染色质着边及 DNA 梯状条带等),后者重视细胞功能改变,但目前一般统称为细胞凋亡。

细胞凋亡的生物学意义在于:①清除无用的、多余的细胞。无用的细胞大多在发育早期阶段即发生凋亡。如果发育过程中某些细胞产生过多,也会发生凋亡。例如,人胚胎肢芽发育过程中指(趾)间组织,通过细胞凋亡机制被清除而形成指(趾)间隙。②清除受损、突变或衰老的细胞。受损不能修复的细胞通过凋亡而被清除。受病毒感染的细胞通过凋亡使 DNA 发生降解,整合于其中的病毒 DNA 也随之破坏,阻止了病毒复制。突变的细胞、衰老的细胞发生凋亡,有利于内环境的稳定。通过凋亡机制,清除针对自身抗原的 T 淋巴细胞、维持了免疫系统功能的稳定。总之,细胞凋亡在维持人体正常生理功能方面具有重要的生物学意义。

(二) 生物学特征

1. 形态学特征 细胞凋亡通常表现为散在的单个细胞或小团细胞的死亡。凋亡的细胞表现为核固缩、胞质浓缩,致使细胞皱缩,体积缩小,最后细胞骨架解体形成碎片,凋亡的细胞碎片或凋亡小体迅速被其周围巨噬细胞等吞噬、消化。

(1)细胞核的变化:细胞凋亡以细胞核的变化最显著,出现核固缩。核染色质凝聚,并集中分布在核膜的边缘,呈新月形或马蹄形分布,称为边集,最后解离形成核碎片。

(2)细胞质的变化:由于细胞脱水致胞质浓缩,细胞体积缩小(约原细胞体积的 70%)。细胞膜表面微绒毛消失,胞膜皱缩内陷,分割包裹胞质,并在其根部绞窄脱落形成大小不一的泡状小体称为凋亡小体(apoptosis body),凋亡小体具有完整膜结构,内含胞质成分或核碎片,是凋亡细胞特征性的形态学改变(图 38-2)。

2. 生化特征 细胞凋亡时生化方面的变化比较复杂,其中染色质 DNA 的特征性片段化断裂和蛋白质降解尤为重要。

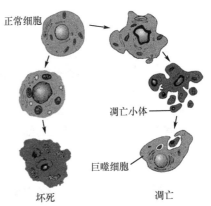

正常细胞

凋亡小体

巨噬细胞

坏死　　　　凋亡

图 38-2　细胞坏死与细胞凋亡的形态比较

(1)DNA 的片段化:细胞凋亡出现 DNA 双链断裂部位在核小体连接部,此处易受内源性核酸内切酸的攻击而发生断裂。DNA 链上每隔 200 个核苷酸就有 1 个核小体,当核酸内切酶在核小体连接部切开 DNA 时,即可形成 180～200bp 或其整倍数的片段,这些片段在琼脂糖凝胶电泳中可呈特征性的阶梯状条带,该条带是判断细胞凋亡的客观指标之一。

(2) 蛋白质的降解:在细胞凋亡发生发展的不同阶段,都是由多种蛋白酶控制的。目前已发现 caspases(凋亡蛋白酶)酶家族共有 13 个(caspase1～13),其中起凋亡启动子作用的有 caspase8、9、10,起凋亡效应子作用的有 caspase3、6、7。效应子 caspase 能分解细胞蛋白,起凋亡执行器的作用。

凋亡蛋白酶平时以无活性的酶原形式存在,细胞凋亡发生时通过相应的途径激活,其主要作用是:①灭活细胞凋亡的抑制物(如 BCL-2)。②有蛋白水解酶的作用。水解细胞的蛋白质结构,使细胞骨架解体,促使凋亡小体形成。③参加凋亡级联反应。在凋亡级联反应中水解相关活性蛋白质,从而使该蛋白质获得或丧失某种生物学功能,如 caspase9 可使 caspase3 酶原激活形成具有分解蛋白质活性的 caspase3(表 38-1)。

表 38-1　细胞坏死与细胞凋亡的比较

	细胞坏死	细胞凋亡
诱导因素	严重损伤	生理性或轻微损伤
形态特点	细胞肿胀、核固缩、碎裂、溶解,质膜破裂,细胞器及溶酶体破坏,成群细胞死亡	细胞皱缩、核固缩、质膜完整,细胞器及溶酶体完整凋亡小体形成,单个或小团细胞死亡
细胞内容物	外溢,有局部炎症反应	不外溢,无局部炎症反应
基因调控	无,被动而无序的随机降解	有,主动而有序的有控降解
DNA 降解	无规则,电泳不呈梯状分布,呈碎片状	有规则,电泳呈梯状分布(180～200bp 的倍数)
蛋白质合成	不存在	存在
性质	病理性细胞死亡	生理性或病理性细胞死亡

二、细胞凋亡的过程与调控

(一) 细胞凋亡的过程

从细胞受到凋亡诱导因素的作用到细胞凋亡大致可以分为四个阶段:

1. 凋亡信号转导　即凋亡诱导因素通过受体作用于细胞后,使之产生一系列复杂的生化反应,形成与细胞凋亡有关的第二信使物质,如 cAMP、Ca^{2+}、神经酰胺等,然后通过细胞内的信号转导途径激活后续凋亡程序。

2. 凋亡基因激活　凋亡调控的基因接收由信号转导途径传来的死亡信号后按预定程序启动,并合成为执行凋亡所需的各种酶类及相关物质。

3. 细胞凋亡的执行　细胞凋亡由激活的核酸内切酶(endogenous nuclease, DNase)和凋亡蛋白酶(caspases)执行,前者彻底破坏细胞生命活动所必需的全部指令,后者导致细胞结构的全面解体。

4. 凋亡细胞的消除　凋亡的细胞被邻近的吞噬细胞或其他细胞吞噬、分解。

(二) 细胞凋亡的调控

1. 细胞凋亡诱导因素与抑制因素　能影响细胞凋亡的因素很多,概括起来分为诱导性因素和抑制性因素两大类。

(1) 诱导因素:在正常情况下细胞凋亡并不随意启动,除少数情况下细胞凋亡可自发产生外,多数情况下是由于细胞受到凋亡诱导因素作用才能启动细胞凋亡。常见诱导因素有:电离辐射、高温、强酸、强碱、乙醇、细胞毒性抗癌药物等理化因素、激素和生长因子失衡、细菌、病毒等病原微生物。

（2）抑制因素：对细胞凋亡起抑制作用的因素主要有：细胞生长因子（如 IL-2、神经生长因子具有抑制凋亡的作用）、激素（如 ACTH、睾酮、雌激素等可抑制靶细胞凋亡）、某些二价金属阳离子（如 Zn^{2+}）、药物（如苯巴比妥、半胱氨酸蛋白酶抑制剂）、病毒（如 EB 病毒、牛痘病毒等）和中性氨基酸等。

2. 细胞凋亡相关基因　细胞凋亡是由基因控制的，凋亡诱导因素通过信号转导通路激活凋亡基因，细胞即按死亡程序逐步走向死亡。同时，细胞内也存在抑制凋亡的基因，正常情况下二者处于协调的对立统一状态，以确定细胞生死有序。涉及凋亡过程调控的基因很多，根据功能不同分为三类：①抑制凋亡基因，这类基因有 *Bcl-2*、*EIB*、*IAP* 等。②促进凋亡基因，这类基因有 *p53*、*ICE*、*Fas*、*Bax* 等。③双向调控基因，这类基因有 *c-myc* 等。

（三）细胞凋亡的发生机制

细胞凋亡的发生机制尚未完全阐明，目前认为氧化应激与自由基的损伤作用、钙稳态失衡、线粒体损伤是凋亡发生的主要机制，三者常互相联系、互为因果、形成恶性循环。随着对细胞凋亡研究的深入，细胞凋亡的发生机制将得到进一步阐明。

三、细胞凋亡异常与疾病

（一）细胞凋亡不足

细胞凋亡不足，使应死而未死的细胞增多，导致病变细胞增多，组织体积增大，器官功能异常。

1. 肿瘤　近年来的研究已经证明肿瘤发生具有两条途径——细胞增殖过度或细胞凋亡不足，是细胞增殖和凋亡平衡失调的综合性结果。细胞凋亡不足，使肿瘤细胞存活期延长，存活细胞多于死亡细胞，使肿瘤细胞数目不断增多，肿瘤体积不断增大。如在很多肿瘤细胞存在肿瘤抑制基因 *p53* 的缺失或突变。野生型 *p53* 是一个抑癌基因，它主要通过诱导肿瘤细胞凋亡而发挥抑癌作用。当 *p53* 基因缺失或突变后，细胞凋亡过程减弱，使机体肿瘤的发生率明显增加。

2. 自身免疫病　是指机体对自身抗原发生免疫应答而导致自身组织损伤和功能障碍的一类疾病。正常情况下，免疫系统在发育过程中已将针对自身抗原的免疫细胞进行了清除，其中清除方式之一就是细胞凋亡，如果凋亡不足，不能有效消除自身免疫性细胞，则导致自身免疫病。例如，系统性红斑狼疮患者的外周血单核细胞 *Fas* 基因有缺失突变，不能有效地消除自身免疫性 T 细胞克隆，使大量自身免疫性淋巴细胞进入外周淋巴组织，产生抗自身组织的抗体，出现多器官损害。

（二）细胞凋亡过度

1. 心血管疾病　研究发现，人类血管内皮细胞、平滑肌细胞和心肌细胞普遍存在凋亡现象。

（1）急性心肌梗死和缺血-再灌注损伤：以往认为急性心肌梗死和缺血-再灌注损伤引起的心肌细胞死亡是坏死。近年研究证实，急性心肌梗死的梗死灶及其周边区细胞不但有坏死，也有凋亡。缺血-再灌注损伤与细胞凋亡也密切相关，动物离体心脏实验验证了再灌注损伤致心肌细胞凋亡。

（2）心力衰竭：以往对心力衰竭发病机制的研究主要集中在心肌细胞的功能异常。正常成年心肌细胞既不增殖，也不凋亡。近年来的研究表明，慢性充血性心力衰竭的心肌细胞有凋亡的形态学特征。心肌细胞凋亡的发现，提示心力衰竭的发病机制不仅与心肌细胞功能异常有关，而且与心肌细胞凋亡有关，心肌细胞凋亡在心力衰竭的病理生理变化中起一定作用。

2. 神经元退行性疾病　神经细胞在出生后不再发生分裂和增殖，因此神经细胞一旦损伤则很难修复,容易发生细胞凋亡。许多神经性疾病是以特定神经元的慢性进行性丧失为特征的,如阿尔茨海默病(AD)、帕金森病、肌萎缩性侧索硬化症等,这些疾病的神经细胞死亡均属于凋亡。

3. 病毒感染 细胞凋亡在防御病原微生物的感染中有重要意义,这是因为宿主细胞利用凋亡来清除病原微生物,防止其扩散。任何事物都有两面性,感染所致的细胞凋亡是某些疾病(如艾滋病)主要的发病机制。

HIV 感染可通过多因素、多途径诱导 CD4$^+$ 淋巴细胞发生细胞凋亡,导致 CD4$^+$ 淋巴细胞显著性减少。此外,HIV 也可诱导其他免疫细胞如 B 细胞、CD8$^+$ 淋巴细胞、巨噬细胞凋亡,因而造成机体免疫功能严重缺陷,患者容易继发各种感染及恶性肿瘤而死亡。病毒性肝炎的组织学改变除细胞坏死外也提示有细胞凋亡,如出现凋亡小体、嗜酸性小体等。近年来,发现许多病毒均能诱导感染细胞凋亡,如流感病毒、麻疹病毒、巨细胞病毒等。

(三)细胞凋亡不足与过度并存

人体组织器官由不同种类的细胞构成,由于细胞类型的差异,对致病因素的反应也有所不同。因此,在同一组织或器官,有些细胞表现为凋亡不足,有些细胞则表现为凋亡过度,同一组织或器官出现细胞凋亡不足与凋亡过度并存的现象。例如,动脉粥样硬化时,其血管内皮细胞凋亡过度,而血管平滑肌细胞凋亡不足。内皮细胞凋亡使血管内皮防止脂质沉积的屏障作用减弱,加速粥样斑块的形成。由于凋亡活跃于斑块处,易于造成斑块脱落而致严重后果。内皮细胞凋亡后,可以启动凝血机制在病变局部形成血栓,加重血管腔狭窄。在动脉粥样硬化过程中,血管平滑肌细胞增殖幅度明显升高,为了维持平滑肌细胞数目的动态平衡,细胞凋亡的幅度也会升高,但细胞增殖始终占主导地位,增殖数大于凋亡数,加之病变处非细胞成分增多,导致血管壁增厚、变硬。

细胞凋亡的研究,为疾病防治提供了新的思路,目前人们正在根据凋亡发生的各个环节,探索针对性的疾病防治方法,如果能利用细胞凋亡的相关基因研究成果,开展基因治疗,无疑将使许多疾病的治疗取得突破性进展。

思考题:

1. 叙述肿瘤细胞周期调控异常的发生机制。
2. 试述恶性肿瘤细胞异常分化的机制。

(熊　凡)

第三十九章　凝血与抗凝血平衡紊乱

机体的凝血与抗凝血功能平衡是机体抗损伤机制的重要组成部分。凝血系统的激活完成了机体正常的止血过程,与此同时,抗凝血系统和纤溶系统也被激活。这样一来,既达到局部止血作用,又可防止凝血过程扩大,保证了正常血液循环。血管结构和功能异常、凝血系统、抗凝系统和纤溶系统功能异常,均能使机体凝血与抗凝血功能平衡紊乱,而导致出血或血栓形成倾向。

第一节　概　　述

一、机体的凝血功能

（一）凝血系统及其功能

凝血系统主要由凝血因子组成,1964 年,Macfarlane 等提出凝血的瀑布学说,近年来该学说被不断的补充和修正。目前认为以组织因子(tissue factor,TF)为始动的外源性凝血系统的激活,在启动凝血过程中起主要作用。外源性凝血系统是由于组织损伤、细胞释放出 TF 并与凝血因子Ⅶ结合而开始的。①TF 是一种跨膜糖蛋白。正常时血管外层的平滑肌细胞、成纤维细胞、周细胞、星形细胞、足状突细胞等可恒定表达 TF,以备止血。而与血浆直接接触的内皮细胞、单核细胞、中性粒细胞及巨噬细胞,正常时不表达 TF。因此,当血液中有少量激活的凝血因子Ⅶ(Ⅶa)时,由于血管内没有 TF,凝血过程并不能启动。②凝血因子Ⅶ多以酶原形式存在于血液中,一旦组织因子释放,可通过 Ca^{2+} 形成 TF-Ⅶ复合物,Ⅶ被激活为Ⅶa,则外源性凝血系统被启动。③由于血液中有组织因子途径抑制物的存在,因此 TF 启动的凝血过程只局限于局部,并不能扩大。④TF-Ⅶa 可激活凝血因子 X,在膜磷脂(PL)上,与 Va、PL-Ca^{2+} 形成凝血酶原激活物,使凝血酶原转变为凝血酶(传统通路);TF-Ⅶa 还可激活 FIX(IXa),与Ⅷa、PL-Ca^{2+} 形成 X 因子激活物,从而产生更多的凝血酶,起放大效应(选择通路)。这一过程说明,内源性、外源性凝血系统并不是截然分开的,而是互相联系的。因子Ⅻ和激肽释放酶(KK)系统只在体外有促凝作用,迄今尚无在体内引发内源性凝血系统激活的直接证据,相反其主要作用被认为是促进纤溶和抗凝。

（二）血小板在凝血中的作用

(1) 当外伤等原因导致血管内皮细胞损伤,暴露出胶原后,血小板膜糖蛋白 GPIb/IX通过血管性假血友病因子(vWF)与胶原结合,产生黏附作用。

(2) 胶原、凝血酶、ADP、肾上腺素、TXA 等均可作为激活剂分别与血小板表面的相应受体结合,通过 G 蛋白介导作用,使血小板膜糖蛋白 GPⅡb/Ⅲa 复合物激活。活化的 GPⅡb/Ⅲa 是血小板膜上的纤维蛋白原受体,纤维蛋白原可与相邻的血小板膜上 GPⅡb/Ⅲa 结合,产生"搭桥"作用,使血小板聚集。

(3) GPⅡb/Ⅲa 在与纤维蛋白原结合后,血小板发生释放反应参与二期止血,血小板表达血小板因子3(PF3),即血小板膜内磷脂成分如磷脂酰丝氨酸、磷脂酰肌醇、磷脂酰乙醇胺转移到膜表面,提供膜磷脂表面,使凝血链式反应催化效率增高。血小板释放纤维蛋白原、因子 V、Ⅷ/vWF、XI、XIII以及 ADP 等参与凝血和血小板聚集。血小板在血凝块中有伪足伸入纤维蛋白网中,血小板伪足中肌动蛋白收缩,使血块回缩,逐渐形成较坚固血栓。

二、机体的抗凝功能

抗凝系统包括细胞抗凝系统和体液抗凝系统。前者指单核巨噬细胞系统及肝细胞具有非特异性抗凝作用,对凝血因子、组织因子、凝血酶原激活物及可溶性纤维蛋白单体等的吞噬、清除作用。后者指血浆中的抗凝物质,主要包括以下几类:

1. 丝氨酸蛋白酶抑制物和肝素的作用 血浆中丝氨酸蛋白酶抑制物以抗凝血酶-Ⅲ(AT-Ⅲ)为代表,由于诸多凝血因子(FⅡ、FⅦ、FⅨ、FⅩ、FⅪ、FⅫ、FⅩⅢ)的活性中心均含有丝氨酸残基,均属丝氨酸蛋白酶,因此其抑制物具有明显的抗凝作用。AT-Ⅲ是一种单链糖蛋白,主要由肝脏和血管内皮细胞产生。可使FⅦa、FⅨa、FⅩa、FⅪa等灭活,但其单独灭活作用很慢,如与肝素或血管内皮细胞上表达的硫酸乙酰肝素(HS)结合,则其灭活速度将增加约1000倍。

2. 蛋白C系统 蛋白C(protein C,PC)是在肝脏合成的蛋白酶类物质,以酶原形式存在于血液中。凝血酶激活了的蛋白C(APC)可水解FⅤa、FⅧa,使其灭活;限制FⅩa与血小板的结合;使纤溶酶原激活物抑制物灭活,促进纤溶酶原激活物释放等抗凝作用。血管内皮细胞或血小板膜上的蛋白S(PS)作为细胞膜上APC受体可促进APC清除凝血酶原激活物中的Ⅹa因子等。血栓调节蛋白(thrombomodulin,TM)是内皮细胞膜上凝血酶受体之一,与凝血酶结合后,降低其凝血活性,却大大加强了APC的作用。因此,TM是使凝血酶由促凝转向抗凝的重要的血管内凝血抑制因子。APC的天然抑制物是PCI,α_1-AT、α_2-MG和α_2抗纤溶酶(α_2-PI)也能参与对APC的抑制。由PC、TM、PS和PCI构成的PC系统,主要以凝血酶形成为前提发挥其抗凝作用,故该系统实质上是一凝血调节系统。

3. 组织因子途径抑制物 组织因子途径抑制物(tissue factor pathway inhibitor,TFPI)是一种糖蛋白,其作用在于:①与极微量因子Ⅹa结合,才能与TF-Ⅶa结合,灭活后者,此过程需Ca^{2+}参与;②与因子Ⅹa结合并起灭活作用。TFPI主要由血管内皮细胞合成,肝素刺激可使血浆中TFPI明显增多。

三、纤溶系统及其功能

纤溶系统主要包括纤溶酶原激活物、纤溶酶原、纤溶酶、纤溶抑制物等成分。其主要功能是使纤维蛋白凝块溶解,保证血流通畅,另外,它也参与组织的修复和血管的再生等。

纤溶酶原主要在肝、骨髓、肾脏等合成,可被纤溶酶原激活物水解为纤溶酶。纤溶酶能降解纤维蛋白(原)为纤维蛋白(原)降解产物(FDP),还能水解凝血酶、FⅤ、FⅧ、FⅫ等参与抗凝作用。

纤溶酶原激活物的形成有两条途径:一是内源性凝血系统激活时,产生的激肽释放酶、FⅫa、FⅪa、FⅡa等使纤溶酶原转变为纤溶酶,称为纤溶系统的内激活途径;外激活途径是组织和内皮细胞合成的组织型纤溶酶原激活物(tPA)和肾合成的尿激酶型纤溶酶原激活物(uPA)使纤溶酶原转变为纤溶酶,这是体内最重要的纤溶激活途径。

体内存在的抑制纤溶系统活性的物质主要有:①纤溶酶原激活物抑制物-1(PAI-1),可抑制tPA和uPA;②补体C1抑制物,抑制激肽释放酶和FⅫa对纤溶酶原的激活;③α_2抗纤溶酶,抑制纤溶酶活性;④α_2巨球蛋白(α_2-MG),抑制纤溶酶、凝血酶、激肽释放酶的活性。

四、血管内皮细胞在凝血、抗凝及纤溶过程中的作用

血管内皮细胞(VEC)不但是血液与组织间的屏障,而且产生各种生物活性物质以调节凝血与抗凝、纤溶系统、血管紧张度、炎症反应及维持微循环的功能等。

VEC 的促凝作用,在正常情况下,VEC 能分泌释放 vWF,其结构的多聚化程度直接影响因子Ⅷ促凝活性,它又是血小板黏附于内皮下以及血小板黏附延伸的主要黏附分子,VEC 膜表面的 vWF 可吸附因子Ⅷ。在受刺激或损伤时,VEC 可在以下几方面促进局部的凝血反应:①VEC 膜上有结合因子Ⅸa、Ⅹa 的位点,也有 PF4 结合活性;②VEC 分泌 FN、玻璃连接蛋白,介导纤维蛋白原的结合,进而引起多种细胞如血小板的黏附;③VEC 机械性受损能分泌表达因子Ⅴ、ⅩⅢ、PAI-1、uPA、tPA 等。

VEC 在抗凝及纤溶过程中的作用:①VEC 在纤溶内激活途径中,表达激肽原受体,生成 PGI_2;②产生抗凝物质,包括 TFPI、AT-Ⅲ、α_2-MG、等;③表达膜上 TM,经 PC 系统起抗凝作用;④其表面的肝素、硫酸乙酰肝素(HS)、硫酸皮肤素 B(DS-B)等物质可大量吸附 TFPI、AT-Ⅲ、HC-Ⅱ并加强它们的作用;⑤生成并释放抑制血小板活化的物质如 PGI_2 等。

第二节　凝血与抗凝血功能紊乱

某些原因导致凝血、抗凝、纤溶功能障碍或血管结构功能异常及血细胞,特别是血小板质或量的异常均可使凝血与抗凝功能紊乱。临床上出现血栓形成倾向或出血倾向。

一、凝血因子的异常

(一)与出血倾向有关的凝血因子异常

凝血因子的减少及结构的异常可引起出血倾向。

1. 遗传性血浆凝血因子缺乏　各种凝血因子都可能存在遗传性缺乏,但除血友病和血管性假性血友病之外,其他情况甚为罕见。血友病是一组由于遗传性凝血酶原激活物生成障碍而引起的出血性疾病。包括血友病 A(FⅧ缺乏症)、血友病 B(FⅨ缺乏症)、血友病 C(FⅩ缺乏症)。

血管性假血友病是由 vWF 遗传性缺乏所引起,vWF 能与血小板膜受体 GPIb-Ⅸ-Ⅴ、GPⅡb/Ⅲa 及胶原结合,引起血小板的黏附、聚集;同时也能与 FⅧ结合,使 FⅧ免受 APC 和 FXa 的灭活。vWF 发生质和量异常,可导致血小板的黏附、聚集障碍和 FⅧ促凝活性的降低,引起出血倾向。

2. 获得性血浆凝血因子减少　为临床所常见。主要有以下原因:

(1)凝血因子的生成障碍:①维生素 K 缺乏,FⅡ、FⅦ、FⅨ及 FⅩ的生成需维生素 K 参与,这是临床上多见的原因。②肝功能严重障碍,凝血因子合成减少,可导致出血倾向。严重肝病还影响抗凝、纤溶等功能,引起出血倾向。

(2)凝血因子消耗增多:如 DIC 时大量微血栓形成消耗了大量凝血因子,导致出血。

(二)与血栓形成倾向有关的凝血因子异常

先天性因子Ⅻ和 PK 缺乏可发生血栓形成,以静脉血栓形成和肺栓塞为多见。某些特定基因的特异突变易促进血栓形成(如抗凝血酶、PC 和 PS 基因等),但大多数情况下,血栓形成与环境因素有关,如肥胖、糖尿病、高血压、高脂血症、吸烟等情况下的纤维蛋白原浓度的增高;恶性肿瘤、吸烟、酗酒等可使 FⅦ活性增高。

二、血浆中抗凝因子的异常

(一)抗凝血酶-Ⅲ减少或缺乏

1. 获得性缺乏

(1)AT-Ⅲ合成减少:肠消化吸收蛋白质功能障碍可使 AT-Ⅲ合成的底物不足;肝脏功能严重障

碍可导致 AT-Ⅲ合成减少。此外,口服避孕药时,雌激素等成分可增加 FⅦ、FⅩ及Ⅰ等,而使 AT-Ⅲ 与 PS 等抗凝成分减少,因而易导致静脉血栓形成。

(2) AT-Ⅲ丢失和消耗增多:肾病综合征患者可由肾脏丢失大量的 AT-Ⅲ等,而且此类患者往往 伴有肝脏合成凝血因子等促凝物质的增加,因而易并发血栓形成。大面积烧伤患者,AT-Ⅲ可随血浆 丢失。

2. 遗传性缺乏　多数是由于 AT-Ⅲ基因异常,血浆中 AT-Ⅲ浓度或活性降低,使血液凝固性增 高,反复发生静脉血栓。

(二) 蛋白 C 和蛋白 S 缺乏

1. 获得性缺乏　PC 和 PS 均属维生素 K 依赖性的抗凝血因子,维生素 K 缺乏或应用维生素 K 拮抗剂可引起 PC 和 PS 缺乏;严重肝病、肝硬化等也可使 PC、PS 合成减少;此外,口服避孕药、妊娠 等情况也可引起 PS 减少。

2. 遗传性缺乏和 APC 抵抗

(1) 遗传性蛋白 C 或蛋白 S 缺乏大多为常染色体显性遗传,包括数量缺乏和结构异常,常可导 致深部静脉血栓形成倾向。

(2) APC 抵抗:APC 抵抗是指正常情况下,在血浆中加入 APC,由于 FVa 和 FⅧa 失活,使部分 凝血激酶时间(APTT)延长。但一部分静脉血栓形成患者的血浆如想获得同样的 APTT 延长时间, 则必须加入更多的 APC。产生 APC 抵抗的原因有:抗 PC 抗体、PS 缺乏,FV 或 FⅧ基因突变等。

三、血浆中纤溶因子的异常

(一) 纤溶功能亢进引起的出血倾向

纤溶功能亢进多为获得性,见于:①富含纤溶酶原激活物的器官,如子宫、卵巢、前列腺、心、肺、 脑等脏器大手术或严重损伤时,可释放大量纤溶酶原激活物,引起纤溶亢进;②某些恶性肿瘤可使大 量 tPA 入血,引起纤溶亢进;③肝脏功能的严重障碍(如肝硬化、肝癌等)可因肝脏合成 PAI 减少及 tPA 灭活减少而引起纤溶亢进。DIC、溶栓疗法时都可引起纤溶亢进。

(二) 纤溶功能降低与血栓形成倾向

遗传性原因所致纤溶功能低下主要有:①PAI-1 基因多态性改变;②先天性血浆纤溶酶原异常 症,其基因突变可使患者血浆纤溶酶原活性降低。获得性血浆纤溶活性降低的情况常见于血栓前状 态、血栓性疾病,如动、静脉血栓形成、高脂血症、缺血性脑卒中等。此类患者血浆可有 tPA 降低, PAI-1 增高等纤溶功能降低的变化。

四、血细胞的异常

(一) 血小板的异常

1. 血小板数量异常

(1) 血小板减少($<100×10^9$/L):可引起出血倾向。常见于生成减少,如再生障碍性贫血、急性 白血病、放疗及化疗后的骨髓抑制;血小板破坏或消耗增多,如感染细菌或病毒、免疫因素(部分患 者可检测到抗血小板抗体如特发性血小板减少性紫癜等)、肝、脾功能异常等;血小板分布异常见于 脾功能亢进,大量输入库存血或血浆。

（2）血小板增多（>400×10^9/L）：见于原发性增多和继发性增多。前者见于骨髓增生性疾病，如慢性粒细胞白血病、真性红细胞增多症、原发性血小板增多症等。多伴有血小板功能缺陷而引起出血，在原发性血小板增多症时常为血小板活化功能增强，易发生血栓形成。血小板继发性增多常见于急性感染、溶血，某些癌症患者可有轻度增多。

2. 血小板功能的异常　血小板质的异常可引起血小板的活化、黏附、聚集和释放等功能缺陷。血小板的功能与血小板膜上的糖蛋白受体密切相关。血小板功能异常有遗传性因素和获得性因素。

（1）遗传性因素：①GPⅠb-Ⅸ-Ⅴ，它是由 GPⅠbα、GPⅠbβ、GPⅨ和 GPV 组成。先天性缺乏 GPⅠb/Ⅸ，称巨大血小板综合征，属常染色体隐性遗传病。因血小板的功能异常而导致出血。GPⅠb/Ⅸ的某些基因多态变化还可能与血栓形成倾向有关。②GPⅡb/Ⅲa，GPⅡb/Ⅲa 先天性异常称 Glanzmann 血小板无力症，使血小板黏附和聚集功能均发生障碍，属常染色体隐性遗传病。该患者幼儿时起即可呈现出以皮肤、黏膜出血为主的出血倾向。

（2）获得性因素：见于血小板多个功能联合缺陷。获得性血小板功能降低见于尿毒症、肝硬化、骨髓增生性疾病、急性白血病、服用抗血小板药物等。获得性血小板功能增强可见于血栓前状态、血栓性疾病、糖尿病、妊娠高血压综合征、口服避孕药、妊娠晚期、高脂血症和人工心瓣膜移植术等。

（二）白细胞异常

各种病因引起白细胞增多时，可使毛细血管血流受阻，导致微循环障碍，可诱发微血栓；白细胞激活后可释放溶酶体酶，其中弹性蛋白酶、胶原酶可损伤血管基底膜和基质等；激活的白细胞可通过自分泌和（或）旁分泌产生很多炎性细胞因子，如 TNF 和 IL-1 等，可使内皮细胞、单核细胞等产生大量组织因子，启动凝血系统；还可使血管通透性增高、液体外渗、血液浓缩，有利于血栓形成。

白细胞的异常也可引起出血倾向，如急性白血病早期可有 40% 患者有出血。主要与该病引起血小板减少及释放大量纤溶酶原激活物有关。

（三）红细胞异常

红细胞数量的增多如真性红细胞增多症等，可使血液黏滞度增高，红细胞释放 ADP 增多促进血小板的聚集和血栓形成，红细胞的大量破坏可发生 DIC。

五、血管的异常

（一）血管内皮细胞的损伤与血栓形成

血管内皮细胞的损伤在血栓形成中的作用主要有四方面。①促进血小板黏附和聚集，血管内皮损伤时，血小板黏附于内皮下成分（胶原、纤维连接蛋白、微纤维、vWF）是血栓形成时的早期反应。血管内皮细胞是血浆 vWF 的主要来源。②血管壁的促凝作用增强，正常血管壁的止血作用在病理状态下成为促进血栓形成的因素，如组织因子的表达；血管内皮细胞膜上位点结合因子Ⅸa 和 Ⅹa；介导血管内皮细胞和血小板、中性粒细胞、单核细胞间的反应等使血管内皮细胞的促凝作用增强。③血管壁的抗凝和纤溶活性降低，血管内皮细胞损伤时分泌 TFPI 减少，经膜上硫酸乙酰肝素（HS）浓集 ATⅢ明显降低或消失，TM 的含量和功能也明显降低。④血管收缩和痉挛，血管内皮损伤时，局部 PGI$_2$ 和 NO 减少，ET 和 PAF 增加，再加上血小板的花生四烯酸代谢产物 PGG$_2$、PGH$_2$、TXA$_2$ 等缩血管作用，使血管正常舒缩功能失调。因此血管收缩和痉挛是血栓形成以及在原有血栓形成病理基础上使血管闭塞、组织缺血梗死的重要原因。

（二）血管壁结构的损伤

各种致敏原致敏机体后，产生的过敏反应，通过肥大细胞、嗜碱粒细胞等释放的组胺、5-HT、白三烯和激肽等物质可损伤血管；抗原抗体复合物沉积于血管壁可通过激活补体等作用损伤血管壁；维生素 C 缺乏时，可由于胶原合成障碍导致出血。

某些遗传因素可产生先天性的血管壁异常。如遗传性出血性毛细血管扩张症是一种常染色体显性遗传，单纯性紫癜也是与遗传有关的血管性出血性疾病。

第三节　弥散性血管内凝血

弥散性血管内凝血(disseminated or diffuse intravascular coagulation, DIC)是临床常见的一种危重的综合征。由于某些致病因子的作用，凝血因子和血小板被激活，大量促凝物质入血，凝血酶增加，进而微循环中形成广泛的微血栓。微血栓的形成消耗了大量凝血因子和血小板，继发性纤维蛋白溶解功能增强，导致患者出现明显的出血、休克、器官功能障碍和溶血性贫血等临床表现。

根据 DIC 的病理生理特点和发展过程，典型的 DIC 可分为以下三期：

1. 高凝期　各种病因激活凝血系统，使凝血酶产生增多，微循环中形成大量微血栓。血液呈现高凝状态。

2. 消耗性低凝期　大量凝血酶产生，微血栓形成，使凝血因子和血小板被消耗而减少；此时，继发性纤溶系统也被激活，血液处于低凝状态，有出血表现。

3. 继发性纤溶亢进期　凝血酶及Ⅻa 等激活了纤溶系统，产生大量纤溶酶，加上 FDP 的形成，使纤溶和抗凝作用增强，此期出血十分明显。

一、弥散性血管内凝血的原因和发病机制

引起 DIC 的原因很多，最常见的是感染性疾病，如细菌、病毒等感染和败血症等，其次为恶性肿瘤，产科意外、大手术和创伤也较常见。疾病过程中并发的缺氧、酸中毒以及相继激活的纤溶系统、激肽系统、补体系统等也可促进 DIC 的发生、发展。

DIC 的发病机制和临床表现比较复杂，结合 DIC 的病因，主要机制如下：

（一）组织因子释放

严重的创伤、烧伤等导致的组织损伤，肿瘤组织的坏死均可释放大量 TF 入血，TF 与 FⅦ/Ⅶa 结合成Ⅶa-TF 复合物，启动外源性凝血系统，同时，FⅦa 激活 FⅨ和 FⅩ，产生的凝血酶又可反馈激活FⅨ、FⅩ、FⅪ、FⅫ等，扩大凝血反应，促进 DIC 的发生。

（二）血管内皮细胞损伤，凝血、抗凝调控失调

缺氧、抗原-抗体复合物、严重感染等原因，可损伤血管内皮细胞而产生如下作用：①损伤的内皮细胞释放 TF，启动凝血系统；②内皮细胞的抗凝作用降低，主要表现在 TM/PC 和 HS/AT-Ⅲ 系统功能降低，产生的 TFPI 减少；③内皮细胞产生 tPA 减少，而 PAI-1 产生增多，使纤溶活性降低；④内皮损伤使 NO、PGI_2、ADP 酶等产生减少，抑制血小板黏附、聚集的功能降低，而胶原的暴露可使血小板的黏附、活化和聚集功能增强；⑤带负电荷的胶原暴露后可激活内源性凝血系统。

（三）血细胞的大量破坏，血小板被激活

异型输血、疟疾等疾病使血液中红细胞大量破坏，释放 ADP，促进血小板黏附、聚集；红细胞膜

磷脂则可浓缩、局限Ⅶ、Ⅸ、Ⅹ及Ⅱ等凝血因子,导致大量凝血酶生成,促进 DIC 的发展;在化疗、放疗等致白细胞大量破坏时,释放 TF 样物质,促进 DIC 发生;血液中的单核细胞、中性粒细胞在内毒素、IL-1 等刺激下,可诱导表达 TF,从而启动凝血反应;在 DIC 的发生发展中血小板的激活、黏附、聚集亦有重要作用,但多为继发性作用。

(四) 促凝物质进入血液

急性坏死性胰腺炎时,大量胰蛋白酶入血,可激活凝血酶原,促进凝血酶生成。蛇毒,如斑蝰蛇毒含有的两种促凝成分或在 Ca^{2+} 参与下激活 FX,或可加强因子 V 的活性。

二、影响弥散性血管内凝血发生发展的因素

(一) 单核巨噬细胞系统功能受损

单核巨噬细胞系统具有吞噬功能,可吞噬、清除血液中的凝血酶、纤维蛋白原及其他促凝物质,也可清除纤溶酶、FDP 及内毒素等。当这一功能严重障碍或由于大量吞噬了其他物质,如坏死组织、细菌等使其功能受"封闭",则可促进 DIC 发生。

(二) 肝功能严重障碍

主要的抗凝物质,如蛋白 C、AT-Ⅲ等以及纤溶酶原均在肝脏合成。少数活化的凝血因子也在肝脏灭活。当肝脏功能严重障碍时可使凝血、抗凝、纤溶过程失调;引起肝功能障碍的病毒、某些药物等可激活凝血因子;肝细胞大量坏死,可释放 TF;这些因素在 DIC 的发生、发展中均有一定作用。

(三) 血液高凝状态

妊娠 3 周开始孕妇血液中血小板及凝血因子逐渐增多,而 AT-Ⅲ、tPA、uPA 降低,胎盘产生的纤溶酶原激活物抑制物增多,血液渐趋高凝状态,妊娠末期最明显。故当产科意外(胎盘早期剥离、宫内死胎、羊水栓塞等)时,易发生 DIC。

酸中毒是 DIC 的原因,可损伤血管内皮细胞,启动凝血系统,引起 DIC 的发生。另一方面,由于血液 pH 降低,使凝血因子的酶活性升高;肝素的抗凝活性减弱;血小板聚集性加强等,使血液处于高凝状态,易引起 DIC。

(四) 微循环障碍

休克等原因导致微循环严重障碍时,血液淤滞甚至呈"泥化"淤滞,致红细胞聚集,血小板粘附、聚集;巨大血管瘤时,由于微血管中血流缓慢,出现涡流,使内皮细胞损伤;低血容量时,由于肝、肾血液灌流减少,其清除凝血及纤溶产物功能降低。

三、弥散性血管内凝血的功能代谢变化

DIC 的临床表现复杂,可多种多样。但以出血和微血管中微血栓形成最为突出。

(一) 出血

出血常为 DIC 患者最初的表现。可有多部位出血倾向,如皮肤瘀斑、紫癜、呕血、黑便、咯血、血尿、牙龈出血、鼻出血及阴道出血等。出血程度不一,严重者可同时多部位大量出血,轻者可只有伤

口或注射部位的渗血不止等。

（二）器官功能障碍

DIC 累及脏器不同，可有不同的临床表现。如发生在肾脏则可累及入球小动脉或肾毛细血管，严重时，可导致双侧肾皮质坏死及急性肾衰竭。出现少尿、蛋白尿、血尿等。如为肺，可出现呼吸困难、肺出血，导致呼吸衰竭等。肝脏受累可出现黄疸、肝功能衰竭等。消化系统则可出现呕吐、腹泻、消化道出血。累及垂体发生坏死，可致席汉综合征。神经系统受累可出现神志模糊、嗜睡、昏迷、惊厥等非特异症状。由于 DIC 发生的范围、病程及严重程度不同，轻者可影响个别器官的部分功能；重者可导致一个以上器官的功能衰竭，即多器官功能衰竭，甚至死亡。

（三）休克

急性 DIC 常伴有休克。由于微血管内大量微血栓形成，使回心血量明显减少；广泛出血可使血容量减少；受累心肌损伤，使心排血量减少；DIC 形成过程中产生的一些血管活性物质，如激肽、组胺均可使微血管平滑肌舒张，通透性增高，使外周阻力降低，回心血量减少；FDP 的某些成分可增强组胺，激肽的作用，促进微血管的舒张。这些均导致全身微循环障碍，促进休克的发生、发展。

（四）贫血

DIC 患者可伴有一种特殊类型的贫血，即微血管病性溶血性贫血。其特征是红细胞的机械性损伤导致外周血涂片中可见一些特殊形态各异的变形红细胞，称为裂体细胞。外形呈盔形、星形、新月形等，统称为红细胞碎片。某些 DIC 患者也可以见不到裂体细胞。

第四节　缺血-再灌注损伤

近年来，随着临床上溶栓疗法、导管技术、动脉搭桥术、心肺复苏、心脏外科体外循环、断肢再植和器官移植等方法的建立和应用，使许多重要疾病的治疗，提高到了一个新的水平。上述方法的应用，使许多组织器官缺血后得到血液再灌注。

再灌注具有两重性，多数情况下，缺血后再灌注使组织器官功能得到恢复，损伤的结构得到修复，病情得到控制。但是有时缺血后再灌注，不仅不能使组织器官功能恢复，反而加重组织器官的功能障碍和结构损伤，这种现象称为缺血-再灌注损伤（ischemia-reperfusion injury）。该概念首先由 Jennings 于 1960 年提出。再灌注损伤不仅见于临床，而且也为不同种属的大量动物实验所证实。在机体内，许多组织器官，如心、肝、肺、肾、胃肠、脑、肢体和皮肤等都可发生再灌注损伤。

一、缺血-再灌注损伤发生的原因及条件

（一）缺血-再灌注损伤发生的原因

凡是在组织器官缺血基础上的血液再灌注都可能成为缺血-再灌注损伤的发病原因。常见的有：

（1）全身循环障碍后恢复血液供应，如休克的微血管痉挛解除后、心脏骤停后心脑肺复苏等。

（2）组织器官缺血后血流恢复，如器官移植及断肢再植术后。

（3）某一血管再通后、动脉搭桥术、经皮腔内冠脉血管成形术、溶栓疗法等，以及冠状动脉痉挛缓解后。

（二）缺血-再灌注损伤发生的条件

不是所有缺血的组织器官在血流恢复后都会发生缺血-再灌注损伤,许多因素可以影响其发生及其严重程度,常见的有:

1. 缺血时间 其长短与再灌注损伤的发生有关。缺血时间过短或过长都不易发生再灌注损伤。例如,阻断大鼠左冠状动脉 5~10min,恢复血流后心律失常的发生率很高,但短于 2min 或超过 20min 的缺血,心律失常较少发生。另外,不同的动物、不同的器官发生再灌注损伤所需的缺血时间也不一致,小动物相对较短,大动物则相对较长。

2. 侧支循环 缺血后侧支循环容易形成者,可缩短缺血时间和减轻缺血程度,则不易发生再灌注损伤。

3. 需氧程度 对氧需求量高的组织器官,如心、脑等,易发生再灌注损伤。

4. 再灌注条件 研究表明,低压、低温（25℃）、低 pH、低钠、低钙液灌流,可使心肌再灌注损伤减轻、心功能迅速恢复。反之,高压、高温、高钠、高钙灌注可诱发或加重再灌注损伤。

二、缺血-再灌注损伤的发生机制

缺血-再灌注损伤的发生机制尚未完全阐明,目前认为能量代谢障碍是其发病的基础,自由基的作用和细胞内钙超负荷是其重要发病学环节。

（一）能量代谢障碍

1. 氧化磷酸化脱偶联 生物体的 ATP 90% 来自线粒体氧化磷酸化。线粒体是细胞进行呼吸作用的主要场所,其主要功能:①参加三羧酸循环中的氧化反应;②电子传递和能量转换。再灌注时随着自由基的产生,线粒体出现应激反应,主要表现为耗氧量、呼吸控制率、质子 ATP 酶水解活性均有先升高后下降的趋势。再灌注早期即出现质子与电子比失调,从而导致质子 ATP 酶合成 ATP 能力下降,氧化磷酸化脱偶联。

2. 高能磷酸化合物缺乏 心肌缺血时从有氧氧化转化为以无氧代谢为主,ATP 合成减少,心舒缩功能障碍。再灌注时高能磷酸化合物恢复慢,且总腺苷水平明显下降。可能与以下因素有关:

（1）缺血心肌对氧的利用能力受限,有氧代谢严重受损。在缺血进入不可逆阶段再灌注时,氧的利用并不增加,心肌只能利用运至心肌的氧的 17%。氧的利用能力受限与缺血及再灌注所致线粒体受损有关。

（2）ATP 合成的前身物质（腺苷、肌酐、次黄嘌呤等）在再灌注时被冲洗出去,使心肌失去再合成高能磷酸化合物的物质基础。

（3）线粒体膜发生氧自由基诱发的脂质过氧化反应,使线粒体受损。

（二）自由基的作用

1. 自由基的概念 自由基是在外层电子轨道上含有单个不配对电子的原子、原子团和分子的总称。自由基的种类很多,如脂质自由基（lipid radical,L·）、氯自由基（Cl·）和甲基自由基（CH_3·）等。其中由氧诱发的自由基称为氧自由基。活性氧（ROS）是指一类由氧形成的、化学性质较基态氧活泼的含氧代谢物质,包括氧自由基和非自由基的物质。

线粒体在将分子氧还原成水的过程中产生能量,同时会产生少量自由基。氧获得 1 个电子还原生成超氧阴离子,获得 2 个电子时还原生成 H_2O_2,获得 3 个电子时还原生成 OH·。在生理状态下,98% 的氧通过细胞色素氧化酶系统接受 4 个电子还原成水,同时释放能量,仅 1%~2% 的氧经单电子还原成超氧阴离子,这是其他自由基和活性氧产生的基础。

自由基的化学性质极为活泼,易于失去电子(氧化)或获得电子(还原),参与体内的电子转移、杀菌和物质代谢。生理情况下,细胞内存在的抗氧化物质可以及时清除自由基,使自由基的生成与降解处于动态平衡,对机体无影响。病理情况下,由于活性氧生成过多或机体抗氧化能力不足,可引发氧化应激反应,导致细胞损伤甚至细胞死亡。

2. 缺血-再灌注时氧自由基生成增多的机制　确切机制不完全清楚,可能有如下几方面:

(1) 黄嘌呤氧化酶的形成增多:黄嘌呤氧化酶(XO)及其前身黄嘌呤脱氢酶(XD)主要存在于毛细血管内皮细胞内。正常情况下,90%以 XD 的形式存在,XO 仅占 10%。当组织缺血、缺氧时,促使 XD 大量转变为 XO;同时,由于 ATP 分解,ADP、AMP 含量升高,并依次分解生成次黄嘌呤,故缺血组织中次黄嘌呤大量堆积。再灌注时,大量分子氧随血液进入缺血组织,XO 在催化次黄嘌呤转变为尿酸的过程中,释出大量电子,被分子氧接受后产生超氧阴离子和 H_2O_2,H_2O_2 在金属离子参与下形成更为活跃的 OH·,使组织活性氧大量增加。

(2) 中性粒细胞:在吞噬活动时耗氧量增加,其摄入 O_2 的 70% ~ 90% 在 NADPH 氧化酶和 NADH 氧化酶的催化下,接受电子形成氧自由基,用于杀灭病原微生物。缺血可使组织分解,产生多种具有趋化活性的物质,如 C3 片段、白三烯等,吸引、激活中性粒细胞。再灌注期组织重新获得 O_2 供应,激活的中性粒细胞耗氧量显著增加,产生大量氧自由基,称为呼吸暴发或氧暴发,造成细胞损伤。

(3) 线粒体:是细胞氧化磷酸化反应的主要部位,再灌注时,线粒体氧化磷酸化功能障碍,进入细胞内的氧经单电子还原而形成的氧自由基增多,而经 4 价还原生成的水减少。有学者认为 Ca^{2+} 进入线粒体使锰-超氧化物歧化酶(Mn-SOD)减少,对自由基的清除能力降低,进而使自由基含量增加。

(4) 儿茶酚胺的增加:交感-肾上腺髓质系统是机体在应激时的重要调节系统。在各种应激包括缺血时机体交感兴奋、儿茶酚胺增多,儿茶酚胺一方面具有重要的代偿调节作用,但另一方面,在代谢过程中产生氧自由基增多。

3. 自由基在缺血-再灌注损伤机制中的作用　自由基性质极为活泼,一旦生成,即可经其中间代谢产物不断生成新的自由基,形成连锁反应。自由基可与各种细胞成分如膜磷脂、蛋白质、核酸等发生反应,造成细胞结构损伤和功能代谢障碍。

(1) 脂质过氧化增强,损伤生物膜:膜脂质微环境稳定是保证膜结构完整和膜蛋白功能正常的基本条件。自由基可作用于膜脂质形成脂质自由基和过氧化物,对细胞造成多种损害。①破坏膜的正常结构:脂质过氧化使膜的液态性、流动性降低,通透性增加,细胞外 Ca^{2+} 内流增加;②间接抑制膜蛋白功能:抑制膜蛋白如钙泵、钠泵及 Na^+/Ca^{2+} 交换蛋白等的功能,导致胞质 Na^+、Ca^{2+} 浓度升高,造成细胞肿胀和钙超载;影响信号转导分子在膜内的移动,抑制受体、G 蛋白与效应器的耦联,造成细胞信号转导功能障碍;③促进自由基及其他生物活性物质生成:如前列腺素、血栓素、白三烯等,加重再灌注损伤;④ATP 生成减少:线粒体膜脂质过氧化,导致线粒体功能抑制,ATP 生成减少,细胞能量代谢障碍。

(2) 抑制蛋白质的功能:自由基可使细胞结构蛋白和酶的化学结构改变而直接损伤蛋白质的功能。如自由基损伤肌纤维蛋白,抑制心肌收缩力;肌浆网钙转运蛋白受自由基的损伤,钙调节功能异常。

(3) 破坏核酸及染色体:自由基可使碱基羟化或 DNA 断裂,从而引起染色体畸变或细胞死亡。这种作用的 80% 为 OH· 所致。

氧自由基可直接造成多种物质氧化,还可通过改变细胞功能引起组织损伤。例如,超氧阴离子可以灭活一氧化氮,影响血管舒缩反应;OH· 可以促进白细胞黏附到血管壁,生成趋化因子和白细胞激活因子;自由基还可促进组织因子生成和释放,加重 DIC 的进程。自由基引起的脂质过氧化过程中可生成多种醛类物质,如丙二醛,通过检测丙二醛的含量可以反映脂质过氧化的程度。

(三) 钙超载

细胞内钙主要储存在线粒体和肌浆网内,胞质游离钙浓度低于 $0.1\mu mol/L$。缺血-再灌注损伤可见胞质钙浓度明显增加,而且钙浓度升高的程度往往与细胞受损的程度呈正相关。各种原因引起的细胞内钙含量异常增多并导致细胞结构损伤和功能代谢障碍的现象称为钙超载,严重者可造成细胞死亡。

1. 细胞内钙超载的机制

(1) Na^+/Ca^{2+} 交换异常:Na^+/Ca^{2+} 交换是一种非耗能的转运方式,转运方向为双向性,具体取决于细胞内外 Na^+ 和 Ca^{2+} 的浓度变化。通常是 Na^+ 顺着电化学梯度进入细胞,而 Ca^{2+} 则逆着电化学梯度移出细胞。由于是 3 个 Na^+ 交换 1 个 Ca^{2+},Na^+/Ca^{2+} 交换实际是一种产电性电流。

缺血或缺氧时,由于无氧代谢和 ATP 分解,酸性代谢产物增加,导致细胞内酸中毒。细胞内 pH 降低,激活了细胞膜调节 pH 的 Na^+/H^+ 交换系统,随着 H^+ 外流,Na^+ 大量内流;另一方面,由于能量缺乏,Na^+,K^+-ATP 酶活性下降,Na^+ 排出减少,使细胞内 Na^+ 堆积。Na^+ 跨质膜梯度下降和细胞内 pH 的升高,激活了 Na^+/Ca^{2+} 交换系统,使 Ca^{2+} 进入细胞内,形成钙超载。另外再灌注损伤时通过 G 蛋白-磷脂酶 C(PLC)介导的细胞信号转导通路,加速磷脂酰肌醇分解,生成三磷酸肌醇(IP_3)和甘油二酯(DG),促进 Na^+/H^+ 交换,进而增加 Na^+/Ca^{2+} 交换,使胞质 Ca^{2+} 浓度升高。

(2) 生物膜损伤:细胞膜和细胞内膜性结构是维持细胞内、外以及细胞内各间区离子平衡的重要结构。生物膜损伤可使其通透性增加,细胞外 Ca^{2+} 顺浓度差进入细胞,或使细胞内 Ca^{2+} 分布异常,加重细胞功能紊乱与结构破坏。①细胞膜损伤,由于再灌注时生成大量的自由基,使细胞膜脂质过氧化,加重膜结构的破坏,通透性增加,促进大量 Ca^{2+} 进入细胞。Ca^{2+} 增加可激活磷脂酶,又促进膜磷脂降解,进一步增加膜通透性。②线粒体及肌浆网膜损伤,氧自由基和膜磷脂分解可造成线粒体膜和肌浆网膜损伤,抑制氧化磷酸化,使 ATP 生成减少,细胞膜和肌浆网的钙泵能量供应不足,不能排出和摄取细胞质中过多的钙,致使细胞质中游离钙增加,造成钙超载。

2. 钙超载引起再灌注损伤的机制

(1) 线粒体功能障碍:胞质内高浓度的 Ca^{2+},刺激线粒体钙泵摄取 Ca^{2+},使胞质内 Ca^{2+} 向线粒体转移。这在再灌注早期有一定代偿意义,可减少胞质钙超载的程度。但此过程增加了 ATP 的消耗。而进入线粒体的 Ca^{2+} 与含磷酸根的化合物结合,形成不溶性磷酸钙,干扰线粒体的氧化磷酸化,使 ATP 生成减少。

(2) 激活多种酶:细胞内游离 Ca^{2+} 浓度升高可激活磷脂酶类,促进膜磷脂分解,使细胞膜及细胞器膜结构均受到损伤。此外,膜磷脂降解产物花生四烯酸、溶血磷脂等增多,亦可加重细胞功能紊乱;激活蛋白酶,促进细胞膜和结构蛋白的分解;激活某些 ATP 酶,加速 ATP 消耗;还可激活核酶,引起染色体损伤。

(3) 再灌注性心律失常:细胞内钙增加,通过 Na^+/Ca^{2+} 交换形成一过性内向离子流,在心肌动作电位后形成短暂除极,持续钙内流,可形成动作电位的"第二平台期"而引发早期后除极或延迟后除极等机制,引起心律失常。

(4) 促进氧自由基生成:细胞内 Ca^{2+} 增加可通过增强 Ca^{2+} 依赖性蛋白酶活性,加速黄嘌呤脱氢酶转化为黄嘌呤氧化酶,使氧自由基生成增多。

(5) 肌原纤维过度收缩:再灌注引起心肌超微结构严重损害的一个标志是出现收缩带,它提示肌原纤维过度收缩。其发生机制是:①再灌注使缺血细胞重新获得能量供应,在胞质存在高浓度 Ca^{2+} 的条件下,肌原纤维发生过度收缩。这种肌纤维过度甚至是不可逆性缩短可损伤细胞骨架结构,引起心肌纤维断裂。②再灌注使缺血期堆积的 H^+ 迅速移出,减轻或消除了 H^+ 对心肌收缩的抑制作用。

(四) 白细胞的作用

实验表明,缺血-再灌注损伤区域白细胞尤其是中性粒细胞显著增加。而缺血区域的损伤范围和程度也与白细胞聚集浸润程度呈正相关。

1. 缺血-再灌注时白细胞增多的机制

(1) 趋化因子生成增多:①再灌注损伤时,细胞膜磷脂降解,花生四烯酸代谢产物增多,其中白三烯、PGE_2、血小板活化因子(PAF)以及补体和激肽等,具有很强的白细胞趋化作用;②白细胞本身释放许多具有趋化作用的炎症介质,如 LTB_4。吸引大量白细胞进入组织,使局部白细胞浸润。

(2) 细胞黏附分子生成增多:正常情况下,血管内皮细胞和血液中流动的中性粒细胞互相排斥,是保证微循环灌流的重要条件。缺血-再灌注诱导血管内皮细胞和白细胞表达和分泌整合素、选择素等细胞黏附分子增多,从而使中性粒细胞黏附、聚积、游离出血管,进入组织,导致局部白细胞进一步增多。

2. 中性粒细胞介导的再灌注损伤

(1) 机械阻塞作用:白细胞体积大而僵硬、变形能力弱,与血管内皮细胞黏附后,极易滚动、嵌顿和堵塞毛细血管,促进形成无复流现象,加重组织缺血缺氧。

(2) 炎症反应失控:白细胞(多形核白细胞、巨噬细胞、单核细胞)的激活,释放大量促炎的细胞因子,如 TNF-α、IL-1、IL-8;脂质炎症介质,如白三烯、血栓素 A_2(TXA_2)、血小板活化因子(PAF);氧自由基;溶酶体酶,如蛋白酶、胶原酶、弹性蛋白酶等,导致血管通透性增加和组织损伤。

(五) 无复流现象

无复流现象是指缺血的原因解除后,并没使缺血区在再灌注期得到充分血流灌注的反常现象。这种再灌注损伤实际上是缺血的延续和叠加,缺血细胞并未得到血液重新灌注,而是继续缺血,因而损伤加重。目前认为无复流现象的产生可能与下列因素有关:

1. 微血管内血液流变学发生紊乱 在缺血和再灌注早期,中性粒细胞即黏附在血管内皮上,随后有血小板沉积和红细胞聚集,造成微血管阻塞。再灌注后,激活的血管内皮细胞和中性粒细胞可表达选择素,使内皮细胞与白细胞间的亲和力增加,白细胞在微血管流速减缓,随再灌注时间增长,两者表面的细胞黏附分子表达进一步增加,致中性粒细胞与内皮细胞发生黏附,黏附的中性粒细胞释放出多种化学趋化介质,使细胞黏附加重和微血管堵塞。

2. 微血管口径变小 氧自由基使血管内皮细胞膜受损,水、Na^+ 进入内皮细胞引起细胞肿胀,管腔变狭窄;血管内皮细胞和中性粒细胞激活释放出大量缩血管物质(血栓素 A_2)的同时又使扩血管物质(前列环素 PGI_2)生成减少,使微血管收缩;另外周围肿胀的组织细胞使微血管受压。这几种因素可促进无复流发生,使细胞的损伤加重。

3. 微血管通透性增高和微血栓形成 自由基损伤和中性粒细胞黏附使微血管通透性增高的同时,又可激活凝血过程,形成微血栓。

目前,缺血-再灌注损伤的发病机制尚未彻底阐明,可能是多种因素共同作用的结果。此外,细胞代谢紊乱也参与再灌注损伤的发生。例如再灌注引起的细胞内液迅速碱化,可激活多种酶,加速细胞的分解;线粒体损伤造成的能量生成不足;血管内皮细胞损伤导致的多种生物活性物质释放和血管舒缩功能紊乱,亦可促进缺血-再灌注损伤。

三、缺血-再灌注损伤时机体的功能及代谢变化

(一) 心脏缺血-再灌注损伤的变化

1. 心功能变化

(1) 再灌注性心律失常：以室性心律失常为主，发生率较高。基本条件是再灌注区存在功能可恢复的心肌细胞，此细胞存在越多，心律失常的发病率越高。也和缺血时间长短、缺血心肌数量、缺血程度和再灌注恢复速度有关。其发生机制为：①氧自由基和钙超载均可造成静息膜电位负值变小，电位震荡，早期后除极和延迟后除极。自由基清除剂和钙通道阻断剂可明显减少再灌注性心率失常的发生。②再灌注时被冲刷出来的儿茶酚胺刺激 α 受体，提高了心肌细胞的自律性。③再灌注明显降低心室纤颤阈；心肌电生理特性改变引起传导性与不应期的不均一性，为折返激动心律失常创造了条件。

(2) 心肌舒缩功能降低：缺血-再灌注导致的心肌可逆性或不可逆性损伤均造成心肌舒缩功能降低，表现为心排血量减少，心室内压最大变化速率降低，左室舒张末期压力升高等。

(3) 心肌顿抑：心肌并未因缺血发生不可逆损伤，但在再灌注血流已恢复或基本恢复正常后一定时间内心肌出现可逆性收缩功能降低的现象称为心肌顿抑，应与心肌坏死、持续缺血或其他非缺血性因素引起的心功能障碍相区别。目前认为，心肌顿抑是缺血-再灌注损伤的表现，也是对心肌的保护，通过心肌耗氧量的减少，限制心肌坏死的发生。自由基暴发性生成和钙超载是心肌顿抑的主要发病机制。

2. 心肌代谢变化
冠脉搭桥术患者的检测结果显示夹闭主动脉的缺血期，心肌 ATP 等高能磷酸化合物含量降低，AMP、腺苷等降解产物含量升高。再灌注期高能磷酸化合物含量并未恢复正常，这是因为再灌注时自由基和钙超载等对线粒体的损伤使心肌能量合成减少；加之再灌注血流的冲洗，ADP、AMP 等物质含量比缺血期降低，造成合成高能磷酸化合物的底物不足。

缺血和再灌注期 NAD 减少提示线粒体呼吸链的 NADH 氧化被抑制。心肌氧化型谷胱甘肽含量进行性增加，还原型谷胱甘肽含量减少，提示再灌注时活性氧产生增多。

3. 心肌超微结构的变化
再灌注损伤时，心肌超微结构变化较单纯缺血时进一步加重，表现为细胞膜破坏，线粒体肿胀、嵴断裂、溶解、空泡形成，由于 Ca^{2+} 蓄积，基质内致密颗粒增多。肌原纤维断裂、节段性溶解和出现收缩带。如造成不可逆性损伤，可出现心肌出血、坏死。

(二) 脑缺血-再灌注损伤的变化

脑是一个对缺氧最敏感的器官，它的活动主要依靠葡萄糖有氧氧化提供能量，因此一旦缺血时间较长即可引起严重的不可逆性损伤。

1. 脑再灌注损伤时细胞代谢的变化
脑缺血后短时间内 ATP、磷酸肌酸(CP)、葡萄糖、糖原等均减少，乳酸明显增加。缺血期 cAMP 含量增加，而 cGMP 含量减少。再灌注后脑内 cAMP 进一步增加，cGMP 进一步下降。脑是一个富含磷脂的器官，再灌注后 cAMP 升高可导致磷脂酶激活，使膜磷脂降解，游离脂肪酸增多。自由基与游离脂肪酸作用使过氧化脂质生成增多，损伤生物膜。

脑缺血时脑细胞生物电发生改变，出现病理性慢波，缺血一定时间后再灌注，慢波持续并加重。在夹闭双侧椎动脉和双侧颈总动脉的兔脑缺血-再灌注损伤模型中发现，颞叶组织内神经递质性氨基酸代谢发生明显变化，即兴奋性氨基酸(谷氨酸和门冬氨酸)随缺血-再灌注时间延长而逐渐降低，抑制性氨基酸(丙氨酸、γ-氨基丁酸、牛磺酸和甘氨酸)在再灌注早期明显升高。缺血-再灌注损伤时间越长，兴奋性递质含量越低。

2. 脑再灌注损伤时组织学变化　最明显的组织学变化是脑水肿及脑细胞坏死。脑水肿的产生是膜脂质过氧化使膜的结构破坏和钠泵功能障碍的结果。

（三）其他器官缺血-再灌注损伤的变化

肠缺血时，通过毛细血管滤出部分液体而形成间质水肿。缺血后再灌注，肠管毛细血管通透性更加升高，严重肠缺血-再灌注损伤的特征为黏膜损伤。表现为广泛的上皮与绒毛分离，上皮坏死，固有层破损，出血及溃疡形成。这可导致广泛的(吸收)功能障碍及黏膜屏障的通透性增高，使大分子得以通过。此外，损伤的肠道还可成为多种有害性生物活性物质的来源。

肾缺血-再灌注损伤时，血清肌酐明显增高，表示肾功能严重受损。再灌注时肾组织学损伤较单纯缺血时明显加重，表现为线粒体高度肿胀、变形、嵴减少，排列紊乱，甚至线粒体崩解，空泡形成等，以急性肾小管坏死最为严重，可造成急性肾衰竭或导致肾移植失败。

骨骼肌缺血-再灌注可致肌肉微血管和细胞损伤，自由基生成增多，脂质过氧化增强。广泛的缺血-再灌注损伤还可引起全身炎症反应综合征，甚至出现多器官功能障碍。

思考题：

1. 血管内皮细胞在维持凝血与抗凝血平衡过程中有何作用？

2. 什么是弥散性血管内凝血？它是怎样发生的？弥散性血管内凝血对机体会造成哪些影响？

3. 为什么说缺血-再灌注时氧自由基产生增多和细胞内钙超载互为因果？

（张艳超）

主要参考文献

查锡良 . 2008. 生物化学 . 第 7 版 . 北京 : 人民卫生出版社

陈亚非 . 2011. 病理学 . 第 2 版 . 北京 : 高等教育出版社

樊小力 . 2010. 基础医学概论 . 第 2 版 . 北京 : 科学出版社

顾晓松 . 2006. 人体解剖学 . 北京 : 科学出版社

郭萍 , 崔进 , 王恩华 . 2003. 病理学 . 北京 : 高等教育出版社

韩贻仁 . 2002. 分子细胞生物学 . 北京 : 科学出版社

黄启福 . 2007. 病理学 . 北京 : 科学出版社

黄玉芳 . 2007. 病理学 . 第 2 版 . 北京 : 中国中医药出版社

黄玉芳 . 2007. 病理学 . 上海 : 上海科学技术出版社

姜志胜 . 2009. 病理生理学 . 北京 : 人民卫生出版社

金惠铭 , 王建枝 . 2008. 病理生理学 . 第 7 版 . 北京 : 人民卫生出版社

李树清 . 2010. 病理生理学 . 第 7 版 . 北京 : 人民卫生出版社

李玉林 . 2008. 病理学 . 第 7 版 . 北京 : 人民卫生出版社

李云庆 . 2010. 人体解剖学 . 西安 : 第四军医大学出版社

吴立玲 . 2011. 病理生理学 . 北京 : 北京大学医学出版社

肖海鹏 , 杨惠玲 . 2009. 临床病理生理学 . 北京 : 人民卫生出版社

许三林 , 丁凤云 , 宁印利 . 2011. 病理学 . 第 2 版 . 北京 : 高等教育出版社

严振国 , 李强 . 2007. 正常人体解剖学 . 北京 : 中国中医药出版社

张志雄 . 2011. 生理学 . 上海 : 上海科学技术出版社

郑杰 , 李玉林 . 2008. 病理学 . 第 7 版 . 北京 : 人民卫生出版社

郑杰 . 2008. 病理学 . 第 7 版 . 北京 : 人民卫生出版社

朱大年 . 2008. 生理学 . 北京 : 人民卫生出版社